E-Book inside

Mit dem Kauf dieses Buchs erhalten Sie das zugehörige E-Book gratis. Sie können dabei aus zwei Dateiformaten wählen: EPUB (gängiges Format für E-Reader und Tablets) und PDF (für PC und Laptop). So kommen Sie an Ihr kostenloses E-Book:

Rufen Sie im Internet diese Website auf:
↗ http://www.junfermann.de/ebook-inside

Geben Sie den unten stehenden Code in das dafür vorgesehene Feld ein und klicken Sie → Code einlösen. Nach Eingabe Ihrer E-Mail-Adresse und Auswahl des E-Book-Formats erhalten Sie sofort einen Download-Link für das gewünschte E-Book an Ihre E-Mail-Adresse.

Bitte beachten Sie, dass der Code für Sie personalisiert wird und nur einmal gültig ist. Die Datei müssen Sie zunächst auf Ihrem Computer speichern, bevor Sie sie auf ein mobiles Endgerät überspielen können.

GQSDESPE

Katharina Klees

Grenzpaare in der traumasensiblen Paartherapie

Krisen meistern mit dem Integritätskompass

www.junfermann.de

blogweise.junfermann.de

www.facebook.com/junfermann

twitter.com/junfermann

www.youtube.com/user/Junfermann

www.instagram.com/junfermannverlag

KATHARINA KLEES

GRENZPAARE IN DER TRAUMASENSIBLEN PAARTHERAPIE

KRISEN MEISTERN MIT DEM INTEGRITÄTSKOMPASS

MIT ONLINE-MATERIALIEN

Vorwort von Rudolf Sanders

Junfermann Verlag
Paderborn
2023

Copyright © Junfermann Verlag, Paderborn 2023

Coverfoto Drobot Dean – Adobe Stock

Covergestaltung / Reihenentwurf JUNFERMANN Druck & Service GmbH & Co. KG, Paderborn

Satz & Layout JUNFERMANN Druck & Service GmbH & Co. KG, Paderborn

Bibliografische Information der Deutschen Nationalbibliothek

Die Deutsche Nationalbibliothek verzeichnet diese Publikation in der Deutschen Nationalbibliografie; detaillierte bibliografische Daten sind im Internet über http://dnb.d-nb.de abrufbar.

ISBN 978-3-7495-0434-3
Dieses Buch erscheint parallel als E-Book.
ISBN 978-3-7495-0435-0 (EPUB), 978-3-7495-0436-7 (PDF).

Inhalt

Zu diesem Buch stellt die Autorin Online-Begleitmaterial zur Verfügung; mehr dazu siehe Seite 417. Einiges davon finden Sie zusätzlich auf ↗ http://www.junfermann.de, zu erkennen an diesem Icon ⭳. Gehen Sie dafür auf die Einzelansicht dieses Titels und scrollen Sie nach unten in den Bereich „Mediathek“.

Vorwort von Rudolf Sanders

Das Paar im Blick! Darauf weist uns Katharina Klees mit dieser Veröffentlichung hin und zeigt auf, wie das gehen kann. Denn so schwer und herausfordernd es auch der Paartherapeutin oder dem Paartherapeuten erscheinen mag: Jedes Paar, das Hilfe sucht, hat ein Anrecht darauf, *gesehen* zu werden. Mit seiner Not, mit der Geschichte des Einzelnen, die im Miteinander zu einer Geisterbahn kumuliert.

Über die Besprechung ihres Buchs *Traumasensible Paartherapie* (2018) habe ich Katharina Klees kennengelernt. Sie hatte sich bedankt, etwas, das bei meinen Rezensionen für *Beratung Aktuell – Fachzeitschrift für Theorie und Praxis der Beratung* selten vorkommt, und so kamen wir in einen guten fachlichen Austausch. Mittlerweile sind wir, wenn es darum geht, einen Beitrag für eine Qualitätsoffensive der Paarberatung in Deutschland zu leisten, Gefährten.

Mit diesem Buch zu Grenzpaaren ist ihr wieder ein großer Wurf gelungen. 2019 veröffentlichte Christian Roesler eine Evaluation der Paarberatung in katholischer Trägerschaft in Deutschland, was mit 554 Paaren hierzulande die bislang größte prospektive Untersuchung zur Paartherapie war. Roesler konnte feststellen: Paarberatung in katholischer Trägerschaft in Deutschland ist insgesamt so effektiv wie die Paartherapie unter realen Praxisbedingungen im internationalen Vergleich. Das hört sich gut an, gleichzeitig musste er jedoch konstatieren, dass nur 40 % der Paare in einem klinisch bedeutsamen Sinne von der Intervention profitierten. Insbesondere bei Paaren mit anfänglich hoher Belastung zeigte sich keine Verbesserung, sie brachen oftmals vorzeitig ab und trennten sich in der Folge. Wie man genau mit jenen 60 % der Paare arbeitet, dafür zeigt Katharina Klees einen zielorientierten und wissenschaftlich fundierten Weg in dieser Veröffentlichung auf.

Paare mit hoher Belastung berichten von häufigen negativen Emotionen und emotionaler Labilität. Sie haben Probleme damit, ihre Emotionen zu regulieren, was sich in der Impulsivität ihres Verhaltens ausdrückt. Sie können sich schwer in den Partner / die Partnerin einfühlen und erleben sich emotional distanziert. Manche leiden darunter, dass der andere perfektionistisch und rigide ist oder zu exzentrischen und ungewöhnlichen Überzeugungen neigt. Manche zeigen aus Verzweiflung manchmal ein selbstschädigendes Verhalten. Und vor allem wird deutlich, dass beide Partner:innen über ein geringes Selbstwertgefühl verfügen und häufig den anderen für das eigene Gefühlschaos, für destruktive und gewalttätige Verhaltensweisen und Aussprüche verantwortlich machen. Was all diese Verhaltensweisen kennzeichnet, sind Grenzverletzungen – Verletzungen der eigenen Würde oder der des Partners / der Partnerin, nicht selten gespeist von Verachtung.

Meistens sind derart verletzte Menschen auch ich-synton, was sich in der Hoffnung zeigt: Könnte der / die Berater:in den anderen nur ändern, würde sich alles zum Guten wenden. Auch in paartherapeutischen Ansätzen herrscht nicht selten die Idee vor, dass es wichtig sei, zunächst einmal mit den Einzelnen zu arbeiten, also an deren Störung, um überhaupt mit beiden arbeiten zu können.

Genau das tut Katharina Klees nicht, sie arbeitet mit beiden Partner:innen zusammen. Nur so können Störungen der Interaktion und Kommunikation geklärt und durch die Bahnung neuer Erlebens- und Verhaltensmuster bewältigt werden, wo sie sich aktualisieren (Grawe 1998). Eine Einzeltherapie hilft bei Grenzverletzungshintergründen eher nicht, im Gegenteil: Die Polarisierung würde damit zementiert.

Meine eigenen Erfahrungen decken sich mit denen von Katharina Klees, denn Grenzpaare finden zueinander, um gemeinsam zu heil zu werden, und nicht, um sich absichtlich zu quälen. Katharina Klees zeigt sehr schlüssig auf, wie qualifizierte Fachpersonen grenzverletzte und grenzverletzende Paare auf den in diesem Buch vorgestellten fünf Stationen des Behandlungsplans so begleiten können, dass sie beieinanderbleiben und eine integre Paarbeziehung entwickeln. Wesentlich für die erfolgreiche Umsetzung dieses Ziels ist ein klar umrissenes Verständnis von Integrität und gesunder Beziehungsfähigkeit. Hiervon haben grenzverletzte Menschen keine Vorstellung. Ihnen wurde von klein auf vermittelt, dass Ausbeutung, Ausgrenzung, Eingrenzung, Hohn, Ignoranz und Verachtung normale Reaktionen auf ihre „unmöglichen“ Bedürfnisse und Wünsche seien. So mündet dann der Weg von der aktuell reinszenierten „Geisterbahn“ über das Traum(a)-Schloss in die *erklärte* Absicht zur Integrität. Mit dieser Vorgehensweise wird ein sich selbst verstärkender Entwicklungsprozess in Gang gesetzt.

Mir ist es ein großes Anliegen, dass Paare in der Paarberatung auch wirklich das bekommen, was sie dort suchen. Deshalb freue ich mich, dass mit der Grenzpaartherapie ein weiteres Modell vorliegt, das sich am *Kontextmodell der Beratung* (Wampold et al. 2018) orientiert. In der Grenzpaartherapie kommt den Therapeut:innen die zentrale Rolle zu, glaubhaft Hoffnung auf Verbesserung zu vermitteln, um damit die Selbstheilungskräfte zu aktivieren (Grawe 1998). Es liegt ein klar strukturierter Behandlungsplan vor, mit der Zielorientierung, eine *integre Paarbeziehung* aufzubauen. Durch strukturierte Fragen, den Einsatz von „Strichmännchen“ bei der Darstellung von Problemsituationen (Aktivierung des limbischen Systems) und die anschließende Deutung der Szene (Einbezug des präfrontalen Cortex) werden die Klient:innen selbst aktiv. Und selbstverständlich stehen die Therapeut:innen, ganz im Sinne des aktivierten Bindungsbedürfnisses, freundlich und wohlwollend als sichere Basis zur Verfügung.

Last, but not least, ist das Buch wirklich spannend zu lesen. Durch viele ausführliche Beispiele aus der paartherapeutischen Praxis werden die einzelnen Schritte sehr anschaulich. Man fühlt sich mittendrin und fiebert geradezu mit, wie es denn weitergeht.

Paaren, die in ihrer Kindheit schwerste Verletzungen ihres Bindungsbedürfnisses erfahren haben, eröffnet sich mit diesem Ansatz eine adäquate Möglichkeit, einen Weg zu Glück und Zufriedenheit im Miteinander zu finden. Ich wünsche deshalb diesem Buch ein gutes Ankommen in der Kolleg:innenschafft.

Dr. Rudolf Sanders

Begründer der *Partnerschule – Paartherapie im Integrativen Verfahren*

Literatur

Grawe K. (1998): *Psychologische Therapie.* Göttingen: Hogrefe.

Roesler, C. (2019): Die Wirksamkeit von Paarberatung in Deutschland: Ein Überblick über die Wirkungsforschung und Ergebnisse einer aktuellen bundesweiten Studie. *Beratung Aktuell,* 20 (2), S. 4–25.

Wampold, B. E., Imel, Z. E. & Flückiger, C. (2018): *Die Psychotherapie-Debatte. Was Psychotherapie wirksam macht.* Bern: Hogrefe.

Einführung: Von der Notwendigkeit klarer Strukturen

Immer mehr Paare gehen grenzverletzend miteinander um und suchen wegen des dadurch entstehenden Beziehungsstresses eine Paartherapie auf. In ihrer Kindheit waren diese Menschen oft Bedrohungen ausgeliefert, sie wurden aus- bzw. eingegrenzt oder in der Eltern-Kind-Interaktion zerrieben. Es war ihnen nicht gestattet, sich zu schützen, Nähe zu suchen oder eigene Wege zu gehen und anderenorts Zuwendung zu suchen. In ihren späteren Paarbeziehungen sind Grenzverletzungen, unstillbare Sehnsüchte oder Befreiungsaktionen an der Tagesordnung.

Grenzpaare setzen meist keine Grenzen, akzeptieren oder etablieren nur wenige Rahmenbedingen, sie führen hierüber keine Gespräche und treffen erst recht keine Entscheidungen. Und wenn sie Grenzen setzen, werden diese übertreten oder umgangen. Menschen mit traumabedingten Grenzverletzungserfahrungen sind auf der anderen Seite grenzenlos in ihren Ansichten, sie überschreiten die Grenzen der Möglichkeiten und sind von daher offen für neue Wege. Sie sind oft unkonventionell und charismatisch, außergewöhnlich und zu vielem bereit. Wenn diese Menschen einen schützenden Umgang mit Grenzen, Struktur und Halt bietende Rahmenbedingen schätzen lernen, könnten die Buntheit, Vielfalt und Kreativität in konstruktive Bahnen fließen und in Beziehungen zu Geborgenheit und Wachstum führen.

Die Grenzpaartherapie ist eine Reise, die fünf Stationen umfasst. Die Geisterbahnkindheiten werden überwunden, und es werden vier typische Grenzverletzungsdynamiken aufgedeckt: Abhängigkeit von den alten Eltern, Trennungsambivalenz, Affärenneigung und sexuelle Fixierungen. Die fehlende Regulation von Nähe und Distanz wird ausbalanciert und die „Monster"-Übertragungen werden aufgelöst. Der Integritätskompass hilft dem Paar, nicht vom Weg abzukommen, und so erreicht es mithilfe der Traum(a)-Schloss-Metapher das Endziel der Reise: die integre Halt gebende Liebe.

Fachpersonen, die Grenzpaare auf ihrer Reise begleiten, erhalten durch das Beziehungsmodell der vier Grenzverletzungswunden ein diagnostisches Instrument, um Loyalitäts- und Verstrickungsfallen zu erkennen. Die vier Integritätsfaktoren bieten eine klare Orientierung für den Erfolg der Beratung. Gerade Therapeut:innen mit eigenen Grenzverletzungserfahrungen zweifeln sehr an ihrer Qualifikation. Wer jedoch selbst in einer Geisterbahn aufgewachsen ist und einst im Geisterschloss der Verachtungsdynamik verloren ging, kann Grenzpaare wirklich verstehen, will alles geben und kann gutes Rüstzeug (ein)schätzen.

Die traumasensible Paartherapie (TSPT) hat bereits sehr vielen Paaren mit Traumahintergrund zu einer glücklichen Beziehung verholfen. Mittlerweile bieten gut ausgebildete Therapeut:innen die Methoden des Trauma(a-)Haus-Konzepts in Beratungseinrichtungen, Praxen, in der Jugendhilfe oder in Mediationen an und sind damit sehr erfolgreich. Dennoch gibt es Paare, die vor besonderen Herausforderungen stehen und eine spezielle Begleitung benötigen. Paare, die sich trennen wollen, die zu Dreiecksbeziehungen neigen oder bei denen sexuelle Probleme im Vordergrund stehen, verdienen an ihre Situation angepasste Methoden.

Fassungs- und hilflos stehen die Fachpersonen insbesondere vor hochstrittigen Paaren, die sich weigern mitzuwirken, die in der Beratungssituation zusammenbrechen, die die Fachperson angreifen oder an Persönlichkeitsstörungen leiden. Auch solche Paare wünschen sich eine traumasensible Paartherapie und sehen darin oft ihre letzte Hoffnung, wenn z. B. eine Traumaeinzeltherapie nicht hilfreich war und in anderen Beratungsangebote, nicht auf ihre Hintergründe eingegangen wurde. Im Austausch mit Teilnehmer:innen aus der Ausbildung in traumasensibler Paartherapie und auch durch meine eigene Erfahrung wird deutlich: Hier müssen wir anders, strukturierter, organisierter und grenzsetzender vorgehen.

In meinem Buch *Traumasensible Paartherapie* (Klees 2018) unterscheide ich, ausgehend von fünf Basisemotionen, fünf Interaktionsstrukturen in Partnerschaften. Diese fünf Dynamiken beziehen sich auf bestimmte Entwicklungsaufgaben: Annahme, Verbindung, Wertschätzung, Ausgleich und Würdigung. Eine eigene sehr tiefgreifende berufliche Wachstumsphase konfrontierte mich mit den schmerzlichen Ausprägungen der Verachtung, die ich in jenes Buch nicht einbezogen hatte. Die intensive Nachbereitung führte zu wesentlichen und richtungsweisenden neuen Erkenntnissen. Offensichtlich berühren die Themen Grenzverletzung und Verachtung sowie deren Gegenpol Integrität ein gesellschaftliches Tabu. Literatur oder Debatten gibt es hierzu kaum. Weder in der Psychologie, noch in der Psychotherapieforschung und erst recht nicht in den unterschiedlichen Richtungen der Paartherapie.

Die Basisemotion der Verachtung, die dem Ekel entspringt, führt zu dem, was vielfach als „toxische" Beziehungen umschrieben wird. Die Not dieser Paare ist hoch. Dies zeigt sich an der ungeheuren Resonanz auf die, nicht immer fundierte, Darstellung in Social-Media-Kanälen zum Phänomen der „Beziehung mit Narzissten, Borderlinern oder Psychopathen". Mir ist diese Zuschreibung zu polarisierend. Seitdem ich mich der Problematik der Verachtung, Missachtung, Ausbeutung, Ignoranz und Ausgrenzung in Paarbeziehungen intensiver angenommen habe, erfährt die traumasensible Paartherapie einen unglaublichen Aufschwung. Videos speziell zu diesem Thema stoßen auf meinem YouTube-Kanal bei Zehntausenden von betroffenen Paaren und Fachpersonen auf Interesse. Die Therapeut:innen, die bereits mit den in diesem Buch vorgestellten Methoden angefangen haben zu arbeiten, berichten zunehmend von Paaren mit Verachtungskonflikten und bringen eigene belastende Beziehungserfahrungen mit.

Es gibt etliche Therapieansätze zum Umgang mit traumabedingten Persönlichkeitsstörungen in der Einzelbehandlung. Diese psychische Disposition zeichnet sich vor allem durch die Störung der Beziehungsfähigkeit aus. Dennoch gibt es kaum Hilfe für Paare, wenn einer von beiden oder oft beide von dieser „Störung" betroffen ist bzw. sind. Diese Menschen machten in ihrer Kindheit grausame, erschütternde, unfassbar schreckliche oder diffus gespenstische Erfahrungen. Wenn die Paare diese zeichnerisch in sieben überblicksartigen Szenen (dem Emotions-Skript) darstellen, schockieren sie nicht selten auch die Fachperson. Traumatisierte Eltern gehen offenbar alles andere als integer miteinander um und quälen ihre Kinder auf kaum vorstellbare Weise. Von daher wird nachvollziehbar, warum es zu krisengeschüttelten On-off-Beziehungen, zu Betrug, Lügen, Kämpfen, Intrigen und Dramen bei diesen Paaren kommt.

Die Grenzverletzungsdynamik wird in diesem Buch umfassend erörtert. Es gibt erstaunliche Parallelen zur Affärenneigung sowie zur Trennungsambivalenz, und sogar in sexuellen Problemen zeigt sich die Wunde der Grenzverletzung. In öffentlichen Debatten oder Fachpublikationen wird oft die entsprechende Komplementärstörung vernachlässigt. Bei einem Dreiecksbeziehungs-Paar etwa trägt auch die betrogene, belogene und hintergangene Person einen Teil der Verantwortung, durch ungute Nähe, distanzierte Interaktionen oder die Weigerung zum Wachstum. Trennungen werden häufig erst dann vollzogen, wenn unzumutbare Bedingungen in der Partnerschaft zu diesem letzten Schritt nötigen. Traumabedingte Sexualstörungen sind vielfach durchzogen von Erpressung, Grenzverletzung, Selbstverachtung oder tief sitzenden emotionalen Hemmungen. All diese Ausprägungen gehen auf den grenzverletzenden Umgang miteinander zurück, und die Wurzeln reichen weit hinein in die Herkunftsfamilien. Ein toxischer Partner oder eine kalt distanzierte Partnerin findet sein / ihr Pendant in der fehlenden Grenzsetzung, der Missachtung oder im Kümmersyndrom der „besseren" Hälfte.

Über dieses Buch

Wie schon sein Vorgänger (Klees 2018) richtet sich auch dieses Buch an Fachpersonen, die mit den Problemen traumatisierter Paare konfrontiert sind, an Menschen, die in Beratungsstellen und freien Praxen arbeiten, an Frauenärzt:innen, Anwält:innen, Mitarbeiter:innen in der Jugendhilfe sowie in Ehe-, Familien- und Erziehungsberatungsstellen. Diese Zielgruppe hat sehr von dem Vorgängerbuch profitiert und wird speziell beim Umgang mit den erwähnten Fragestellungen Unterstützung erhalten. Zugleich werden sicherlich wieder ganz viele betroffene Paare dieses Buch lesen und nach dem sehnlich erwünschten Ausweg aus ihren Dilemmata suchen. Deshalb bemühe ich mich, bei aller wissenschaftlichen Fundierung, um eine verständliche Sprache. Etliche Fallbeispiele werden die fachliche Darstellung wie gewohnt beleben und veranschaulichen; damit werden die Methoden nachvollziehbarer und die Theorie verständlicher. Die Illustrierung der Methoden durch die bereits bewährten Krisen- und Emotions-Skripte nimmt wieder – zur besseren Verständlichkeit – einen entscheidenden Raum ein. Die Paaranalysen wurden aus verschiedenen Paartherapien zusammengestellt, um die Anonymität der Betroffenen zu wahren.

Im ersten Kapitel werden die Grundlagen gelegt, um die Beziehungsstile traumabedingter Grenzverletzungen von denen seelisch gesunder Reaktionen zu unterscheiden. Um die Richtung zu umreißen, die für die traumasensible Grenzpaartherapie notwendig ist, wird das Modell der Grenzverletzung mit dem des traumazentierten sowie des integren Beziehungsmodells verglichen. Im Vorfeld der Behandlung ist zu klären, wie Grenzpaare in der Paartherapie wirken, warum die Auftragsklärung sich mit diesen Klientenpaaren so schwierig gestaltet und warum ein Rahmenvertrag für die Struktur und die Einhaltung von Regeln so wichtig ist. Die formelle Diagnostik über Grad, Schwere und Ausprägung der Grenzverletzung wird mithilfe des Grenzpaartests und des strukturierten Grenzpaarinterviews angegangen. Der Reiseplan mit dem Integritätskompass, bestehend aus den vier Anteilen der Grenzverletzung und den vier Aspekten der Integrität, umfasst Startpunkt, Stationen, Unwägbarkeiten und das Ziel der Reise. Ziel der Grenzpaartherapie ist die Etablierung einer integren Partnerschaft für das einzelne Paar, aber zugleich geht es auch um ein Metamodell von Paartherapie.

Im zweiten Kapitel geht es in die Praxis. Vier typische Grenzpaardynamiken, die Fachpersonen in der traumasensiblen Grenzpaartherapie besonders herausfordern, werden anhand von Fallgeschichten dargestellt. Diese Fallanalysen lesen sich spannend, heben die Verstrickungen plastisch hervor und stehen für das Charakteristische dieser Konstellationen. Jedes der vier Paare steht für eine spezielle Grenzverletzungsthematik, die auf ähnliche Strukturen weiterer Paare verweist. Die Themen der Abhängigkeit von grenzverletzenden Eltern, der Dreiecksbeziehung, der Trennungsambivalenz und das Spezifische an traumabedingten sexuellen Störungen werden von Hypothesen begleitet und durch Fachliteratur untermauert. Jedem der vier Unterkapitel liegt ein angepasster Behandlungsplan zugrunde, der von Methodenvorschlägen abgerundet wird, damit Fachpersonen eigene Klientenpaare bei der Überwindung der Grenzverletzung adäquat begleiten können.

Im dritten Kapitel geht es um viele Metaphern: Zug, Reise, korrekte Schienenabstände und Entgleisungsmöglichkeiten. Viele Paare, die sich in Argumenten, verzweifelten Geschichten und grenzverletzenden Emotionen verstricken, erlangen hierdurch ein tieferes Verständnis ihrer Problematik. Die komplexen Theorien über die primäre Affektspiegelung, den Aspekt der Kongruenz, zu Triangulierungsstörungen oder zu Mentalisierungskompetenzen werden in diesem Kapitel hergeleitet und anhand von Paardynamiken nachvollziehbar beschrieben. Die Trauma-Triade zwischen den Eheleuten / Eltern und dem Kind zeigt auf, wie es zu Zerrbildern in der Zweierbeziehung kommt und wie die Triade durch Kongruenz ausgleichen oder durch Inkongruenz den Schaden vertiefen kann. Bedeutsam sind diese Zusammenhänge vor dem Hintergrund, dass eine Grenzpaartherapie immer auch traumatische triadische Konstellationen reinszeniert, wodurch die Qualifikation der begleitenden Fachperson besonders herausgefordert wird.

Im vierten Kapitel bieten zwei Metaphern Orientierung, um die dysfunktionale Beziehungsdynamik von Grenzpaaren besser einordnen zu können: die Geisterbahn und das Traum(a)-Schloss. Diese beiden Zuordnungen markieren den Start- und den Endpunkt der Grenzpaartherapie und sind zugleich geeignet, um die Feindbildintrojekte und negativen Projektionen dieser Paare zu verdeutlichen. Sechs grenzverletzende Interaktionsstrukturen zeigen die Gemeinsamkeiten und Unterschiede der vier typischen Grenzverletzungswunden auf, die in den Geisterbahnkindheiten entstanden sind und das Beziehungsschloss in ein wahres Gruselkabinett verwandeln. Zur Entschlüsselung der Grenzverletzungsenergien werden je vier Monsterakteure für das innere Beziehungsmodell benannt, um mit dieser Methode die traumatisierenden Gefühlsbotschaften der Eltern oder Großeltern, die in den Gängen des Schlosses spuken, zu erlösen.

Den vier Grenzverletzungswunden werden im fünften Kapitel vier Integritätsfaktoren gegenübergestellt. Erst durch die Definitionen der vier Integritätstugenden, über die Grenzpaare in der Regel eher nicht verfügen, wird der Gesamtzusammenhang zwischen Grenzverletzung und Integrität deutlich. Jede Tugend wird mittels spezieller Methoden aufgebaut, um damit die Mentalisierungskompetenz zu erhöhen, die Entscheidungsfähigkeit zu stärken, die Integration von Lebensbrüchen zu ermöglichen und Grenzen setzen zu können.

Der fünf Stationen umfassende Behandlungsplan der traumasensiblen Grenzpaartherapie wird im sechsten Kapitel vorgestellt, um die Reise von den Geisterbahnkindheiten zum Traum(a)-Schloss aufzuzeigen. Damit erhalten Fachpersonen eine klare Anleitung, wie sie die Grenzpaartherapie Schritt für Schritt angehen können. Zugleich wird deutlich, wie wichtig eine fundierte Ausbildung, Supervision und die Evaluation von Fallanalysen sind.

Egal ob in Fachbüchern oder Selbsterfahrungsberichten: Bei der Thematisierung toxischer Beziehungen wird meist eine Täter-Opfer-Polarisierung vorgenommen, was den Gedanken nahelegt, es ginge darum, die Opfer zu unterstützen, sich aus der schädigenden Beziehung zu lösen. Die Hypothesen der traumasensiblen Grenzpaartherapie gehen in eine andere Richtung:

- Grenzpaare zeichnen sich durch eine hohe Abhängigkeit voneinander aus und wollen oder können sich nicht trennen, da sie wegen der Notwendigkeit der Abwehr früher Traumata aufeinander angewiesen sind.
- Diese Abwehr der grenzverletzenden Erfahrungen aus der Kindheit führt zu unterschiedlichen Grenzverletzungstypologien, bei der weder eine Opfer- noch eine Täterzuschreibung hilfreich ist.
- Einzeltherapie hilft bei Grenzverletzungshintergründen eher nicht, da die Polarisierung damit zementiert wird.
- Grenzpaare finden zueinander, um gemeinsam zu heilen, und nicht, um einander absichtlich zu quälen.
- Qualifizierte Fachpersonen können grenzverletzten und grenzverletzenden Paaren mit dem in diesem Buch vorgestellten Fünf-Stationen-Behandlungsplan helfen, beieinander zu bleiben und eine integre Paarbeziehung einzugehen.

Wenn Paare oder Eltern mit traumatisierenden Erfahrungen eine Paartherapie, einen Träger der Jugendhilfe oder eine Beratungsstelle aufsuchen, sich in Sorgerechtsstreitigkeiten verwickeln oder ihre Kinder gefährden, haben diese Menschen die beste, optimalste und qualifizierteste Begleitung verdient. Die Verletzungen in den eigenen Herkunftsfamilien machen aus ihnen weder Monster noch Wracks. Auch wenn die Krisenenergie so manches Mal einen anderen Eindruck vermittelt, haben grenzverletzte und grenzverletzende Paare unseren vollen Respekt und Einsatz verdient.

1. Wenn Liebe zum Trauma wird: Risikoanalyse für Grenzpaare

„Beziehungsstörungen betreffen die (beiden) beteiligten Personen und eine gestörte ‚Verbindungsstelle'. Die Störung ist nicht nur auf ein Problem in einem Mitglied der Beziehung zurückzuführen, sondern eine pathologische Interaktion von jeder der an der Beziehung beteiligten Personen."[1]

Wie ich schon sagte: Immer mehr grenzverletzend miteinander umgehende Paare suchen wegen ihres Beziehungsstresses eine Paartherapie auf. Leider fällt speziell die Grenzpaarproblematik den Fachpersonen viel zu spät auf, und von den Paaren werden gut gemeinte und aufrichtige Hilfeangebote angezweifelt und infrage gestellt. Oder sie bewirken das Gegenteil dessen, was sie eigentlich bewirken sollten: sie schaden.

Im Interesse eines von Anfang an strukturierten und stringenten Beratungsprozesses beginne ich dieses Kapitel mit einer vorläufigen Definition der Grenzpaarthematik und mit Beobachtungen aus der Praxis. Ob man es mit einem Grenzpaar zu tun hat, zeigt sich erfahrungsgemäß bereits während der Auftragsklärung. Therapeut:innen und Fachpersonen fühlen sich oft von der Vielzahl der problematischen Themen des Paares überwältigt und von den überhöhten Erwartungen geradezu überfahren.

Ein klarer Rahmenvertrag bietet hier Schutz vor Ausuferung, Eskalation und Grenzüberschreitung. Für Grenzpaare ist ein solcher Vertrag häufig eine Zumutung, während anders strukturierte Menschen diesen Minimalbedingungen ohne Bedenken zustimmen können. Erst danach kann eine umfassende Diagnostik erfolgen, um nach möglichst objektiven Kriterien einen gemeinsamen Handlungsplan zu entwickeln.

Nach den Formulierungsvorschlägen für eine Vertragsvereinbarung erkläre ich die diagnostischen Instrumente: Auftragsklärung, den Test zur Persönlichkeitsstruktur und das strukturierte Interview mit dem Paar. Sie alle liefern uns wertvolle Informationen über das Ausmaß einer möglichen Grenzpaardynamik, und mit der gebotenen Vorsicht können wir anschließend mit dem Paar alles besprechen. Das Wissen über Grad oder Schwere hilft beiden Seiten – dem Paar und der Fachperson –, sich für oder gegen die gemeinsame Beratung zu entscheiden.

Um die Beziehungskonstellationen von grenzverletzten Menschen zu verstehen, nutzen wir die vier inneren Anteile, die auch in der traumasensiblen Paartherapie hel-

---

1 ↗ https://de.abcdef.wiki/wiki/Relational_disorder

fen, Beziehungsmuster, Interaktionen und Herausforderungen für die Partnerschaft zu verdeutlichen. Von einer seelisch gesunden Beziehungsfähigkeit ausgehend, skizzieren wir außerdem das Ziel der Behandlung.

Für die traumasensible Paartherapie hat sich das Traum(a)-Haus-Konzept bewährt. Den Grenzverletzungen in der Kindheit werden wir jedoch eher mit der Metapher des Aufwachsens in einer Geisterbahn gerecht; dies klingt weniger nach Störung, Pathologie oder gar Krankheit. Der Fokus richtet sich so eher auf das Leid und weniger auf individuelles Versagen. Die Geisterbahnmetapher hilft, Ursache und Ausprägung der speziellen Interaktionsstörung bei Grenzpaaren zu verstehen. Wie aber kam ich auf diese Metapher? Einer Klientin waren als Kind von ihrer Mutter zur Bestrafung körperliche Verletzungen zugefügt worden. Von ihrem Partner wurde sie später jahrelang ausgenutzt, was dieser voller Reue zugab. Auch er hatte als Kind furchtbare Qualen erlebt, denn seine Mutter sperrte ihn stundenlang im dunklen Keller ein. Beide hatten keinerlei Ahnung, was gesund und was schädigend für eine Partnerschaft ist. „Wenn man in einer Geisterbahn aufwächst, kommt einem all dieser Horror völlig normal vor," meinte die Klientin.

Mit dieser Aussage findet sich das Paar in bester Gesellschaft, denn kaum eine traumatisierte Person kennt die Gesetzmäßigkeiten gesunder Beziehungen. Wenn wir uns vorstellen, ein Kind sei in einer Art Geisterbahn aufgewachsen, gelingt es uns, die befremdlichen Verhaltensmuster im Kontext der Paarbeziehung nicht zu stigmatisieren. Den Geisterbahnkindern wurden die Knochen gebrochen, sie wurden in Kisten gesperrt, mussten zur sexuellen Abreaktion herhalten, wurden wie Dienstpersonal ausgebeutet, lebten in einer kalten Garage oder auf dem leeren Dachboden, wurden täglich geschlagen oder wie Püppchen ausstaffiert, zurechtgestutzt, hochgejubelt und wieder fallen gelassen. In dieser oder anderer Weise degradiert, waren sie für ihre Eltern jedoch die Rettung vor den eigenen Abgründen. Für die Kinder wurde es zu etwas ganz Normalem, jederzeit erschreckt, wie ein Gegenstand gebraucht oder als Hilfspolizei benutzt zu werden. Kommen sie im späteren Leben in eine Paartherapie, berichten sie voller Überzeugung, eine ganz normale Kindheit verbracht zu haben. Ihr zentrales Anliegen ist häufig, „das absonderliche Wesen" des Partners / der Partnerin zu korrigieren: Da werde gelogen, betrogen, gesüchtelt oder gezwängelt. Es werden Schulden gemacht, Kinder schlecht behandelt, Tobsuchtsanfälle ausgelebt, Kontaktsperren oder Stalking-Attacken mit wildem Versöhnungssex ausgeglichen, und man sei nach all dem Hoch-und-runter mit den Kräften am Ende.

Um die Besonderheit dieser Beziehungskonstellation für eine gemeinsame Verständigungsbasis und eine fundierte Diagnostik zu erfassen, beschäftigen wir uns in den einführenden Betrachtungen mit folgenden Fragen:

1. Was zeichnet Grenzpaare besonders aus?
2. Welche Bedeutung haben grenzsetzende Rahmenbedingungen?
3. Mit welchem Auftrag erscheinen Grenzpaare?
4. Was ist bei der Diagnostik zu beachten?
5. Der Selbstkonzepttest: Durchführung und Auswertung
6. Das strukturierte Grenzpaarinterview
7. Welche Beziehungsmodelle verdeutlichen Ausgangspunkt und Ziel?
8. Wie sieht das Beziehungsmodell bei Grenzverletzung aus?

In diesem Kapitel geht es also um die Grundlagen, die den Beziehungsstil der grenzverletzenden Interaktionsstörung von seelisch gesunden Reaktionen in einer Partnerschaft unterscheiden helfen. Hierzu habe ich eine vorläufige Definition des Beziehungsmodells von Menschen mit Grenzverletzungen erstellt, damit wir in etwa wissen, wohin die Reise geht – nämlich in die bizarre Welt grenzverletzender Beziehungserfahrungen. Im Weiteren bezeichne ich diese Paare als „Grenzpaare".

1.1 Was zeichnet Grenzpaare besonders aus?

Grenzverletzte Personen hatten in ihrer Kindheit keinen eigenen Raum oder keine Möglichkeit zur ruhigen Entwicklung ihrer Persönlichkeit. Wegen ihrer grenzverletzenden, grenzzerstörenden, ignoranten, missachtenden und ausbeutenden Eltern waren sie nirgendwo sicher und ständig den Vorstellungen, Anforderungen, Projektionen und Stimmungen ihrer Bezugspersonen ausgeliefert. Sie wurden ausgegrenzt, eingegrenzt, eingesperrt und ausgeschlossen; nirgends fanden sie Schutz, und es war ihnen nicht gestattet, Nähe zu suchen, freie eigene Wege zu gehen und vielleicht anderenorts Zuwendung zu finden. Grenzen und Abhängigkeit, Nähe und Schutz hatten wenig Bedeutung, da es kaum Akzeptanz oder Verständnis für das Eigene gab.

Später, als Erwachsene, sind in den Paarbeziehungen, die sie eingehen, ebenfalls Grenzverletzungen, unstillbare Sehnsüchte oder Befreiungsaktionen an der Tagesordnung. Sie sprechen nicht darüber, welche Grenzen es in ihrer Beziehung gibt, und wenn sie doch Vereinbarungen treffen, dann nur, um sie früher oder später zu brechen oder zu umgehen. Diese Herausforderungen führen bei Grenzpaaren bisweilen zum Zusammenbruch der kaum herausgebildeten inneren Strukturen. Deswegen können sie sich nicht konsequent an etwas halten, oft nicht einmal daran denken, es zu tun. Andererseits sind Menschen mit einer traumabedingten grenzverletzten Persönlichkeitsstörung grenzenlos in ihren Ansichten, unkonventionell und nicht selten charismatisch. Dort, wo für andere Grenzen sind, gehen sie weiter und sind deshalb offen für neue Wege.

Dieser Wagemut, diese Kreativität und Buntheit brauchen konstruktive Bahnen, um in Beziehungen Geborgenheit und Wachstum fördern zu können. Deshalb ist es so wichtig, dass diese Menschen einen schützenden Umgang mit Grenzen schätzen lernen, genauso wie Struktur und Halt bietende Rahmenbedingungen.

1.1.1 *Wie wirken Grenzpaare in der Paararbeit?*

Grenzverletzende Klientenpaare zeigen eine besondere Art verschleiernder Attacken. Um diese ein wenig besser zu verstehen, will ich einige besonders eigentümliche Situationen auflisten, aus meiner eigenen Beratungspraxis sowie Begebenheiten, die mir von angehenden Paartherapeut:innen berichtet wurden.

Situation 1: Gegen Ende der vereinbarten Sitzungszeit – wir hatten gerade die wesentlichen Punkte zur Verantwortungsübernahme aufgelistet – rutschte Margita zunehmend nervös auf ihrem Platz herum. Ich sprach sie an, ob wir uns noch Zeit für ihr Unbehagen nehmen sollten, da sprang die junge Frau unvermittelt auf und verbarrikadierte sich auf der Toilette. Erst einmal beschwichtigte mich Tobias, das sei typisch für seine Partnerin. Doch die Zeit verging, das Sitzungsende rückte immer näher, und Margita machte keine Anstalten, ihre „Trutzburg" zu verlassen. Ich hatte die Vermutung, dass sie kurz vor Schluss erscheinen würde, um hierdurch eine besondere Aufmerksamkeit zu erhalten. Ich hatte im Anschluss eine private Verabredung und wollte mich deshalb nicht darauf einlassen, gleichzeitig kam ich mir ziemlich herzlos vor. Tatsächlich öffnete Margita die Tür des WCs, als ich bereits an der Haustür stand. Ein wenig fluchtartig verließ ich meine Praxis und brachte nur noch einen höflichen Abschiedsgruß zustande.

Während der gesamten Therapiezeit war Margita immer wieder kurz vor dem Zusammenbruch gewesen. Ich konnte sie stets stabilisieren und einen erwachsenen Anteil in ihr erreichen. Doch die Entscheidung, vor der sie nun stand, war offenbar zu viel für sie. Sie neigte dazu, sich von Tobias rundum versorgen zu lassen und brachte ihren Partner damit an den „Rand des Wahnsinns", so seine Worte. Nach dem verunglückten Abschied hielt ich per SMS Kontakt mit Tobias und wollte wissen, wann er mit Margita meine Praxis verlassen würde. Kurze Zeit später bekam ich diese Nachricht: „Sie hat mich verprügelt, aus Ihrem Haus geworfen und zugesperrt." Alarmiert wollte ich wissen: „Neigt Margita dazu, Gegenstände zu zerstörten?" Sofort kam seine Antwort: „Ja, sie hat bei uns zu Hause schon viel zertrümmert." Diese „Angewohnheit" von Margita hatte das Paar mir verschwiegen. Ich war am Ende fast zwei Stunden damit beschäftigt zu klären, wann und vor allem wie ich meine Praxis zurückerhalten würde.

Situation 2: Wie aus donnernden Kanonen drosch Linda verbal auf den eingeschüchterten Ludwig ein. Ich gebot ihr Einhalt, und es war zunächst wieder ein Gespräch möglich. Wir besprachen die ungute Wirkung des Streitens, und ehe ich mich versah, war ich in ein „Fachgespräch" verstrickt über die Schädlichkeit unterdrückter Gefühle. Nun richtete Linda ihren zornigen Blick auf mich. Wiederholt setzte ich eine Grenze und erklärte ihr: „Hier in diesem Raum möchte ich keinen Streit unterstützen. Sie dürfen Ihre Gefühle gerne nach draußen tragen und zurückkommen, wenn Ihnen ruhiges Reden wieder möglich ist." Linda setzte ihre erboste Attacke fort. Schließlich hielt ich ihr entgegen: „Wenn Sie mit den Angriffen fortfahren möchten, dann sollten wir den Termin jetzt beenden. Ich bin jedoch gerne bereit, weiter mit Ihnen zu arbeiten, wenn Sie ruhiger sprechen können." Linda prustete herablassend, riss ihre Jacke und Tasche hastig an sich und verließ mit stampfenden Schritten den Therapieraum, marschierte protestierend die Treppe herunter, polterte wieder hoch und forderte wutentbrannt, Ludwig möge ihr folgen. Dieser wollte jedoch lieber die Paartherapie fortführen. Nachdem sich der lautstarke Abgang wiederholt hatte, seufzte Ludwig. „Das macht sie bei uns zu Hause fast jeden Tag so. Sie waren unsere letzte Hoffnung. Wir haben schon fünf Therapeuten durch, wo es nicht anders ablief." Ludwig kam noch mehrmals allein. Leider war er nicht bereit, sich mit seinem Anteil an den Problemen auseinanderzusetzen. Auf die Begleichung der Therapieeinheiten warte ich noch heute.

Situation 3: Ein Paar hatte sich zu einem Exklusiv-Paarseminar angemeldet, verbunden mit der Bitte, direkt vor dem Praxishaus im Schatten parken zu dürfen. Der ängstliche Hund könne dann im Auto bleiben. Zum ersten ausgemachten Treffen führte Gabia einen nervös bellenden ziemlich großen Hund an mir vorbei und riss ihn, bevor ich intervenieren konnte, die Treppen hoch. Ich setzte mich vorsichtig dem Dreiergespann gegenüber in meinen Sessel. Das verunsicherte Tier stand knurrend vor mir. „Bitte bringen Sie den Hund wie verabredet ins Auto, damit wir uns auf Ihre Partnerschaft konzentrieren können." Darauf folgte ein Wortschwall über meine Unverantwortlichkeit und Tierquälerei. Ich als Traumatherapeutin, wie könne ich nur so herzlos sein, das arme Tier die ganze Zeit ins Auto zu verbannen, es sei so misstrauisch, es müsse sein Frauchen beschützen, es wäre selbst traumatisiert und so fort. Ich wiederholte meinen Satz mehrfach, und am Ende bellte der Hund lautstark und ohne Unterlasse. Ich verließ den Raum mit dem Hinweis: „Wir können loslegen, wenn der Hund den Raum verlassen hat." Unten harrte ich der Dinge und lauschte auf das Stakkato-Gebell. Ich musste meinen Mann um Unterstützung bitten. Vor der verschlossenen Tür zur Küche brüllte die Klientin: „Und das nennt sich Traumatherapeutin. Ich werde das Haus nicht verlassen. Wir haben schließlich bezahlt." Um meine Bereitschaft und mein Entgegenkommen zu signalisieren, öffnete ich die Tür, und sofort baute Gabia sich drohend vor mir auf. „Das werden Sie bereuen." Ich schob sie auf Abstand. „Sie haben mich tätlich berührt. Edgar, ruf die Polizei. Das kann doch nicht wahr sein." Erst als mein Mann ebenfalls mit einem Anruf bei der Polizei drohte, ließ sich die inzwischen tobende und schreiende Frau von ihrem Mann hinausbegleiten. Da Gabia und Edgar mich tatsächlich wegen Körperverletzung anzeigten, musste ich mit meinem Anwalt klären, ob ich korrekt gehandelt hatte.

Situation 4: Ein Klientenpaar verschob ständig die ausgemachten Termine, kam zu früh oder zu spät, stand irgendwann im privaten Garten und bestand darauf, durch das Wohnzimmer in die Praxis geführt zu werden, da der Klienteneingang ungünstig läge.

Situation 5: Eine von mir ausgebildete Therapeutin wurde vom Klientenpaar umfassend darüber informiert, wie genau die Sitzungen ablaufen sollten. Alle Methoden seien ja bestens aus dem Internet bekannt, und man wolle keine Zeit verschwenden. Nach Durchsicht ihrer mitgebrachten und unordentlich auf den Tisch geworfenen Unterlagen und dem Hinweis, dass die Fachperson hier einiges nicht verstanden und anderes unvollständig angegangen sei, wurde die Therapeutin für unfähig erklärt und die Praxis wutentbrannt verlassen.

Situation 6: Zu einem ausgemachten Paartermin erschien nur der Mann und sagte, seine Partnerin sitze vor der Haustür. Nach einem fürchterlichen Streit während der Fahrt sei sie nicht in der Lage, teilzunehmen. Sie bestehe darauf, die Therapeutin alleine zu sprechen, habe jedoch entschieden, dass ihr Partner 30 Minuten für sich mit der Therapeutin nutzen solle. Als die Frau ihren Part der Zeit in Anspruch nahm, schimpfte sie ohne Unterlass über den furchtbaren Fahrstil ihres Gatten. Die Therapeutin versuchte daraufhin, den Anteil der Frau am Konflikt in den Fokus zu nehmen, was aber vergeblich war, denn die Klientin verließ weinend den Therapieraum. Kurz darauf klingelte der Mann Sturm und überschüttete die Therapeutin mit Vorwürfen über ihr herzloses Benehmen gegenüber seiner armen Partnerin. „Ihretwegen muss ich meine Frau nun in die Psychiatrie fahren."

Situation 7: Ein weiteres Paar hatte sich vorgenommen, alle Koryphäen auf dem Gebiet der Paartherapie aufzusuchen, damit beide endlich die dringend benötigte Hilfe erhalten würden. Der folgsame Ehemann betrat an der Hand seiner Gattin den Therapieraum. Die Frau kommentierte großspurig und lautstark den Stil der Einrichtung, nahm mit ihrem Mann den gesamten Behandlungsraum in Beschlag und betrat ungefragt die Küche, um Tee für alle zu kochen. Kein Grenzsetzungsversuch konnte sie davon abbringen, die Therapeutin für jede Regung zu bewerten. Wegen des grenzüberschreitenden Verhaltens verlangte die Therapeutin mehrfach, den Termin vorzeitig zu beenden. Als sich dann noch herausstellte, dass es wohl nicht möglich sein würde, eine Erstattung von der Krankenkasse zu erhalten, kochte bei der Klientin eine wilde Empörung hoch.

Solche oder ganz ähnliche grenzverletzende Reaktionen zeigen Grenzpaare im Rahmen des therapeutischen Settings. In ihrer Kindheit waren diese Menschen Bedrohungen ausgesetzt, sie wurden ein- oder ausgegrenzt oder in der Eltern-Kind-Interaktion zerrieben. Die Triade „Eheleute- / Eltern-Kind“ wurde für sie zum Gefängnis, zum Verhängnis oder zur seelischen Zwickmühle. In der Paartherapie findet sich die grenzverletzte Person erneut einer undurchschaubaren Triade gegenüber, in diesem Fall der „Ich-Du-Therapeut:in-Triade“. Schon sehr früh in der Beratungsarbeit treten die Schreckensgestalten der frühen Trauma-Triade in Erscheinung und treiben ihr Unwesen nun innerhalb der therapeutischen Rahmenbedingungen. Gegen jede Regel wird gekämpft, es werden Bündnisse geschlossen, und es wird um Kontrolle gerungen. Für ein gutes Gelingen der Therapie mit Grenzpaaren ist es deshalb sehr relevant, die Bedingungen des Zusammenarbeitens zu Beginn der gemeinsamen therapeutischen Reise zu besprechen und mit einigem Nachdruck auf die Einhaltung der Vorgaben zu bestehen. Ein paartherapeutischer Rahmenvertrag sollte so beschaffen sein, dass er alle Eventualitäten des Ausweichens, Übertretens, Verweigerns oder unfruchtbare Debatten um Sonderbedingungen möglichst verhindert.

Die Grenzpaarproblematik zeigt sich in den folgenden Ausprägungen:

- Angriffe gegen den / die Partner:in, das Setting, die Themen oder Methoden und den / die Therapeut:in, die kaum zu stoppen sind
- Distanz, beharrliches Schweigen und die Verweigerung von Mitwirkung
- Verstrickung in unfruchtbare Diskussionen zur Art und Weise der Behandlung und des korrekten Vorgehens
- Sich über die Fachperson stellen, diese ad absurdum führen, sie belügen, ihr wichtige Informationen vorenthalten
- ausgemachte Honorare nicht, zu spät oder unzureichend zahlen, den Betrag infrage stellen
- zu spät kommen, nicht absagen, zu falschen Zeiten oder gar nicht erscheinen, Ausfallhonorare nicht akzeptieren
- Häufige Telefonanrufe, in E-Mails für Verwirrung sorgen, diese mit Vorwürfen spicken, Loyalitäten schaffen, Therapeut:innen gegeneinander ausspielen, Geheimnisse offenbaren und Tabus errichten
- Anweisungen nicht einhalten, Aussagen bagatellisieren, Aufforderungen ignorieren, für emotionalen Druck sorgen, Eiltermine für „Feuerlöschaktionen“ erwirken
- Den / die Partner:in gegen die Fachperson aufbringen, ausgrenzende Zusammenschlüsse forcieren, das bereits Erreichte durch destruktive Diskussionen infrage stellen
- Die abwertende Aufforderung, zwischen sich und der / dem Partner:in zu wenig konstruktiven Fragestellungen zu vermitteln und dabei die Unfähigkeit der Fachperson bereits voraussetzen
- Anfang, Schluss, Urlaubsabsprachen, Unterbrechungen oder die Fortführung der Therapie boykottieren

1.1.2 Welche Bedeutung haben grenzsetzende Rahmenbedingungen?

Grenzpaare suchen für die Bewältigung ihrer Probleme eher nach einer Fachperson, die sich beeinflussen und kontrollieren lässt. Eine integre Fachperson, die in der Lage ist, klare Grenzen zu setzen, wäre sicherlich die geeignetere Unterstützung, doch es wäre schwieriger, sie zu gängeln. Menschen mit Grenzverletzungen leiden an den Dramen ihrer Beziehung und suchen nach Halt, Richtung und Struktur. Solche auf unberechenbare Weise hin und her gestoßenen ehemaligen Kinder aus Geisterbahnfamilien werden den Sinn eines Vertrags zu den „Bedingungen und Voraussetzungen der Seelenexpedition" aufs Heftigste anzweifeln. Sie befürchten, erneut ausgenutzt, betrogen und hintergangen zu werden. Und dennoch ist eine schriftliche Abmachung immens wichtig, um die uneingestandene Abneigung gegen Autoritäten im Zaum zu halten und den Kern des wahren Selbst zu beschützen.

Vor Beginn des Rettungsmanövers sollten also Vorschriften für die Abenteuerreise zur Gesundung des Paares beschlossen werden. Befinden wir uns erst einmal in unwirtlichem Gelände, wird jede Nachbesserung den Argwohn nur erhöhen.

Ich empfehle für die Arbeit mit Grenzpaaren aus eigener, durchaus leidvoller Erfahrung, einen paartherapeutischen Rahmenvertrag zu verschriftlichen, diesen mit dem Klientenpaar ausführlich zu besprechen und anschließend unterschreiben zu lassen. Die Regelungen und Absprachen sollten die unten aufgelisteten Schwerpunkte aufgreifen. Diese Vorschläge können von jeder Fachperson je nach eigenem Bedarf verändert und an die persönliche Überzeugung angepasst werden.

FP = Fachperson (Paartherapeut:in, Berater:in)
TSGPT = traumasensible Grenzpaartherapie

1. **Erstgespräch und Entscheidung für die gemeinsame Arbeit**
   Das Paar vereinbart mit der FP ein Erstgespräch. Dieser erste Kontakt dient der gemeinsamen Entscheidung, ob eine TSGPT der richtige Weg für das Paar ist. Im Erstgespräch werden das Anliegen und der Auftrag geklärt. Das Paar erhält von der FP Zugang zu verschiedenen Tests zur Diagnostik der Beziehungsdynamik. Nach Vorliegen der Testergebnisse kann die Therapie beginnen. Im Erstgespräch erhält das Paar explizit noch keine Hinweise zur Verbesserung der Beziehungsprobleme.

2. **Das Setting der TSGPT**
   Ist die Entscheidung für eine gemeinsame Arbeit von beiden Seiten, dem Paar und der FP, getroffen, gilt der Auftakt zur TSGPT der Absprache und Klärung des Rahmenvertrags. Dies mag dem Paar merkwürdig, unnötig oder umständlich erscheinen. Beide Partner:innen werden jedoch bald erkennen, wie wichtig

die Absprache von Regeln und Konsequenzen für die Basis einer guten Partnerschaft ist und dass dies eine zentrale Bedingung für die TSGPT ist.

3. **Zeiten und Absprachen über Dauer und Abstände**
Es werden verbindliche Zeiten vereinbart: fest einzuhaltender Beginn, Ende und Dauer jeder Einheit sowie die Abstände zwischen den Einheiten. Es wird zusätzlich festgelegt, dass Ausfallhonorare zu entrichten sind, wenn diese Vereinbarungen seitens des Paares nicht eingehalten werden. Die Absprache enthält klar definierte Ausnahmen von dieser Regel. Abgebrochene Treffen, sei dies nun auf Veranlassung der FP oder des Paares, müssen in vereinbarter Weise bezahlt werden. Hier sind die Einschätzung und Vorgabe der FP wichtig, und hierfür gelten nicht die speziellen Lebensumstände oder Ideen der Klienten.

4. **Offenheit, Aufrichtigkeit und Mitwirkung**
Die Mitwirkung, Offenheit und Authentizität des Klientenpaares bei der Bearbeitung relevanter Themen ist notwendige Voraussetzung für den Erfolg der TSGPT. Beide Partner:innen werden dazu angehalten, weder zu lügen noch etwas zu verschweigen oder die Inhalte der TSGPT weiterzutragen. Das Paar wird darauf aufmerksam gemacht, nicht an einem anderen Ort (in einer anderen Beratung oder Therapie, in Seminaren oder bei Freunden) Hilfe für ungeklärte Themen zu suchen. Für den Zeitraum der vereinbarten Treffen hat die TSGPT Priorität und Exklusivität. Als Maßstab hierfür gelten die Einschätzung und Vorgabe der FP und nicht die Vorstellungen der Klient:innen.

5. **Honorar und Zahlungen**
Das Honorar wird von der FP festgelegt und steht nicht zur Disposition. Aushandlungen über andere Preise, Vergünstigungen oder Ausgleichsleistungen sind nicht sinnvoll. Die Höhe des Ausfallhonorars bei Absagen, Abbrüchen oder verschobenen Terminen wird im Vertrag festgehalten. Das Paar verpflichtet sich mit seiner Unterschrift, das ausgemachte Honorar fristgerecht in berechneter Höhe zeitnah zu begleichen. Idealerweise entrichten Grenzpaare das ausgemachte Honorar vor dem Termin, um der FP Unannehmlichkeiten zu ersparen.

6. **Kontakte außerhalb des Settings der TSGPT**
Telefonate, Anfragen per Kurznachricht oder E-Mails sind auf ein Minimum zu reduzieren und sollten vor allem nicht zur Aufarbeitung oder Beeinflussung therapeutisch relevanter Themen dienen. Wichtige Klärungen werden in Gegenwart und unter Einbezug beider Partner:innen angegangen. Insbesondere wird die FP nicht zur Verschwiegenheit gegenüber dem / der anderen Partner:in verpflichtet oder in einem Einzelgespräch über Umstände informiert, die beide betreffen. Das Paar gestattet der FP mit seiner Unterschrift, den / die Partner:in

jederzeit in wichtige Sachverhalte einzubeziehen. Auch hier liegt die Entscheidung bei der FP.

7. **Der Einsatz von Methoden, Abläufen und Behandlungsansätzen**
Die FP wählt auf Grundlage ihrer fachlichen Kompetenz die geeigneten Übungen, Methoden und die Abfolge der Behandlung. Hierüber wird nicht mit dem Grenzpaar debattiert und der Ablauf nicht nach Ermessen der Klient:innen verschoben oder verändert. Die FP übernimmt die volle Verantwortung für die Struktur der Einheiten und ausgewählten Strategien der Behandlung. Die Führung der Sitzungen und die Auswahl der Themen liegen bei der FP. Vor allem unangenehme Klärungen werden nicht aufgeschoben oder abgebrochen.

8. **Verweigerung, beziehungsschädigende Emotionen und Abwertungen**
Ist es einem oder beiden Parts des Paars emotional nicht möglich mitzuwirken, unterbricht die FP den Ablauf der Einheit und thematisiert diesen Umstand als vordringlich zu untersuchende Störung, um für eine konstruktivere Lösung zu sorgen. Die FP schlägt Unterbrechungen, Pausen oder im Extremfall den Abbruch der Therapieeinheit vor, damit die überforderte Person sich durch adäquate Methoden beruhigen und emotional festigen kann. Dieses Vorgehen gilt insbesondere für Abwertungen, Klagen, Kritik oder aggressive Handlungen gegen sich selbst, gegen den / die Partner:in oder die FP.

9. **Bündnisse, Solidarisierung und Ausgrenzungen**
Wenn ein Part des Paars den / die Partner:in gegen die FP ausspielt oder sich das Grenzpaar gegen die FP verbündet oder eine außenstehende Person (aus einer anderen Therapie, einem Seminar oder dem Freundeskreis) benutzt wird, um die FP zu bewerten oder eine bessere Behandlung zu erhalten, wird diese Störung unmittelbar zum Anlass genommen, diesen Umstand genauer zu betrachten. Der therapeutische Rahmenvertrag enthält möglichst eindeutige Formulierungen, dass während der traumasensiblen Grenzpaartherapie keine weitere Behandlung, Therapie oder Beratung angegangen werden sollte. Nach der Beendigung der TSGPT steht dieser Weg dem Paar selbstverständlich jederzeit wieder offen.

10. **Beendigung, Abschluss, Stornierung oder Abbruch**
Das Grenzpaar verpflichtet sich durch die Unterschriften beider zur Einhaltung dieses paartherapeutischen Rahmenvertrags. Sollten die Regeln des Vertrags mehrfach gebrochen werden, liegt es im Ermessen der FP, den Kontakt zu beenden. Eine Erstattung für ausgemachte, aber nicht einhaltbare Therapieeinheiten besteht in diesem Fall nicht. Da Grenzpaare oftmals die im Rahmenvertrag aufgelisteten Grenzen überschreiten, könnte eine „Abbruch-Kaution“ vereinbart werden.

Auf Basis dieser zehn Punkte kann jede Fachperson eigene Formulierungen für einen Vertrag mit einem Paar finden. Je massiver sich das Paar gegen solche Vereinbarungen und Rahmenbedingungen wehrt, desto eher ist mit einer Grenzpaardynamik zu rechnen. Deswegen ist es für das Paar und die Fachperson wichtig, in dieser Vorphase der Paarberatung gut zu prüfen, ob es zu einer gemeinsamen Absprache kommt oder ob keine weitere Behandlung möglich ist. Die Fachperson ist nur dann in der Lage, eine gute Begleitung anzubieten, wenn alle Beteiligten sich sicher und im Vollbesitz der geistigen Kräfte fühlen.

Der therapeutische Rahmenvertrag, den ich selbst nutze und allen Paaren zu Beginn der gemeinsamen Arbeit überreiche, enthält neben den wichtigen Formalitäten zu den beiden Personen, dem Honorar, den Zeiten, der Dauer, dem Abschied und den Ausfallregelungen auch eine Seite für die eigenen Ziele und die wichtigsten Regeln.

Regeln für den reibungslosen Ablauf der gemeinsamen Arbeit und zur Anregung für eine gelingende Paarbeziehung

1. Kritik ist besser in einem umgewandelten Wunsch oder in Vorschlägen zur Lösung untergebracht. Dieser Wunsch und auch Fragen sind stets achtsam und wertschätzend zu formulieren und ausreichend Zeit und Raum für eine überlegte Reaktion einzuräumen.
2. Die gemeinsame Arbeit lebt von der Mitwirkung aller Beteiligter. Optimalerweise erfüllt jede:r die gestellten Aufgaben und nutzt die eingebrachten Methoden. Erst danach können Verbesserungsvorschläge eingebracht werden.
3. Die begleitende Fachperson hat eine Sonderstellung, ihr obliegt die Führung des gemeinsamen Geschehens. Sie übernimmt nach bestem Wissen und Gewissen die Anleitungen. Wünsche an die Fachperson sind in gleicher Weise wie unter Punkt 1 beschrieben vorzubringen
4. Es ist wichtig, das festgelegte Honorar der Beratung in exakt dieser Höhe und regelmäßig zu zahlen. Bei Verzug gerät die gemeinsame Arbeit in eine Schieflage, was zu einer vorzeitigen Beendigung führen könnte.
5. Es ist für unsere gemeinsame Arbeit wichtig, pünktlich zu erscheinen, bis zum Ende dabeizubleiben und regelmäßig teilzunehmen. Wenn das Paar sich daran nicht hält, wird dieser Umstand vorrangig von der Fachperson thematisiert.
6. Kontakte wie E-Mail-Berichte, gewünschte Telefonate oder Kurznachrichten außerhalb der gemeinsamen Arbeit sollten nur nach Aufforderung durch die Fachperson erfolgen.
7. Es ist wichtig, emotionale Reaktionen sorgfältig zu beachten. Unsere gemeinsame Arbeit kann Gefühle, Verletzungen und Abwehr auslösen. Auch emotionale Reaktionen, die Kritik enthalten, sollten wie unter Punkt 1 angegangen werden.

8. Wer sich in einer emotional instabilen Situation befindet und unbeabsichtigt verletzend reagiert, nimmt sich eine Auszeit von ca. 15 Minuten. Der / die Partner:in darf die emotionale Person auffordern, sich bitte kurz zurückzuziehen. Insbesondere die Fachperson achtet auf den wertschätzenden Umgang aller Beteiligten untereinander.
9. Für die gemeinsame Arbeit ist es wichtig, dass es keine Verbündung oder Solidarisierung gegen jemanden bzw. mit jemandem gibt oder dass negativ über abwesende Personen gesprochen wird. Dies ist für eine vertrauensvolle Arbeitsatmosphäre wesentlich.
10. Für einen guten Fortschritt der Behandlung ist es von zentraler Bedeutung, alle angekündigten und ausgemachten Termine einzuhalten. Sollte dies umgangen werden, wird dieser Umstand vorrangig von der Fachperson thematisiert.
11. Im Interesse eines guten beidseitigen Kontakts ist es zudem wichtig, möglichst offen und authentisch in den Einheiten dabei zu sein. Themen, die die Beziehung betreffen, intensiver Kontakt zu anderen Personen, insbesondere in anderen Therapien oder Beratungen, sind in der Paarberatung zu reflektieren. Sollte dies umgangen werden, wird dieser Umstand vorrangig von der Fachperson thematisiert.
12. Sollte eine Person nicht in der Lage sein, diese Regelungen einzuhalten, behält die Fachperson es sich vor, die Beratungseinheit zu beenden, den Kontakt zu verkürzen oder sogar die Behandlung ganz abzubrechen. Dies ist zum Schutz der gemeinsamen Arbeit wichtig.

Mit ihrer Unterschrift stimmen die Klientenpaare diesen Rahmenbedingungen zu.

1.1.3 Mit welchem Auftrag erscheinen Grenzpaare zur Paarberatung?

Die Entscheidung zu einer Paarberatung steht in der Regel am Ende einer langen Abfolge von Streit, Krisen und wachsender Hilflosigkeit. Bei der ersten Kontaktaufnahme zeigen sich die Paare meist voller Entschlossenheit, etwas ändern zu wollen, sich selbst zu entwickeln und gemeinsam einen Weg aus dem Tal der Dramen zu finden.

Bei Grenzpaaren ist das auf verwirrende Weise anders. Am Anfang jeder fundierten Paarbegleitung steht für gewöhnlich eine gut abgestimmte Auftragsklärung, und bereits hier befinden wir uns mit diesen Paaren schnell auf dünnem Eis. An einem Beispiel aus der Praxis lässt sich diese spezielle Herausforderung nachvollziehen.

> *Natalie betritt forschen Schritts das Beratungszimmer und gibt Anweisungen für die beste Sitzordnung aller Beteiligten. Niemand könne schließlich von ihr verlangen, direkt neben ihrem unmöglichen Mann auf der Therapiecouch zu sitzen. Ich besorge für die resolute Klientin einen eigenen Stuhl und stelle mit Unbehagen fest,*

dass ich von meinem Behandlungssessel zu Natalie aufblicken muss. Mit auffordernd strengem Blick wartet Natalie meine einleitenden Worte nicht ab, sondern übernimmt sogleich die Führung. „Also, wenn Sie mir jetzt erzählen wollen, es sei besser für eine Partnerschaft, nicht zu streiten, sage ich Ihnen gleich: Nicht mit mir! Ich lasse mir von niemandem verbieten, wie ich mit meinem Mann zu reden habe. Streit gehört nun mal zu jeder Beziehung dazu. Sie sollten das am besten wissen.“

Bevor es zu einer unfruchtbaren Kabbelei kommen kann, wende ich mich an Kurt. Griesgrämig sitzt er auf der äußersten Ecke des Sofas und demonstriert Desinteresse am Verlauf des Gesprächs. „Ich bin nur mitgekommen, weil meine Frau darauf bestanden hat. Ich sehe keinerlei Sinn darin, hier zu sein. Ich habe sowieso vor, mich zu trennen.“

Nach einigen erfolglosen Versuchen, Natalies Schimpfattacke gegen den stoisch schweigenden Kurt (er lässt den Ansturm klaglos über sich ergehen) zu stoppen, gelingt es mir schließlich, das Ruder wieder zu übernehmen. „Halt! Stopp! Vielleicht darf ich kurz zusammenfassen? Oder kommen Sie besser allein zurecht?“ Missbilligend und gleichzeitig huldvoll nimmt Natalie sich zurück und bedenkt mich mit einem herablassenden Blick.

Ich weise beide auf das gemeinsame Dilemma hin: „Ihre Frau besteht darauf, zu streiten, und Sie, Kurt, haben vor, sich zu trennen. Wie geht es Ihnen, Kurt, wenn ich sage, hier würden Sie lernen, nicht mehr zu streiten und sich auch nicht von Ihrer Partnerin angehen zu lassen? Und wir könnten gemeinsam prüfen, ob eine Trennung die richtige Entscheidung für Sie beide ist.“ Natalie schnappt empört nach Luft. „Immer langsam, das muss ich mir nicht bieten lassen …“ Doch Kurt unterbricht an dieser Stelle: „Das wäre tatsächlich ein Grund, um einen nächsten Termin mit Ihnen zu vereinbaren. Ansonsten würde ich mich trennen. Ich bin es leid, von Natalie wie ein Schulbub in die Ecke gestellt zu werden.“

Das Blatt wendet sich. Natalie sitzt abweisend mit überkreuzten Armen auf ihrem Extra-Sitz und starrt abwechselnd Kurt oder die Decke an. Schließlich erklärt sie unwirsch: „Ich werde hier gar nichts ändern. Du hast dich zu ändern.“ Ich frage nach: „Würden Sie lieber einer Trennung zustimmen?“ Natalie schnaubt abfällig. „Sie könnten hier lernen, wichtige Themen ohne Streit anzugehen.“ Kurt lehnt sich entspannt zurück und beginnt mit einer Aufzählung der positiven Aspekte seiner Angetrauten. Nach einem wohlwollenden Kommentar meinerseits in Natalies Richtung scheint diese ein wenig besänftigt.

Dieses erste Treffen endet damit, dass Natalie murrend einem nächsten Termin zustimmt. Kurt leitet sogar Zeit und Datum per Handy an seine Frau weiter, damit beiden auch ja nichts dazwischenkommt. Wohin die Reise gehen soll – darüber kann jedoch noch nicht gesprochen werden.

Am Verlauf dieses exemplarischen ersten Zusammentreffens wird deutlich, dass es grenzverletzten und zugleich traumatisierten Menschen aus verschiedenen Gründen kaum möglich ist, eine klare Stellungnahme zum eigenen Anliegen vorzubringen. Wegen des immensen Misstrauens gegenüber Personen, die Kontrolle ausüben könnten, verbergen sich diese Klienten hinter einem bestimmten Image. Sie signalisieren oder betonen, sich in keiner Weise von außen beeinflussen zu lassen, verhalten sich jedoch wie von einer inneren Macht gesteuert. Wie Beziehungen zu laufen haben, dafür scheint es eine Art verdecktes Drehbuch zu geben, dem unbedingt zu folgen ist. Wenn die Fachperson nicht entsprechend der ihr zugedachten Rolle reagiert, zieht das Gekränktheit, Ärger oder Kontaktabbruch nach sich. Ob die grenzverletzte Person den Part der Aufopferung, des Kümmerns, der Gebrechlichkeit oder den Part des Betrügens, Lügens, der Verweigerung oder Ausbeutung besetzt, selten wird eine Metaebene der Reflexion oder Innenschau eingenommen. Die Motivation zur Mitwirkung bei Veränderungs- oder Wachstumsprozessen ist entsprechend gering. Im Großen und Ganzen soll die eigene Idee, wie der / die Partner:in oder die ideale Beziehung zu sein habe, bestätigt werden.

Für Natalie und ebenso für Kurt ist die Vorstellung zunächst abwegig, jede:r müsse an der eigenen Entwicklung arbeiten, um die Beziehung nicht zu verlieren. Vor uns liegt der schwierige Prozess, die eigene Verantwortung für das Gelingen der Partnerschaft zu erkennen und zu übernehmen. Hierdurch gerät das Paar an den gefürchteten seelischen Abgrund der Generalfrage aus der Kindheit: Wer hat Schuld? Ich, meine vereinnahmende oder ausgrenzende Mutter, mein ausbeutender oder ignoranter Vater? Das Kind hat es irgendwie geschafft, sich mit der Strategie des Verbergens, Täuschens, So-tun-als-ob zu retten.

Die Fachperson sollte dieses Arrangement nicht vorschnell infrage stellen, sondern eher den enormen Überlebenswillen würdigen. Eine aktive Mitwirkung bei der Lösung der Partnerschaftskonflikte darf – insbesondere zu Beginn der gemeinsamen Arbeit – nicht von den betroffenen Klient:innen gefordert oder verlangt werden. Dies würde aller Voraussicht nach zu Entrüstung, zum Zusammenbruch einer Person oder zum Abbruch des Kontakts führen.

Beim ersten Kontakt ist es zudem wesentlich, der Aufforderung, eine eigene Meinung zu einem vorgebrachten Thema zu vertreten, nicht nachzukommen. Gerade Personen mit dieser Art von Beziehung erwarten dringend von der Fachperson ein loyales Statement. Die vorgebliche Notwendigkeit, einen raschen Ratschlag zu erhalten, ist eine Art Test. Die Zurückhaltung der Fachperson, hilfreiche Tipps zu vermeiden, mag zwar ungeduldig aufgenommen werden, die klare Abgrenzung wird in der Regel insgeheim erleichtert registriert. Der gesunde Anteil in diesen Menschen nimmt wahr, dass die Fachperson sich nicht bedrängen, gängeln und manipulieren lässt.

Da eine diagnostische Einschätzung der zugrunde liegenden Problematik aus den dargestellten Gründen schwierig ist, macht es Sinn, die ersten Eindrücke in einem Protokoll festzuhalten und die Beobachtungen sowie Aussagen beider Klient:innen in einer Checkliste aufzulisten. Da Grenzpaare dazu neigen, ihre Vorstellungen über die Beschaffenheit von Beziehungen im Kontakt zu zeigen, sollten die sorgfältig dokumentierten Beobachtungen der Fachperson in die Diagnostik einfließen.

Das Anfangsprotokoll: Welche Aussagen werden getroffen über ...

die eigene Person (Selbstbild)	
den Partner / die Partnerin (Partnerbild)	
die Fachperson (Appell und Test)	
die Beschaffenheit von guten / schlechten Beziehungen (Beziehungsüberzeugungen)	
gewünschte Tipps und Ratschläge (innere Motive und Bedürfnisse)	
Rahmen und Gesetzmäßigkeiten (innere Gebote)	
Bündnisse und Ausgrenzungen (Triangulierung)	

1.1.4 Was ist bei der Diagnostik zu beachten?

Es gibt nur wenig Hintergrundwissen und kaum Weiterbildungen zur korrekten Diagnostik oder zu passenden Behandlungsmethoden für Grenzpaare. Etliche Fachbücher und klinische Publikationen handeln lediglich vom therapeutischen Setting der Einzeltherapie. In diesem Bereich gibt es, für unterschiedliche therapeutische Schulen, umfangreiche Anleitungen zur Entstehung, Ausprägung, Behandlung und Heilung von Persönlichkeitsstörungen. Einigkeit herrscht darüber, dass diese Art der Störung durch ein frühkindliches Bindungstrauma verursacht wurde und von daher vor allem negative Auswirkungen auf die Beziehungsfähigkeit hat. Lange Zeit habe ich erfolglos nach einem therapeutischen Konzept zur Begleitung von Paaren mit den beschriebenen Wesensausprägungen gesucht und mich schlussendlich entschieden, meine umfangreichen Erfahrungen mit Grenzpaaren für diese diagnostische Anleitung zu bündeln. Man sollte meinen, solche Partnerschaften seien eher eine Seltenheit. Leider machen die Anfragen dieser Paare in den Beratungsstellen, sozialen Diensten, freien Trägern der Jugendhilfe oder Paartherapiepraxen mittlerweile mehr als die Hälfte aller Konsultationen aus. Die Fachkräfte sind von den Problematiken, Grenzverletzungen und Eskalationen dieser Klientel oftmals überfordert. Es wird zu spät realisiert, wie verwirrend, traumatisierend und kräftezehrend sich diese Beratungen gestalten können. Eine klare Diagnostik ist demzufolge die Grundvoraussetzung. Sie bietet Schutz und Orientierung.

Für die Paartherapie kommt eine Betrachtung der Einzelpersonen weniger infrage. Für unseren Zweck soll es auch nicht um eine individuelle Störung oder gar Charakterpathologie gehen. Damit werden wir dem Charisma, der Besonderheit des Grenzpaares und ihres Miteinanderverbundenseins nicht gerecht. Ich persönlich tendiere eher dazu, eine Grenzpaarproblematik als Interaktionsstörung zu betrachten, und schließe mich Reiner Sachse, dem Experten für Persönlichkeitsstörungen, an, der schreibt: „Im Grunde wäre es sinnvoll, auf den Begriff der Persönlichkeitsstörungen zu verzichten oder ihn durch den Begriff der Interaktionsstörung zu ersetzten" (Sachse 2019, S. 2). Um die Beziehungsdynamik von Menschen mit traumabedingten Grenzverletzungen zu umreißen, können wir uns nur bedingt auf die diagnostischen Manuale wie die ICD-11 oder das DSM-5 berufen, da hier vor allem individuelle Symptomatiken definiert werden. Eine Interaktionsstörung ist oftmals die Folge einer Persönlichkeitsstörung, wie dies auch in den Zuordnungen festgehalten wird. Für die Therapie oder Beratung mit Paaren brauchen wir ein gemeinsames Verständnis, eine Art Klassifikation, wie genau sich Grenzverletzungen in der Kindheit auf die spätere Paarbeziehung auswirken.

Um Grenzpaare optimal begleiten zu können, starten wir mit einer gründlichen, wissenschaftlich fundierten Diagnostik. Aus meiner Sicht ist das *Strukturierte Interview der Persönlichkeitsorganisation (STIPO)*[2], welches von den bekannten Forschern und Klinikern wie Clarkin, Kernberg, Caligor und Stern (2004) entwickelt wurde, besonders geeignet, um daraus eine Befragung für Paare zu gestalten. Das Original umfasst 100 Fragen, die den Einzelklient:innen in einem mündlichen Interview gestellt werden. Für unsere Grenzpaare ist dies zu lang, zu aufreibend und kaum akzeptabel. Ein qualitativer Fragebogen hingegen würde die Überforderung durch eine zu lange Befragung auf ein Minimum reduzieren, und die wechselseitige Beantwortung (jeder führt den Test für sich und für den / die Partner:in durch) könnte als entlastend erlebt werden. Die Fragen zur Partnerschaft und Sexualität werden für unsere Absicht aus dem STIPO ausgekoppelt, direkt mit dem Paar besprochen und im Anschluss an den Selbstkonzepttest erörtert. Um herauszufinden, wie sich grenzverletzende Erlebnisse aus der Kindheit auf die Beziehungsfähigkeit auswirken und zu einer Grenzpaarneigung führen, in welcher Weise oder Schwere, ist der Selbstkonzepttest für eine erste Orientierung und optimale Einschätzung hilfreich.

Die Zusammenstellung der Fragen speist sich aus zwei Quellen: Zum einen wurde der *Liebestyptest der Traumasensiblen Paartherapie*[3] mit den fünf Basisemotionen Angst, Trauer, Ärger, Schuld und Scham erweitert, und zwar um die Basisemotion Verachtung, die dem Ekel entspringt. Verachtung ist ein zentrales Empfinden zwischen Grenzpaaren, die vermehrt zu toxischen Beziehungen neigen. Der Liebestyptest existiert seit mehr als 20 Jahren und wurde von vielen Paartherapeut:innen mit etlichen Paaren durchgeführt. Der Test bildet zuverlässig ab, wie, je nach Grundkonflikt, das Beziehungsmuster beschaffen ist. Da der Liebestyptest nicht nur die Grenzpaarproblematik abbildet, sondern vor allem Traumatisierungen wie Vernachlässigung, Verlust, Ausbeutung, Misshandlung oder Manipulation, wurden als zweite Quelle für den Selbstkonzepttest Anteile aus dem Strukturieren Interview zur Persönlichkeitsorganisation (STIPO) (Clarkin et al. 2004) hinzugenommen. Es gibt zudem eine hohe Übereinstimmung zwischen dem Liebestyptest und STIPO; etliche Fragestellungen finden sich in ähnlicher Form in beiden Erhebungen. Die Autoren des STIPO stellen heraus, dass mit den Fragen die Struktur einer Person in ihren Beziehungen zu anderen Menschen optimal erfasst werden kann: „Die Strukturdiagnose stellt ein höchst stabiles und bedeutsames Beschreibungsmerkmal von Persönlichkeit dar und erlaubt eine zuverlässige Vorhersage des Verhaltens eines Patienten und seiner Eignung für eine psychotherapeutische Behandlung" (ebenda, S. 7). Das STIPO konzentriert sich vor allem auf Beziehungen, Selbstwahrnehmung und Identität sowie auf den Umgang mit Emotionen und die Fähigkeit zum Engagement im Beruf und in der Partnerschaft. Im Wesentlichen orientiert sich der Selbstkonzepttest auf die drei Dimensionen der Beziehungsgestaltung.

---

2 In der deutschen Version: STIPO-D.

3 ↗ https://www.aufwindinstitut.com/welcher-beziehungs-typ-sind-sie

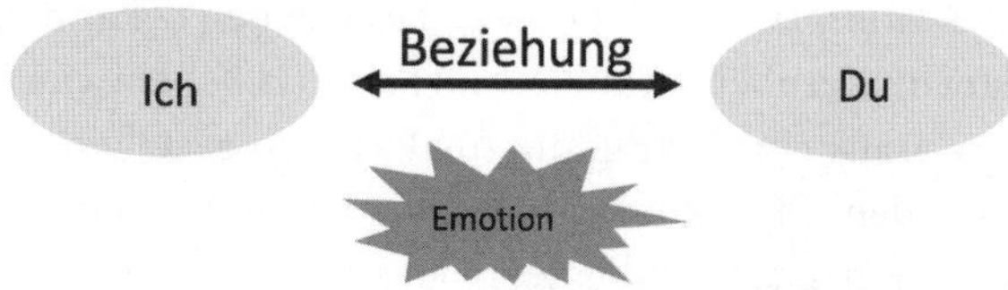

Abbildung 1.1: Drei Dimensionen der Beziehungsgestaltung

Otto Kernberg und sein Team, die als Spezialisten für die Feststellung des Vorliegens einer Persönlichkeitsstörung gelten, sehen in diesem Schaubild „die Bausteine psychischer Strukturen (…) die als Organisatoren von Motivation und Verhalten dienen“ (Clarkin, Yeomans & Kernberg 2018, S. 1). Diese Strukturen geraten bei Menschen mit grenzverletzenden Eltern aus dem Gleichgewicht und führen dazu, dass die Entwicklung eines stabilen Selbstkonzepts erschwert wurde.

1.2 Der Grenzpaartest: Durchführung und Auswertung

Sinnigerweise stellt die Fachperson dem Klientenpaar zwei PDF-Versionen des Selbstkonzepttests (SK-Test) zur Verfügung und bittet das Paar, die Fragen doppelt zu beantworten: einmal für sich selbst und ein zweites Mal für den / die Partner:in. Dadurch erhalten wir ein besseres Bild von beiden. Eine Beantwortung nur aus der eigenen Sicht könnte geschönt ausfallen und der Wahrnehmung des Partners / der Partnerin widersprechen, selbst wenn auch diese nur subjektiv ausfallen kann.

Die Fragen werden für sich selbst und für den / die Partner:in beantwortet, und der zutreffende Wert wird in die Kästchen unter der Frage eingetragen.

3 = trifft voll zu	2 = trifft häufig zu	1 = trifft manchmal zu	0 = trifft nie zu

Später werden die Werte für die eigene Person und für den anderen nach den drei Zuordnungen für Identität (16 Fragen), Beziehung (20 Fragen) und Emotionen (19 Fragen) zusammengezählt, um ein differenziertes Bild zu bekommen. Eine Auswertungstabelle befindet sich im Anschluss an die 55 Fragen.

Das Paar bringt zur nächsten Beratungseinheit die Ergebnisse der Befragung mit, und die Fachperson spricht mit dem Paar über die Auswertung, das Empfinden während der Beschäftigung mit den Fragen und wie die Beziehung davon tangiert wurde.

Nach Beantwortung der Fragen werden Auswertungen zu den drei Bereichen – Ich-Identität, Beziehung, Emotionen – sowie die Ausprägungen nach vier Kategorien zusammengestellt. Bei den Ausprägungen wird einmal zwischen schwerer und deutlicher Grenzpaarproblematik unterschieden; außerdem wird in zwei weiteren Ausprägungen zwischen Krisenpaar und normaler Beziehung unterschieden.

	Identität
I 1.	Berufliche Ziele zu verfolgen ist kein zentrales Ziel in meinem Leben. Oft fühle ich mich zu kraftlos oder es ist mir zu entfremdet und anstrengend. Es gibt auch Zeiten, in denen ich keinem Beruf nachgehe. **ICH** ☐ **DU** ☐
I 2.	Meine Arbeit entspricht nicht wirklich meinen Fähigkeiten. Ich entwickle kaum Initiative, habe keinen Wunsch, voranzukommen, und mein Beruf gibt mir keine Erfüllung. **ICH** ☐ **DU** ☐
I 3.	Ich habe wenig Kontakte zu Freunden, es kommt schon mal zu Konflikten. Lieber bin ich für mich. **ICH** ☐ **DU** ☐
I 4.	Ich bin ein Mensch, der sich lieber an den Werten und Vorstellungen anderer orientiert und das tut, was allgemein erwartet wird. Mir wird auch nachgesagt, dass meine Persönlichkeit nicht so leicht zu fassen ist. **ICH** ☐ **DU** ☐
I 5.	Ich bin nicht gerne allein. Ich ziehe mich zwar eher zurück, fühle mich dann aber einsam und angespannt. **ICH** ☐ **DU** ☐
I 6.	Manchmal fühle ich mich anderen überlegen. Ich bin zu etwas Höherem bestimmt und bin frustriert, wenn andere meine Fähigkeiten nicht erkennen oder schätzen. **ICH** ☐ **DU** ☐
I 7.	Ich denke im Vergleich zu anderen Menschen öfter schlecht über mich selbst, fühle mich minderwertig und unterlegen. Ich bin auch überrascht, wenn andere meinen, ich solle mich selbst besser behandeln. **ICH** ☐ **DU** ☐
I 8.	Ich fühle mich schnell überreizt, alles stürzt auf mich ein, ich werde unruhig, kann die Eindrücke kaum filtern und es fällt mir schwer, zur Ruhe zu kommen. Dennoch gehe ich des Öfteren über meine Grenzen oder andere gehen über meine Grenzen. **ICH** ☐ **DU** ☐

Identität	
I 9.	Ich strenge mich nicht so gerne an. Mir wird es dann zu viel, zu schnell. Dann ziehe ich mich raus. Lieber ist mir, wenn es geregelte Strukturen gibt, an denen ich mich orientieren kann. Oder ich gebe die Strukturen vor, die dann aber auch eingehalten werden sollten. **ICH** ☐ **DU** ☐
I 10.	Ich mag Herausforderungen, Veränderungen oder Unvorhergesehenes gar nicht. Das bringt mich aus dem Konzept. Mir ist es lieber, wenn alles seinen gewohnten Lauf nimmt. **ICH** ☐ **DU** ☐
I 11.	Ich sehne mich sehr danach, mich im Leben nicht immer so anstrengen zu müssen, um alles und jeden im Gleichgewicht zu halten. Es sollte einfach mal nichts Unvorhergesehenes passieren. Ich möchte so, wie ich bin, gesehen und akzeptiert werden. **ICH** ☐ **DU** ☐
I 12.	So manches in meinem Leben gerät immer wieder aus dem Lot. Entweder habe ich Probleme mit Geld, leide an Stimmungsschwankungen, innerer Leere, verausgabe mich zu sehr oder schlage über die Stränge. **ICH** ☐ **DU** ☐
I 13.	Glücklich zu sein ist eher ein fremder oder seltener Zustand in meinem Leben. **ICH** ☐ **DU** ☐
I 14.	Ich fühle mich unruhig, getrieben, überanstrengt, unterfordert und gequält. **ICH** ☐ **DU** ☐
I 15.	Es kann vorkommen, dass ich unvernünftige Dinge tue, zu viel Alkohol, zu viel Konsum, zu viel Mediengebrauch, zu viel Essen etc. **ICH** ☐ **DU** ☐
I 15.	Meine Einstellungen, Ansichten und Moralvorstellungen wechseln schon mal, abhängig von den Meinungen oder Ansichten anderer oder dem was allgemein erwartet wird? **ICH** ☐ **DU** ☐
I 16.	Ich habe das Gefühl, dass meine Identität wechselt und ich mich nicht in Verbindung zum eigenen Selbst fühle. Mein Leben fühlt sich eher nicht wie ein kontinuierlicher, stimmiger Fluss an. **ICH** ☐ **DU** ☐

	Beziehung
B 1.	Ich löse bei anderen Menschen das Bedürfnis nach Fürsorge aus oder hilfebedürftige Menschen lösen bei mir ein Bedürfnis nach Fürsorge aus. Dies gefällt mir, ich kann das genießen und fühle mich bedeutsam. **ICH** ☐ **DU** ☐
B 2.	Wichtige Menschen stellen sich ganz auf mich ein oder ich stelle mich ganz auf einen wichtigen Menschen ein, was zu meinem Lebensmittelpunkt wird und mir ein Gefühl der Sicherheit und Geborgenheit vermittelt. **ICH** ☐ **DU** ☐
B 3.	Oft ist mir der Umgang mit anderen Menschen zu viel, vor allem überfordern mich zu viele Erwartungen oder überzogene Ansprüche. Entweder ich ziehe mich zurück oder ich bedränge andere Menschen so lange, bis die Bedürfnisse erfüllt sind. Grenzen zu setzen oder zu akzeptieren fällt mir eher schwer. **ICH** ☐ **DU** ☐
B 4.	Es gibt etliche Krisen in meinem Leben, ich sehe die Dinge eher negativ oder resignativ, fast sind mir die Anstrengungen des Alltags zu viel. Ich komme kaum zur Ruhe, bin unruhig, emotional, schlecht gestimmt, hoffnungslos. Manchmal neige ich dazu, ungut mit mir oder den Menschen in meinem Umfeld umzugehen oder sie mit meiner Fürsorge oder meinen schwankenden Stimmungen zu nerven. **ICH** ☐ **DU** ☐
B 5.	Mir ist wichtig, dass man rücksichtsvoll miteinander umgeht. Ich finde es in Ordnung, wenn es mir oder dem anderen manchmal zu viel wird. Das ist nun mal in einer engen Beziehung nicht zu vermeiden. Ich brauche Unterstützung oder erwarte, dass Aufopferung Teil der Liebe ist. Es ist unzumutbar, allein zurechtkommen zu müssen. Wozu ist eine Beziehung schließlich da? **ICH** ☐ **DU** ☐
B 6.	Manchmal ertappe ich mich dabei zu denken: Ich bin nichts wert, ich kann nichts, ich werde nicht richtig wahrgenommen oder falsch verstanden. Ich verachte mich oder andere. Ich sorge nicht gut genug für mich oder zu viel für andere. Oder ich denke in dieser Weise über andere Menschen. **ICH** ☐ **DU** ☐
B 7.	In einer Liebesbeziehung bin ich der/die Retter:in, kümmere mich intensiv bis zur Selbstaufgabe um meine:n Partner:in. Oder mein:e Partner:in geht in dieser Weise mit mir um. Egal wie herum, oft fühle ich mich als Opfer. Ausbeutung ist durchaus ein Bestandteil in meinen Beziehungen. **ICH** ☐ **DU** ☐

Beziehung	
B 8.	In einer Liebesbeziehung bin ich entweder abweisend und distanziert oder voller Ablehnung und Ungeduld. Auch Gefühle von Hohn und Geringschätzung sind mir bekannt. Entweder gehe ich so mit mir um, lasse zu, dass so mit mir umgegangen wird oder ich gehe so mit meiner Partnerin / meinem Partner um. **ICH** ☐ **DU** ☐
B 9.	Die Hauptkritikpunkte eines Liebespartners an mir sind: Ich sei zeitweise zu extrem, zu emotional, zu dramatisch oder voller Ablehnung, Negativität oder zu distanziert, ich mache mich unerreichbar oder sei zu stumpf. Manchmal falle ich innerlich total zusammen oder ich nerve meine:n Partner:in mit Überfürsorglichkeit oder zu vielen durchaus auch dominant vorgebrachten Ansprüchen. **ICH** ☐ **DU** ☐
B 10.	Sex kann durchaus eine Ventilfunktion erfüllen, für mich oder meine:n Partner:in. Dampf ablassen muss manchmal sein. Sex wertet mich auf oder ich fühle mich abgewertet. Sex ist eine Möglichkeit, Frust abzuladen. Ich lasse es auch schon mal über mich ergehen und fühle mich dann benutzt. **ICH** ☐ **DU** ☐
B 11.	Es ist schon vorgekommen, dass mir mein:e Partner:in im Verlauf unserer Beziehung langweilig wurde. Ich habe im Lauf der Zeit das Interesse an ihr / ihm verloren. Ich neige eher dazu, eine Affäre einzugehen. **ICH** ☐ **DU** ☐
B 12.	Ich fühle mich gehemmt, wenn es darum geht, die sexuelle Begegnung aufzubauen. Ich bin eher verhalten, wenn es um Sex geht. **ICH** ☐ **DU** ☐
B 13.	Ich kann die körperliche Seite der Sexualität nicht so sehr genießen. Ich fühle mich oft unwohl, wenn ich sexuelle Lust erlebe. **ICH** ☐ **DU** ☐
B 14.	Es fällt mich schwer, zärtliche Gefühle zu entwickeln, wenn ich gerade Sex habe. Es ist schwierig für mich, Sexualität zu haben und gleichzeitig die emotionale Verbindung zu intensivieren. **ICH** ☐ **DU** ☐
B 15.	Ich neige dazu, meinem Partner / meiner Partnerin Informationen vorzuenthalten. Womöglich bin ich skeptisch, misstrauisch oder habe Angst, ich könnte sonst ausgenutzt oder verletzt werden. **ICH** ☐ **DU** ☐

Beziehung	
B 16.	Mein Erleben in einer Beziehung ist eher wechselhaft. Mal bin ich sehr angetan und begeistert und dann wieder misstrauisch und wütend. ICH ☐ DU ☐
B 17.	In meinem Elternhaus gab es extreme Situationen, paradoxe Botschaften und Erfahrungen von Gefahr oder Übergriffen. Es gab entweder viel Streit, Substanzmittelmissbrauch, einen merkwürdigen Umgang mit Geld, emotionale Abstumpfung, ein Gequältwerden über Ausgrenzung, die Erfahrung, bedrängt zu werden, sich ausgenutzt zu fühlen, Missachtung oder emotionales Auf und Ab. Manchmal waren meine Eltern unberechenbar oder einer von beiden war völlig interesselos. Es kam auch vor, dass ich als Kind abgeschoben wurde. ICH ☐ DU ☐
B 18.	Ich hatte als Kind oft Panik und fühlte mich verwirrt, erlebte schlimme Einsamkeit, Verlassenheitsgefühle, fühlte mich ausgegrenzt oder wertlos. Oft war ich völlig überfordert oder hatte körperliche Schmerzen, empfand eine innere Zerrissenheit, fühlte mich bedroht, wurde ein- oder ausgesperrt oder vereinnahmt und benutzt. ICH ☐ DU ☐
B 19.	Eine innere unangenehme und abwertende Stimme vermittelt mir oft: Du bist wertlos. Du bist nicht genug. Du bist Abschaum. Du bist ein:e Versager:in. Du bist Dreck. Du bist böse. Du gehörst eliminiert. ICH ☐ DU ☐
B 20.	Ich ertappe mich dabei, dass ich zu mir selbst oder anderen sage: Ich bin / du bist nichts wert und ich muss / du musst es büßen. ICH ☐ DU ☐
Emotionen	
E 1.	Ich neige zu Wutausbrüchen. Dann kann ich auch keine Rücksicht darauf nehmen, ob dadurch jemand anderes verletzt wird. Manchmal ist es mir echt egal. ICH ☐ DU ☐
E 2.	Mir wird schon mal nahelegt, nicht so impulsiv zu sein. Ich sei zu emotional, zu dramatisch, zu extrem, (selbst-)abwertend oder destruktiv. Mir ist jedoch wichtig, dass auf meine Verfassung Rücksicht genommen wird, damit mein inneres Gleichgewicht aufrechterhalten bleibt. Oder ich bin ein Mensch, der bestens mit dieser Art emotionaler Menschen zurechtkommt und, kann mich dann ganz hintanstellen. ICH ☐ DU ☐

Emotionen	
E. 3.	Es gibt etliche Krisen in meinem Leben, ich sehe die Dinge eher negativ oder resignativ, fast sind mir die Anstrengungen des Alltags zu viel. Ich komme kaum zur Ruhe, bin unruhig, emotional, schlecht gestimmt, hoffnungslos. Manchmal neige ich dazu, ungut mit mir oder den Menschen in meinem Umfeld umzugehen oder sie mit meiner Fürsorge oder meinen schwankenden Stimmungen zu nerven. **ICH** ☐ **DU** ☐
E 4.	Es kann vorkommen, dass ich lüge oder auch etwas tue, das nicht in Ordnung ist. Jemand anders würde es vielleicht sogar als Verrat oder Betrug ansehen. **ICH** ☐ **DU** ☐
E 5.	Ich ziehe durchaus schon mal über andere Menschen her oder mir ist es einerlei, wie sich jemand fühlen mag, wenn ich einen Vorteil nutze, auch wenn ich den Menschen mag. **ICH** ☐ **DU** ☐
E. 6.	Es kommt vor, dass ich einem Menschen etwas Gemeines unterstelle, was ich dann aber nicht überprüfe. Es kann sogar vorkommen, dass mir im Nachhinein klar wird, dass ich da eine verzerrte Wahrnehmung habe. **ICH** ☐ **DU** ☐
E 7.	Ich sehe die Dinge entweder als richtig oder falsch an. Mir wurde schon gesagt, ich solle ausgewogener sein und nicht nur eine Alles-oder-Nichts-Sicht vertreten. **ICH** ☐ **DU** ☐
E 8.	Wenn etwas schwierig oder schmerzhaft ist, neige ich dazu, es nicht wahrhaben zu wollen. Wenn es mir zu unbequem ist, kann es sogar vorkommen, dass ich mich nicht genügend um wichtige Dinge kümmere. **ICH** ☐ **DU** ☐
E 9.	Ich habe einen Hang dazu, anderen Schuld für das zu geben, was passiert. Ich sehe den Grund für das, was schiefläuft, eher im Außen. **ICH** ☐ **DU** ☐
E 10.	Ich erlebe es häufiger, dass andere Menschen mich schlecht behandeln, mich wenig respektieren oder mich ausbeuten. Ich muss auf jeden Fall da sehr aufpassen. **ICH** ☐ **DU** ☐
E 11.	Ich neige dazu, voller Kritik und Vorwurf zu reagieren, und kann durchaus sehr wütend werden. Für eine gute Lösung bin ich dann erst mal nicht zu haben. **ICH** ☐ **DU** ☐

Emotionen	
E 12.	Wenn etwas sehr Belastendes passiert, weiß ich oft nicht, was ich tun kann. Ich bin dann aufgelöst, habe keinen Plan und verschiebe Dinge. **ICH** ☐ **DU** ☐
E 13.	Mein schlimmstes Gefühl ist, wenn ich mich unwert und falsch fühle, wenn ich innere Leere oder Überforderung spüre, den Eindruck habe, nicht zu genügen; wenn ich Panik habe, Schuld auf mich geladen oder keine Bedeutung zu haben. **ICH** ☐ **DU** ☐
E 14.	Oft passt dieses Stimmungsbild zu mir: Die Welt ist grau und leer, wie am Ende aller Tage, ich fühle mich völlig allein und von allen verlassen, gruselige Schatten greifen nach mir, alles ist kalt und tot. **ICH** ☐ **DU** ☐
E 15.	Mein Körper fühlt sich oft unbelebt, unbewohnt und ungeliebt an. Ich habe wenig bis keinen Zugang zu meinem Körper. Oft empfinde ich überall Schmerzen oder merkwürdige und unerklärliche körperliche Symptome. **ICH** ☐ **DU** ☐
E 16.	Ich habe oft wenig Energie in meinem Körper, fühle mich kraftlos, quäle mich, komme nicht in die Gänge. Mein Körper ist mir eher nicht so wichtig oder ein notwendiges Übel. **ICH** ☐ **DU** ☐
E 17.	Ich schenke meinem Körper nur die überlebensnotwendige Aufmerksamkeit, er ist eben da, aber nicht so bedeutsam, oft bereitet er mir Unbehagen, und das will ich dann einfach nur loswerden. **ICH** ☐ **DU** ☐
E 18.	Es fällt mir schwer, die Signale meines Körpers zu entschlüsseln. Ich will, dass mein Körper funktioniert. Ich gehe undiszipliniert mit meinem Körper um. Leider muss ich das allzu oft büßen. **ICH** ☐ **DU** ☐
E 19.	Essen ist kein wirklicher, bewusst wahrgenommener Genuss für mich. Ich esse eher wahllos, auch Ungesundes, und achte zu wenig auf das, was meiner Gesundheit guttun würde. Mit Essen kann ich mich ablenken oder ich esse, wenn ich ablenkt bin. **ICH** ☐ **DU** ☐

Der Selbstkonzepttest steht als Download[4] bereit.

4 Zum Begleitmaterial: ↗ https://elopage.com/s/Aufwind-Institut/eloshot-minimalism-online-kurs-949

Auswertung

Die Fachperson kann den Test mit dem Paar während der Beratungseinheit durchführen und besprechen oder ihn dem Paar mit nach Hause geben. Dann erhält ein Paar je zwei Exemplare und fügt die entsprechenden Zahlen in den Test ein.

0 = trifft nie zu normal	1 =trifft manchmal zu heikel	2 = trifft häufig zu deutlich	3 = trifft völlig zu schwer

So erhält die Fachperson, die mit dem Paar arbeitet, eine Einschätzung, ob eine deutliche oder schwere Grenzpaarproblematik vorliegt. Selbst bei Werten zwischen 40 und 55 in der Gesamtbewertung kann grenzverletzendes Verhalten eine Rolle spielen. Das gilt auch, wenn eine Ausprägung nur für einen Teilaspekt, entweder Identität, Beziehung oder Emotionen, vorliegt.

Ausprägung der Grenzpaarproblematik

Identität				Beziehung				Emotionen			
16 Fragen		Ich	Du	20 Fragen		Ich	Du	19 Fragen		Ich	Du
normal	0–7			normal	0–9			normal	0–9		
heikel	8–16			heikel	10–20			heikel	10–19		
deutlich	17–32			deutlich	21–40			deutlich	20–38		
schwer	33–48			schwer	41–60			schwer	38–57		

Insgesamt		Ich	Du
55 Fragen			
normal	0–25		
heikel	26–55		
deutlich	56–109		
schwer	110–165		

Nach dem Test spricht die Fachperson mit dem Paar über die Anzeichen einer Grenzpaarproblematik, die in der PDF-Version[5] in dieser Weise dem Paar zugänglich gemacht wird. Ob ebenfalls offengelegt wird, in welcher Ausprägung sie vorliegt, müsste entsprechend vorsichtig und achtsam angegangen werden.

Am Ende des Tests findet das Paar die folgenden Hinweise zu den Ursachen aus der Kindheit, die Auswirkungen auf die Paarbeziehung und Tipps für die weitere Entwicklung:

Erklärungen für das Grenzpaar

Mögliche Ursachen aus der Kindheit: Mit Hohn, Spott und Demütigung beschädigen grenzverletzende Eltern die Seele ihrer Kinder. Diese werden nicht so sehr in einer Familie, sondern eher in einer Art „Geisterbahn" groß. Streit, Übergriffe sowie das Erleben, entweder ausgegrenzt zu werden, ein- oder ausgesperrt zu sein, geschlagen, gedemütigt oder bedroht zu werden, bestimmen die Erfahrungen dieser Kinder. Oftmals müssen Kinder die eigenen Eltern wie Pflege- oder Dienstpersonal versorgen. Was bleibt einem Kind da? Es wird selbst zum „Monster" und passt sich perfekt dem Horror an oder es verlegt sich darauf, aus den Monstern bessere Menschen zu machen. Oftmals bleibt diese innere Haltung ein Leben lang aktiv. Es ist schwer, den früheren Erfahrungen ins Auge zu blicken. Gerade grenzverletzte Kinder sind aus Selbstschutz oft blind gegenüber den schlimmen Wunden aus ihrer Kindheit. Die Verachtung der Eltern zu realisieren fühlt sich wie eine Selbstauslöschung an. Entlastender ist es dann, davon auszugehen, der/die Partner:in sei an allem schuld. Es ist wichtig, hinzuspüren und das Dilemma zu lösen, damit das innere Drama nicht die Beziehung belastet.

---

5 Zu den Materialien: ↗ https://elopage.com/s/Aufwind-Institut/eloshot-minimalism-online-kurs-949

Identität: Wenn Sie in Ihrer Herkunftsfamilie auf diese Weise behandelt wurden und im Selbstkonzepttest hohe Werte erzielt haben, wird es Ihnen schwergefallen sein, eine stabile eigene Identität aufzubauen. Das ist in keiner Weise verwunderlich, denn Ihre Eltern gingen auf unberechenbare und ignorante Weise mit Ihrem Bedürfnis um, verstanden und gesehen zu werden. Sich vor der korrekten Wahrnehmung der Realität abzuschotten, sich schwierige Umstände schönzudenken oder an sich selbst zu zweifeln sind typische Reaktionsformen, mit denen es Kindern gelingt, nicht durchzudrehen. Das bleibt üblerweise wie eine Art Klette an der Seele haften, und schließlich halten Sie es für völlig normal, auch heute noch schlecht behandelt zu werden oder andere schlecht zu behandeln. Der Draht zum Ekelzentrum im Gehirn musste gekappt werden, um nicht unterzugehen. Die Identität grenzverletzter Menschen zeichnet sich durch wenig reflektierte Überzeugungen aus, das eigene Verhalten wird nicht hinterfragt, und Begegnungen mit Menschen werden verzerrt wahrgenommen. Die Schutzreaktion und der immense Drang, die eigene Sichtweise anderen aufzudrängen, sind schwer in den Griff zu bekommen.

Auswirkung auf die Partnerschaft: Bei Paaren im Grenzpaarkonflikt werden oft komplementäre Positionen eingenommen, die einander bedingen. Menschen, die zur Selbstverachtung neigen, übernehmen eher den Part des Rettens, Kümmerns und der Fürsorge für den / die Partner:in. Menschen in der Fremdverachtung haben oft eine geringschätzende, zurückweisende oder gar ablehnende Einstellung. Ob Sie persönlich dazu neigen, sich bis zur Selbstaufopferung für Ihre:n Liebsten aufzureiben und dabei die Fürsorge sich selbst gegenüber zu vergessen, oder ob Sie eher anspruchsvoll, missgelaunt und zwischen Impulsivität oder Zusammenbrüchen wechseln: Die Grenzpaardynamik lebt von beiden Ausprägungen. Ausbeutung ist angewiesen auf Aufopferung, Grenzverletzung auf Inkonsequenz. Paare im Grenzpaarkonflikt leben in der Sorge, die Beziehung könne zerbrechen oder schlagen sich mit Fluchtgedanken herum. Die Dynamik ist oft sehr aufreibend bis eskalierend, und Freunde sowie Angehörige sind oftmals besorgt.

Emotionen: Die größte Herausforderung liegt darin, die überschießenden oder kollabierenden Gefühle, die sich impulsiv oder depressiv gegen die eigene Person oder den / die Partner:in richten, in den Griff zu bekommen. Oftmals bekommen Menschen, die in ihrer Kindheit mit Grenzverletzungen konfrontiert waren, nicht mit, wann der innere Vulkan aktiv wird. Entweder sind sie selbst geschockt und überfordert oder sehen die Ursache und den Grund für den Aus- oder Zusammenbruch bei ihrer / ihrem Liebsten. Vielleicht erleben Sie Ihre Emotionen wie die Wetterlaune im April. Mal hagelt es Vorwürfe und Schuldzuweisungen, dann scheint wieder die Sonne der Versöhnung. Manchmal herrscht eisige Kälte, die dann wieder von hitzigen Debatten abgelöst wird. Sie und Ihre wichtigsten und geliebten Menschen werden von diesen Stürmen, Dürren, Frosteinbrüchen oder Wärmeattacken ebenso geschüttelt – es sei denn, Ihr:e Partner:in besitzt die Fähigkeit, die Dinge schönzureden oder neigt zu innerer Abschottung.

Tipps für Wachstum und Entwicklung: Wenn Sie zum Kümmern neigen, beenden Sie besser konsequent und nachhaltig Ihre Fürsorgefunktion. Denn durch ständiges „Pampern" tragen Sie zur Unselbstständigkeit Ihres Partners / Ihrer Partnerin bei. Das ist weder wachstumsorientiert noch achtsam sich selbst gegenüber. Wenn Sie meinen, dies nicht zu schaffen, wissen Sie nun, wie ernst Ihre Lage ist.

Wenn Sie zur Fremdverachtung neigen und mit Ihren Ansprüchen, Stimmungsschwankungen oder Ihrer Unzuverlässigkeit Ihre:n Liebste:n quälen, sorgen Sie selbst dafür, dass Ihr Leben erfüllend und sinnstiftend ist. Das wird Ihre Liebe retten.

Für Sie beide gilt: Integre Handlungen sind der Weg aus Eskalation und Krisen. Lernen Sie entsprechende Beruhigungsmethoden, um Ihre Gefühle zu zähmen. Sie sind der / die Reiter:in, und Ihre Emotionen sind Ihr Pferd. Lassen Sie nicht zu, dass Ihr Pferd Sie abwirft oder mit Huftritten Ihr Zuhause demoliert. Wenn Sie sich ein stimmiges Leben aufbauen und Ihr Organisationstalent schärfen, werden Sie es schaffen, Prioritäten zu setzen und nicht an tausend unerledigten Aufgaben verzweifeln.

Eine Person mit grenzverletzenden Beziehungserfahrungen kann schwer echte Nähe und die konsequente Einhaltung von Absprachen in einer Partnerschaft aufrechterhalten und neigt von daher eher zu einer kindlichen Gefühlsbindung an eine:n Partner:in. Davon ist auch die Intimität betroffen, die von selbst- bzw. beziehungsschädigendem Sexualverhalten reicht bis hin zum Fehlen sinnlicher Lust und kaum vorhandenem sexuellem Verlangen gegenüber dem / der Partner:in (Clarkin, Yeomans & Kernberg 2018, S. 1999).

Wenn es in der Herkunftsfamilie schwere traumatische und grenzverletzende Erfahrungen gab (Misshandlung, Missbrauch, gestörte Bindung durch traumatisierte und / oder traumatisierende Eltern), ist das Bedürfnis nach liebevoller, zärtlicher und wechselseitiger Nähe und Sexualität verständlicherweise eingeschränkt. Dennoch besteht die Sehnsucht nach einer idealen oder sogar idealisierten Partnerschaft. Die unverarbeiteten – dem Bewusstsein oftmals nicht zugänglichen – Affekte gegen die traumatisierenden Eltern setzen im Verlauf der Partnerschaft einen Prozess der Entwertung des / der Partner:in in Gang, der zum allmählichen Verlust des Interesses am Partner / an der Partnerin führt. Feindselige innere Urteilsanteile pressen eine Person häufig in ablehnende Abwehr und selbst- oder beziehungsschädigende Reaktionen. Leidenschaftliche Hingabe an die geliebte Person ist jedoch eine wichtige Voraussetzung für Nähe, Intimität und Sinnlichkeit. Die Hingabe ist gefährlich, denn die traumatisierenden Affekte würden bei Lebendigkeit oder Leidenschaft unmittelbar aufbrechen und die Person mit kaum erträglichen Gefühlen überschwemmen. Aus diesem Grund sind spezielle Fragen zum Erleben von Partnerschaft und Sexualität besonders wichtig. Diese ergänzen den Fragebogen und geben ein dezidierteres Bild zur Situation eines Klientenpaars.

1.3 Das strukturierte Grenzpaarinterview

Der Selbstkonzepttest und die anschließende Besprechung der Ergebnisse sind für das Paar meist aufwühlend, beides führt jedoch zu ersten wichtigen Erkenntnissen. Vermutlich ist der Drang, sofort Lösungen anzugehen, ziemlich hoch. Und so berechtigt dieses Anliegen ist: Man muss dem Paar sagen, dass es im ersten Schritt um ein umfassendes Verständnis einer guten Begleitung geht. Hier ist die Kreativität der Fachperson gefragt, einprägsame Metaphern einzubringen. Ich nutze gerne – wie bereits erwähnt – das Bild einer gemeinsamen Reise, die wir erst dann antreten können, wenn das Ziel klar ist, die Koffer gepackt sind und alle Beteiligten wirklich in den Zug einsteigen möchten. Grenzpaare haben oftmals eine hohe Neigung, eine gute Planung und Vorbereitung zu umgehen, um schnell und spontan Ergebnisse zu erreichen. Deswegen wird der Selbstkonzepttest womöglich nicht wirklich ernst genommen oder selten mit der notwendigen Sorgfalt angegangen. Umso wichtiger ist es deshalb, für die Beantwortung der wesentlichen Fragen zur Paarbeziehung ausreichend Zeit und Raum zu gewähren.

Im nun folgenden strukturierten Interview zu Partnerschaft, Nähe und Intimität überprüfen wir, ob und in welchem Ausmaß eine traumatische Grenzverletzung in der Herkunftsfamilie auf die Partnerschaft und Sexualität einwirkt. Das Paar beantwortet die Fragen nicht schriftlich, sondern im persönlichen Gespräch. Der / die Interviewende nimmt nach jeder Frage eine Einschätzung der Antwort vor. Hierfür gibt es drei Zuordnungen: normal, krisenhaft und Grenzpaarneigung.

Partnerschaft

1. Was macht Ihre Partnerschaft für Sie besonders bedeutsam?
2. Lieben Sie Ihren Partner / Ihre Partnerin? Wenn nicht, haben Sie ihn / sie jemals geliebt?
3. Ist Ihre Beziehung eine exklusive Beziehung?
4. Ist Ihre Beziehung eine konflikthafte Beziehung, oder würden Sie sagen, dass Sie gut miteinander zurechtkommen und sich gegenseitig unterstützen und versorgen?
5. Sind Ihre Konflikte oder das Chaos ein ständiger Teil Ihrer Beziehung?

Intimität

6. Haben oder hatten Sie Probleme, Vertrautheit und Intimität in Ihrer Partnerschaft aufrechtzuerhalten? (Wenn die befragte Person überwiegend über sexuelle Intimität spricht, führen Sie sie zurück, indem Sie fragen, ob es schwierig war, emotionale Nähe in der Beziehung aufrechtzuerhalten.)
7. Können Sie sich auf Ihre:n Partner:in verlassen?
8. Können Sie zulassen, dass Ihr:e Partner:in sich auf Sie verlässt?
9. Gibt es in Ihrer Partnerschaft Offenheit und Vertrauen?
10. Wenn ja, beschreiben Sie mir, in welcher Weise Sie einander vertrauen oder sich öffnen.

Bedürfnisse

11. Manche Menschen fragen sich immer wieder: „Was bekomme ich und was bekommt mein:e Partner:in aus der Beziehung?“ Sie sorgen sich, zu kurz zu kommen, wenn der / die Partner:in mehr bekommt als sie. Neigen Sie dazu, Ihre Partnerschaft in dieser Weise zu sehen?
12. Wenn ja, beschreiben Sie mir, in welcher Weise das bei Ihnen in der Partnerschaft geschieht.
13. Haben Sie in Ihrer Partnerschaft Angst, vom Partner ausgenutzt zu werden?
14. Sind Sie jemals von Ihrem / Ihrer Partner:in beschuldigt worden, ihn / sie auszunutzen oder sich durch ihn / sie Vorteile zu verschaffen?

Sexualität

15. Sind Sie mit der Sexualität in Ihrer Beziehung zufrieden? Wenn ja, was bedeutet für Sie „zufrieden sein“? Wenn nein, was ist für Sie daran unbefriedigend?
16. Wie oft hatten Sie in den letzten fünf Jahren Sex mit Ihrem Partner / Ihrer Partnerin? Sind Sie mit der Häufigkeit der Sexualität in Ihrer Partnerschaft zufrieden? Wenn ja, was bedeutet für Sie „zufrieden sein“? Wenn nein, was ist für Sie daran unbefriedigend?

Auswertung

Für jede Antwort gibt es, entsprechend der von der Fachperson vorgenommenen Zuordnung, Punkte:

0 = normale Beziehung
1 = krisenhafte Beziehung
2 = Tendenz zur Grenzpaarbeziehung

Die Summe der Punktwerte aus allen 16 Fragen ergibt die folgende Auswertung.

Normale Beziehung (0–6): Das Paar zeigt viel Engagement für die Partnerschaft, beide unterstützen einander gerne. Es gibt nur wenige Probleme und wenn, werden diese umgehend angegangen. Beide sind einander zugetan, zeigen sich offen und authentisch. Die emotionale Nähe, die Sexualität und das Eingehen auf die Bedürfnisse sind für beide gleichermaßen erfüllend.

Krisenbeziehung (7–16): Das Engagement für die Partnerschaft ist gering, die gegenseitige Unterstützung eingeschränkt oder einseitig. Es gibt konflikthafte bis leidvolle Situationen, die nicht geklärt werden. Der Kontakt zueinander ist oberflächlich bis ausweichend. Es gibt wenig Nähe, kaum oder wenig befriedigende Sexualität, beide sind unzufrieden mit der Erfüllung ihrer Bedürfnisse.

Grenzpaarbeziehung (17–32): Die Beziehung wird von beiden Partnern als schwer beeinträchtigt geschildert. Die Partnerschaft ist von fortwährenden Krisen, Dramen und gefürchteter Ausbeutung belastet. Es gibt kaum Unterstützung füreinander und wenn, dann nur von einem Part. Beide verbergen sich voreinander, was bis hin zu Außenkontakten reicht; der jeweils ausgeschlossene Part empfindet diese als beeinträchtigend. Es gibt wenig bis keine emotionale oder körperliche Nähe. Sexualität findet entweder gar nicht statt, diese wird als Zumutung erlebt oder in anonymen Situationen ausgelebt (Affäre, Internet, Pornografie).

Die vorgestellten diagnostischen Instrumente ermöglichen eine Art Standortbestimmung. Wo steht das Paar, wie sind die Probleme einzuordnen, was muss die Fachperson berücksichtigen, um beiden Hilfesuchenden beim Aufbau einer funktionaleren Beziehung behilflich zu sein? Damit haben wir den Ausgangspunkt für die Behandlung, es steht, um in der Metapher der Reise zu bleiben, der Startbahnhof fest. Das Reiseziel – die Erreichung einer integren Partnerschaft – muss indes noch genauer ins Visier genommen werden. Der Rahmenvertrag und die vorläufige formale Diagnostik sind so etwas wie ein Regionalzug, der uns an den Bahnhof bringt, von dem der Fernzug ins Beziehungsglück abfährt. Was dem Paar noch fehlt, ist ein Reiseplan für das zu durchquerende Gelände. Wer geht schon gerne auf Reisen, ohne Informationen zu haben über die Unwägbarkeiten, die auf einen zukommen könnten?

1.4 Welche Beziehungsmodelle verdeutlichen Ausgangspunkt und Ziel?

Für die korrekte Einschätzung der vorliegenden Ergebnisse aus dem Anfangsprotokoll, dem Selbstkonzepttest und dem strukturierten Paarinterview benötigen wir eine möglichst umfassende Vorstellung von den Auswirkungen der Grenzverletzungen aus der Herkunftsfamilie auf die Partnerschaft. Dies ist aus mehreren Gründen wichtig.

Fachpersonen, die mit schwierigen Paaren arbeiten, haben möglicherweise ähnliche Kindheitserfahrungen gemacht und leben von daher in Beziehungen, die von Grenzverletzungen bestimmt waren oder sind. Trotz dieser Kompetenz aus eigener Betroffenheit, etlichen Ausbildungen und intensiver Selbstreflexion, trotz ausgeprägtem Mitschwingen sowie einer Affinität für die Wirrungen und Verirrungen von Grenzpaaren fehlt oftmals der distanzierte Blick für die psychisch gesunden Reaktionen in einer Partnerschaft. Die / der fähigste Reisebegleiter:in kennt optimalerweise beide Welten. Die Welt der Geisterbahn und des Geisterschlosses mit den dysfunktionalen Arrangements und die Welt funktionaler Partnerschaften mit der Chance zu Wachstum und Entwicklung. Die klare Diagnostik ist somit auch für die Fachperson eine wertvolle Richtschnur.

Wir wollen und müssen aber auch im Interesse der ohnehin sehr verletzten, ausgebeuteten, gedemütigten und ausgegrenzten Klient:innen ein Optimum an professionellem Weitblick aufbringen.

Zudem hilft die Diagnostik, den eigenwilligen Versuchen grenzverletzender Klienten, das Setting zu dominieren, mit innerer Gefasstheit zu begegnen. Gefühle von Ohnmacht und Inkompetenz in den Griff zu bekommen ist wichtig, um als präsente Fachperson mit klarem Kopf und sortiertem Verstand dem notleidenden Paar Orientierung bieten zu können.

Die Grundlage dieser diagnostischen Bemühungen ist sicherlich die umfassende Kenntnis des Partnerschaftsmodells von Grenzpaaren. Dafür benötigen wir jedoch zuvor eine Ausrichtung an der gesunden Beziehungsgestaltung.

Im Verlauf des Lebens, beginnend mit der seelischen Entwicklung innerhalb der bedeutsamen Eltern-Kind-Beziehung, entsteht im Menschen eine innere Struktur der eigenen Persönlichkeit. Diese Struktur ist nicht wirklich zu fassen und bleibt in gewisser Weise ein Mysterium. Hier hilft uns das Modell der vier inneren Anteile aus der traumasensiblen Paartherapie, indem es uns ein nachvollziehbares Abbild der eigenen Persönlichkeit zur Verfügung stellt, ausgehend von der Frage: „Wie bin ich in Beziehung zu anderen?" In meinem Buch zur traumasensiblen Paartherapie (Klees 2018) leite ich dieses Modell aus verschiedenen psychologischen Richtungen her, unter anderem aus der Bindungs- und der Objektbeziehungstheorie.

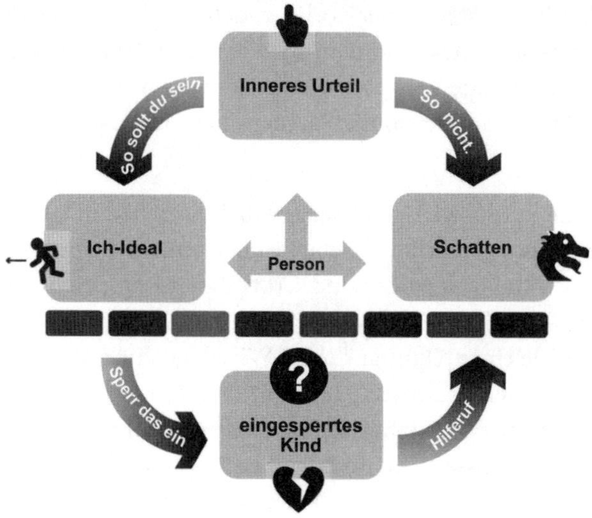

Abbildung 1.2: Das Beziehungsmodell in der traumasensiblen Paartherapie

Traumatisierten Menschen mit Beziehungsproblemen helfen diese vier inneren Anteile dabei, die traumazentrierte Beziehungsstörung zu erfassen. Dieses „Abbild der traumazentrierten Persönlichkeitsorganisation" bietet ebenfalls einen hohen Erklärungswert für die Definition der psychisch gesunden Persönlichkeitsstruktur. Für die Diagnose der traumabedingten Persönlichkeitsstörung, die zur Grenzpaardynamik führt, benötigen wir die Orientierung an einer funktionalen Persönlichkeitsorganisation, denn so können wir den Unterschied erkennen zwischen traumazentrierter Beziehungsstörung, gesunder Persönlichkeitsorganisation und der traumabedingten Persönlichkeitsstörung von Grenzpaaren.

Integre Ethik versus inneres Urteil

Ein wesentliches Merkmal der normalen Persönlichkeit ist ein integriertes und im Inneren der Person gut verankerte System stabiler Werte und ethischer Prinzipien. Diese stabile innere Ethik ist unabhängig von äußeren Beziehungen, Einflüssen anderer oder den Geboten oder Vorgaben der Eltern. Gesunde Menschen nutzen diese innere Ethik als Richtschnur für ihre Handlungen, ihre Selbstverantwortung, für realistische Selbstkritik und als Grundlage der Entscheidungsfindung.

Damit sich eine solche eigene ethische Richtschnur für Handlungen, Reflexion und Entscheidungen herausbilden kann, bedarf es erwachsener, reifer, gesunder Umsetzungen, durch die sich im Lauf des Lebens eine eigene Persönlichkeit entwickelt. Dazu gehört auch die Überwindung des inneren Urteils, des Anteils, der die Ge- und Verbote aus der Herkunftsfamilie enthält. Eine gesunde Struktur der Persönlichkeit ist demnach weit mehr als das Anzeichen einer „normalen“ Entwicklung in der eigenen Herkunftsfamilie mit psychisch gesunden Eltern. Es ist auch eine Errungenschaft der Person selbst.

Kongruentes Selbst versus Ich-Ideal

Die innere Ethik bestimmt zudem, wie eine gesunde Person Beziehungen eingeht. Im Modell der vier inneren Anteile wird aus der Botschaft der Eltern und deren Urteilen ein Ideal-Selbst gebildet, um mit den einschränkenden Vorgaben in irgendeiner Weise zurechtzukommen. Eine gesunde oder gesundende Person lässt dieses Ideal-Selbst hinter sich, um authentisch, wahrhaftig und offen in einer Beziehung zu sein und sich nicht hinter einer Pseudopersönlichkeit zu verstecken, um Anerkennung oder Bestätigung zu bekommen. Die Voraussetzung hierfür ist ein integriertes Selbst- und Fremdkonzept: „So bin ich in Beziehung zu anderen.“ Hierzu gehören die realistische Einschätzung anderer Personen, Empathie, Mentalisierungskompetenz, soziale Fähigkeiten und Bindungssicherheit bei gleichzeitiger Eigenständigkeit.

Gesunde Menschen gehen vor allem kohärente Beziehungen ein. Die Grundlage der Beziehungswahl ist die eigene stabile Identität, die aktiv angegangen, entwickelt und aufgebaut wird und die Person zu einer unverwechselbaren und integren Persönlichkeit macht. Diese stabile Identität übernimmt in gewisser Weise eine Steuerungsfunktion für eigene Werte und die Gestaltung einer Partnerschaft.

Emotionale Stabilität versus eingesperrtes inneres Kind

Im Modell des traumazentrierten Beziehungsmusters müssen kindliche Anteile und bestimmte Emotionen eingesperrt oder zurückgehalten werden, um der Botschaft der Eltern gerecht zu werden und dennoch Anerkennung zu erhalten oder ein Gefühl der Zugehörigkeit zu etablieren. Die verbannten Gefühle dienen in gewisser Weise dem Schutz des eigenen, wahren Selbst und werden heftig verteidigt, sollte der Partner das emotionale Reaktionsmuster infrage stellen.

Eine gesunde stabile Person besitzt demgegenüber die Fähigkeit, offen und ausgeglichen auf die Wünsche und Anforderungen eines wichtigen Menschen einzugehen. Die psyisch gesunde Person kann die gesamte Bandbreite emotionaler Reaktionen nutzen. Sie reagiert gelassen und beziehungsförderlich auf die Emotionen des Gegenübers, speziell und gerade auch in Krisensituationen. Zugleich ist eine stabile Person in der Lage, psychisch ungesunde oder beziehungsschädigende Reaktionen zu erkennen und grenzsetzend damit umzugehen. Hierzu hat die psychisch gesunde Person eine eigene Form der inneren Reflexion gefunden, zu der die aufrichtige und wertschätzende Selbstkonfrontation zählt. Die innere Stimmigkeit wird mit dem Prozess der reflektierten Entscheidung verbunden, welche wiederum im Einklang steht mit der eigenen Ethik, der persönlichen Identität und der Rücksicht auf wichtige Beziehungspersonen.

Klare Lebensziele versus Schattenreaktion

Wenn ein Mensch nach den verinnerlichten Vorgaben traumatisierender Eltern lebt, deshalb eine idealtypische Pseudopersönlichkeit entwickelt und zum Schutz des eigenen, wahren Selbst bestimmte Emotionen verbannt, äußert sich diese Anstrengung eher über kurz als über lang in psychischen Symptomen, etwa in einer Posttraumatischen Belastungsstörung, einer Depression, einer Suchtproblematik, eine Beziehungsstörung oder auch in Form eines körperlichen Symptoms. Da der Ausdruck dieser Stressreaktionen von einer traumatisierten oder anderweitig gekränkten Person üblicherweise nicht auf das innere Arbeitsmodell von „So bin ich in Beziehung zu anderen“ zurückgeführt wird, wird die Störungsproblematik als nicht zur Person gehörig empfunden und wie eine Art Schatten erlebt, dem tragischerweise nicht zu entrinnen ist.

Eine stabile, integre und gesund strukturierte Person ist in der Lage, selbstwirksam mit inneren oder äußeren Belastungen umzugehen. Die Kenntnisse über und der Einsatz von Resilienz und Selbstverantwortung sind ausgeprägt, sodass eine gesunde oder gesundende Person eigene autonome Lebensziele in den Fokus der aktiven

Gestaltung von Gegenwart und Zukunft stellt. Das eigene Lebensglück wird mit dem Beitrag für andere Menschen und für das eigene Umfeld verwoben und führt zur Verwirklichung selbstbestimmter Ziele und Visionen.

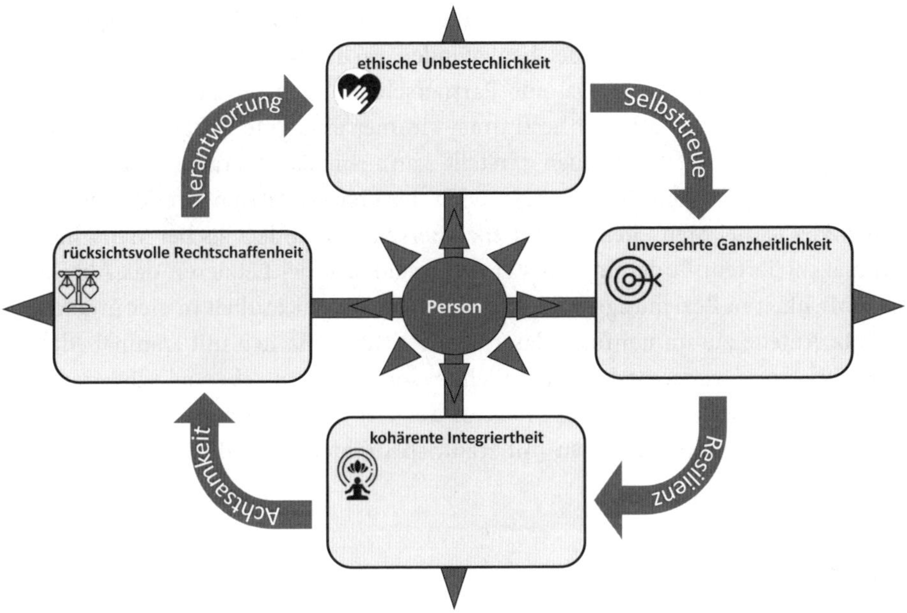

Abbildung 1.3: Das Beziehungsmodell einer gesunden bzw. einer integren Persönlichkeit

Eine psychisch gesunde oder gesundende Person orientiert sich demnach an einer eigenen integren Ethik und übernimmt Verantwortung für das kongruente Selbst in Beziehung zu sich und wichtigen nahen Menschen. Diese Person gelangt durch Selbsttreue zu emotionaler Stabilität und strebt danach, durch die sieben Säulen der Resilienz die klaren Lebensziele nicht nur zu erkennen, sondern diese vor allem auch zu erreichen. Die sieben Resilienzfaktoren umfassen Optimismus, Akzeptanz, Lösungsorientierung, Verlassen der Opferrolle, Selbstreflexion, enge Bindungen und Lebensplanung.

Das Beziehungsmodell der gesunden(den) Person ist zugleich Richtschnur sowie Wegweiser für die Arbeit mit Grenzpaaren und bietet der Fachperson, ebenso wie das Beziehungsmodell der Grenzpaardynamik, Orientierung.

1.5 Das Beziehungsmodell der traumabedingten Grenzverletzung

Menschen, die Beziehungen an der Grenze des Erträglichen erleben und eine Paartherapie aufsuchen, bewegen sich stets auch an der Grenze der Beratungsfähigkeit und strapazieren die Geduld der begleitenden Fachperson oftmals über die Grenze des Zumutbaren hinaus. Da eine Partnerschaft – und sei diese von Abhängigkeit, Chaos oder Eskalationen bestimmt – immer eine gute Prognose für die Gesundung der beteiligten Personen darstellt, kann eine Paartherapie durchaus Erfolg versprechen. Das innere Beziehungsmodell der grenzverletzten / -verletzenden Persönlichkeit ist bei Menschen in Grenzpartnerschaften anders als bei Menschen mit traumazentriertem Beziehungsmuster. Während sich bei Letzteren das Abbild der Persönlichkeit in Beziehung zu wichtigen Personen der Kindheit in vier innere konsistente Anteile zusammenfügen lässt, ist dies für Menschen mit traumabedingter grenzverletzter / -verletzender Persönlichkeitsorganisation sehr viel schwerer möglich. Dennoch wollen wir in der Struktur der vier inneren Anteile bleiben und die Grenzverletzung von Menschen mit traumabedingter Persönlichkeitsorganisation darauf beziehen.

Paradoxe Gebote

Ein Kind verinnerlicht im Verlauf der Entwicklung Bewertungen, Verbote und Anordnungen der Eltern und verdichtet diese in eigene Werte. Menschen mit einem traumazentrierten Beziehungsmuster leiden oftmals unter den Botschaften ihres inneren Urteils, schaffen es jedoch, in gewisser Weise damit zurechtzukommen. Bei der traumabedingten grenzverletzten / -verletzenden Persönlichkeitsorganisation ist dies kaum möglich.

Werte und Moral grenzverletzender Eltern sind wechselhaft und widersprüchlich. Mal kommt dem Kind eine große Rolle zu, dann wieder wird es verdammt und ausgebeutet. Es dient abwechselnd als negative und als positive Projektionsfläche. Die wichtigen Bezugspersonen von Personen mit traumabedingter grenzverletzter Persönlichkeitsorganisation verbieten dem Kind vor allem den Wunsch nach eigener Regulation von Abhängigkeit oder Abgrenzung. Das Kind ist demnach kaum in der Lage, selbst über Nähe oder Distanz zu entscheiden, da es von Mutter und Vater wie ein Objekt hin- und hergeschoben wird. Will das Kind selbst wählen, wird es beschämt, verhöhnt, beschuldigt, ausgestoßen oder eingesperrt. Damit werden in dieser Weise ausgebeutete Personen möglicherweise ihr ganzes weiteres Leben abhängig von äußerer Bestätigung von anderen oder Kontrolle durch andere Menschen. Weil sie so keine eigenen stabilen Werte entwickeln können, schwanken diese hin und her, zwischen Widersprüchen, Unlogik oder Schwarz-Weiß-Beurteilungen.

Pseudo-Ich

Wenn Eltern weder Abgrenzung noch Abhängigkeit ihres Kindes ertragen oder akzeptieren, kann das Kind kein kohärentes Selbstbild entwickeln. Es kann nicht lernen, wie es sich selbst in Beziehung zu anderen Menschen erlebt. Das Kind kann unberechenbar agierende Eltern nicht zu einem Gesamtbild zusammensetzen, da jederzeit alles obsolet, gegenteilig oder völlig wirr und verwirrend war. Mal waren die Eltern fürsorglich und besitzergreifend, dann wieder bestraften sie das Kind für seinen Wunsch nach Zuwendung. Der Wechsel zwischen bedürftigen, schwachen Eltern und ihren dennoch überhöhten Ansprüchen erlebt das Kind als übermächtig bis zerstörend. Die Bedeutung, die dem Sohn oder der Tochter zugedacht wurde, schleudert die Seele des Kindes zwischen Omnipotenz und Ohnmacht hin und her. Zurück bleibt ein paralysiertes, ständig überreiztes, handlungsunfähig ohnmächtiges oder hyperaktives Wesen, das sich nicht traut, irgendetwas Eigenes zu wollen, zu wünschen, zu haben, geschweige denn, sich eine eigene Welt einzurichten. Wagt es das trotzdem, etwa, weil andere Menschen es hierzu ermutigen, muss es damit rechnen, dass die Eltern wie ein Orkan über das Kind, seinen Raum, seine Dinge hinwegstürmen und ein Trümmerfeld zerbrochener Dinge oder Hoffnungen hinterlassen.

Diese Menschen fühlen sich erstarrt in der Erwartung eines jederzeit und überall über sie hereinbrechenden Unheils. Sie leben in einer leeren, trostlosen inneren Welt, sind auf äußere Reize und Ablenkungen angewiesen. Was ihnen dennoch abverlangt wird, ist das Zusammenfügen des zersplitterten Selbst. So kann nur ein fragiles ICH entstehen, das sich nach dem ausrichtet, was andere erwarten. Oftmals geht die eigene Person ganz in der Aufopferung für andere auf. Oder in der Jugendphase kehrt sich der Spieß um, und der junge Rebell oder die Rebellin wird ebenso dominant, unberechenbar und anspruchsvoll wie die zerstörerischen Eltern. Um mit einer Metapher die Tragödie in diesen Herkunftsfamilien auf den Punkt zu bringen, hat ein Kind, das in einer Geisterbahn aufwächst, die eingeschränkte Wahl zwischen zwei Optionen: Entweder wird es selbst zum Monster, Geist oder Schreckgespenst oder es entscheidet sich für die Rolle des Servicepersonals, welches sich um alle Horrorgestalten selbstlos und hingebungsvoll zu kümmern hat.

Das Surrogat-Kind

Junge Geisterbahnbewohner haben wenig Spielraum für die Entwicklung eines inneren stimmigen und stabilen Selbst, welches ihnen die Vermittlung zwischen Wunsch und Wirklichkeit ermöglichen würde. Kinder, die gut begleitet werden, öffnen sich neugierig für die Erkundung der Welt außerhalb des Elternhauses. In Geisterbahnfamilien ist dies dem Kind verwehrt. Ihm wird vermittelt, wie gemein, böse und egoistisch es sei, wenn es nach heilsamer Nähe oder gesunder und autonomer Grenzsetzung verlangt. Nur wenn die krank machende Distanz der Eltern bei gleichzeitiger Grenzverletzung akzeptiert wird, ist es ein gutes, braves, funktionales Kind. Einbußen muss es in jedem Fall hinnehmen. Entweder muss es büßen, wenn es widerspricht, etwas will, Liebe braucht oder für das Eigene kämpft. Oder es büßt sein wahres Selbst ein, indem es sich aufgibt und ein verwendbares und nützliches Objekt wird.

Das eigentliche, wahre und echte Selbst im Kind wird dazu genötigt, für die eigenen Eltern als Surrogat für deren Unerfülltheit und Unzufriedenheit und zugleich für deren Selbstwertaufbesserung zu fungieren. Häufig muss das Surrogat-Kind als unzureichender Ersatz für den abwesenden Partner der Mutter oder des Vaters herhalten und wird vom anderen Elternteil allzu oft sogar hierzu ausgeliefert. Rückblickend fühlen sich diese Kinder oft unzureichend, falsch oder benutzt. Der Begriff Surrogat hat seine Wurzeln im Lateinischen *(surrogare)* und bedeutet, ein nicht vollwertiger Ersatz für etwas zu sein. Dies mag der Frieden innerhalb der Familie sein, die Freistellung der Mutter für den Beruf durch die Hilfe der Kinder, die Bereitstellung zur sexuellen oder anderweitigen Abreaktion für den Vater wegen vorenthaltener „Dienstleistungen" der Ehefrau. Kurz: Das Kind wird zum Zweck der Eltern sich selbst entfremdet. Fatalerweise wähnen sich Menschen mit dieser Herkunft als freiwillige Befolger des elterlichen Willens und ziehen hieraus die fragwürdige Berechtigung, existieren zu dürfen.

Instabilität

Ein Mensch mit diesen Hintergründen ist nachvollziehbarerweise nicht optimal darauf vorbereitet, sich ein eigenständiges Leben aufzubauen. Die Entwicklungsdefizite wirken sich auf viele Lebensbereiche aus. Eine eigene Identität konnte kaum etabliert werden. Berufliche Ziele, wirtschaftliches Auskommen, geeigneter Wohnraum mit übersichtlicher Ordnung oder Halt gebende Alltagsstrukturen sind wegen der unzureichend angelegten Selbstfürsorge oder der mangelnden Disziplin bei der Umsetzung des eigenen Lebenswegs nur marginal vorhanden. Die fehlende Kontrolle über das innere Wollen, heftige Emotionen oder labile Gemütszustände erschweren das Leben, belasten Beziehungen, führen zu ständigem Stress und gereizter Überforderung. Erschwerend kommt hinzu, dass für das eigenen Unwohlsein oder Wutausbrüche die Umstände, der/die Partner:in, unzuverlässige Freunde, Vorgesetzte oder unzumutbare Sachzwänge verantwortlich gemacht werden. Die eigene Meinung wird zwar vehement vertreten, führt jedoch nicht zu zielführenden Konsequenzen, konstruktiven Handlungen oder wachstumsfördernden Regeln in einer Partnerschaft.

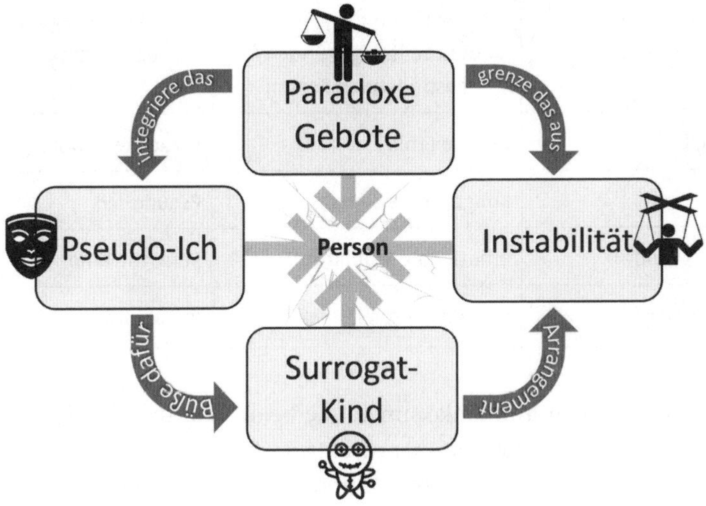

Abbildung 1.4: Das Beziehungsmodell der Grenzverletzung

> **Die Beziehungsmerkmale traumabedingter Grenzverletzung**
>
> Die grenzverletzte und zu Grenzverletzung neigende Person musste häufig in der Herkunftsfamilie gegenüber den instabilen Eltern als Surrogat für fehlende Erfüllung oder unbewältigte Traumata herhalten. Infolgedessen konnte dieses Kind nur unter erschwerten Bedingungen eigene Werte für sich und die Nähe zu anderen Menschen definieren. Die paradoxen Gebote der wichtigsten Bezugspersonen ermöglichten lediglich den Aufbau eines fragilen Pseudo-Ichs, das zwischen Aufopferung und Anspruchsdenken zerrieben wird. Zwischen den beiden Optionen hin- und hergerissen, muss es Nähe und Zugehörigkeit oder Autonomie und Unabhängigkeit einbüßen. Diese Hintergründe führen zur Instabilität in vielen Lebensbereichen und wirken sich vor allem auf die Beziehungsdynamik aus.

Eine Gegenüberstellung der drei Beziehungsmodelle bringt diverse Vorteile mit sich: Die Anknüpfung an die traumasensible Paartherapie gelingt mit einem Orientierung vermittelnden Wegweiser für die Begleitung von Grenzpaaren, und zudem haben wir ein klares Ziel vor Augen.

Die drei Beziehungsmodelle zwischen gesund / gesundend, traumatisiert und grenzverletzend

Traumazentriertes Beziehungsmuster	Beziehungsmuster der seelisch gesunden / gesundenden Person	Beziehungsmodell bei Grenzverletzung
Inneres Urteil	integre Ethik	paradoxe Gebote
Ich-Ideal	kongruentes Selbst	Pseudo-Ich
eingesperrtes Kind	emotionale Stabilität	Surrogat-Kind
Reaktion (Schatten)	klare Lebensziele	Instabilität

Wenn zwei Menschen zusammenkommen, die beide dem inneren Beziehungsmodell grenzverletzender Kindheitserfahrung entsprechen, entwickeln sich häufig zwei gegensätzliche Pole zwischen Ausbeutung und Selbstausbeutung sowie Verachtung und fehlender Selbsttreue. Häufig gleicht die Interaktion zweier instabiler Persönlichkeiten einem Vulkan.

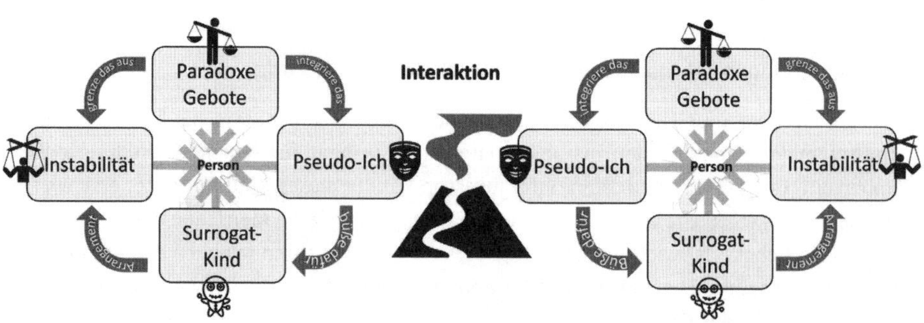

Abbildung 1.5: Die Grenzpaardynamik

Der Vulkan zwischen den beiden Liebenden verdeutlicht zum einen die Brisanz der Beziehungskonstellation und markiert zugleich eine Banngrenze, die das Paar voreinander trennt und den Kontakt erschwert. Der Vulkan kann entweder schlummern, ausbrechen oder im Inneren brodeln, das Land der Beziehung mit vernichtender Ödnis überziehen und jede lebendige Regung erschweren. Hinter oder im Vulkan kann sich jeder vor dem anderen verbergen und in trügerischer Sicherheit wiegen. Grenzpaaren fehlt zumeist die Metaperspektive. Deswegen besteht eine wesentliche Aufgabe der Fachperson darin, eine distanzierende Sicht von oben auf die Interaktion zwischen den beiden instabilen Personen zu etablieren. Die Rahmenbedingungen, die für das Paar durch den Therapievertrag vorgegeben werden, sind wie ein Kreis, der stets den korrekten Abstand von ICH und DU vorgibt und aufrechterhält. Sollte eine Person mit der Fachperson gegen den / die Partner:in ein Bündnis schließen, wird der andere Partner ausgegrenzt, die Rahmenbedingungen würden ad absurdum geführt, und der Fachperson wird die Grundlage für eine gute Arbeit entzogen. Dies würde dem guten Gelingen der Behandlung entgegenstehen.

Um nicht in diese Falle zu tappen, braucht die Fachperson eine Art Kompass zur Orientierung an einem inneren stabilen Ich im Vergleich zur instabilen Person und dem inneren Bild des korrekten Abstands zu einem unterschiedenen anderen. Hierzu hilft der Fachperson der Rückbezug auf die Gegenüberstellung zwischen instabiler und stabiler Persönlichkeit.

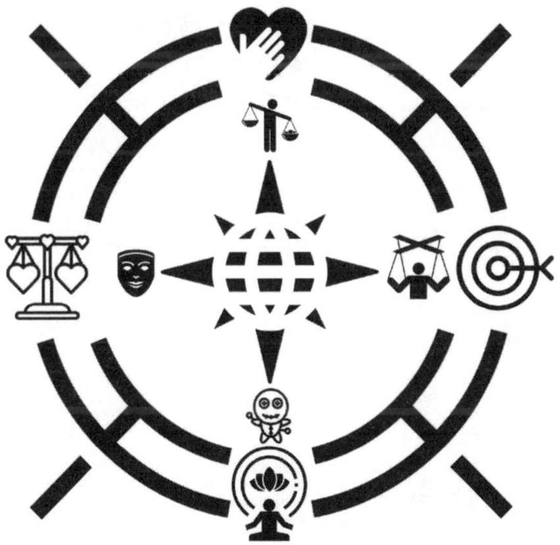

Abbildung 1.6: Der Integritätskompass

1.6 Der Reiseplan für die traumasensible Grenzpaartherapie (TSGPT)

Jeder der vier inneren und der vier äußeren Anteile steht für die Reise, die durchlaufen werden muss. Die Fachperson kennt die wesentlichen Aspekte dysfunktionaler Beziehungsmuster und erfährt in den nächsten Kapiteln, wie diese angegangen und überwunden werden können. Die vor uns liegenden fünf Stationen, die in Abbildung 1.7 zu einer Art Reiseplan zusammengefasst sind, werden das Paar dazu befähigen, eine gelingende Partnerschaft aufzubauen. Hierfür nutzen wir die Methoden des Krisen- und des Emotions-Skripts, der Eltern-Kind-Triade und die Bestimmung der vier inneren Anteile, die zum Teil schon aus der Traumasensiblen Paartherapie bekannt sind, hier jedoch auf Grenzpaare angepasst zum Einsatz kommen. Daraus ergibt sich die individuelle Diagnostik der Paardynamik. Erst danach werden die Weichen gestellt zur Überwindung dysfunktionaler Paardynamiken. Auf der Reise werden wir auch spezielle Herangehensweisen für Loyalitätskonflikte mit grenzverletzenden Eltern, Dreiecksbeziehungen, Trennungsabsichten und sexuelle Probleme kennenlernen, die stets mit Grenzverletzungen einhergehen. Sind erst einmal alle Tunnel, Täler und Schluchten durchquert, erobert sich das Paar die vier Faktoren der Integrität:

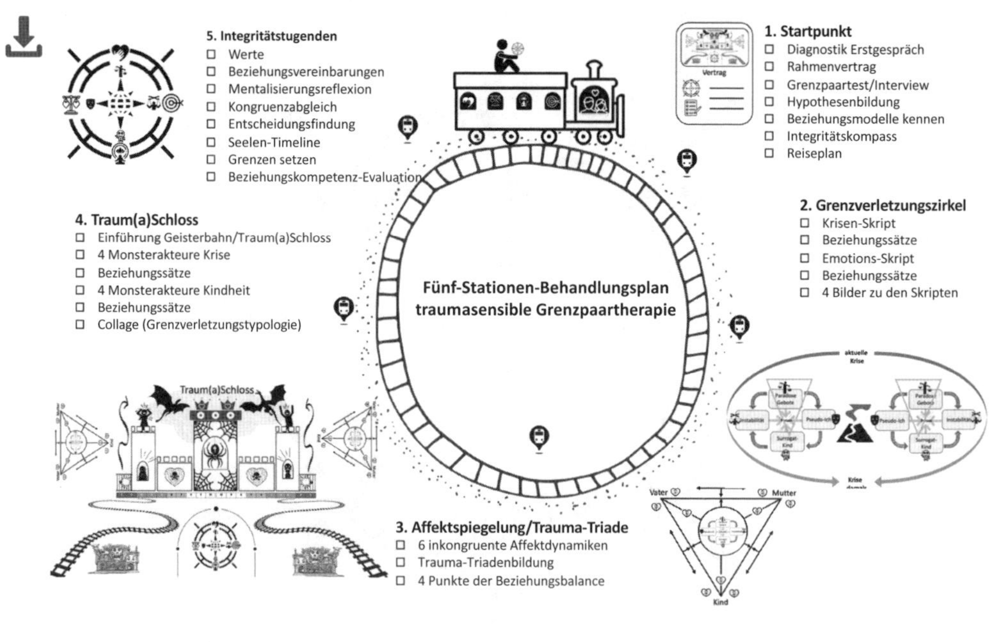

Abbildung 1.7: Der Fünf-Stationen-Behandlungsplan

Vor der Reise, sogar noch bevor das Paar in der Praxis erscheint, und nachdem es diese wieder verlässt, überprüft die Fachkraft die Beziehungskompetenz des Paars. Nach Ende der Therapie dient der Beziehungskompetenztest der abschließenden Evaluation, ob die Traumasensible Grenzpaartherapie Wirkung zeigt, und zu Beginn zeigt dieser Test, ob sich die schwierige Reise lohnen wird.

Hier geht es zum Begleitmaterial ...

2. Vier Ausprägungen grenzverletzender Beziehungsmuster

„Die Verachtung kann eine höchst gefährliche Emotion sein, denn sie entmenschlicht diejenigen, die wir als abstoßend empfinden und schafft damit die Voraussetzung, dass sie unmenschlich behandelt werden. (...)

Verachtung etabliert einen Anspruch auf Macht und Status."
(Paul Ekman 2017, S. 246 f., S. 252)

Rainer Sachse, Experte für Persönlichkeitsstörungen, sagt, dass die allgemeine Diagnose einer Interaktionsstörung, die im vorausgegangenen Kapitel unser Ansinnen war, „zuallererst eine noch nicht belegte Hypothese ist und wir nicht wissen, ob es eine Störung ist oder eine spezifische Ausprägung eines normalen psychologischen Prozesses" (2014, S. 2). Dieser Auffassung folgt dieses zweite Kapitel.

Wurden Menschen in ihrer Kindheit mit Verachtung und Grenzverletzungen konfrontiert, sind sie später oft besonders sensibel für integres oder nicht integres Handeln, können jedoch nicht konstruktiv darauf hinwirken, weder bei sich noch bei ihrem Liebespartner. Diese erhöhte Sensibilität stellt jedoch besondere Anforderungen an die Paarberatung. Hinzu kommen die Beziehungsmuster des Misstrauens, Sich-Verbergens, Benutzt-worden-Seins, Von-außen-gesteuert-Werdens und verzerrter Bewertung.

Das Trauma des Nicht- oder Falsch-Wahrgenommen-Werdens kann zu einer Interaktionsstörung führen mit speziellen Auswirkungen auf eine Partnerschaft. Hierbei spielt die Basisemotion der Verachtung eine entscheidende Rolle. Paul Ekman (2017), Professor für Psychologie und viel beachteter Emotionsforscher, fragte sich, ob es eine emotionale Störung gibt, die sich aus der Verachtung herleiten lässt (2017, S. 252). Beschäftigt man sich mit der Fachliteratur zu Persönlichkeitsstörungen (z. B. Kernberg 2014, Sachse 2019, Wöller 2006, 2014; Mastersen) wird deutlich, dass vor allem die Verachtungsreaktion traumatisierter oder traumatisierender Bezugspersonen zur Entstehung einer grenzverletzenden Beziehungsdynamik beiträgt. So finden wir eine Entsprechung zwischen dem Verachtungstrauma, der Herausbildung eines grenzverletzenden Beziehungsmusters und den Effekten auf die Beziehungsgestaltung.

Die Einschätzung der Beziehungsschwierigkeiten aus der Sicht nur einer Person ist problematisch, da ein Mensch im Verachtungskonflikt das eigene dysfunktionale

Handeln häufig als selbstkongruent einschätzt und der Wunsch nach Veränderung auf den / die „gestörte:n" Partner:in verschoben wird. Das macht die Paartherapie so bedeutsam gegenüber einer Einzelbehandlung, bei der die ausgewogenere Sicht beider Beteiligter ausgegrenzt bleibt. Außerdem wird die direkte Beobachtung der Interaktion zweier Liebender durch das Setting der Paarberatung überhaupt erst möglich.

Die Wahrscheinlichkeit, aus dem Zusammenwirken eines Paars Rückschlüsse auf das (oft nicht erinnerbare) Beziehungstrauma ziehen zu können, wird größer, wenn die Fachperson sich (insbesondere zu Beginn der Begleitung) mit Ratschlägen, Hilfe- und Unterstützungsangeboten, Interventionen oder Stellungnahmen zurückhält, selbst wenn diese dringlich erbeten werden. Rainer Sachse (2014) schlägt vor, die merkwürdig anmutenden Beziehungsvorstellungen vorerst nicht infrage zu stellen oder durch Kommentare zurechtzurücken, sogar mit den angebotenen Überzeugungen in Resonanz zu gehen, damit eine Vertrauensbasis entstehen kann. Die idealen Paartherapeut:innen müssen demnach eine facettenreiche Persönlichkeitskompetenz entwickeln, die – wie ich finde – in dieser Zusammenfassung gut auf den Punkt gebracht wird.

„Die (…) Therapeuten sind emotional präsent bis dominant, üben eine hohe Kontrolle über den Rahmen der Therapie und der Behandlungsstunde aus; gleichzeitig fördern sie einen offenen, ehrlichen und direkten Ausdruck von Affekten und sind äußert hartnäckig im Herausarbeiten innerer Denkmuster und äußerer Verhaltensmuster. Sie lassen sich durch Widerstand, ausweichendes Verhalten, Verwirren und Vernebeln nicht ablenken, muten sich und dem Patienten ein hohes Maß an Deutlichkeit und Konfrontation zu und geraten so nicht in die Falle, den Patienten als ‚armes Opfer' nur behutsam oder schonend zu behandeln. Weiterhin zeigen sie ein hohes Maß an persönlichem Engagement und Interesse für ihre Patienten, sind nicht unnötig rigide, sondern kommen ihnen auch entgegen und können aus Machtkämpfen immer wieder auf die Metaebene umsteigen. (…) Neben einer bild- und metaphernreichen Sprache verfügen sie in der Regel auch über ein gutes Maß an Humor und Witz, wodurch manche Situation entschärft und ihr unnötige Dramatik genommen werden kann" (Lohmer 2013, S. 112).

Wie bereits in Kapitel 1 erwähnt, brauchen gerade Grenzpaare eine integre Begleitungsperson, die klar bleiben kann und sich nicht von der Aufregung oder den Stimmungsumbrüchen anstecken lässt. In der Arbeit mit den später in diesem Kapitel vorgestellten Paaren wird sich zeigen, wie abrupt die Interaktionen, die Motivation und die Emotionen wechseln können. Ständig ist die Fachperson in Sorge, ob die Therapie vorzeitig beendet wird, ob eine Person zusammenbricht oder das Paar einem spontanen Impuls folgend auseinandergeht, ohne Rücksicht auf die betroffenen

Kinder. Der Aufbau der individuellen Diagnostik bietet jedoch ein hohes Maß an Halt gebender Struktur. Anstatt den Klagen, Vorwürfen oder oftmals umfangreichen Geschichten und Themensprüngen dieser Paare allzu viel Raum zu geben, beruhigt die stringente Abfolge der Methoden die aufgebrachten Gemüter.

2.1 Einführung in den Behandlungsablauf des Grenzverletzungszirkels

Das Herausarbeiten der inneren Denk- und äußeren Verhaltensmuster bei Grenzpaaren steht im Mittelpunkt dieses Kapitels, da eine Falldiagnostik dem subjektiven Erleben und der individuellen Biografie eines Paares eher gerecht wird. Hierzu wird die Interaktionsdynamik von vier Grenzpaaren anhand vier charakteristischer Themen betrachtet: Ablösung von den Eltern, Trennungsambivalenz, Affärenneigung und sexuelle Störung. Wie diese ausgewählten Paare die Reise in die Tiefen ihrer inneren und äußeren Konflikte wahrnehmen und welche Erkenntnisse während dieser Selbstentdeckung möglich sind, ist am ehesten nachvollziehbar durch die exemplarische Analyse der Beratungsprozesse, die jeweils unterschiedliche und dennoch spezifische Problematiken aufweisen.

Paar 1: Vicky und Anton – das unlösbare Band grenzverletzender Eltern

Gerade Personen, die sehr grenzverletzende Eltern hatten, sind kaum in der Lage, sich von den destruktiven Geboten der Eltern zu lösen. Diese Paare zeichnen sich oft durch ein unreifes Arrangement der Abhängigkeit von den Eltern und voneinander aus.

Paar 2: Ilse und Bill – Trennungsambivalenz wegen enttäuschter Erwartungen

Wenn die Bindung eines Paars durch negative Projektionen, Erpressung und Zorn bestimmt ist, liegt dies häufig an der Vorwegnahme der Erwartung, verlassen zu werden – eine häufig geschürte Angst, um Kinder zu disziplinieren oder sie zu leiden zu lassen.

Paar 3: Hanno und Marlis – Affärenneigung: das Dilemma der Gefühlsvermeidung

Ausgrenzungserfahrungen in der Kindheit führen häufig zu einer Nähevermeidungsstörung, die die authentische Offenheit im Miteinander erschwert. Gepaart mit ausbeutenden Bündnissen führt dies zu einer Triangulierungsstörung, die später wieder die Qual über die dritte Person im Bunde braucht.

Paar 4: Gitta und Daniel – die Botschaft der Sexualstörung

Häufig sind Sexualstörungen das Resultat einer Traumatisierung, die in den Eltern oder Großeltern lebt und zu grenzverletzenden Traumatisierungen des Kindes führt. Hieraus entsteht die Sorge, lebendige Impulse wie Intimität, Nähe und Sexualität seien verabscheuungswürdig oder gar moralisch verwerflich.

Für diese vier Klientenpaare erschließen wir Schritt für Schritt in einem persönlichen Erkenntnisprozess die Interaktionsdynamik der jeweiligen Partnerschaft. Für die individuelle Diagnostik arbeitet jedes Paar, unabhängig von der eigenen Problematik, mit den gleichen Methoden. Der Ablauf der individuellen Diagnostik wird durch den „Grenzverletzungszirkel" verdeutlicht. Die Herleitung des Begriffs habe ich Wolfgang Wöllers Ausführungen entnommen. Er beschreibt das Vorgehen einer ressourcenbasierten Paartherapie: „Im Zentrum der Paartherapie stehen bei beiden Partnern die beziehungsschädigenden Interaktionen, auf die sie zurückgreifen, wenn ihr verletzlicher ‚Punkt' getroffen und ihre traumatische Beziehungserfahrung von Alleingelassensein, Zurückweisung, Misshandlung und Vernachlässigung aktiviert wird" (Wöller 2014, S. 237).

Ausgesprochen gute Erfolge verzeichnet das Team um Wolfgang Wöller mit einer speziellen Methode, die der traumasensiblen Grenzpaartherapie sehr ähnlich ist. Er fasst diesen Ansatz folgendermaßen zusammen. „Die Reaktionen auf die Verletzungen erfolgen automatisch mit einer Qualität, als habe die aktuelle auslösende Situation im Wesentlichen die gleiche Bedeutung für das Sicherheitsgefühl wie die mit ihr assoziierte Beziehungserfahrung der Vergangenheit. Wenn sich die Bedeutung der Kontexte von Vergangenheit und Gegenwart überlappen, werden blitzschnell ‚Überlebensstrategien' aktiviert, noch bevor sie kognitiv erfasst werden können. (…) Obwohl diese Überlebensstrategien dem Selbstschutz dienen, erweisen sie sich im aktuellen Kontext als kontraproduktiv, da sie bei den Partnern genau die Verhaltensweisen hervorrufen, die die Betroffenen vermeiden möchten. Vulnerabilitätszirkel entstehen, wenn die Überlebensstrategien der Partner den jeweils anderen Partner triggern. Beide Partner reagieren, als ginge es ums Überleben" (Wöller 2014, S. 238).

Dies beschreibt sehr treffend, was mit dem Grenzverletzungszirkel der traumasensiblen Grenzpaartherapie beabsichtigt ist, der stets dem gleichen Ablauf folgt:

- Betrachtung einer ausgewählten Krisensituation
- Analyse der Interaktionsdynamik
- Betrachtung einer emotional bedeutsamen Situation aus der Kindheit
- Analyse der Beziehungsdynamik
- Trauma-Triade der Kindheit
- Widerspiegelung der Trauma-Triade in der aktuellen Beziehung

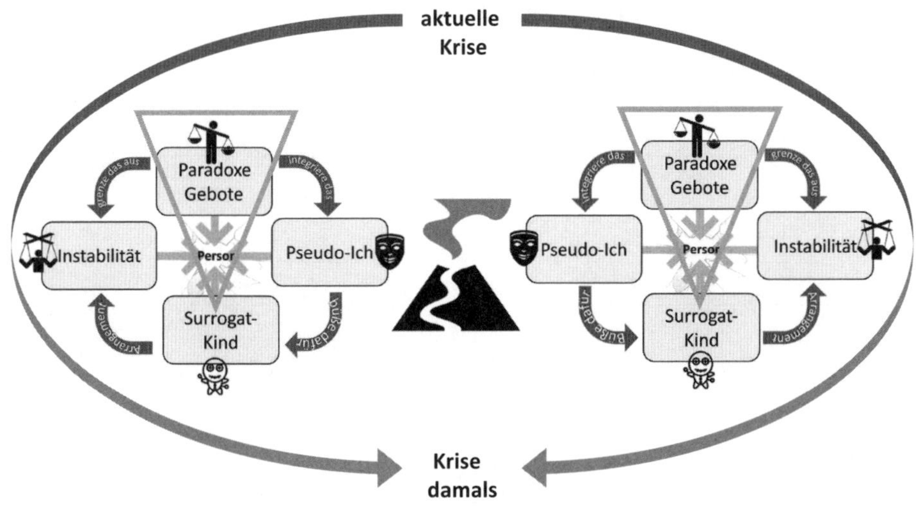

Abbildung 2.1: Der Grenzverletzungszirkel

2.1.1 *Die Erstellung der Krisen-Skripte*

Die Verdeutlichung des Grenzverletzungszirkels für die Arbeit mit Grenzpaaren beginnt damit, dass beide Partner:innen jeweils getrennt anhand von sieben skizzierten Bildern eine aktuelle Krisensituation mit Strichmännchen erstellen. Danach werden Worte, Gedanken, innere Bilder, Gefühle sowie Körperwahrnehmungen hinzugefügt. Die pyramidenartige Darstellungsform hilft dabei, die Dramaturgie der Krisensituation bestmöglich aufzubauen, wie dies in der Abbildung unten verdeutlicht wird. Später, bei den Analysen der Krisen-Skripte, wird wegen der besseren Lesbarkeit eine optimalere Ansicht von neben- und untereinander sortierten Zeichnungen gewählt. Diese habe ich zudem mithilfe der Software Vyond[6] und des Grafikdesignprogramms Canva[7] ansprechend nachgestaltet.

6 ↗ http://www.vyond.com

7 ↗ http://www.canva.com

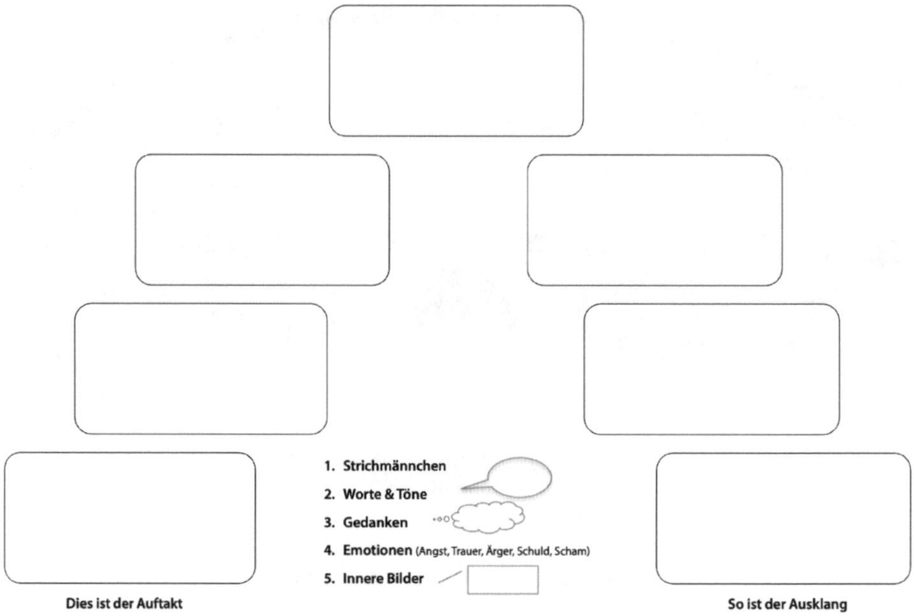

Abbildung 2.2: Krisen-/Emotions-Skript

Die getrennte Erarbeitung (jeder malt sein eigenes Skript) einer vorher abgestimmten speziellen Krisensituation hat den Vorteil, dass die eigene innere Sicht in die Skizzierung der Bilder einfließen kann. Grenzpaare zeichnen sich in der Regel dadurch aus, dass sie sich voreinander verbergen. Sie können die reale Situation wegen der fehlende Metaperspektive selten korrekt reflektieren. So bleibt die Eltern-Kind-Interaktion oftmals unhinterfragt und wird auf die aktuelle Partnerschaft übertragen, sodass die Partner:innen den ungelösten Kindheitskonflikt mitsamt der Triangulierungsstörung unmittelbar in der Interaktion mit dem / der Partner:in inszenieren. Diese Inszenierung wollen wir durch die spätere Paar-Analyse erschließen. Nach der Gestaltung der Krisen-Skripte werden jeder Person vier Fragen gestellt, die die vier Aspekte des inneren Beziehungsmusters abbilden. Hierzu wählt der / die Klient:in, ausgehend von vier ganz bestimmten Fragen (s. u.), vier Bilder aus dem eigenen Krisen-Skript aus. Diese werden einander gegenübergestellt, um die schriftliche Beantwortung der Fragen zu erleichtern.

Die Bilder können entweder direkt aus dem Krisen-Skript übertragen oder neu gezeichnet werden. Dies ist ein wesentlicher Schritt, der einen Reflexionsprozess initiiert, der mittels der kindlich-naiven Strichmännchen das limbische System aktiviert, in dem traumatische Beziehungserfahrungen verarbeitet werden. Durch eine

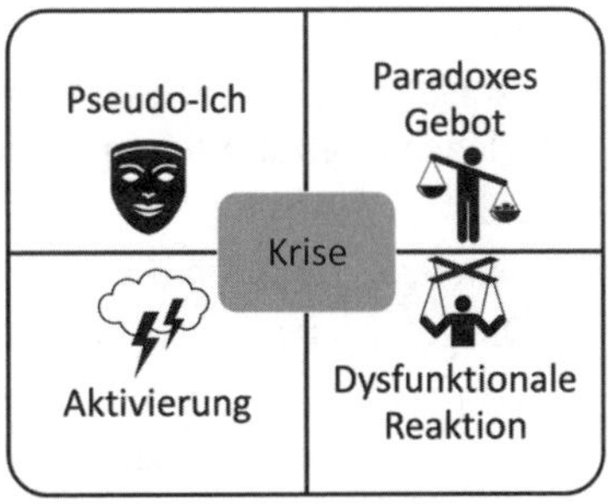

präzise Antwortformulierung wird zugleich der präfrontale Cortex einbezogen, das Hirnareal, in dem die Emotionen gesteuert werden. Bei der ständigen Wiederholung einer belastenden Erfahrung wird so nach und nach eine Strategie entwickelt. Das daraus entstehende Überlebensmuster stellt dem hilflosen Kind eine einigermaßen annehmbare Lösung für eine kaum zu bewältigende Überforderung zur Verfügung. Genau dieses Überlebensmuster und die zugrunde liegende Überforderung wollen wir durch die folgenden vier Fragen decodieren.

1. **Paradoxe Gebote:** Welche widersprüchliche Bewertung machte am meisten zu schaffen?
2. **Pseudo-Ich:** Was wurde gezeigt, um optimal auf den Widerspruch zu reagieren?
3. **Aktivierung:** Welche unvereinbaren Emotionen mussten in den Griff bekommen werden?
4. **Instabile Reaktion:** Was geriet trotz größter Anstrengung ins Wanken?

Hieraus wird ein Satz zusammengefügt, der einer ganz bestimmten Logik folgt und dabei behilflich ist, die für Grenzpaare typischen Verstrickungen aufzudecken: Das Pseudo-Ich der Person verbirgt im Kontakt mit dem / der Partner:in durch ein unauthentisches Interaktionsangebot das eigene naiv-kindliche Konfliktmuster. Die paradoxen Gebote aus der Herkunftsfamilie werden in der Krisen-Inszenierung mal gegen die eigene Person, mal gegen den / die Partner:in gerichtet, da eine integre Handlung das unerlöste Dilemma der Kindheit aufdecken würde.

Die Person verbirgt sich hinter (Pseudo-Ich),

....

da sie den Widerspruch auflösen will (paradoxe Gebote).

....

Sie meint, dafür büßen oder herhalten zu müssen (emotionale Aktivierung)

....

und tritt nicht für sich ein (Instabilität), indem sie ...

....

An diesem Satz wird deutlich,

- was genau die Person verbirgt,
- welchen unerkannten inneren Widerspruch die Person vergeblich aufzulösen versucht,
- für welche Emotion die Person büßen oder herhalten musste
(Die geforderte – insgeheim als unecht empfundene – Loyalität zur wichtigen Bezugsperson steht im Widerspruch zur tief im Inneren durchaus wahrgenommenen Integrität und wahrhaften Empfindung.)
- und welche Instabilität im Zaum gehalten werden soll.
(Die unvereinbaren Aspekte „Loyalität versus Integrität“ bringen das Körper-Geist-Seele-Gleichgewicht aus dem Lot, auf Kosten der seelischen Gesundheit, der natürlichen Wachstumstendenz und der Beziehungsfähigkeit.)

2.1.2 *Die Erstellung der Emotions-Skripte*

Danach wird eine Entsprechung zwischen der Partnerschaftskrise und der Kindheit aufgespürt und hierzu eine Krisensituation mit den Eltern in sieben Bildern durch Strichmännchen dargestellt. Wieder werden Worte, Gedanken, Gefühle und Körperreaktionen hinzugefügt. Dabei sind insbesondere die Gedanken der Eltern wichtig, die das Kind oftmals ahnt, aber nicht zu realisieren wagt, da es darin Abwertung und Verachtung lesen könnte.

Die Kindheiten von Personen, die zur Grenzpaarproblematik neigen, wurden belastet durch die widersprüchlichen Gebote der Eltern, die Grenzverletzungen gegen das Kind, die Ignoranz gegenüber seiner Not, die Ausbeutung für eigene Konflikte und das ungeschriebene Gesetz, weder Nähe noch Autonomie steuern zu dürfen. Zusätzlich muss die Psyche des abhängigen Wesens häufig die Verachtung der Eltern verkraften, wenn es verstört auf die unsäglichen Bedrängnisse reagiert. Die Ausweglosigkeit wird dadurch zementiert, dass keine Außenperspektive gestattet wird, da jede Art von Solidarisierung anderer Personen mit dem Kind im Keim erstickt wird. Dies kann so weit führen, dass der Kontakt zu wohlwollenen Menschen abgeschnitten und die Isolierung beabsichtigter Teil der Vereinnahmung ist.

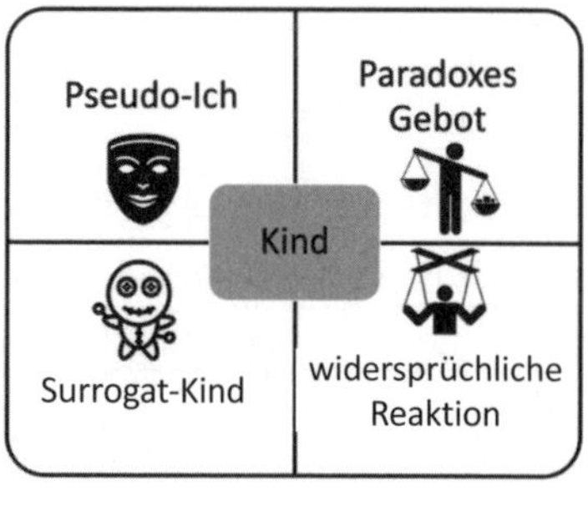

So findet sich bei diesen Kindern stets eine nicht aufgelöste Triangulierungsstörung, die sich in der Tendenz des Paares niederschlägt, quälende Dreieckskonstellationen einzugehen.

Beide Personen erhalten nach der Erstellung der Emotions-Skripte wieder vier Fragen, die nach vier aus dem Emotions-Skript ausgewählten Bildern geordnet die Beantwortung erleichtern sollen.

1. **Paradoxe Gebote:** Welche widersprüchliche Bewertung machte dem Kind am meisten zu schaffen?
2. **Pseudo-Ich:** Was hat das Kind gezeigt, um mit der Situation irgendwie zurechtzukommen?
3. **Surrogat-Kind:** Welche unvereinbaren Emotionen musste es in den Griff bekommen? Musste es für irgendetwas herhalten oder büßen?
4. **Widersprüchliche Reaktion:** Was geriet bei ihm ins Wanken, so sehr es sich auch bemühte, angemessen zu reagieren?

Aus den Antworten wird das jeweilige Beziehungsmuster zu den vier inneren Selbstanteilen gebildet. Die Zusammenstellung des Beziehungssatzes – wieder in bestimmter Abfolge aufgebaut – verdeutlicht die Überlebensstrategie des Kindes. Diese wird aus den vier inneren Selbstanteilen abgeleitet und danach für die Interaktion der Paarebene umformuliert.

Die Person musste ihr wahres Empfinden (Pseudo-Ich) hinter dieser Überzeugung verbergen,

....

da sie den Widerspruch auflösen musste (paradoxe Gebote).

....

Sie meinte, dafür büßen oder herhalten zu müssen (Surrogat-Kind)

....

und entgegen dem, wie sie sein sollte, war sie (widersprüchliche Reaktion).

....

An diesem Satz wird deutlich:

- Was von dem, was als Kind nicht gespürt werden durfte, verbirgt die Person nun in der Partnerschaft?
- Welchen Widerspruch versuchte die Person in der Kindheit vergeblich aufzulösen und trägt diesen nun in Form von Kritik, Abwertung oder Missachtung in die aktuelle Beziehung?

- Für was musste die Person in der Kindheit herhalten, welche widersprüchlichen Empfindungen durfte sie nicht wahrhaben, und welches eigene Thema gerät dadurch zum Tabu in der jetzigen Paarbeziehung?
- An welcher widersprüchlichen Reaktion zeigt sich die fehlende Integrität und damit zugleich die Wachstumsherausforderung?

2.1.3 Die Betrachtung der Trauma-Triade

Während der Analyse der Emotions- und Krisen-Skripte zeigt sich häufig, dass eine traumatische Ausgrenzungs- oder Einengungsproblematik in der Kindheit oder/und der aktuellen Partnerschaft vorliegt. Es gibt unterschiedliche entwicklungsschädigende oder gar traumatisierende Eltern-Kind-Triaden, die der Grenzverletzung oder Nähevermeidung in der Paarbeziehung zugrunde liegen. In Kapitel 3 wird die Methode der Trauma-Triade näher beschrieben, und die Bedeutung der Triangulierungsstörung wird anhand der Fachliteratur definiert. Auch finden sich dort voneinander unterscheidbare Grenzpaarkonstellationen, die ausgehend von der primären Dyade – meistens mit der Mutter als erster Bezugsperson – auf die Triangulierungsfunktion des Vaters und die Basisbeziehung der elterlichen Ehe erweitert werden. In einer grafischen Darstellung wird die Triangulierung der Kindheit für die Grenzpaartherapie wie folgt dargestellt und wie schon erwähnt im 3. Kapitel als Methode der weiteren Klassifikation von Grenzverletzungspaaren konkretisiert.

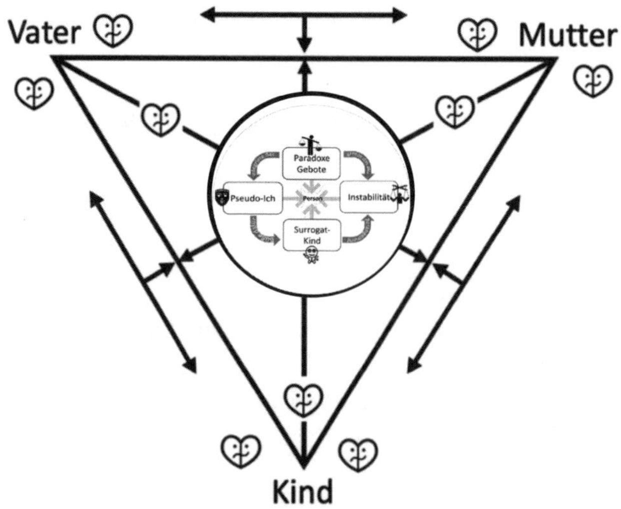

Abbildung 2.3: Trauma-Triade

Die Trauma-Triaden-Abbildung in der aktuellen Paarbeziehung erfolgt in gleicher Weise. In diesem Fall bildet das Paar die zwei Pole des Dreiecks, und die dritte Komponente kann die übertriebene Konzentration auf eine ausschließende Tätigkeit sein, wie ein exzessiv betriebener Beruf, eine übermäßige Sorge für die Kinder, ein suchtartiger Pornografiekonsum, ein zeitraubendes Hobby oder die erstrebte Anerkennung durch eine in zukünftiger Ferne liegende Karriere. Oft finden sich hier auch Affären, ungelöste Abhängigkeiten von den Eltern, exklusive Freund:innen, eigene Therapien oder die Mitgliedschaft in Verbänden oder Clubs.

Es werden jeweils die Beziehungen zwischen den Personen der drei Seiten der Triade beschrieben. Danach wird auch die Einstellung der Person zur Beziehung zwischen den beiden anderen Beteiligten eingeschätzt.

Die Methoden des Grenzverletzungszirkels

1. Krisen-Skript einer aktuellen Situation	Beantwortung der vier Fragen zu den Selbstanteilen Satz zur inneren Beziehungsdynamik
2. Emotions-Skript der Kindheit	Beantwortung der vier Fragen zu den Selbstanteilen Satz zur inneren Beziehungsdynamik
3. Trauma-Triade der Kindheit	Triangulierung zwischen Eltern / Ehepaar und Kind Einschätzung der Aus- oder Eingrenzungserfahrung (bei Bedarf)
4. Interaktionsdynamik der Paarebene	Analyse der wechselseitigen Grenzverletzung Kompromissbildung des Paares
5. Trauma-Triade der Partnerschaft	Dreieckskonstellation zwischen Paar und Dritten Einschätzung der Aus- oder Eingrenzungserfahrung
6. Analyse der Überlebensstrategie	Gegenüberstellung der Beziehungsmuster Fazit zu den wesentlichen Erkenntnissen
7. Methoden zur Auflösung	Konfrontationsdialog, Entscheidungsmethode, Integritätsprobe, Botschaft der sexuellen Fantasie

Nach jeder Fallbeschreibung werden die vier Bilder und die jeweiligen Sätze jeder Person aus dem Krisen- und Emotions-Skript einander gegenübergestellt und anschließend der Grenzverletzungszirkel zusammengefügt.

Abschließende Analyseschablone

Name	Name
Pseudo-Ich Was verbirgt die Person, und wie könnte der jeweilige Kindheitskonflikt hieran beteiligt sein?	**Pseudo-Ich** Was verbirgt die Person, und wie könnte der jeweilige Kindheitskonflikt hieran beteiligt sein?
Paradoxe Gebote Welchen Widerspruch versucht die Person vergeblich gegen innere Widerstände aufzulösen? Wie könnte der Kindheitskonflikt in Form von Kritik, Abwertung oder Missachtung in die aktuelle Beziehung hineinwirken?	**Paradoxe Gebote** Welchen Widerspruch versucht die Person vergeblich gegen innere Widerstände aufzulösen? Wie könnte der Kindheitskonflikt in Form von Kritik, Abwertung oder Missachtung in die aktuelle Beziehung hineinwirken?
Aktivierung der Surrogat-Funktion Für was musste die Person in der Kindheit herhalten, welche widersprüchlichen Empfindungen durfte sie nicht wahrhaben, und welches Thema gerät dadurch zum Tabu in der jetzigen Paarbeziehung? Welche Emotion steht im Zwiespalt zwischen Loyalität und Integrität?	**Aktivierung der Surrogat-Funktion** Für was musste die Person in der Kindheit herhalten, welche widersprüchlichen Empfindungen durfte sie nicht wahrhaben, und welches Thema gerät dadurch zum Tabu in der jetzigen Paarbeziehung? Welche Emotion steht im Zwiespalt zwischen Loyalität und Integrität?
Widersprüchliche Reaktion / Instabilität Welche Instabilität muss die Person im Zaum halten, welche Reaktionen werden gezeigt, und woran zeigt sich die fehlende Integrität und damit zugleich die Wachstumsherausforderung?	**Widersprüchliche Reaktion / Instabilität** Welche Instabilität muss die Person im Zaum halten, welche Reaktionen werden gezeigt, und woran zeigt sich die fehlende Integrität und damit zugleich die Wachstumsherausforderung?

Das gemeinsame Interaktions-Thema
....
....
....
....

2.2 Die Bedeutung der Grenzverletzungsmuster – Fallgeschichten

2.2.1 *Fallgeschichte 1: Anton und Vicky – das unlösbare Band grenzverletzender Eltern*

Loyalitätsfesseln: Ausschlusskriterium für eine gesund/end/e Partnerschaft

Bei der Arbeit mit Grenzpaaren sollten begleitende Fachpersonen von einem ausgehen: Klientenpaare müssen überhaupt erst in die Lage versetzt werden, authentisch mitzuwirken, denn angesichts grenzverletzender Erfahrungen in der Herkunftsfamilie war der Aspekt der Täuschung einst überlebensnotwendig. Bei den Beschreibungen, Partnerschaftsvorstellungen und Zusicherungen der Klient:innen ist es wichtig, die zwei unterschiedlichen Beziehungsmodelle (siehe Kapitel 1) im Blick zu haben: Zum einen das Beziehungsmodell von Menschen mit traumatischen Grenzverletzungserfahrungen und zum anderen das Beziehungsmodell der gesunden integren Personen.

Rainer Sachse (2019) geht bei Menschen mit dysfunktionalen Partnerschaftsvorstellungen von einer „doppelten Handlungsstrategie" aus. Beide Ebenen zu kennen ist Bedingung, um die Manipulationsbereitschaft von Grenzpaaren zu durchschauen und um die Paare im Verlauf der Begleitung an ein integres Beziehungsmodell heranführen zu können.

Wenn die authentischen Wünsche und Bedürfnisse von den Eltern ignoriert, übergangen oder absichtlich missachtet wurden, muss das Kind sich Strategien zulegen, wie es dennoch Beachtung, Bedeutung, Zuwendung oder Freiheitsspielräume erlangen kann. Oft ist dies nur durch Hinterlist, (Selbst-)Betrug und unauthentische Vorspiegelung möglich, was in der Partnerschaft später zur Entfremdung, zu Krisen oder weiteren Grenzverletzungen führen wird. Insbesondere die paradoxen Botschaften der grenzverletzenden Eltern gilt es zu durchschauen, um die Fesseln falscher oder schädigender Loyalität mit dem Paar gemeinsam zu lösen. Gerade zu grenzverletzenden Eltern bestehen oftmals unlösbare Bande, die gegenüber dem / der Partner:in und in der Paartherapie zur unantastbaren Sperrzone erklärt werden, obwohl die Verbindung des Paares hierdurch ausgehöhlt wird. Die Partnerschaft soll besser werden, doch das Tabu der nichtvollzogenen Abgrenzung von den Eltern darf nicht angetastet werden.

Auffallend sind die Hilflosigkeit und Ohnmacht, die speziell diejenigen Paare ausstrahlen, die im Bann der Regeln und Gebote grenzverletzender älterer Eltern stehen. Die deklarierte Opferrolle entweder gegenüber den (Schwieger-)Eltern oder gegenüber dem / der Partner:in lenkt von der Weigerung ab, Verantwortung für das eigene Leben, die Partnerschaft oder erwachsene Entscheidungen zu übernehmen. Rainer Sachse geht davon aus, dass hinter der Strategie des Scheiterns, der Misserfolge, der Nichtzuständigkeit oder Schwäche die Absicht steht, der Verpflichtung zum Erwachsenwerden zu entkommen und zugleich das angegriffene Selbstwertgefühl zu erhöhen. Auch wenn dieser Weg selbst- und beziehungsschädigend ist, kann damit die eigene Unentschlossenheit gerechtfertigt werden. Rainer Sachse beschreibt den Vorteil dieser „negativen Strategie“: „Bei dieser stellt sich die Person eher negativ dar: Als schwach, hilflos, inkompetent, eingeschränkt usw. Diese Strategien erscheinen nur auf den ersten Blick selbstschädigend: Sie dienen vielmehr in effektiver Weise dazu, dass die Person sich negativen Effekten entziehen kann: Stellt sie sich als hilflos dar, dann kann sie geschont und entlastet werden; stellt sie sich als gehandikapt dar, dann kann sie Hilfe erhalten; stellt sie sich als nicht verantwortlich dar, dann kann sie entschuldigt werden. Ihr Hauptziel ist es, eine Person vor negativen Effekten (z. B. Kritik, Abwertung, Strafe usw.) zu bewahren oder aversive Handlungen nicht ausführen zu müssen (von Dingen ‚entlastet‘ werden, die man nicht gerne tut)“ (Sachse 2019, S. 34).

Auch Anton und Vicky aus der ersten Paargeschichte machen nicht nur einander etwas vor, sondern erwarten zudem, dass ihre Manipulationsstrategien während der Paartherapie nicht auffallen und auch nicht infrage gestellt werden. Ein eigenes Leben und eine Beziehung unabhängig von den Vorgaben der Eltern zu führen ist verständlicherweise kein Auftrag, mit dem dieses Paar in der Behandlung erscheinen würde. Nein, die Abhängigkeit von den Vorstellungen, Regeln, der Kritik oder Anerkennung der Eltern darf überhaupt nicht zum Thema gemacht werden, so die geheime Anordnung dieses Paars.

Diese Hintergründe berücksichtigend, ist bei der Grenzpaartherapie besonders darauf zu achten, inwieweit …

1. die älteren Eltern schädigenden Einfluss auf die aktuelle Paarbeziehung nehmen,
2. die erwachsenen Kinder in der Lage sind, wirkungsvolle Grenzen zu setzen,
3. die Rollenumkehr zwischen Eltern und Kind aufgehoben wurde.

Bei Anton und Vicky handelt es sich um Personen, die im abhängigen Kind-Modus eine Ehe nach fremdbestimmten Rollenvorbildern leben. Diesem Paar das Beziehungsmodell integrer Partnerschaft nahezubringen stellt deswegen eine Herausforderung spezieller Art dar. Deshalb ist nach der Erstellung der Krisen- und Emotions-Skripte die Verdeutlichung des Einflusses der eigenen Eltern durch die Methode der Trauma-Triade besonders wichtig. Zur Annäherung an die Bewusstwerdung der kindlichen Abhängigkeit hat sich die Methode des Konfrontationsdialogs besonders bewährt.

Die Fallgeschichte

In der ersten Informationsstunde erzählt vor allem Vicky ausführlich bis weitschweifig über die unterkühlte Atmosphäre in ihrer Ehe. Antons Prioritäten lägen schon immer eindeutig im Beruf. Sie habe jahrelang Trost und Unterstützung bei den Kindern gesucht. Anton sei viel zu rational und könne nicht auf sie eingehen. Sie würde so nach und nach emotional an seiner Seite verhungern. Er sei vor allem unfähig, sie im Haushalt und bei den Kindern zu unterstützen. Nur auf meine ausdrückliche Einladung hin ist der skeptische Anton bereit, auch seine Sicht darzustellen. Zunehmend aufgebracht spricht er von den Ausbrüchen seiner Ehefrau. „Sie rastet wegen jeder Kleinigkeit aus. Sie kommandiert mich herum wie einen Schuljungen. Manchmal habe ich keine Lust mehr, nach Hause zu kommen."

Auf den ersten Blick könnte man vermuten, dass die traditionelle Arbeitsteilung zur Entfremdung dieses Paars beigetragen hat und beide sich durch die heranwachsenden Kinder vor neue Herausforderungen gestellt sehen. Jedoch erzählt Vicky nahezu beiläufig von den Übergriffen und Grenzverletzungen ihrer betagten Mutter und wie verraten von ihr sie sich als Kind gefühlt hatte. Die Heimtücke der Mutter wird uns noch beschäftigen und erst später ein anderes Licht auf die Paarproblematik werfen. So ist es nicht verwunderlich, warum gerade Vickys Werte aus dem Grenzpaartest auf eine schwere Interaktionsstörung hinweisen, während Antons Werte deutlich niedriger liegen.

Die beiden Krisen-Skripte

Zu Beginn der nächsten Therapieeinheit thematisiert das Paar, welche Erleichterung es für beide war, sich darauf zu einigen, eine Paartherapie anzugehen und sich an die Rahmenbedingungen halten zu wollen. Vorher gab es noch eine heftige Auseinandersetzung, weil Anton die Ansicht vertrat, Vicky solle wegen ihrer „krankhaften Streitsucht" ohne ihn die Therapie angehen. Anton fühlt sich völlig im Frieden mit sich und seinem Leben. Wieder betont Vicky, wie enttäuscht sie in dieser Hinsicht von Antons Gleichgültigkeit sei. Auf die vorgebrachten Probleme des Paars gehe ich nicht ein, sondern schlage vor, Krisen-Skripte zu erstellen. „Damit finden wir heraus, wie Sie miteinander umgehen."

Ich erklärte die Methode und erläutere, dass beide sich auf eine spezielle Krisensituation einigen sollten, jedoch jeder eine eigene Variante skizziert. Anton zeigt sich äußerst reserviert, da er sich nie merken könne, was in Konfliktsituationen alles passiert. Zeichnen sei zudem nicht gerade seine Stärke. Ich biete ihm die Figuren von Scribility[8] an, und damit erklärt er sich brummelnd einverstanden. Ich lege also Blöcke und Stifte bereit und erläuterte den Aufbau.

„Sie malen sieben Kästchen in einer speziellen Abfolge. Unten geht es los. Ganz oben passiert das Schlimmste, und ganz unten rechts klingt die Krise aus. Sie malen in Strichmännchen sich und Ihren Mann bzw. Ihre Frau. Danach fügen Sie die Worte, Gedanken und Gefühle hinzu."

Beide machen sich ans Werk und erstellen zwei Skripte, die wir nacheinander ausführlich besprechen. Anton ist bereit, mit seinen Zeichnungen zu beginnen und erntet für diese Bereitschaft einen dankbaren Blick von Vicky.

Antons Krisen-Skript

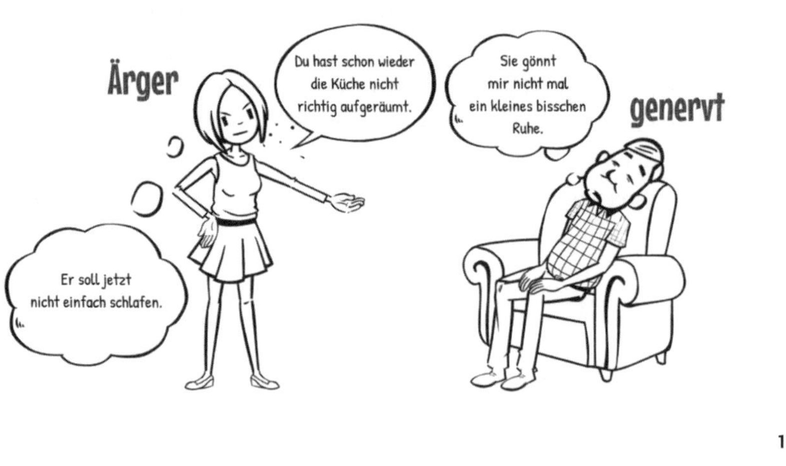
Ärger
Du hast schon wieder die Küche nicht richtig aufgeräumt.
Sie gönnt mir nicht mal ein kleines bisschen Ruhe.
genervt
Er soll jetzt nicht einfach schlafen.
1

8 Dies sind vorgezeichnete Strichmännchen, die auf einer Magnettafel zu einzelnen Szenen zusammengestellt werden können. ↗ https://www.scribility.com

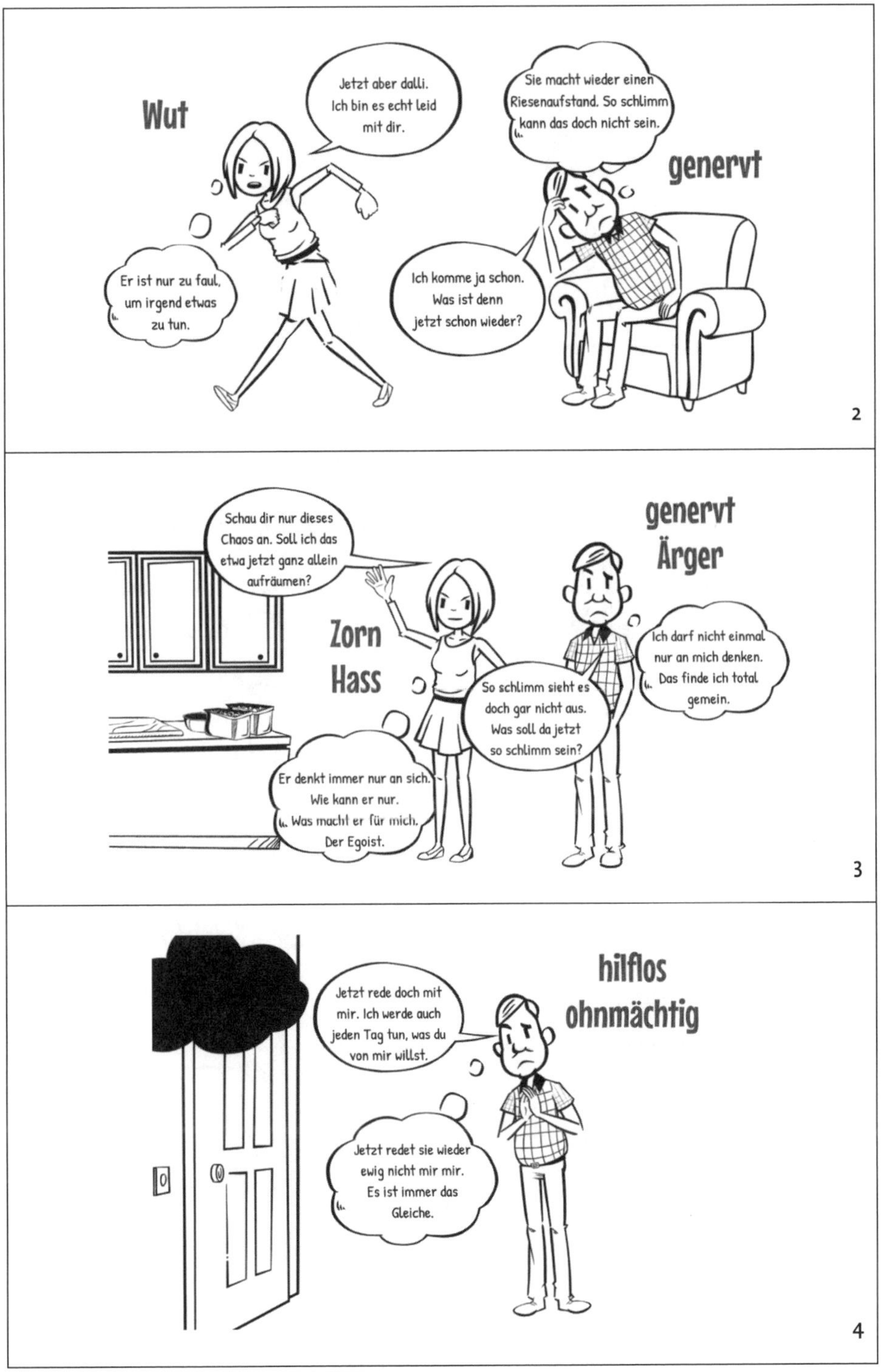
Wut
Jetzt aber dalli. Ich bin es echt leid mit dir.
Er ist nur zu faul, um irgend etwas zu tun.
Sie macht wieder einen Riesenaufstand. So schlimm kann das doch nicht sein.
genervt
Ich komme ja schon. Was ist denn jetzt schon wieder?
2
Schau dir nur dieses Chaos an. Soll ich das etwa jetzt ganz allein aufräumen?
Zorn
Hass
Er denkt immer nur an sich. Wie kann er nur. Was macht er für mich. Der Egoist.
genervt
Ärger
Ich darf nicht einmal nur an mich denken. Das finde ich total gemein.
So schlimm sieht es doch gar nicht aus. Was soll da jetzt so schlimm sein?
3
Jetzt rede doch mit mir. Ich werde auch jeden Tag tun, was du von mir willst.
Jetzt redet sie wieder ewig nicht mir mir. Es ist immer das Gleiche.
hilflos
ohnmächtig
4

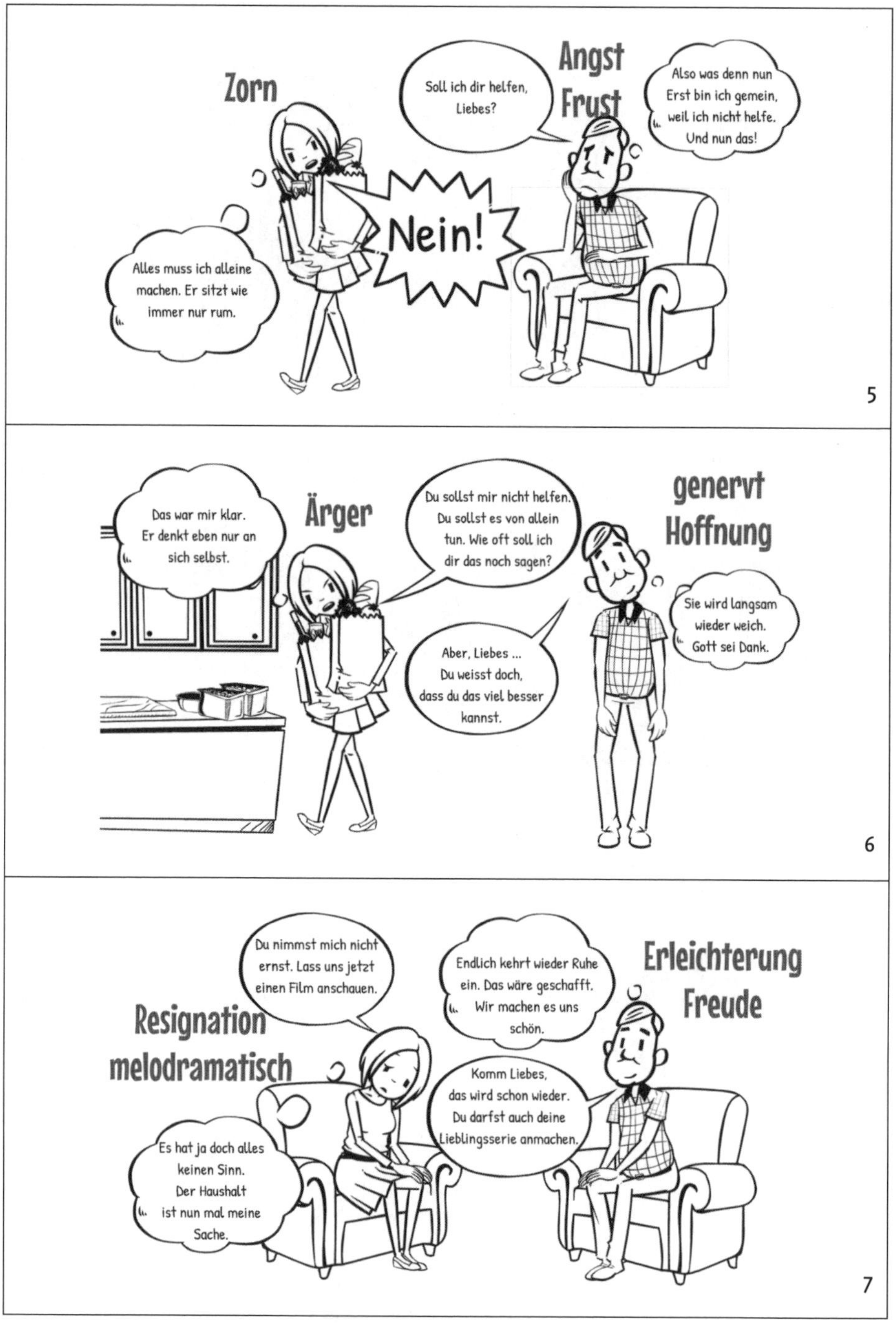
Zorn
Alles muss ich alleine machen. Er sitzt wie immer nur rum.
Nein!
Soll ich dir helfen, Liebes?
Angst
Frust
Also was denn nun Erst bin ich gemein, weil ich nicht helfe. Und nun das!
5
Das war mir klar. Er denkt eben nur an sich selbst.
Ärger
Du sollst mir nicht helfen. Du sollst es von allein tun. Wie oft soll ich dir das noch sagen?
Aber, Liebes ... Du weisst doch, dass du das viel besser kannst.
generVt
Hoffnung
Sie wird langsam wieder weich. Gott sei Dank.
6
Du nimmst mich nicht ernst. Lass uns jetzt einen Film anschauen.
Resignation
melodramatisch
Es hat ja doch alles keinen Sinn. Der Haushalt ist nun mal meine Sache.
Endlich kehrt wieder Ruhe ein. Das wäre geschafft. Wir machen es uns schön.
Erleichterung
Freude
Komm Liebes, das wird schon wieder. Du darfst auch deine Lieblingsserie anmachen.
7

Abbildung 2.4: Antons Krisen-Skript

Aus Antons Sicht liegt das Problem darin, dass Vicky es nicht leiden kann, wenn er nach der Arbeit eine kleine Ruhepause machen möchte. Jedes Mal reiße sie ihn aus seinem wohlverdienten Entspannungsnickerchen, um ihn in die Küche zu zitieren, weil er dort irgendeine Kleinigkeit nicht erledigt hat. Wenn er nicht sofort klein beigibt, würde Vicky sich im Schlafzimmer einschließen und schmollen. Er wisse dann nicht, wo er nachts schlafen könne und wie lange der Liebesentzug anhalten würde. Er wolle Vicky ja im Haushalt helfen, obwohl sie immerhin den ganzen Tag zu Hause sei. Er habe eine volle Stelle und bringe schließlich das Geld für die Familie nach Hause. Vicky ließe sich zudem gar nicht helfen. Wenn er ihr etwas abnimmt, sei es nie gut genug. Deswegen habe er aufgegeben, sich im Haushalt zu engagieren. „Ich komme mir von meiner eigenen Frau gemaßregelt vor, als wäre ich ein dummer Junge und hätte meine Hausaufgaben nicht gemacht."

Während Anton die Bedeutung seiner Stichmännchen-Szenerie darlegt, hat Vicky die größte Mühe, nicht dazwischenzugehen. Sie rollt mit den Augen, seufzt tief, sieht mich flehentlich an und will dringend ihre Sichtweise einbringen. Ich versicherte ihr mehrfach, dass ihr Krisen-Skript die gleiche Aufmerksamkeit erhalten wird und Anton sich dann zurücknehmen muss.

Im nächsten Schritt fügen wir vier Bilder zu den vier Fragen an das Krisen-Skript in einer Übersicht zusammen. Hierfür stelle ich Anton vier Fragen.

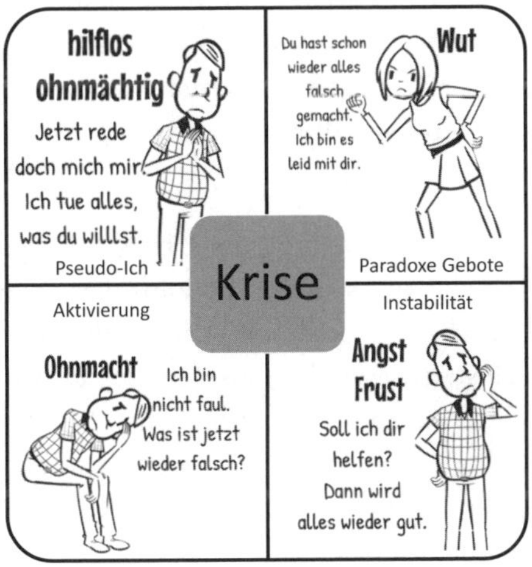
hilflos
ohnmächtig
Jetzt rede doch mich mir. Ich tue alles, was du willlst.
Pseudo-Ich
Du hast schon wieder alles falsch gemacht. Ich bin es leid mit dir.
Wut
Paradoxe Gebote
Krise
Aktivierung
Ohnmacht
Ich bin nicht faul. Was ist jetzt wieder falsch?
Instabilität
Angst
Frust
Soll ich dir helfen? Dann wird alles wieder gut.

Gebote: Welche widersprüchliche Bewertung machte Ihnen am meisten zu schaffen?

Anton ist nun sehr eifrig bei der Sache. „Also, was ich wirklich nicht verstehe: Vicky möchte, dass ich ihr im Haushalt helfe, aber es ist nie richtig. Wenn ich sie frage, ob ich ihr helfen soll, schnauzt sie mich regelrecht an und will keine Unterstützung. Immer mache ich alles falsch."

„Was soll ich Ihrer Auffassung nach genau notieren?", frage ich Anton. „Es ist immer falsch, wenn ich Vicky helfe. Sie bestimmt, und ich bin ein dummer Schuljunge. "

Pseudo-Ich: Welche Reaktion haben Sie gezeigt, um mit der Situation zurechtzukommen?
Als optimale Reaktion führt Anton sein Betteln an, wenn Vicky sich im Schlafzimmer eingeschlossen hat. „Damit komme ich am ehesten wieder an sie heran. Das kann sonst Tage gehen. Es hilft nur, wenn ich um ihre Zuneigung buhle, aber gut finde ich das nicht. Doch was tut man nicht alles, um der Harmonie willen?“ Zusammengefasst diktiert Anton mir diese Aussage: „Ich bettle ohnmächtig.“

Aktivierung: Welche unvereinbaren Emotionen mussten Sie in den Griff bekommen?
Was ihn sehr verunsichere, ist die Unterstellung, er sei faul. „Da strenge ich mich den ganzen Tag an, und dann wird mir vorgeworfen, ich sei zu bequem. Dabei will ich nur ein wenig Ruhe nach der Arbeit. Das ist alles.“ Ich werfe ein: „Allerdings strengen Sie sich im Job eher nicht für Vicky an, oder?“ „Indirekt!“, kontert er. Ich fasse nach. „Sie mögen Ihren Beruf nicht?“ „Oh doch, sehr. Er ist mein absoluter Lebensinhalt.“ Ich gebe zu bedenken: „Vielleicht ist der Haushalt das für Vicky eher nicht?“ Vicky nickt heftig und hält sich weinend die Hand vor den Mund. Anton findet für seine Antwort folgende Kurzform: „Ich bin zu faul, obwohl ich nur ein wenig Ruhe will.“

Instabilität: Was gerät bei Ihnen ins Wanken, so sehr Sie sich auch bemühen, angemessen zu reagieren?
„Was ich gar nicht gut finde, dass ich Vicky nicht die Stirn biete, sondern unbedingt eine harmonische Stimmung brauche. Da knicke ich regelmäßig ein. Das verstehe ich selbst nicht. Im Beruf habe ich Personalverantwortung, und zu Hause setze ich mich nicht durch.“ Als treffende Aussage formuliert Anton: „Ich knicke ein und setze mich nicht durch.“

Nach der Erstellung der Übersicht begegnen wir einem kleinen ohnmächtigen Anton, der von seiner Frau dominiert wird. Vicky zieht den Kopf ein und wirkt ausgesprochen unglücklich. Anton setzt sich aufrechter neben seine Partnerin und wirkt selbstzufrieden. Er weist auf die Zeichnungen und kommentiert: „Wie du siehst, liegt alles nur an deiner unsäglichen Streitsucht.“ Vicky zieht den Kopf noch weiter ein. „Bitte tauschen Sie sich noch nicht aus“, hole ich Antons Aufmerksamkeit zurück. „Wir gestalten jetzt aus Ihren Aussagen einen Satz, der Ihre innere Beziehungsdynamik widerspiegeln hilft, Anton. Diese können Sie nicht eins zu eins am Verhalten oder der Einstellung Ihrer Frau festmachen.“ Anton beugt sich ergeben über das Blatt, das ich ihm überreiche. Wir notieren die Kurzformulierungen, die Anton mir diktiert hat, und finden so Antons Beziehungsdynamik:

Anton verbirgt sich hinter ohnmächtigem Betteln, da es immer falsch ist, wenn er Vicky hilft. Sie ist die Bestimmerin, und er ist ein dummer Schuljunge. Anton meint, dafür büßen zu müssen, dass er zu faul ist, obwohl er sich nur ein wenig Ruhe wünscht.

Anton schnappt empört nach Luft. „So, wie es jetzt hier steht, gefällt es mir gar nicht. Habe ich denn keine Ruhe verdient?" Ich will erneut von ihm wissen, von welcher Anstrengung er sich erholen müsse. „Na, von meinem Beruf." „Glauben Sie, dass Vickys Tätigkeit nicht anstrengend ist? Sind Sie in gleicher Weise unzufrieden über Ihren Beruf wie Vicky über ihre Familienaufgaben?" „Nein, ich liebe meinen Beruf", verteidigt Anton sich wieder und setzt nach: „Ich bin mir nicht sicher, ob Vicky nicht generell zum Jammern neigt und der Haushalt in keiner Weise so herausfordernd ist wie meine Führungsposition", gibt er zu bedenken. „Könnten Sie es mit Ihrer Kompetenz und Personalverantwortung vereinbaren, diese wenig herausfordernde Arbeit gemeinsam mit Ihrer Partnerin anzugehen?" Anton duckt sich ein wenig, da Vicky ihn lauernd fixiert. Ich fragte Anton vorsichtig. „Wollen Sie Vicky unterstützen?" Anton fühlt sich angegriffen: „Wie kann ich mich nach all den Personalgesprächen am Abend auch noch für meine ewig unzufriedene Frau interessieren?" „Sie wollen in diesem Fall eher nicht für Ihre Frau da sein?", schlage ich vor. Anton reibt sich erschöpft über die Stirn. „Nein, will ich nicht", grummelt er kleinlaut. „Ich laviere mich da raus. Ich habe kein Interesse, mich meiner Frau zuzuwenden. Das war früher anders. Heute treibe ich dieses Bitte-lass-mir-meine-Ruhe-Spielchen mit Vicky. Ich tue so, als sei sie die Bestimmerin, dabei bin ich es. Mist, jetzt fühle ich mich ertappt." Blass und zerknirscht deutet Anton auf seinen Satz. „So eine entlarvende Methode. Und das in so kurzer Zeit."

Anton sinniert weiter darüber nach, wie sehr Vickys Aufgebrachtheit der Art des diktatorischen Vaters gleicht. Alles musste damals nach seinem Kopf gehen, so, wie er sich jetzt Vicky unterordnen muss. In seiner Herkunftsfamilie habe es keinerlei Verständnis für ihn gegeben.

Derweil rutscht Vicky ungeduldig neben ihm auf dem Sofa herum. Anton stelle ich in Aussicht, dass wir eine Situation aus seiner Kindheit in ähnlicher Weise anschauen würden. Zuerst sei jedoch Vickys Part an der Krise zu untersuchen. Vicky greift aufgeregt nach ihrem Skript und betont: „Jetzt bin ich aber dran." Nach einer kleinen Verschnauf- und Teepause, in der beide auf meine Empfehlung, nicht über Antons Satz sprechen, wenden wir uns – konzentriert und mit einigem Abstand – Vickys Krisen-Skript zu.

Vickys Krisen-Skript

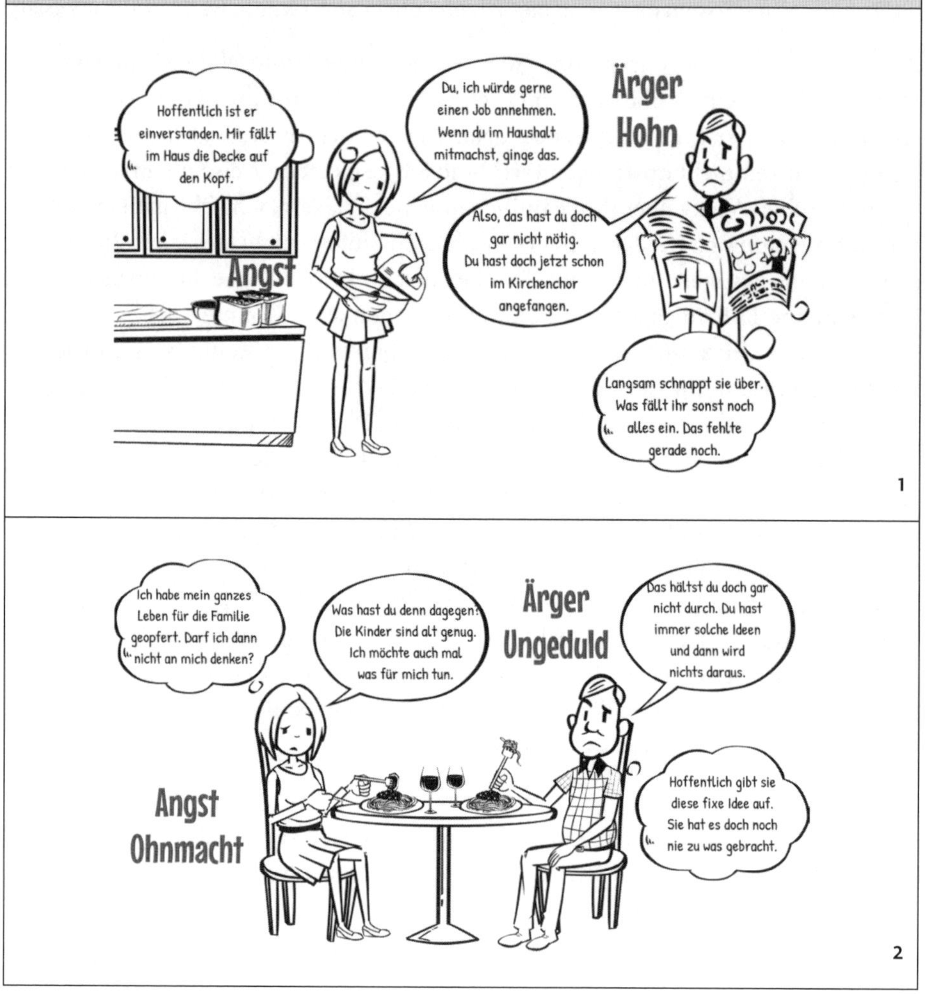
Hoffentlich ist er einverstanden. Mir fällt im Haus die Decke auf den Kopf.
Angst
Du, ich würde gerne einen Job annehmen. Wenn du im Haushalt mitmachst, ginge das.
Ärger
Hohn
Also, das hast du doch gar nicht nötig. Du hast doch jetzt schon im Kirchenchor angefangen.
Langsam schnappt sie über. Was fällt ihr sonst noch alles ein. Das fehlte gerade noch.
1
Ich habe mein ganzes Leben für die Familie geopfert. Darf ich dann nicht an mich denken?
Was hast du denn dagegen? Die Kinder sind alt genug. Ich möchte auch mal was für mich tun.
Angst
Ohnmacht
Ärger
Ungeduld
Das hältst du doch gar nicht durch. Du hast immer solche Ideen und dann wird nichts daraus.
Hoffentlich gibt sie diese fixe Idee auf. Sie hat es doch noch nie zu was gebracht.
2

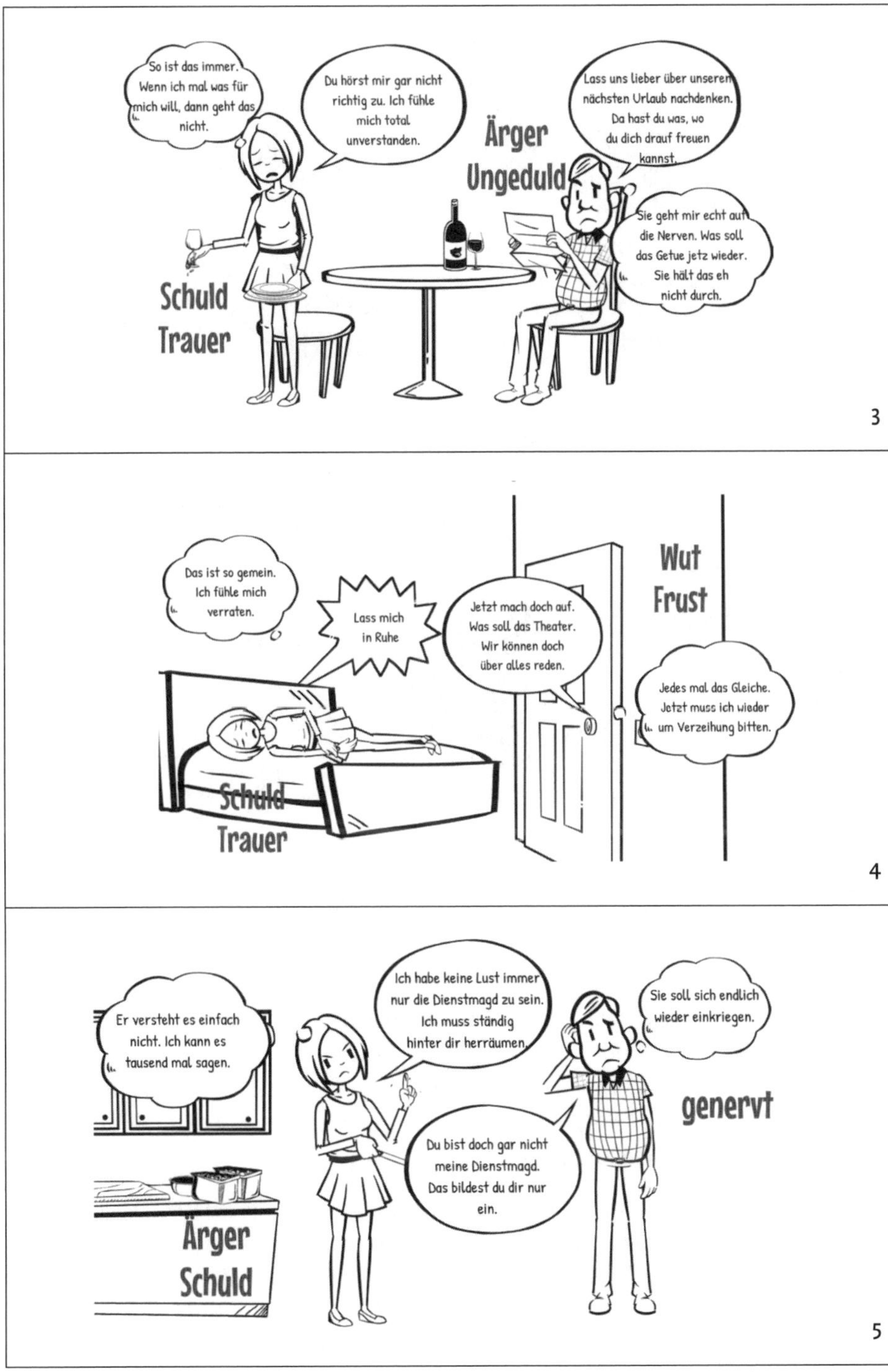
So ist das immer. Wenn ich mal was für mich will, dann geht das nicht.
Du hörst mir gar nicht richtig zu. Ich fühle mich total unverstanden.
Ärger
Ungeduld
Lass uns lieber über unseren nächsten Urlaub nachdenken. Da hast du was, wo du dich drauf freuen kannst.
Sie geht mir echt auf die Nerven. Was soll das Getue jetz wieder. Sie hält das eh nicht durch.
Schuld
Trauer
3
Das ist so gemein. Ich fühle mich verraten.
Lass mich in Ruhe
Jetzt mach doch auf. Was soll das Theater. Wir können doch über alles reden.
Wut
Frust
Jedes mal das Gleiche. Jetzt muss ich wieder um Verzeihung bitten.
Schuld
Trauer
4
Er versteht es einfach nicht. Ich kann es tausend mal sagen.
Ich habe keine Lust immer nur die Dienstmagd zu sein. Ich muss ständig hinter dir herräumen.
Sie soll sich endlich wieder einkriegen.
genervt
Du bist doch gar nicht meine Dienstmagd. Das bildest du dir nur ein.
Ärger
Schuld
5

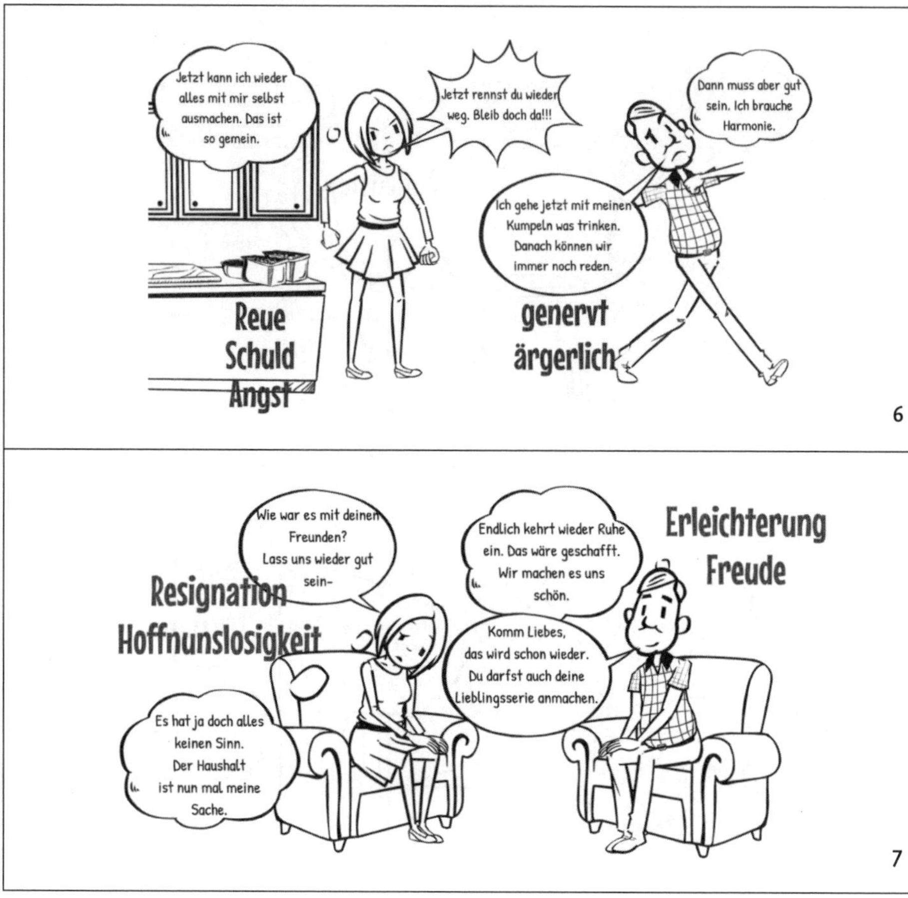
Jetzt kann ich wieder alles mit mir selbst ausmachen. Das ist so gemein.
Jetzt rennst du wieder weg. Bleib doch da!!!
Dann muss aber gut sein. Ich brauche Harmonie.
Ich gehe jetzt mit meinen Kumpeln was trinken. Danach können wir immer noch reden.
Reue
Schuld
Angst
genervt
ärgerlich
6
Wie war es mit deinen Freunden? Lass uns wieder gut sein-
Endlich kehrt wieder Ruhe ein. Das wäre geschafft. Wir machen es uns schön.
Erleichterung
Freude
Resignation
Hoffnunslosigkeit
Komm Liebes, das wird schon wieder. Du darfst auch deine Lieblingsserie anmachen.
Es hat ja doch alles keinen Sinn. Der Haushalt ist nun mal meine Sache.
7

Abbildung 2.5: Vickys Krisen-Skript

Weinend berichtet Vicky, was sich aus ihrer Sicht zugetragen hat. Sie wünscht, dass Anton sie bei der Hausarbeit unterstützt, da sie arbeiten gehen möchte. Offensichtlich haben beide häufiger darüber diskutiert. „Anton ist dagegen. Er sagt das zwar nie direkt, aber er redet es mir aus. Ich hätte genügend verrückte Hobbys und Ehrenämter, dabei will ich nur mein eigenes Geld verdienen und nicht immer den gnädigen Herrn um Geld anflehen müssen."

Anton klinkt sich ein: „Als wenn ich dir je Geld vorenthalten hätte." Vicky braust auf. „Jetzt misch dich nicht ein. Ich durfte bei dir auch nichts sagen." Beschwichtigend lehnt Anton sich auf der Couch zurück. Vicky fährt fort: „Er hört mir nicht mal zu. Er sagt dann, ich würde sowieso keine Beschäftigung durchhalten, wegen meiner total überzogenen Vorstellungen von der Arbeitswelt. Ich kann das nicht mehr hören. Irgendwann verkrieche ich mich dann weinend ins Bett. Ich fühle mich so furchtbar einsam und verraten." Vicky schluchzt mittlerweile herzzerreißend. Anton sitzt gleichmütig daneben. Nach gründlichem Naseputzen ergänzt Vicky ihren Bericht. „Ich fühle mich wie eine Dienstmagd für Mann und Kinder. Auch das redet er mir aus." Mit flacher Hand weist sie in Richtung ihres kopfschüttelnden Ehemannes, als serviere sie mir damit den entlarvenden Beweis.

„Am Ende gibst du eh klein bei", gibt Anton mit einem abfälligen Nasenschnauben zu bedenken. „So ist es", bekennt Vicky unvermittelt und packt verdrossen mehrere zerknüllte Papiertaschentücher in ihre Handtasche. Ratlos schaut sie mich an und hofft auf Rettung.

Im nächsten Schritt sortieren wir wieder vier Bilder aus dem Krisen-Skript in die Übersicht. Lange überlegt Vicky die richtige Zuordnung und macht sich etliche Notizen, die sie danach vorliest:

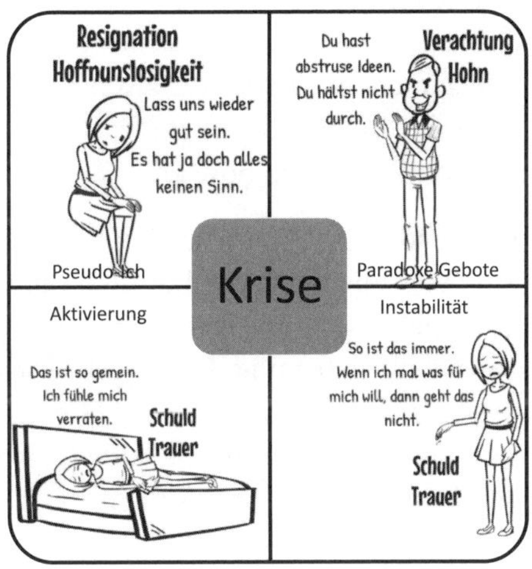
Resignation
Hoffnunslosigkeit
Lass uns wieder gut sein.
Es hat ja doch alle
keinen Sinn.
Du hast abstruse Ideen.
Du hältst nicht durch.
Verachtung
Hohn
Pseudo
Parad e Gebote
Krise
Aktivierung
Instabilität
Das ist so gemein.
Ich fühle mich verraten.
Schuld
Trauer
So ist das immer.
Wenn ich mal was für mich will, dann geht das nicht.
Schuld
Trauer

Gebote: Welche widersprüchliche Bewertung machte Ihnen am meisten zu schaffen?
„Anton will nicht, dass ich arbeiten gehe, er macht alles schlecht, was ich angehe. Ich würde sowieso nicht durchhalten, und von daher brauche ich auch gar nicht erst nach einer Arbeit suchen."

Pseudo-Ich: Welche Reaktion haben Sie gezeigt, um mit der Situation zurechtzukommen?
„Ich gebe ihm recht, da ich keine Kraft habe, immer gegen ihn anzugehen. Er verspottet mich, und das finde ich furchtbar."

Aktivierung: Welche unvereinbaren Emotionen mussten Sie in den Griff bekommen?
„Ich gebe klein bei, fühle mich schuldig und traurig, da ich nicht wage, ihm zu widersprechen. Es fühlt sich wie Verrat an, doch das würde ich ihm nie sagen. Das traue ich mich nicht."

Instabilität: Was gerät bei Ihnen ins Wanken, so sehr Sie sich auch bemühen, angemessen zu reagieren?
„Ich gebe nach, und ich gebe auf. So ist das immer. Ich bin davon überzeugt, dass ich kein eigenes Leben haben darf."

Die Beantwortung der vier Fragen verläuft bei Vicky zügiger, da sie das Prozedere schon von Anton kennt. Sie diktiert mir sorgfältig ihre vier Antworten, und daraus fügen wir ihren Beziehungssatz zusammen.

Vicky verbirgt sich hinter resigniertem Aufgeben, da sie nichts durchhält und absurde Ideen hat. Sie meint, dafür büßen zu müssen, sich verraten zu fühlen, obwohl sie selbst klein beigegeben hat. Sie glaubt, nichts Eigenes wollen zu dürfen, und dafür fühlt sie sich schuldig.

Nach der Zusammenfügung ihres Krisen-Skript-Satzes holt Vicky weit aus und erzählt von ihrer Lebensgeschichte. Ihre Mutter habe nie gestattet, dass Vicky ihr eigenes Leben gestaltet. Für Vicky war es deshalb stets selbstverständlich, nach dem Vorbild ihrer Mutter ihre eigenen Bedürfnisse für Haushalt, Mann und Kinder zurückzustellen. Ihren Berufswunsch Raumausstatterin habe sie für die Familie aufgegeben. Doch was sei nun der Dank? Anton beachte sie nie, und die Kinder würden sich jede Einmischung in ihre Entscheidungen verbieten. Sie sei ständig nur die Dienerin für Mann und Kinder gewesen, und nun krähe kein Hahn mehr nach ihr. „Noch nicht mal beim Aufräumen der Küche kommt Anton mir entgegen. Als wäre sogar das zu viel." Sie tippte frustriert auf den Zeichenblock mit dem Krisen-Skript und funkelte Anton böse an.

Während Vicky sich über Antons Desinteresse beschwert, sucht ihr offensichtlich genervter Ehemann, auf Loyalität hoffend, meinen Blick. Ich greife Vickys Wunsch nach mehr Nähe im Alltag auf und erkläre Anton die positive Wirkung der Halt gebenden Umarmung. Damit geben wir dieser dreistündigen Therapieeinheit einen versöhnlichen Abschluss. Da Anton hofft, Vicky möge weniger schimpfen und klagen, willigt er ein, testweise seine Frau öfter in den Arm zu nehmen. Leidlich zufrieden verabschiedet sich das Paar.

Die Arbeit mit den Emotions-Skripten

Zur nächsten Sitzung erscheint Anton wie ausgewechselt. Er hat mit Vicky seit dem letzten Termin die Halt gebende Umarmung praktiziert, und dadurch haben Vickys Vorhaltungen tatsächlich drastisch abgenommen. Beide haben in der Zwischenzeit viel darüber gesprochen, dass – entgegen Antons Behauptung – eher er der Bestimmer ist und nicht Vicky. Ihr Wunsch nach mehr Selbstständigkeit und einem eigenen Leben scheint in den Hintergrund getreten zu sein.

Voller Zuversicht hat sich das Paar zu Hause der Erstellung der Emotions-Skripte gewidmet. Wir wollen uns auf die Suche begeben und herausfinden, warum sich Anton gegenüber Vicky wie ein dummer Schuljunge vorkommt und wieso Vicky

Schuldgefühle hat, weil sie sich ein eigenes Leben wünscht. Anton fühlt sich durch die zurückliegenden Wochen regelrecht beflügelt und will mit seinem Emotions-Skript beginnen. Er zieht ein sorgfältig gestaltetes DIN-A3-Blatt aus einer Mappe: „Ich kann durchaus zeichnen, wenn ich nicht unter Leistungsdruck stehe. Zu Hause ging das viel entspannter.“

Antons Emotions-Skript

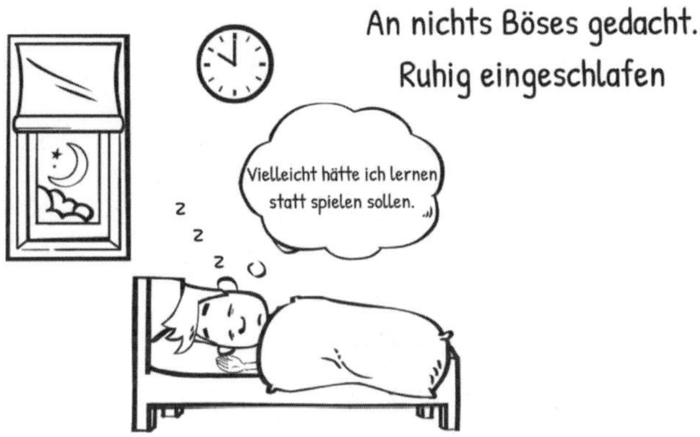

1

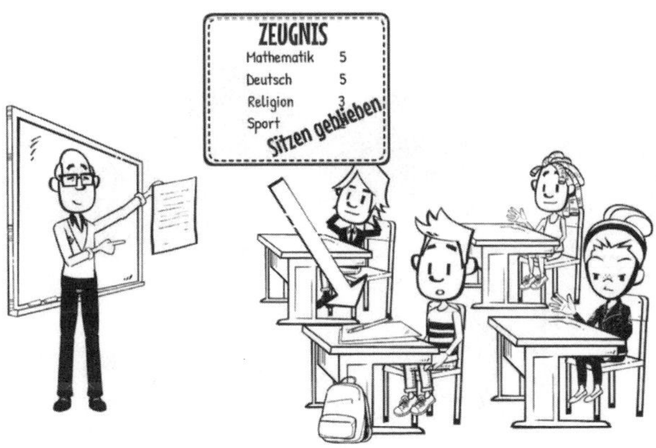

2

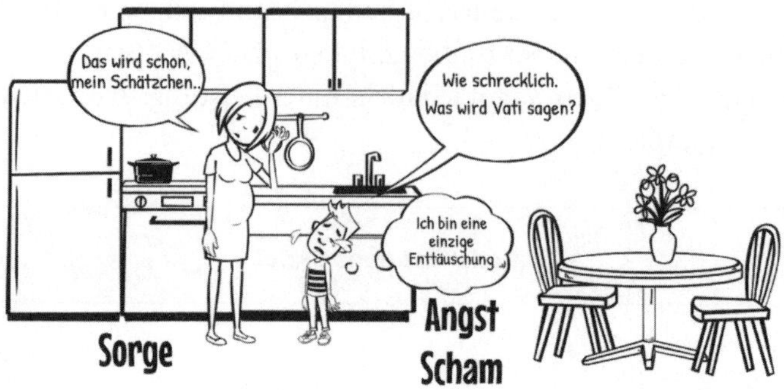
Das wird schon, mein Schätzchen..
Wie schrecklich. Was wird Vati sagen?
Ich bin eine einzige Enttäuschung
Sorge
Angst
Scham

3

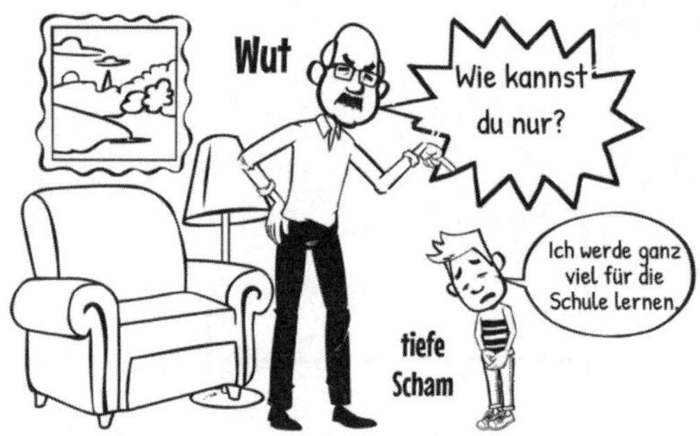
Wut
Wie kannst du nur?
Ich werde ganz viel für die Schule lernen.
tiefe Scham

4

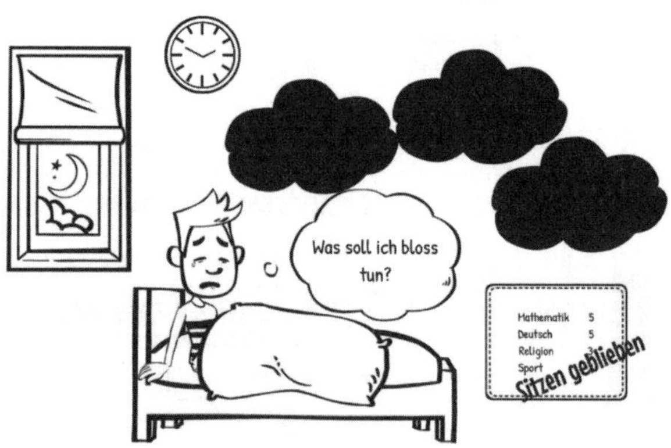
Was soll ich bloss tun?
Mathematik 5
Deutsch 5
Religion
Sport
Sitzen geblieben

5

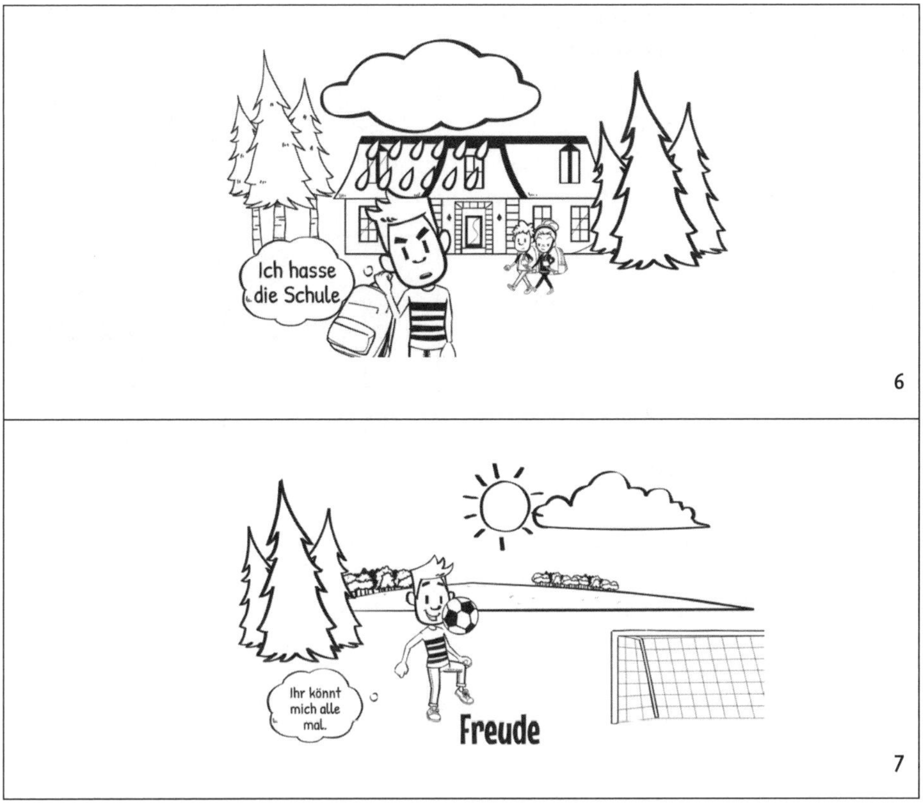
Ich hasse die Schule
6
Ihr könnt mich alle mal.
Freude
7

Abbildung 2.6: Antons Emotions-Skript

Bei Antons emotional bedeutsamer Kindheitserinnerung geht es um das schlimme Ereignis, eine Klasse in der Schule wiederholen zu müssen. Er hat als Kind viel lieber gespielt, anstatt die strengen Vorgaben seines Vaters in puncto Fleiß, Disziplin und Leistung zu erfüllen. Bis er die „Quittung" bekam und „sitzen blieb". Der Vater hielt ihm eine furchtbare Standpauke, und Anton konnte viele Nächte vor Sorge nicht schlafen. Anton rechnete seinem Vater hoch an, ihn nicht verprügelt zu haben. „Er wuchs als Kind mit Gewalt und Schlägen auf, bis sein Vater im Krieg fiel. Mein alter Herr war ein strenger Despot, kein Wunder. Damals hat mich mein Vater ständig niedergemacht, und nun putzt mich meine Frau andauernd runter. Ich bin froh, meinen Beruf zu haben. Wenn ich schon nicht die Anerkennung meines Vaters erringen konnte und es auch Vicky nie recht machen kann, genieße ich umso mehr die Anerkennung im Beruf." Anton rauft sich die Haare und knetet seine Hände. Wieder füllen wir vier Bilder in die Übersicht, um aus den entsprechenden Fragen Antons Beziehungsmuster abzuleiten.

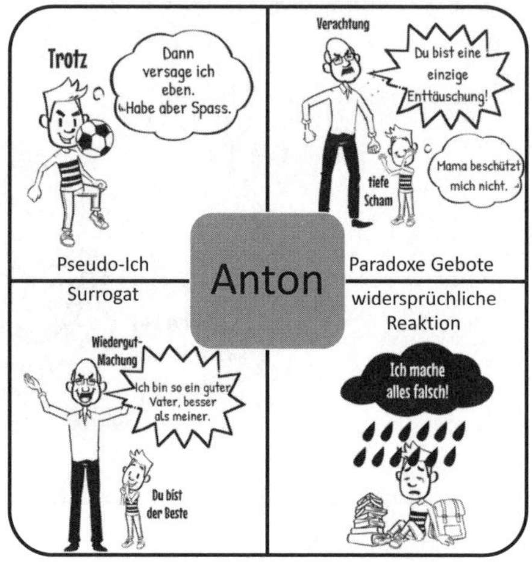
Trotz
Dann versage ich eben. Habe aber Spass.
Pseudo-Ich
Verachtung
Du bist eine einzige Enttäuschung!
tiefe Scham
Mama beschützt mich nicht.
Paradoxe Gebote
Anton
Surrogat
Wiedergut-Machung
Ich bin so ein guter Vater, besser als meiner.
Du bist der Beste
widersprüchliche Reaktion
Ich mache alles falsch!

Welche paradoxe Bewertung machte Ihnen am meisten zu schaffen?
Anton wird klar, dass die Verachtung seines Vaters im Prinzip jeder Beschäftigung galt, die nicht mit Leistung oder Disziplin zu tun hatte. „Er erwartete von mir, dass ich ihn stolz mache.“ Für die konkrete Formulierung diktiert er mir: „Mein Vater verachtete mich für meine Undiszipliniertheit und meine Bedürftigkeit.“

Welches Verhalten haben Sie gezeigt, um mit der Situation zurechtzukommen?
Anton reibt sich über die nun tränenfeuchten Augen. „Da ich für ihn sowieso nur eine Enttäuschung war, wollte ich wenigstens Spaß haben. So oft es ging, bin ich einfach entwischt.“ Dies wurde zu Antons Überlebensmuster: „Ich habe mich damit arrangiert, indem ich abgehauen bin und meinen Spaß im Leben suchte.“

Welche unvereinbaren Emotionen mussten Sie in den Griff bekommen? Mussten Sie für irgendetwas herhalten?
„Letztlich fühlte ich mich allein, da ich keinerlei Unterstützung von meinem Vater erhielt. Meine Not und Verzweiflung gingen völlig an ihm vorbei.“ Ich frage Anton, welches unerlöste Thema sein Vater an ihm abgearbeitet haben könne. „Genau genommen sollte ich beweisen, dass mein Vater ein besserer Vater war als sein eigener. Empathie war nicht gerade die Stärke meines Vaters.“

Was geriet bei Ihnen ins Wanken, so sehr Sie sich bemüht haben, angemessen zu reagieren?
„Mein Vater hätte mich dafür verachtet, und ich war so bemüht, es nicht zu zeigen, aber ich saß völlig verlassen viele Nächte allein in meinem Bett. Ich war rat- und hilflos. Am besten passt wohl, dass ich nie eine liebevolle oder unterstützende Beziehung erlebt habe.“

Nach einer Weile der Betroffenheit ist Anton in der Lage, sich anzuschauen, ob diese tiefgreifende Erfahrung etwas zu dem beigetragen hat, wie er sich in der Partnerschaft gegenüber Vicky verhält. Gemeinsam tragen wir seine Antworten zu diesem Beziehungssatz zusammen und beziehen ihn auf seine Partnerschaft.

Anton verachtet Vicky für ihre Undiszipliniertheit und Bedürftigkeit. Er arrangiert sich, indem er abhaut und seinen eigenen Spaß am Leben sucht, damit nicht auffällt, dass Empathie nicht gerade seine Stärke ist, um den Preis, dass er mit seiner Frau keine liebevolle, unterstützende Partnerschaft aufbaut.

Fassungslos starrt Anton auf seinen Satz und schüttelt immer wieder stumm seinen Kopf. Vicky sitzt wie ein Flitzebogen neben ihm. „Genau so ist es", verkündet sie triumphierend. „Ich soll ständig der Norm entsprechen, mich anpassen und den Mund halten. Wie du als Kind." Antons Unbehagen ist deutlich spürbar. Seine Hals schwillt an, und eine Ader an seiner Stirn pocht heftig. Er ist voller Anspannung und reibt durch sein Gesicht. „Das darf doch nicht wahr sein. Jetzt wollte ich nie wie mein Vater sein und bin genauso einschränkend wie er. Aber wenn Vicky mich mit ihrer überschwänglichen Art überrollt, dann wage ich nicht, es ihr auf direktem Weg zu sagen."

„Tätest du es mal", tönt es sofort herausfordernd von Vickys Seite. „Wie oft habe ich mir das von dir gewünscht." Anton starrt seine Frau ungläubig an. Beide beginnen zu begreifen, welch neue Möglichkeit darin liegen könnte, wenn Anton sich in gradliniger Weise abgrenzt und im Gegenzug dazu mehr authentische Begegnung anbieten würde. „Dann müsste ich auch nicht immer in die Arbeit flüchten, wenn es mir zu viel mit dir wird", sinniert Anton. Er ringt offensichtlich mit der Erkenntnis, dass seine Missachtung und Distanziertheit durchaus Bedeutung für Vicky haben. Bisher hat er sich vor allem als Opfer ihrer Schikane gesehen. Vicky strahlt mich an. „Na, wenn das jetzt anders wird, dann hat sich diese Paartherapie schon gelohnt."

Wir verabschieden uns bis zum nächsten Termin und nehmen uns vor, Vickys Emotions-Skript in der folgenden Therapieeinheit zu betrachten. Munter plaudernd und in bester Stimmung bugsiert Vicky ihren aufgewühlten Ehemann zum Ausgang.

Vickys Emotions-Skript

Zur nächsten Therapieeinheit ergreift Anton als Erster das Wort. „Es geht wirklich aufwärts mit uns. Wir hatten friedliche Tage. So gut ging es uns seit vielen Jahren nicht mehr miteinander. Ich bin sehr viel lieber zu Hause, seit Vicky mir keine Vorhaltungen mehr macht."

Vicky wirkt ebenfalls sehr zufrieden. „Interessanterweise beteiligt Anton sich jetzt von allein am Haushalt und ist viel zugewandter. Wir waren aus, haben lange Spaziergänge gemacht und viel geredet. Ganz wie am Anfang unserer Beziehung. Ach, das war toll." Vicky gerät regelrecht ins Schwärmen. Motiviert holt sie ihr Emotions-Skript hervor, das sie zu Hause erstellt hat, und versenkt sich in ihre Zeichnungen und die auftauchenden Erinnerungen.

Vickys Emotions-Skript

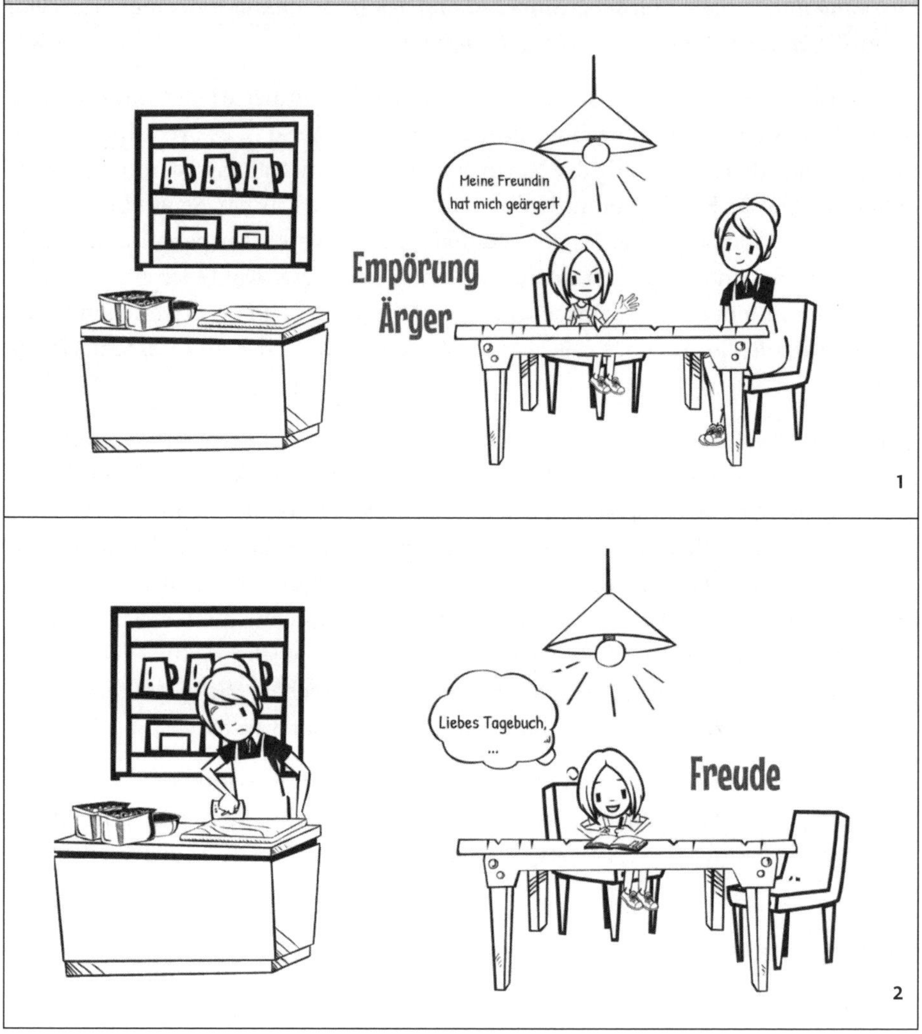
Meine Freundin hat mich geärgert
Empörung
Ärger
1
Liebes Tagebuch,
...
Freude
2

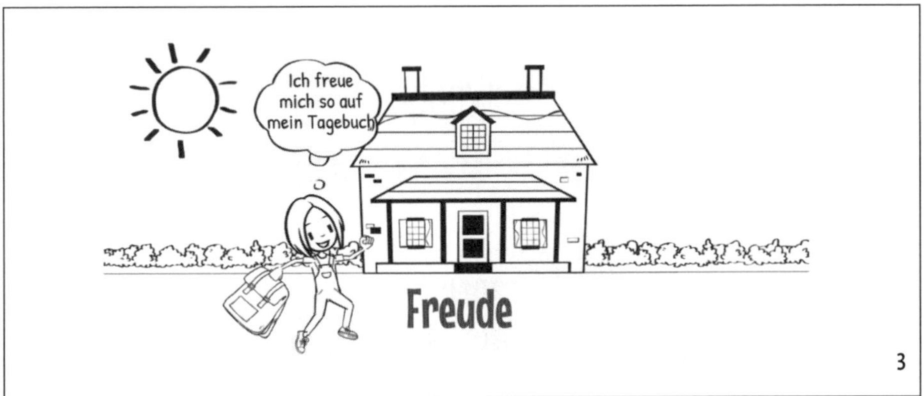
Ich freue mich so auf mein Tagebuch
Freude

3

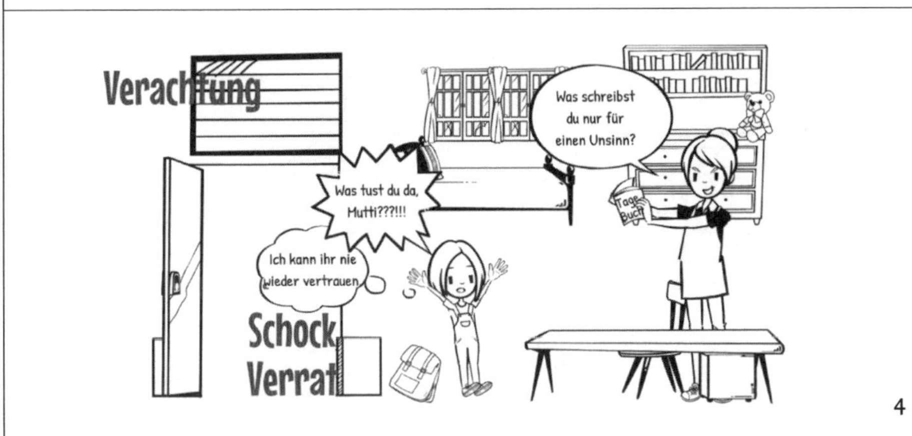
Verachtung
Was schreibst du nur für einen Unsinn?
Was tust du da, Mutti???!!!
Ich kann ihr nie wieder vertrauen
Schock
Verrat

4

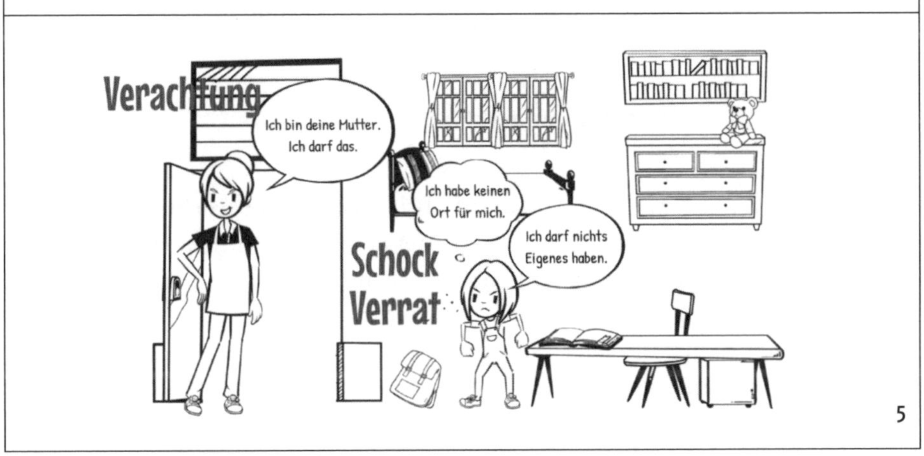
Verachtung
Ich bin deine Mutter. Ich darf das.
Ich habe keinen Ort für mich.
Ich darf nichts Eigenes haben.
Schock
Verrat

5

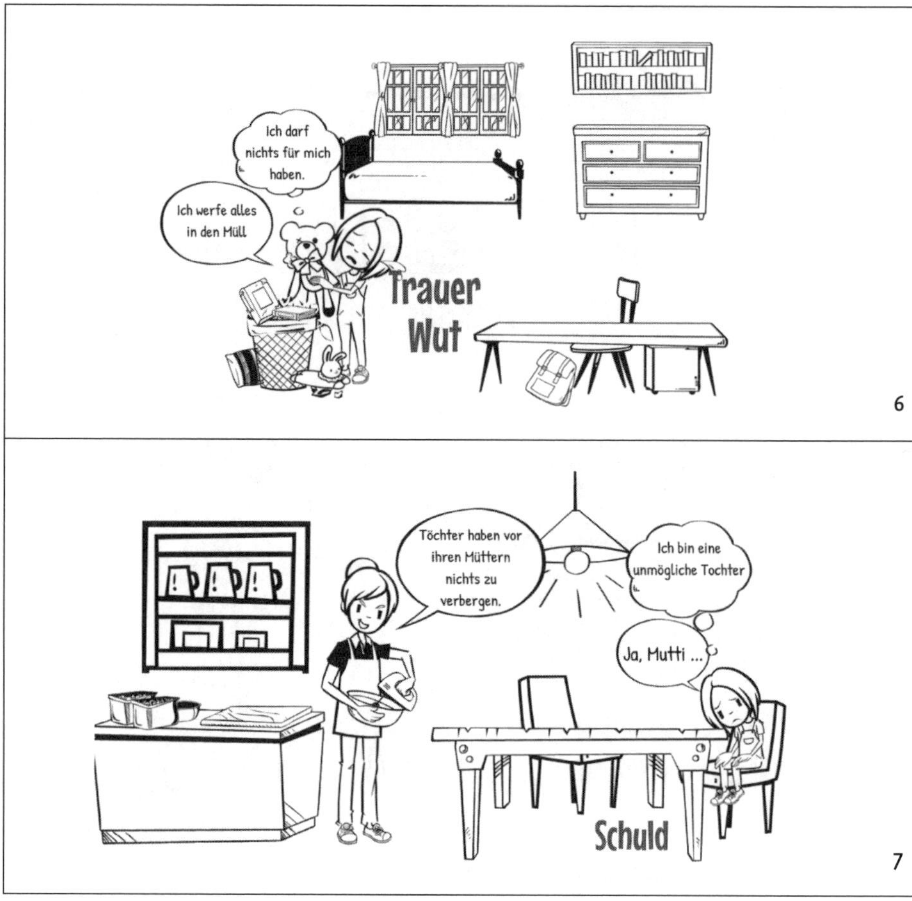
Ich darf nichts für mich haben.
Ich werfe alles in den Müll
Trauer
Wut
6
Töchter haben vor ihren Müttern nichts zu verbergen.
Ich bin eine unmögliche Tochter
Ja, Mutti ...
Schuld
7

Abbildung 2.7: Vickys Emotions-Skript

Seitens ihrer Mutter hatte es eine Reihe ähnlicher Übergriffe gegeben, doch an der skizzierten Situation wird die Grenzverletzung besonders deutlich. Vickys Mutter wollte nach der Schule immer genau wissen, was ihre Tochter erlebt hatte. „Es war wie eine Art Beichtzwang", erklärt Vicky. Auf der einen Seite zeigte die Mutter damit Interesse am Leben ihrer Tochter, die folgsam und bereitwillig von ihren Erlebnissen berichtete. Doch die Dinge, die ihre Mutter nicht wissen sollte, vertraute Vicky lieber ihrem Tagebuch an. Eines Tages ertappte sie die Mutter dabei, wie sie die „geheimen" Erlebnisse in dem heiß geliebten Büchlein las. Voller Wut und Enttäuschung stellte Vicky ihre Mutter zur Rede, doch es gab lediglich verachtende Kommentare zu den Einträgen. Die verratene und wütende Tochter warf daraufhin all ihre Sachen in den Müll, als wolle sie nichts Eigenes mehr besitzen. „Vermutlich schwor ich mir, ab jetzt eine folgsame Tochter zu sein. Ich hatte so ein schlechtes Gewissen."

Ich erläutere Vicky, dass ich ihr wieder vier Fragen stelle, wir aus ihrem Emotions-Skript vier Bilder zuordnen und danach, wie schon bei Anton, einen Beziehungssatz bilden. Sie ist sofort Feuer und Flamme, da beide sehr von Antons klärender Erkenntnis profitiert haben.

Welche paradoxe Bewertung machte Ihnen am meisten zu schaffen?
„Na, dass eine brave Tochter keine Geheimnisse vor ihrer Mutter haben darf. Ich habe mein Tagebuch geliebt, und eine brave Tochter zu sein fühlte sich schrecklich an. Das habe ich nicht zusammenbekommen. Genau: Ich durfte absolut nichts für mich haben. Das Letzte, das stimmt vollumfänglich." Vicky seufzt resigniert und streicht sich die Haare aus dem erhitzten Gesicht.

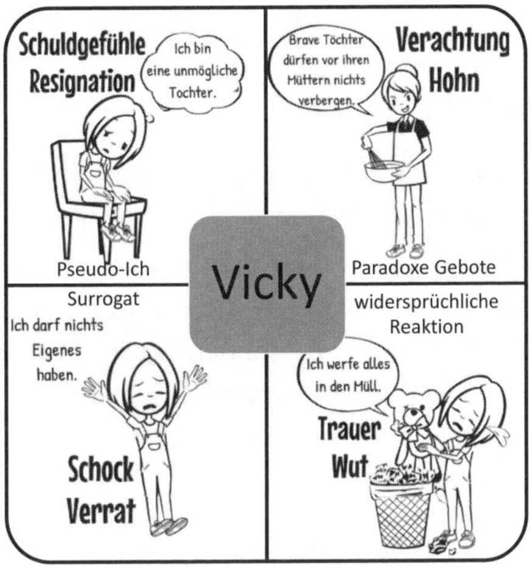
Schuldgefühle
Resignation
Ich bin eine unmögliche Tochter.
Pseudo-Ich
Brave Töchter dürfen vor ihren Müttern nichts verbergen.
Verachtung
Hohn
Paradoxe Gebote
Vicky
Surrogat
Ich darf nichts Eigenes haben.
Schock
Verrat
widersprüchliche Reaktion
Ich werfe alles in den Müll.
Trauer
Wut

Welche Reaktion haben Sie gezeigt, um mit der Situation zurechtzukommen?
„Irgendwann habe ich mich damit abgefunden, eine unmögliche Tochter zu sein. Wenn meine Mutter das sagt, dann muss es ja wohl stimmen. Davon war ich dann fest überzeugt."

Welche unvereinbaren Emotionen mussten Sie in den Griff bekommen? Mussten Sie für irgendetwas herhalten?
„Gute Frage …", sinniert Vicky. „Meine Mutter ist als Zehnjährige mit ihren Eltern aus dem Osten geflohen und hat alles verloren. Ihre Eltern sind auf der Flucht ums Leben gekommen. Sie hat bittere Armut erlebt. Wenn ich meine Mutter richtig verstanden habe, wurde ihr von ihrer Mutter vermittelt, eine Frau habe keinen eigenen Willen. Ich fand das grausam." Ich hake nach. „Ist es in Ordnung, wenn ich aufschreibe: Es ist grausam, sich nichts Eigenes gönnen zu dürfen?" Vicky nickt enthusiastisch: „Ja, ja, genau so ist es."

Was geriet bei Ihnen ins Wanken, so sehr Sie sich bemüht haben, angemessen zu reagieren?
Vicky ringt mit sich. Sie ahnt bereits, dass ihre unkontrollierbare Wut dieser Ungerechtigkeit entspringt. „Ich war und bin so abgrundtief empört über all das. Schon als Kind bin ich oft grundlos ausgerastet. Ich hatte regelrechte Zerstörungsattacken. Danach haben mich die Schuldgefühle innerlich zerfressen. Eine gute Tochter musste brav und sittsam sein." Ich frage nach. „Was hätte Sie wohl zur Ruhe gebracht?" Vicky weint eine ganze Weile. „Wenn meine Mutter fair mit mir umgegangen wäre. Wenn sie meine Grenzen und Wünsche respektiert hätte. Aber das konnte sie nicht."

Wir feilen an den treffenden Formulierungen und gleichen ihr Kindheitsmuster mit der Dynamik in ihrer Beziehung ab. Dann lese ich ihr unsere gemeinsame Kreation vor:

Vicky darf nichts für sich haben und arrangiert sich damit, eine unmögliche Person zu sein. Sie grenzt die Wahrnehmung aus, dass es grausam ist, sich nichts Eigenes gönnen zu dürfen, da Empörung über den Verrat und die Forderung nach fairer Behandlung für sie unvorstellbar sind.

Vicky schweigt lange. Sie schaut still vor sich hin. Anton wird zunehmend nervös. Schließlich flüstert sie: „Stimmt das? Ist es grausam, wenn mir mein Mann nichts Eigenes gönnt oder meine Mutter? Ich habe immer gedacht, ich muss mich unterordnen, alle anderen wichtiger nehmen. Das muss so sein." Ich erinnere sie an unser Ringen um die passenden Worte. „Würden Sie es als grausam einschätzen, wenn Sie sich an erste Stelle setzten, anstatt Ihren Mann und Ihre Kinder vorzuziehen?" Vicky überlegt nicht eine Sekunde: „Auf jeden Fall. Und erst recht, wenn ich meiner Mutter widersprechen würde."

Anton deutet auf Vickys Beziehungssatz. „Hier steckt was viel Tieferes dahinter. Deine Mutter hat dich nie verstanden und wollte nie, dass du glücklich bist. Das ist noch heute so."

Eine Spur zu theatralisch nimmt er Vickys Hand: „Mein Schatz, ich möchte dich glücklich sehen. Du darfst und sollst dein eigenes Leben genießen." Er schaute ihr lang, ernst und, wie ich finde, durchaus pathetisch in die Augen. Vicky entzieht sich ihm und schlägt abrupt die Hände vor ihr Gesicht. „Aber ich tue doch immer nur das, was du von mir willst." Ihr Weinen hinterlässt in mir den Eindruck, teilnehmende Beobachterin einer gut einstudierten Vorstellung zu sein. Anton nimmt seine weinende Frau in den Arm und tröstet sie: „Ich will nicht, dass einer von uns beiden sein Ich aufgibt. Vielleicht machen wir gemeinsam etwas Tolles." Vicky schaut ihn ungläubig an. „Du meinst, du willst dir Zeit für uns nehmen?" Er blickt sie unschlüssig an. „Na, dann wird das Glück doch größer. Dennoch möchte ich auch meine eigenen Dinge in meiner eigenen Weise machen. Es wäre schön, wenn du da toleranter sein könntest."

Vicky nickt wenig überzeugt und lächelt tapfer. Sie löst sich aus der unbequemen Umschlingung und gibt zu bedenken: „Wenn wir mit einem Problem nicht weiterkommen, dann gehst du und lässt mich allein. Du willst ständig, dass ich den Normen entspreche, deinen Normen", schiebt sie nach. An ihren Fingern zählt sie eine ganze Reihe von „außergewöhnlichen" Tätigkeiten auf, die ihr viel bedeuteten. „Da warst du dagegen. Das fandest du zu flippig. Das war dir zu übertrieben." Anton stimmt gönnerhaft zu, dass er sie viel zu oft einschränkt. „So ist es", lacht Vicky unfroh. Anton senkt reumütig den Kopf. „Ja, du hast recht." Das in gefährliche Gefilde abgleitende Gespräch lenkt er in eine für ihn optimalere Richtung, nämlich auf ihre „ständige Traurigkeit". „Das fällt mir echt schwer. Damit kann ich nicht mit umgehen." Vicky hat dafür Verständnis, da Anton von seinen Eltern nie getröstet wurde. Doch dann reckt sie mutig ihr Kinn. „Ich möchte, dass du das lernst. Mir ist sehr daran gelegen, dass du einfühlsamer wirst. Wenn ich weine, sollst du mich nicht einfach allein lassen."

Augenscheinlich nimmt Vicky jetzt all ihren Mut zusammen. „Ich möchte gerne Coaching-Seminare buchen, eine Ausbildung angehen oder an einer Therapiegruppe teilnehmen. Mir ist erst jetzt klar geworden, dass ich ein eigenes Leben haben darf. Vielleicht bin ich nun etwas mutiger." Meinem konfrontierenden Blick weicht Anton geflissentlich aus. Ich beschließe, dass wir dies in der nächsten Therapieeinheit erneut aufgreifen sollten, denn Antons Gesprächsführung erscheint mir ein wenig manipulativ.

Die Trauma-Triade

Anton habe sich wieder zurückgezogen, er würde ihr aus dem Weg gehen, kaum noch sprechen und spät von der Arbeit heimkommen. Mit diesem Statement eröffnet Vicky das Gespräch in der nächsten Therapieeinheit. Anton wirkt ziemlich angeschlagen, doch wie von mir vermutet liegt dieser Rückfall nicht nur an ihm, denn Vicky hat ihn erneut mit schlimmen Vorwürfen drangsaliert.

Was ist geschehen? Vicky hebt hilflos ihre Schultern. Ich zeige ihr verschiedene Wege auf, mit ihren heftigen Emotionen angemessener umzugehen, keine Vorwürfe gegen Anton zu richten und ihren Standpunkt klarer zu vertreten. Sie erhält Zugang zu Übungen, Trancen und Arbeitsblättern und betont mehrfach, dass sie all das für sich allein und zu Hause angehen will. Dann meldet sich auch Anton zu Wort. Mit Vickys Einverständnis erörtert er ein Thema, von dem beide bislang nur am Rande berichtet hatten. Anton zufolge besucht Vicky ihre Mutter nahezu jeden Tag und telefoniert mehrmals täglich für Stunden mit der kränklichen alten Frau. Von der Mutter kämen aber nur Anschuldigungen, Klagen und Vorwürfe über die Undankbarkeit ihrer Tochter. Nach den Telefonaten oder Besuchen würde Vicky ihren Frust in der Regel bei Anton abladen.

Vicky protestiert heftig. Sie habe nicht diesen hochfrequenten Kontakt zur Mutter und sei selbst äußerst genervt von den Anrufen. Auf meine Nachfragen hin kristallisiert sich heraus, wie verstrickt die Beziehung zwischen Mutter und Tochter tatsächlich ist. Und obwohl sie sehr unter den Abwertungen und Verunglimpfungen ihrer Mutter leidet, lehnt Vicky eine Aufarbeitung dieser Thematik kategorisch ab. Die

Mutter sei viel zu krank, um sie in ihrem fortgeschrittenen Alter noch dermaßen vor den Kopf zu stoßen. Trotzdem ist Vicky nicht mehr zu stoppen. Sie springt auf und marschiert im Therapieraum auf und ab. Ihre ohnmächtigen Klagen offenbaren, wie übergriffig die Mutter ist. Ohne Absprache betritt sie Anton und Vickys Haus, öffnet die Post und stöbert in privaten Unterlagen herum. Sie hat schriftliche Absagen versandt und abschlägige Telefonate geführt, gänzlich ohne Absprache mit dem Paar. Mit hochrotem Kopf berichtet Vicky vom aggressiven Gebrüll ihrer Mutter. Ab und zu habe sie die erwachsene Tochter sogar geschlagen und an den Haaren durch den Raum gezerrt.

Anton kommuniziert wieder hauptsächlich durch Blicke, die mir wohl signalisieren sollen: „Verstehen Sie jetzt, warum ich mich lieber in meine Arbeit flüchte?" Was zu denken gibt: Er hat bislang kaum gegen das schwiegermütterliche Regiment interveniert. Scheinbar ist ihm egal, ob Vicky ihre Mutter zu allen Krankenbesuchen begleitet, Pflegedienste übernimmt und ihr den Haushalt führt, obwohl die Rentnerin doch recht rüstig wirkt. Offensichtlich hat das Paar die stille Übereinkunft getroffen, dieses Thema zwar zu beklagen, es aber ansonsten unangetastet zu lassen. Und Vicky wird ihrer verhassten Mutter wohl immer ähnlicher, indem sie Anton und ihren Kindern gegenüber vergleichbar böse und unbändig auftritt. Ich vermute bei Vickys Mutter eine Borderline-Persönlichkeitsstörung. Sie zeigt zumindest einige typische Züge, sie ist grenzverletzend, verachtend, gönnt ihrer Tochter kein eigenes Leben, verdreht die Realität und begeht Verrat an der Tochter. Kaum will Vicky etwas auf Abstand zu ihr gehen, beruft sie sich auf ihre schlimmen Kriegserfahrungen und ihre angegriffene Gesundheit.

Wie für Grenzpaare typisch, offenbart sich auch bei Anton und Vicky – in diesem Fall nach dem Emotions-Skript – eine beidseitige Triangulierungsstörung. Im Moment steht zwar Vickys desaströse Verhältnis zur Mutter sehr im Vordergrund, aber wir betrachten ebenfalls Antons Fixierung auf seinen Beruf unter dem Aspekt einer Ausgrenzungsproblematik – sehr zu seinem Missfallen. Wir erhalten weitere spannende Erkenntnisse, als wir uns mit diesen beiden Dreieckskonstellationen beschäftigen und dabei sehen können, wie sich die Trauma-Triaden bei diesem Paar vor allem in der Paarbeziehung manifestieren.

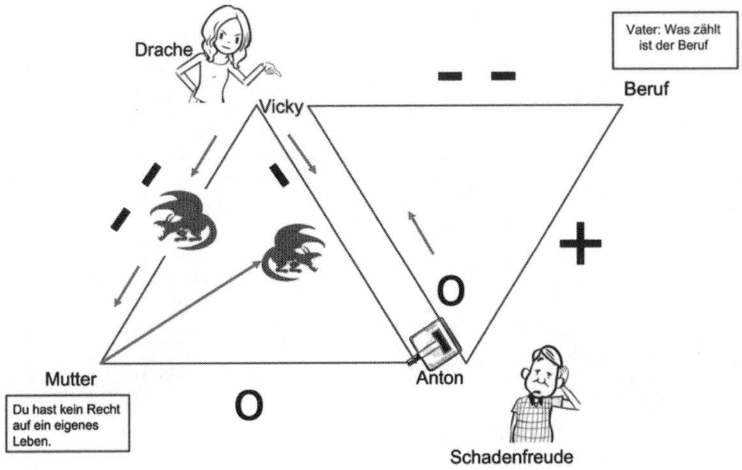

Abbildung 2.8: Trauma-Triaden in der Paarbeziehung bei Vicky und Anton

Vicky macht vor allem Antons starke Priorisierung seines Berufs zu schaffen, und sie bewertet deshalb die Beziehung zu ihrem Mann negativ. In der Firma ist Anton aufmerksam, nett, präsent und engagiert. Ganz anders sieht es im Umgang mit seiner Frau aus.

Ich stelle Erkundigungen dazu an, wie Vickys Mutter die Partnerschaft ihrer Tochter sieht, und es stellt sich heraus: Die Mutter wettert ständig gegen Anton, und Vicky schüttet ihr kummervolles Herz bei der Mutter aus. So ist eine verschworene Mutter-Tochter-Gemeinschaft entstanden, die die Ehe untergräbt. Die Tochter bleibt auf diese Weise klein und abhängig.

Anton zeigt sich in der Beziehung Vicky gegenüber eher gleichgültig. Er scheint angesichts der grausamen Behandlung seiner Frau durch ihre Mutter eine gewisse Genugtuung zu empfinden, was die Vermutung nahelegt: Er profitiert vom Mutter-Tochter-Konflikt, indem er seine Ruhe hat. Seine Energie kann er in den Beruf stecken und so der liebe Sohn seines Vaters bleiben.

Resümee der Arbeit mit Anton und Vicky

<table>
<tr><th>Anton</th><th>Vicky</th></tr>
<tr><td>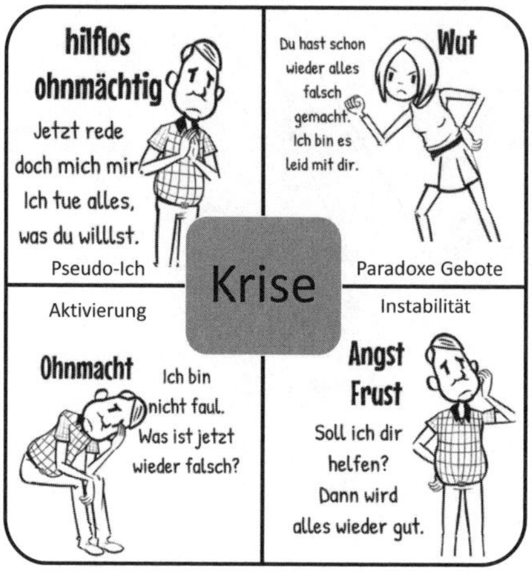
</td><td>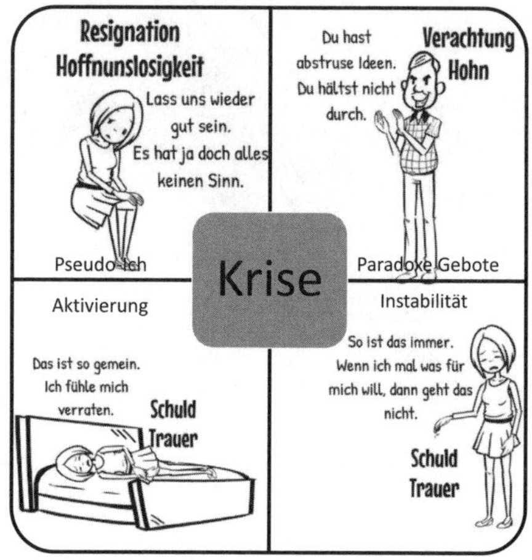
</td></tr>
<tr><td>Anton verbirgt sich hinter ohnmächtigem Betteln, da es immer falsch ist, wenn er Vicky hilft. Sie ist die Bestimmerin, und er ist ein dummer Schuljunge. Anton meint, dafür büßen zu müssen, dass er zu faul ist, obwohl er sich nur ein wenig Ruhe wünscht.</td><td>Vicky verbirgt sich hinter resigniertem Aufgeben, da sie nichts durchhält und absurde Ideen hat. Sie meint, dafür büßen zu müssen, sich verraten zu fühlen, obwohl sie selbst klein beigegeben hat. Sie glaubt, nichts Eigenes wollen zu dürfen, und dafür fühlt sie sich schuldig.</td></tr>
<tr><td>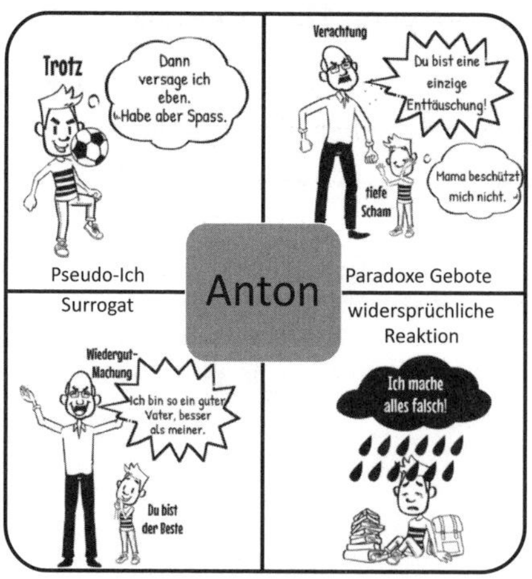
</td><td>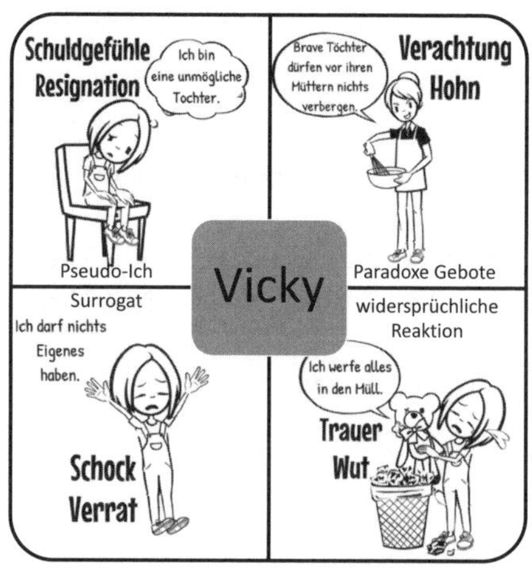
</td></tr>
</table>

Anton	Vicky
Anton verachtet Vicky für ihre Undiszipliniertheit und Bedürftigkeit. Er arrangiert sich damit, indem er abhaut und seinen eigenen Spaß im Leben sucht. Es soll bloß nicht auffallen, dass Empathie nicht gerade seine Stärke ist, um den Preis, dass er mit seiner Frau keine liebevolle, unterstützende Partnerschaft aufbaut.	Vicky darf nichts für sich haben und arrangiert sich damit, eine unmögliche Person zu sein. Sie grenzt die Wahrnehmung aus, dass es grausam ist, sich nichts Eigenes gönnen zu dürfen, denn Empörung über den Verrat und die Forderung nach fairer Behandlung sind für sie unvorstellbar.

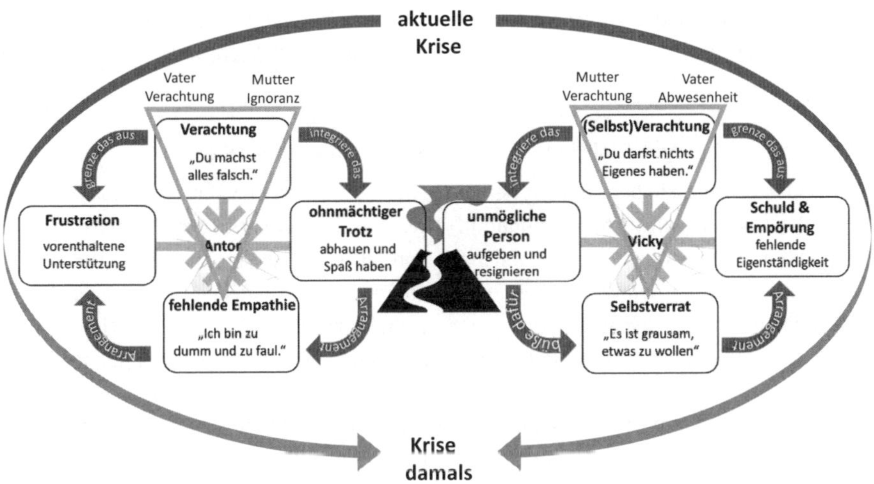

Abbildung 2.9: Der Vermeidungszirkel

Anton	Vicky
Pseudo-Ich Was verbirgt Anton vor Vicky, und wie könnte sein Kindheitskonflikt hieran beteiligt sein? *Anton verbirgt sein Desinteresse an Vicky und leidet dennoch, wenn sie sich ihm entzieht. Wie sein Vater ihn ablehnte, so lehnt auch er Vicky wegen ihrer Undiszipliniertheit und Impulsivität ab. Er tut so, als sei Spaß am Leben wichtiger als seine Unfähigkeit, mit Emotionen adäquat umzugehen.*	**Pseudo-Ich** Was verbirgt Vicky vor Anton, und wie könnte ihr Kindheitskonflikt hieran beteiligt sein? *Vicky verbirgt ihre Sorge, verraten und im Stich gelassen zu werden, wenn sie eigenen Bedürfnissen oder Wünschen nachgehen würde. Diese Lektion wurde ihr früh von der Mutter erteilt. Sie entscheidet sich dafür, eine unmögliche Person zu sein, will aber auch nicht ohne Beziehung dastehen müssen.*

Anton	Vicky
Paradoxe Gebote Welchen Widerspruch versucht Anton vergeblich gegen innere Widerstände aufzulösen? Wie könnte sein Kindheitskonflikt in Form von Kritik, Abwertung oder Missachtung in die aktuelle Beziehung hineinwirken? *Anton entzieht Vicky seine Unterstützung und macht es damit seinem Vater gleich. Da er gegen die Verachtung des Vaters bezüglich seiner Bedürftigkeit nicht ankam, entscheidet er sich für Spaß am Leben.*	**Paradoxe Gebote** Welchen Widerspruch versucht Vicky vergeblich gegen innere Widerstände aufzulösen? Wie könnte ihr Kindheitskonflikt in Form von Kritik, Abwertung oder Missachtung in die aktuelle Beziehung hineinwirken? *Vicky empfindet durchaus Freude an ihrem Leben, ist aber damit konfrontiert, dass dies sie zu einer „bösen" Tochter macht. So gibt sie sich auf, wertet sich ab und missachtet ihre Wünsche – damals und auch heute in der Partnerschaft mit Anton.*
Aktivierung der Surrogat-Funktion Für was musste Anton in der Kindheit herhalten, welche widersprüchlichen Empfindungen durfte er nicht wahrhaben, und welches Thema wird deshalb in seiner aktuellen Paarbeziehung zum Tabu? Welche Emotion steht im Zwiespalt zwischen Loyalität und Integrität? *Antons Vater wollte vom Sohn für seine Vaterschaft bewundert werden, zeigte jedoch keinerlei Empathie für die Not seines Sohns. In gleicher Weise ignoriert Anton Vickys Not. Da auch die Mutter den Sohn nicht schützte, konnte er keine Empathie für die Zwickmühle des kleinen Anton entwickeln und ist abgeschnitten von sich selbst. Seine Unfähigkeit zu Empathie und Nähe darf nicht angetastet werden.*	**Aktivierung der Surrogat-Funktion** Für was musste Vicky in der Kindheit herhalten, welche widersprüchlichen Empfindungen durfte sie nicht wahrhaben, und welches Thema wird deshalb in ihrer aktuellen Paarbeziehung zum Tabu? Welche Emotion steht im Zwiespalt zwischen Loyalität und Integrität? *Vickys Mutter durfte in ihrer Kindheit nichts Eigenes haben. Eine eigenständige Tochter würde deshalb den Verlust des eigenen Selbst ad absurdum führen. Vicky ist geschockt, wie sehr sie beschnitten und eingeschränkt wird, doch das darf sie weder beklagen noch spüren; damals nicht und heute auch nicht. Sie muss der Mutter und Anton gegenüber loyal sein, auch wenn sie ihr wahres Empfinden aufgeben muss. Sie befindet sich noch immer in der Position eines abhängigen Kindes, dies darf jedoch nicht thematisiert werden.*

Anton	Vicky
Widersprüchliche Reaktion / Instabilität Welche Instabilität muss die Person im Zaum halten, welche Reaktion wird gezeigt, und woran zeigt sich die fehlende Integrität und damit zugleich die Wachstumsherausforderung? *Anton sehnte sich in seiner Kindheit vergeblich nach verbindender Nähe, was sich nur noch in seiner Ohnmacht widerspiegelt, wenn Vicky sich ihm entzieht. Ansonsten verachtet er sich vermutlich selbst für seinen Wunsch nach Unterstützung, und zugleich liegt darin sein wichtigstes Wachstumspotenzial.*	**Widersprüchliche Reaktion / Instabilität** Welche Instabilität muss die Person im Zaum halten, welche Reaktion wird gezeigt, und woran zeigt sich die fehlende Integrität und damit zugleich die Wachstumsherausforderung? *Vicky ist keine autonome Frau, die freiwillig bei Anton bleibt. Eine Trennung ist wegen ihrer finanziellen Abhängigkeit nicht möglich. Ihre größte Chance zu Wachstum und Entwicklung liegt sicher darin, ein eigenständiges Leben in Angriff zu nehmen. Sie wagt jedoch nicht, diesen Weg einzuschlagen und verachtet sich dafür.*
Das gemeinsame Interaktionsthema Anton profitiert von Vickys kindlicher Abhängigkeit, und Vicky profitiert von Antons fehlender Empathie. Eine autonome Frau würde Anton vor Augen führen, wie belastend auch für ihn die fehlende Nähe und Unterstützung sind. Ein empathischer zugewandter Mann würde Vicky verdeutlichen, wie kindlich, abhängig und emotional instabil sie tatsächlich ist. So arrangiert Anton sich mit der aggressiven Impulsivität seiner Frau, und Vicky nimmt Antons Gleichgültigkeit ihr gegenüber in Kauf, um ein bequemes, wenn auch untergeordnetes Leben zu führen. Beide bleiben hierdurch die folgsamen Kinder ihrer verachtenden Eltern.	

Der Konfrontationsdialog zur Lösung kindlicher Abhängigkeit

Die Loyalität zu den eigenen Eltern ist bei diesem Paar ungebrochen. So grausam, grenzverletzend oder despotisch die Anordnungen der ehemals Erziehungsberechtigten auch empfunden werden: Anton und Vicky leben ein fremdbestimmtes Leben nach deren Vorgaben. Sie bleiben die braven Kinder, die kaum zu widersprechen wagen und eher gegeneinander kämpfen, anstatt sich gegenseitig bei der Befreiung von den elterlichen Einschränkungen zu unterstützen. Anton hält Vicky in Abhängigkeit und fühlt sich zugleich von ihr dominiert. Vicky klagt über Anton, der ihr Unterstützung im Haushalt oder Zuwendung vorenthält, sosehr sie sich auch aufgibt und unterordnet. In ohnmächtiger Hilflosigkeit beklagen beide ihre Degradierung, Anton mag kein bettelnder Schuldbub und Vicky keine Dienstmagd sein. Mittlerweile muss der eigene Nachwuchs dafür herhalten, um dieses Ungleichgewicht auszugleichen. Vicky sucht bei den Kindern Trost, und Anton nimmt dies hin. Die Rollenumkehr zwischen Eltern und Kindern wird weder gegenüber den eigenen Eltern noch gegenüber den Kindern infrage gestellt. Dennoch darf das Arrangement der beiderseitigen Unfreiheit in der Analyse ihrer Paardynamik in keiner Weise thematisiert werden. Während Vickys destruktive Bindung an die Mutter sehr viel offensichtlicher ist, besteht Antons Unterordnung eher in der Befolgung der beruflichen Normen seines Vaters. Doch beides wirkt gleichermaßen spaltend: die Einmischung von Vickys Mutter in die Ehe und Antons Flucht in den Beruf.

Wie von Rainer Sachse (2019) hervorgehoben, ermöglicht die Strategie der ohnmächtigen Abhängigkeit dem Paar, den Anforderungen eines gleichberechtigten Miteinanders zu entkommen. Vicky bleibt finanziell an Anton gebunden; sie ist nicht durchsetzungsfähig genug, sich auf eigene Beine zu stellen. Anton drückt sich vor den ungeliebten Aufgaben der Haushaltsführung. Er zeigt eine vorgebliche Veränderungsbereitschaft, indem er sich auf den Vorschlag einlässt, Vicky öfter zu umarmen. Diese Änderung erreicht das Paar jedoch nicht in der Tiefe und berührt auch nicht die Fesseln der Loyalität, sodass keine Metaperspektive auf das grenzverletzende Beziehungsmodell möglich ist.

Weder Vicky noch Anton haben eine Vorstellung davon, wie hoch das Ausmaß der Geringschätzung in ihrer Beziehung ist. Deshalb sensibilisiere ich beide für die Grenzverletzungen in ihrer Partnerschaft, in den Herkunftsfamilien und gegenüber den eigenen Kindern. Vicky reagiert entsetzt. „Aber das würde ja bedeuten, dass ich meinen Kindern schade. Das will ich nicht. Ich wollte immer die beste Mutter sein, die ich sein konnte." Die Sorge um das Wohl der Kinder fordert Vicky in ihrem Ehrgefühl heraus, und das wiegt schwerer als ihre Loyalität gegenüber der „armen, alten Mutter, der man nichts zumuten darf". Dieser Schmerz motiviert Vicky, hinter das Abhängigkeitsarrangement ihrer Ehe schauen zu wollen.

Anton verharrt im Zustand der Unbekümmertheit und lehnt sich unbeteiligt zurück. Deswegen fordere ich ihn heraus: „Wollen Sie nicht überprüfen, ob Sie in der Lage sind, die Mechanismen der Verachtung zu durchschauen, die Ihr Vater benutze, um Sie gefügig zu machen?" Anton setzt sich auf, winkt allerdings ab: „Mein Vater war nur ein Opfer seiner Zeit und der Misshandlung durch seinen Vater. Er hat nicht gewusst, was es mit mir macht, wenn er mich zur Leistung anhielt."

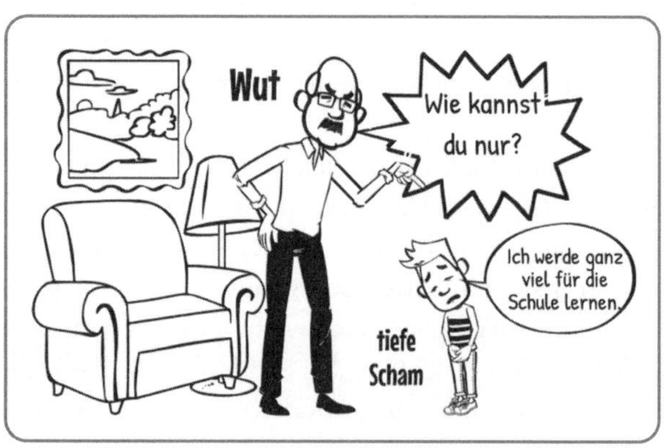
Wut
Wie kannst du nur?
Ich werde ganz viel für die Schule lernen.
tiefe Scham

Ich bitte Anton, in einer speziellen Szene aus seinem

Emotions-Skript die Gedanken seines Vaters zu vervollständigen. „Was soll er schon gedacht haben?“ Mit diesen Worten weicht er den uneingestandenen Emotionen aus. „Er hat nicht gemerkt, wie sehr ich mich geschämt habe. Er war kein einfühlsamer Mensch.“ Ich bitte ihn, trotzdem in Betracht zu ziehen, dass sein Vater durchaus gewusst haben könnte, wie sehr er seinen kleinen Sohn damit peinigte. „Hat er das vielleicht absichtlich getan, um Sie zu demütigen?“ Anton wird blass, seine Mimik entgleist regelrecht. Wortlos steht er auf und verschwindet für längere Zeit auf dem Balkon. Während wir auf ihn warten, berichtet Vicky schuldgeplagt von den Dingen, zu denen sie ihre Kinder bisher genötigt hat.

Irgendwann gesellt sich Anton wieder dazu. Er sinkt entkräftet auf seinen Platz: „Ich komme mir vor wie nach dem Absturz in eine tiefe Schlucht. Mein Gehirn fühlt sich an wie Brei. An mir ist eine Erinnerung nach der anderen vorbeigerauscht. Am eindringlichsten war für mich immer wieder der Blick meines Vaters. Darin stand nichts als Hohn.“ Anton schüttelt sich. „Ich möchte diese Abfolge endlich durchbrechen. Mein Großvater war ein Despot, mein Vater ebenfalls, und ich bin nicht viel besser.“

Beide wirken nun bereit, ihr Beziehungsmuster kritisch zu hinterfragen. Deswegen übergebe ich dem Paar eine Auflistung von 29 Grenzverletzungsreaktionen, die ich aus dem Buch *Brain-Talk* von David Schnarch (2020) herausgefiltert und zu einem kleinen Test zusammengestellt habe. Beide sollen diesen Test jetzt bearbeiten.

Opfer = Ich fühle mich grenzverletzenden Reaktionen ausgesetzt: von mir selbst, von meiner Mutter, meinem Vater, meiner/meinem Partner:in oder meinen Kindern.

Täter = Ich setze andere Personen grenzverletzenden Reaktionen aus: mich selbst, meine Mutter, meinen Vater, meine:n Partner:in oder meine Kinder.

Zerknirscht fragt Anton nach: „Wenn ich nicht einschreite, während meine Frau die Kinder unter Druck setzt, mache ich dann ein T bei meinen Kindern?“ Ich bestätigte das.

Vicky wirft ein: „Aber dann bin ich ja ganz oft mein eigenes Opfer. Soll ich dann immer ein T bei mir selbst machen?“ Auch hier nicke ich.

Zur Auswertung:

Wenn Sie am Ende zwei Drittel der Grenzverletzungsreaktionen – egal, ob in der aktiven oder erduldenden Form – angekreuzt haben, können Sie davon ausgehen, dass Sie zu einem grenzverletzenden Beziehungsmodell neigen.

Grenzverletzungsreaktion	Selbst		Partner:in		Mutter		Vater		Kind/er	
	T	O	T	O	T	O	T	O	T	O
Tatsachen verdrehen										
widersprüchliche Botschaft										
falsche Freundlichkeit										
Schuldumkehr										
Verwirrung stiften										
Zweifel schüren										
verärgert auffahren										
Bagatellisierung										
Demütigung										
unklare Angaben										
Verbindung kappen										
Verständnis vorenthalten										
lügen oder verschweigen										
Stimmungswechsel										
fehlende Selbsttreue										
Gutgläubigkeit										
Kümmersyndrom										
Harmoniebestreben										
Beschönigung										
Illusionen										
(Un-)Stimmigkeit ignorieren										
Selbstverurteilung										
mangelnde Selbstachtung										
Aufopferung für andere										
Opfermentalität										
keine Grenzen setzen										
Selbstbestrafungstendenz										
Sich moralisch überlegen fühlen										
Ergebnis										

Bei Anton und Vicky treffen mehr als zwei Drittel der Grenzverletzungsreaktionen zu – bei beiden. Nach diesem Realitätscheck sitzen beide ernüchtert, doch auch sehr viel erwachsener vor mir. Versonnen betrachten sie erneut ihren Grenzverletzungszirkel, unterhalten sich leise und teilen dann ihre Entscheidung mit: „Wir wollen raus aus diesem Beziehungsmodell. Wie können wir das angehen?"

Der mentale Konfrontationsdialog

Die Anleitung für den mentalen Konfrontationsdialog hatte ich bereits für beide ausgedruckt und händige nun jedem ein Exemplar aus. „Sie machen jetzt eine Übung, in der Sie sich vorstellen, wie Sie sich von den Vorgaben Ihrer Eltern lösen – indem Sie ihnen Grenzen setzen." Vicky hebt sofort abwehrend eine Hand. „Das kann ich meiner Mutter nicht antun." Und Anton ruft aus: „Mein Vater würde mir niemals zuhören."

Ich stelle klar:

Anleitung

Bei dieser Übung geht es nicht darum, ein reales Gespräch mit Ihren Eltern zu führen. Ähnlich wie beim Krisen-Skript zeichnen Sie einen Strichmännchen-Dialog, in dem Sie klarstellen, wo Ihre Grenzen liegen.

Zuvor notieren Sie genau, was Sie gerne anders haben wollen, und dann wiederholen Sie gegenüber Ihren Strichmännchen-Eltern immer wieder Ihre Grenzen und die Konsequenzen, die Sie ziehen, wenn Ihre Grenzen nicht akzeptiert werden. Sie schreiben auf, welche Reaktionen vermutlich von Ihren Eltern kommen und was Sie als Nächstes zu tun gedenken. Achten Sie wieder auf die Gefühle und Gedanken aller Beteiligten.

Vicky entscheidet sich dafür, ihre Mutter nicht mehr so oft zu besuchen. Außerdem verbittet sie sich jede Einmischung in ihre Ehe, mit der Konsequenz, den Kontakt sofort zu unterbrechen, wenn die Mutter sie beschimpft oder angreift.

Anton will ein Gespräch von Mann zu Mann mit seinem Strichmännchen-Vater führen, um ihm zu erklären, wie furchtbar der Drill in seinen Kindertagen für ihn war. „Wenn er runterspielt, was ich ihm sage, werde ich ihn auffordern, dass er mich ernst nehmen soll. Wenn er das nicht tut, dann … Tja, was bleibt mir da? Ich wiederhole es. Genau! Wenn er mich dann immer noch nicht ernst nimmt? Dann muss er auf mich zukommen, ich würde mich dann erst mal nicht mehr melden."

Die Bearbeitung der Skripte löst intensive Gefühle aus. Mal weint Vicky, zerknüllt eines der Sofakissen oder rauft sich ihre Haare. Anton springt immer wieder auf und verlässt den Raum. Das Ergebnis sind Skripte, die verschiedene Konstellationen zeigen: Vicky hatte vier DIN-A3-Seiten mit ihren Argumenten und den Gegenreaktionen ihrer Mutter vollgeschrieben. Antons Ansprache an den Vater füllte das gesamte Blatt, der Vater verschwindet fast am unteren Ende der Seite.

Ich eröffne das Gespräch mit der Frage: „Was haben Sie über sich herausgefunden?"

Wie aus der Pistole geschossen kommt Vickys Antwort: „Ich fühle mich schuldig, dass meine Mutter so schreckliche Dinge im Krieg erlebt hat, und nun komme ich mit meinen kleinlichen Wünschen. Das hat sie mir in diesem Dialog immer wieder unter die Nase gerieben und mich damit mundtot machen wollen."

Ganz ähnlich ist es Anton mit seinem Strichmännchen-Vater ergangen. „Mein Großvater hat ihn verprügelt, und er sagt, das hätte ihm nicht geschadet. Er wollte doch nur das Beste für mich."

Ich drapiere die Sätze der schriftlichen Grenzsetzungen auf die beiden Skripte: „Würde dies für Sie, Vicky, bedeuten, dass Sie sich weiterhin von Ihrer Mutter zu unliebsamen Besuchen zwingen lassen und mit ihr Ihre Eheprobleme besprechen?" Vicky schüttelt vehement den Kopf. Anton frage ich: „Würden Sie immer noch schweigen oder darüber hinweggehen, wenn Ihr Vater Sie wie einen undisziplinierten Schuljungen abkanzelt?" „Auf gar keinen Fall, damit ist jetzt Schluss", erwiderte er entschlossen.

Nach diesem denkwürdigen Termin fahren Anton und Vicky gemeinsam in den Urlaub und verabreden nach ihrer Rückkehr ein Abschlussgespräch. Bei diesem Treffen teilen mir beide mit, wie wichtig gerade diese letzte Einheit für sie gewesen sei. Sie hätten erkannt, dass die uneingestandene Abhängigkeit von den Eltern ganz maßgeblich zu den Problemen in ihrer Partnerschaft geführt habe. Ich stelle für Anton und Vicky den Unterschied zwischen Loyalitätszwang und Integrität heraus, woraufhin Anton für sich den Begriff „Loyalitätsknute" kreiert. Vicky schmunzelt und hakt trotzdem noch mal nach. „Integrität heißt, dass ich dem folge, was sich für mich richtig und stimmig anfühlt, was zugleich die Wünsche meiner Familie berücksichtig und nicht, ob es bei mir Schuldgefühle auslöst oder nicht. Es kann sich unangenehm anfühlen, doch ich wachse daran. Ich trimme meinen Integritätsmuskel, auch wenn es anstrengend ist, erwachsene Entscheidungen zu treffen. Dann war das hier wie in einem Beziehungs-Fitness-Studio. " Wir lachen gemeinsam, und Anton findet den schönen Schlusssatz: „Jetzt trainieren wir allein weiter."

2.2.2 Fallgeschichte 2: Ilse und Bill – Trennungsambivalenz wegen enttäuschter Erwartungen

Reaktive Wut, Ansprüche und projektive Verzerrungen

Bei etlichen Grenzpaaren besteht zu Beginn der Partnerschaft die Hoffnung, endlich zu bekommen, was sie in ihren Kindheiten schmerzlich vermissten. Nach der Desillusionierung bemühen sie sich jedoch nicht um eine reifere Form des Miteinanders, sondern die Differenzen zwischen Wunsch und Wirklichkeit führen zu Kämpfen und einem destruktiven Gegeneinander. Die Vorstellung, wie eine Beziehung zu sein habe, wird nicht aufgegeben, und zugleich geht die Erwartung, doch nur wieder enttäuscht zu werden, mit der stetig wachsenden Ablehnung der/des anderen einher. Bei ungünstigem Verlauf trennt sich das Paar, nur um in nachfolgenden Beziehungen immer früher an den gleichen Punkt der Enttäuschung zu gelangen. Im günstigeren Falle sucht ein solches Paar eine Paartherapie auf, manchmal bereits unter dem Damoklesschwert der Trennungsdrohung. Wenn es eine Übereinstimmung gibt, dann sind es oft die mehr oder weniger im Schach gehaltenen Aggressionen im Umgang miteinander, ansonsten herrscht Uneinigkeit an allen Fronten.

Werden Ausmaß und Ausprägung der Konflikte geschildert, fallen sofort die unrealistischen Ansprüche an den jeweils anderen auf. So manche Fachperson ertappt sich vielleicht dabei, vorschnell eine korrigierenden Stellungnahme abgeben zu wollen, oder sie wird von beiden oder einer Partei dazu gedrängt. Doch das ist eine Falle, die das Muster der negativen Projektion nur verstärken und das Paar in die Defensive, den Angriff oder aus dem Behandlungsraum treiben würde. Und so gehört zu den wesentlichen Voraussetzungen bei der Begleitung von Grenzpaaren, dass man Ablehnung, Wut und Widerstand von Klient:innen gegen jede Annäherung an verändernde Sichtweisen aushalten kann, ohne in die Verteidigung, Interpretation oder Ablehnung zu gehen.

Bei Menschen, die traumatisierenden Grenzverletzungserfahrungen ausgesetzt waren, können nicht nur in Liebesbeziehungen, sondern auch im Kontakt mit der Fachperson feindselige Gefühle ausgelöst werden. In Fachkreisen wird gerade die negative Übertragung für den untrüglichen Hinweis auf das Vorliegen einer traumatischen Ausbeutungserfahrung in der Kindheit angesehen, wie dies auch Wolfgang Wöller, Experte für traumabedingte Bindungsstörungen, beschreibt:

„Feindseligkeit (…) hat ihre Wurzeln in der (…) Sehnsucht nach Nähe und der gleichzeitigen Erwartung von Verlassenwerden und Zurückweisung. Auch alle anderen Ängste, die den Patienten aus ihren früheren Beziehungen vertraut sind – wie die Ängste vor Missachtung, Beschämung, Vereinnahmung, Ausbeutung oder Verrat –

können in Vorwegnahme des Befürchteten feinselige Übertragungsmuster auslösen. (...) Feindseligkeit und Wut können ihre Wurzeln auch in der Scham darüber haben, dass die Patienten sich (...) abhängig und unterlegen fühlen" (Wöller 2014, S. 97).

Anhand der beispielhaften Fallanalyse von Ilse und Bill können die Ursachen einer negativen Bindung nachvollzogen werden. Beide wurden in ihrer Kindheit gequält, um die Familie zusammenzuhalten. Die Qualen, die sie jetzt einander bereiten, können sie nicht überwinden. Deshalb wünscht Bill die Trennung, ohne genau zu wissen, was ihn zu diesem Schritt treibt. Bei diesem Paar fällt auf, dass es keine bewusste Wahrnehmung der schrecklichen Dinge gibt, die sie einander antun. Dieser Umstand lässt sich darauf zurückführen, dass die Abwehr der furchtbaren Behandlung durch die Eltern unmittelbar in die Gehirnstrukturen eingreift. Clarkin, Yeomans und Kernberg (2018), ein Expertenteam für die psychodynamische Psychotherapie, sehen darin einen Schutzfaktor, die grausame Erinnerung abzuwehren, „die mit Angriffen auf das Verknüpfen von Gedanken einhergeht, so dass der Vorgang des Denkens selbst beeinträchtigt ist. Die Angriffe können so mächtig sein, dass – insbesondere negative – Affekte ausagiert werden, ohne dass sich der Betreffende ihrer Existenz kognitiv bewusst wäre. Mit anderen Worten: Diese Patienten können sich extrem aggressiv verhalten, ohne sich dessen bewusst zu sein" (S. 32).

Ziel der Begleitung eines solchen Paares ist demnach, das „Konzept eines internalisierten Beziehungsszenarios, das sowohl ein Bild des eigenen Selbst mit anderen als auch Erwartungen zwischenmenschlichen Interagierens umfasst" (Clarkin, Yeomans & Kernberg 2018, S. 32), herauszuarbeiten. Hierbei handelt es sich um das in der frühen Kindheit erworbene Beziehungsmodell, das die Struktur des Selbst „So bin ich in Beziehung zu anderen" abbildet und der grenzverletzten Person nicht bewusst zugänglich ist. In der Einzelarbeit sind von Klientenseite – in unserem Fall von zwei Personen – normalerweise folgende Fragen zu beantworten:

- Welche wichtige Beziehung aus der Kindheit wird in der aktuellen Partnerschaft reinszeniert?
- Wie können die handelnden Personen die Verknüpfung von damals zu heute herstellen?
- Welche inneren Anteile sind während der Austragung eines Beziehungskonflikts aktiv?
- Wie können die auftauchenden Gefühle und die abgespaltenen Anteile integriert werden?

Für die Arbeit mit trennungsambivalenten Paaren hilft nach der Analyse der Krisen- und Emotions-Skripte insbesondere die Konfrontation mit den widersprüchlichen und zersplitterten Grenzverletzungsanteilen bei gleichzeitiger Zusammenfügung dieser Anteile zu einem nachvollziehbaren Beziehungsmodell.

Die Fallgeschichte

Ilse (26 J.) ist seit mehreren Monaten wegen einer Angststörung krankgeschrieben, und weil sie sich weitere Kinder wünscht, möchte sie eigentlich nicht wieder arbeiten gehen. Mit Bill (30 J.) hat sie eine Tochter im Kindergartenalter. Wegen Ilses „überzogenen Ansprüchen" und ihrer „psychischen Störung" will Bill sich trennen. Auf das Bitterste zerstritten sitzt dieses Paar nun vor mir, Ilse ein Häuflein blasses Elend und Bill mit mühsam zurückgehaltener Wut.

„Ich müsste ohne Bill meinen Traum von einer großen Familie aufgeben", haucht die verzweifelte junge Frau, und der mürrische Bill erklärt kategorisch: „Ich lasse mich nicht erpressen, eine Trennung ist mir lieber. Dann habe ich wenigstens wieder meine Freiheit."

Um seiner „kranken" Partnerin zu entkommen, pflegt Bill intensiven Kontakt zu einer Freundin. Ilses Eifersucht auf diese „unverbindlichen Zusammenkünfte" sei „völlig überzogen". Ilse findet, dass Bill mit „dieser Frau" viel mehr Spaß hat als mit ihr. „Wundert dich das?", kontert Bill. „Du verlässt vor lauter Angst ja kaum noch das Haus." Er wolle sich die Freundschaft auf keinen Fall nehmen lassen, erklärt er entschieden. „Ich habe den Eindruck, meine Frau will mir alles verbieten."

Der Streit um die Trennung, die Freundin und weitere Kinder eskaliere regelmäßig, wie beide übereinstimmend berichten. Sie würden sich regelmäßig über Stunden anschreien, und erst nach mehreren Tagen seien die Folgen überwunden, bis nach kurzer Zeit das Ganze von vorne beginne.

Bill fühlt sich von Ilse unter Druck gesetzt. Er will entweder die Beziehung verbessern, deswegen habe er Ilse zur Paartherapie überredet, oder sie soll einer gütlichen Trennung endlich zustimmen. Ilse will hingegen unbedingt, dass Bill die Freundin nicht mehr trifft und sich stattdessen um seine Familie kümmert und zustimmt, ein Haus zu kaufen. Bill lehnt die Rolle des Alleinverdieners ab und hat Sorge, Ilse könne immer „tyrannischer" werden.

Die beiden Krisen-Skripte

Nach dem Erstgespräch haben wir für diese Einheit die Erstellung der Krisen-Skripte vorgesehen. Ilse erzählt, dass sie ganz oft heimlich weint, da Bill nicht auf ihre Wünsche eingeht. Das verletze sie sehr. Sie möchte von Bill gerne wissen, woran es liegt, dass er sich trennen oder keine große Familie mit ihr haben will, dann wäre es besser für sie. Doch Bill will nicht darüber reden. „Ich weiß nicht, was ich dazu sagen soll." Ich frage, ob es hierzu eine konkrete Situation gibt, zu der jeder ein Krisen-Skript zeichnen könne. Sie stecken die Köpfe zusammen und flüstern eine ganze Weile und greifen schließlich zu den Stiften und dem Papier. Nach der Erklärung der Methode machen sich beide ans Werk. Stille kehrte ein.

Ilse will ihr Skript zuerst besprechen und legt den Block auf den Tisch zwischen uns. Bill schaut wenig interessiert zu und blickt des Öfteren auf sein Handy.

Ilses Krisen-Skript

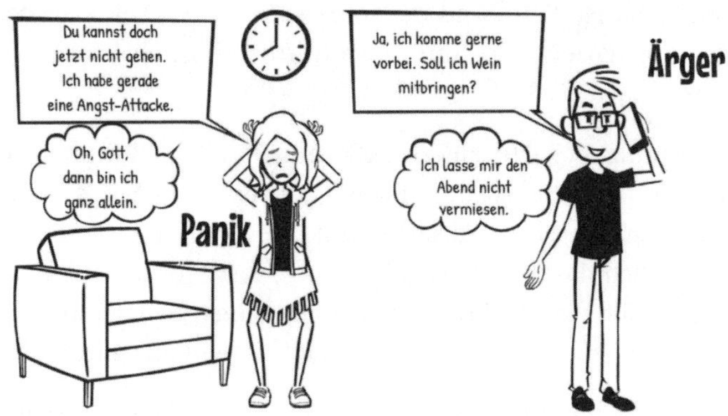
Du kannst doch jetzt nicht gehen. Ich habe gerade eine Angst-Attacke.
Oh, Gott, dann bin ich ganz allein.
Panik
Ja, ich komme gerne vorbei. Soll ich Wein mitbringen?
Ich lasse mir den Abend nicht vermiesen.
Ärger

1

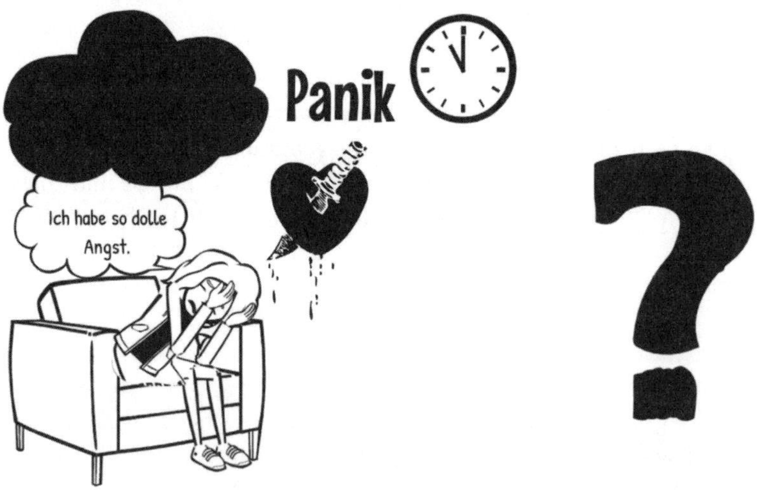
Panik
Ich habe so dolle Angst.

2

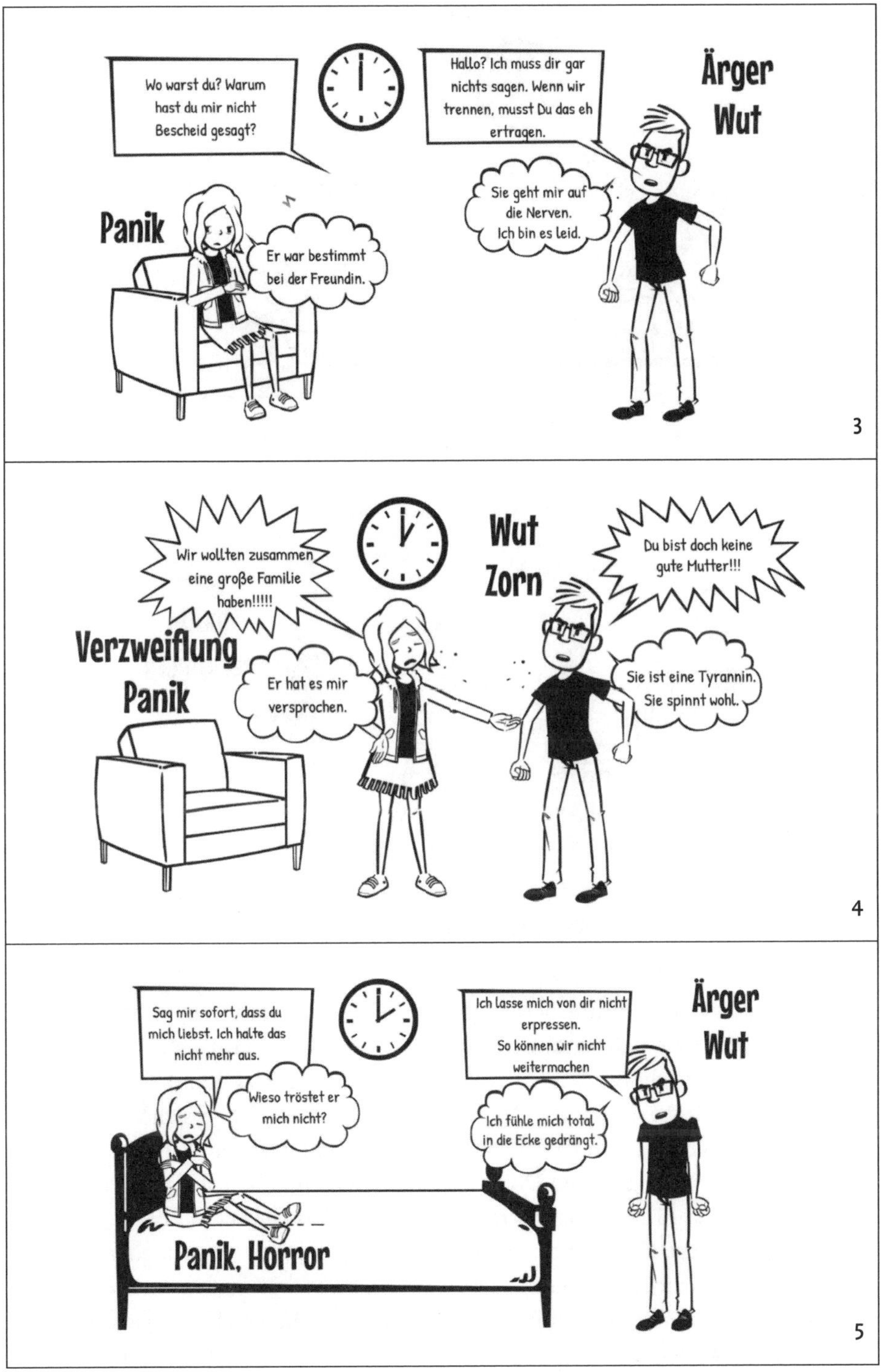
Wo warst du? Warum hast du mir nicht Bescheid gesagt?
Hallo? Ich muss dir gar nichts sagen. Wenn wir trennen, musst Du das eh ertragen.
Ärger
Wut
Sie geht mir auf die Nerven. Ich bin es leid.
Panik
Er war bestimmt bei der Freundin.
3
Wir wollten zusammen eine große Familie haben!!!!!
Wut
Zorn
Du bist doch keine gute Mutter!!!
Verzweiflung
Panik
Er hat es mir versprochen.
Sie ist eine Tyrannin. Sie spinnt wohl.
4
Sag mir sofort, dass du mich liebst. Ich halte das nicht mehr aus.
Ich lasse mich von dir nicht erpressen. So können wir nicht weitermachen
Ärger
Wut
Wieso tröstet er mich nicht?
Ich fühle mich total in die Ecke gedrängt.
Panik, Horror
5

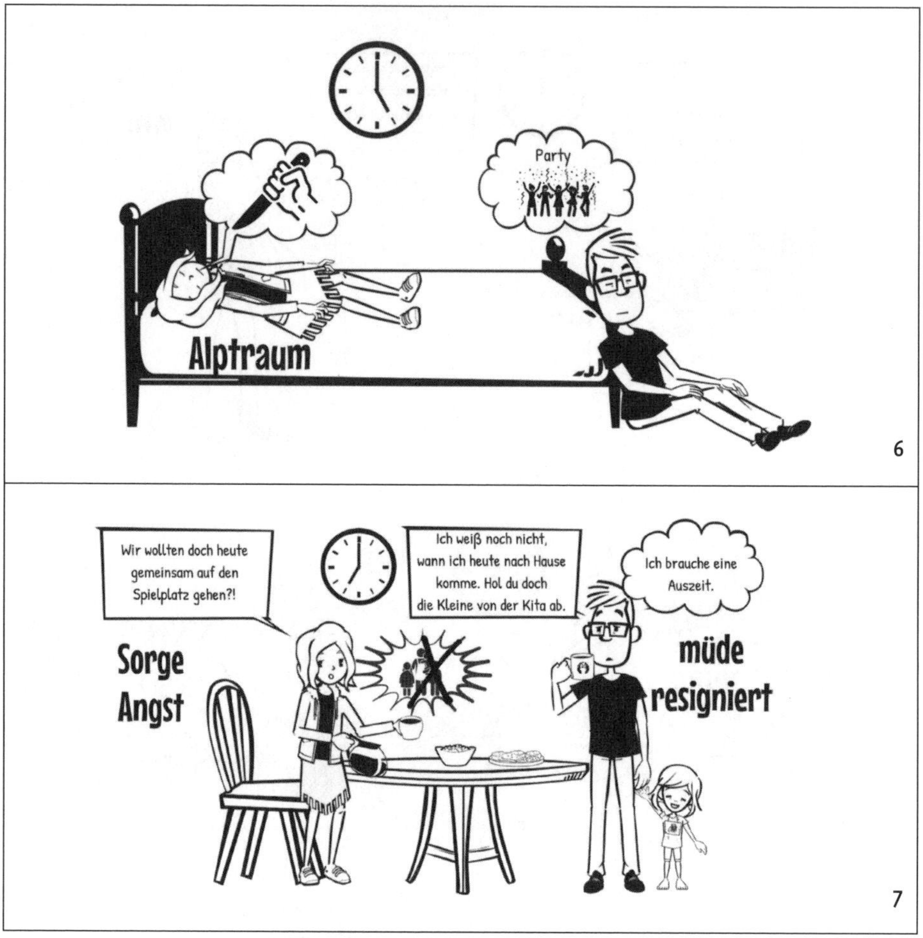
Party
Alptraum
6
Wir wollten doch heute gemeinsam auf den Spielplatz gehen?!
Ich weiß noch nicht, wann ich heute nach Hause komme. Hol du doch die Kleine von der Kita ab.
Ich brauche eine Auszeit.
Sorge
Angst
müde
resigniert
7

Abbildung 2.10: Ilses Krisen-Skript

Mit verhauchter leiser Stimme berichtet Ilse: „Dies war gerade in der letzten Woche. Ich hatte wieder eine Angstattacke. Trotzdem hat Bill sich einfach mit irgendwem verabredet. Es war schon spät. Wir wollten an diesem Abend über meine Wünsche reden. Bill hatte dem zugestimmt. Nicht wahr?“ Ilse schaut ihn unsicher an, und Bill hebt abwehrend eine Schulter. „Auf jeden Fall hatte ich, nachdem Bill gegangen war, erst recht panische Angst. Den Dolch mit dem Herzen habe ich dazu gemalt, weil es sich genau so anfühlte. Ich wusste nicht, wo er ist, ob er bei dieser Freundin ist, wann er nach Hause kommt oder ob überhaupt. Irgendwann bin ich eingeschlafen. So gegen Mitternacht kam er dann. Ja, es war 12 Uhr. Wieder hat er mir nicht gesagt, wo er war. Das fand ich so furchtbar.“ Ilse will offensichtlich nicht weinen und kramt mit zitternden Händen in ihrer Jacke nach einem Taschentuch. „Dann haben wir uns angebrüllt. Wie immer.“ Während sie ihre Nase putzt, kann ich mir diese zarte, schüchterne und unsichere Person beim besten Willen nicht schreiend vorstellen. „Ich wollte, dass Bill mir sagt, dass er mich liebt. Aber das hat er nicht getan. Ich habe so sehr gefroren. Doch Bill hat mich abgewiesen. Er hat mich immer wieder abgewiesen.“ Nun stiehlt sich doch eine Träne in ihr Auge. Etwas unmotiviert ergreift Bill ihre Hand, die sie ihm schlaff und leblos überlässt. „Ich hatte in der Nacht einen furchtbaren Albtraum. Bill war nicht zu mir ins Bett gekommen, sondern hatte auf dem Boden geschlafen. Garantiert hat er von Partys, Feiern und seiner viel geliebten Freiheit geträumt.“ An dieser Stelle legt Bill Ilses Hand zurück in ihren Schoß. Ilse zerknüllt ihr Taschentuch und beendet ihre Schilderung: „Und dann wollte er wieder fort von mir und hat mir wieder nicht gesagt, wo er hingeht und wann er wiederkommt. Dabei wollten wir doch einen Familientag machen.“ Mit ausdruckslosen leeren Augen schaut Ilse aus dem Fenster und wirkt wie in einer anderen Welt.

Ich erkenne in diesem Moment bei Ilse Anzeichen einer Dissoziation, und meine Sorge um diese schutzlose Frau wächst. Eine Weiterarbeit erscheint mir als zu belastend für sie. Auf meine ausdrückliche Empfehlung ist Bill dazu bereit, dass Ilse sich mit ihrem Rücken an seinen Bauch lehnt und er sie zu sanfter Musik in seinen Armen wiegt.

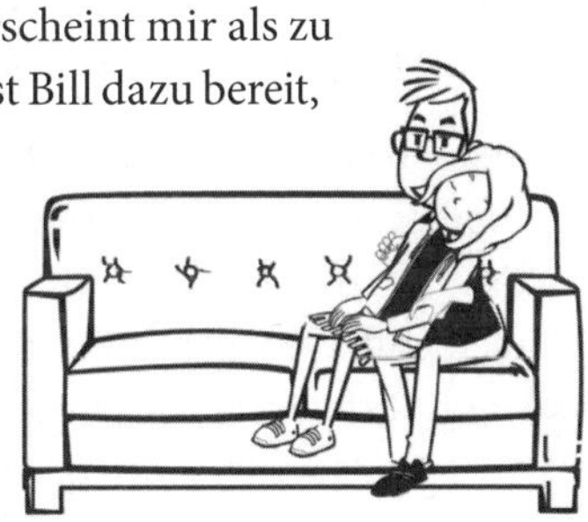

Bill hält Ilse relativ ungerührt, obwohl sie sich an ihn schmiegt und leise weint. Danach blüht sie regelrecht auf und wirkt genährt. Ihre Gesichtsfarbe hat von bleich zu zartrosa gewechselt, und nach einer kurzen Pause will Ilse sich mit den vier Fragen an das Krisen-Skript auseinandersetzen. Zuerst fügen wir vier Bilder aus dem Krisen-Skript in das Übersichtschema und machen uns dann an die Beantwortung der Fragen.

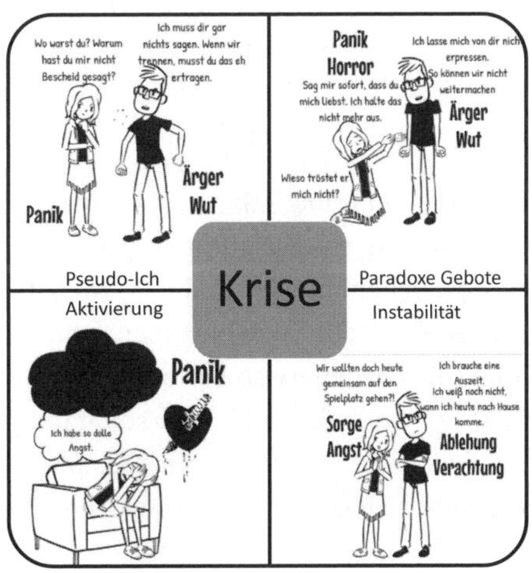
Wo warst du? Warum hast du mir nicht Bescheid gesagt?
Ich muss dir gar nichts sagen. Wenn wir trennen, musst du das eh ertragen.
Panik
Ärger
Wut
Pseudo-Ich
Panik
Horror
Sag mir sofort, dass du mich liebst. Ich halte das nicht mehr aus.
Ich lasse mich von dir nicht erpressen.
So können wir nicht weitermachen
Ärger
Wut
Wieso tröstet er mich nicht?
Paradoxe Gebote
Krise
Aktivierung
Panik
Ich habe so dolle Angst.
Instabilität
Wir wollten doch heute gemeinsam auf den Spielplatz gehen?!
Ich brauche eine Auszeit.
Ich weiß noch nicht, wann ich heute nach Hause komme.
Sorge
Angst
Ablehung
Verachtung

Gebote: Welche widersprüchliche Bewertung hat Ihnen am meisten zu schaffen gemacht?

„Ich habe Bill gebeten, mir zu sagen, dass er mich liebt. Hätte er mir das gesagt, hätte ich mich sofort wieder beruhigt. Doch er empfand das als Erpressung. Er hätte mich einfach nur in die Arme nehmen müssen, dann wäre sofort alles gut gewesen.“ Ilse entscheidet sich für diese Kurzform: „Ich will in den Arm genommen werden, obwohl

Bill es als Erpressung empfindet.“ Irritiert schüttelt sie den Kopf. „Sehr merkwürdig, aber so ist es.“

Pseudo-Ich: Welche Reaktion haben Sie gezeigt, um mit der Situation zurechtzukommen?
„Ich habe versucht, ihm nicht zu zeigen, wie viel Angst ich habe. Ich weiß, dass Bill meine Panikattacken hasst. Ich wollte ihn wirklich nicht unter Druck setzen. Ich wollte nur wissen, wann er wieder da ist, das war alles. Ich habe mich so sehr bemüht, höflich und sachlich zu bleiben.“

Aktivierung: Welche unvereinbaren Emotionen mussten Sie in den Griff bekommen?
„Es war vor allem diese Ungewissheit. Ist er jetzt bei dieser Freundin? Wann kommt er wieder? Kommt er überhaupt wieder? Ich wusste ja nichts. Er hat mir ja nichts gesagt. Ich hatte Angst und wollte, dass er bei mir ist, obwohl er nicht bei mir sein wollte. Als wolle ich mir Trost und Halt erschleichen, obwohl ich abgelehnt werde. Ach, das ist so schrecklich und widersinnig.“

Instabilität: Was gerät bei Ihnen ins Wanken, so sehr Sie sich auch bemühen, angemessen zu reagieren?
„Na, ich finde es normal, dass man Verabredungen, die einmal getroffen wurden, auch einhält. Doch Bill schmeißt alles permanent um. Ich weiß nie, woran ich bin. Dann verfalle ich in dieses kindliche Bitten und Betteln. Dabei will ich nur eine klare Ansage. Aber ich kann dann nicht standhaft bleiben.“

Ich fasse Ilses Antworten zu einer zusammenhängenden Aussage zusammen:

Ilse verbirgt sich hinter mühsamer Höflichkeit und Sachlichkeit, da sie den Widerspruch auflösen will, in den Arm genommen werden zu wollen, obwohl Bill dies als Erpressung empfindet. Sie meint, dafür büßen zu müssen, dass sie sich trotz Ablehnung Halt und Trost erschleichen will. Ilse tritt nicht dafür ein, dass sie sich Klarheit wünscht, sondern verfällt in kindliches Bitten und Betteln.

Ilse ist erschüttert. „Ja, damit versuche ich mir zu beweisen, dass Bill mich liebt, obwohl er das vielleicht gar nicht tut.“ Sie sucht Bills Blick, der mit verschränkten Armen neben ihr sitzt und wie ein Vulkan kurz vor dem Ausbruch wirkt. Leider geht unsere Zeit dem Ende entgegen, und die kleine Tochter muss aus dem Kindergarten abgeholt werden. Also vertagen wir die Betrachtung von Bills Krise auf die nächste Sitzung, die beide aus unterschiedlichen Motiven zeitnah ausmachen wollen. Ilse möchte nicht zu lange mit den aufgewühlten Emotionen allein bleiben, und Bill wünscht sich eine baldige Entscheidung wegen seiner Trennungsabsichten.

In der nächsten Therapieeinheit sieht Ilse ein wenig stabiler aus. Bill führt sie an seiner Hand in den Praxisraum. Ilse berichtet davon, dass sie ihren Partner mehrfach darum gebeten hat, sie im Arm zu wiegen, wie letztens in der Sitzung, das habe ihr so gutgetan. Bill habe ihr außerdem immer erzählt, wo er hingeht und wann er wiederkommt. Das habe sie sehr beruhigt. Bill schweigt dazu. Mir kommen ernste Zweifel, ob er bei der Betrachtung seines Krisen-Skriptes kooperativ mitwirken wird, und bin umso erstaunter, wie redselig und motiviert er sich der Analyse seiner Zeichnungen widmet.

Bills Krisen-Skript

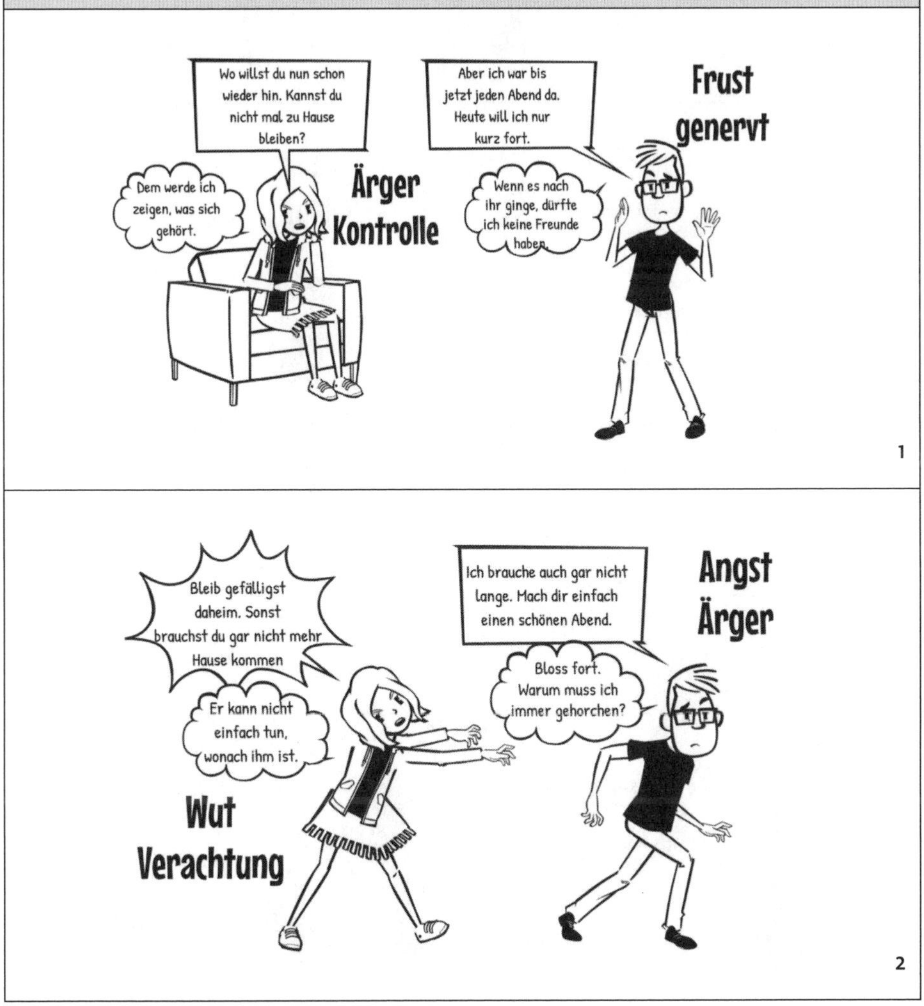
Wo willst du nun schon wieder hin. Kannst du nicht mal zu Hause bleiben?
Dem werde ich zeigen, was sich gehört.
Ärger
Kontrolle
Aber ich war bis jetzt jeden Abend da. Heute will ich nur kurz fort.
Wenn es nach ihr ginge, dürfte ich keine Freunde haben.
Frust
genervt
1
Bleib gefälligst daheim. Sonst brauchst du gar nicht mehr Hause kommen
Er kann nicht einfach tun, wonach ihm ist.
Wut
Verachtung
Ich brauche auch gar nicht lange. Mach dir einfach einen schönen Abend.
Bloss fort. Warum muss ich immer gehorchen?
Angst
Ärger
2

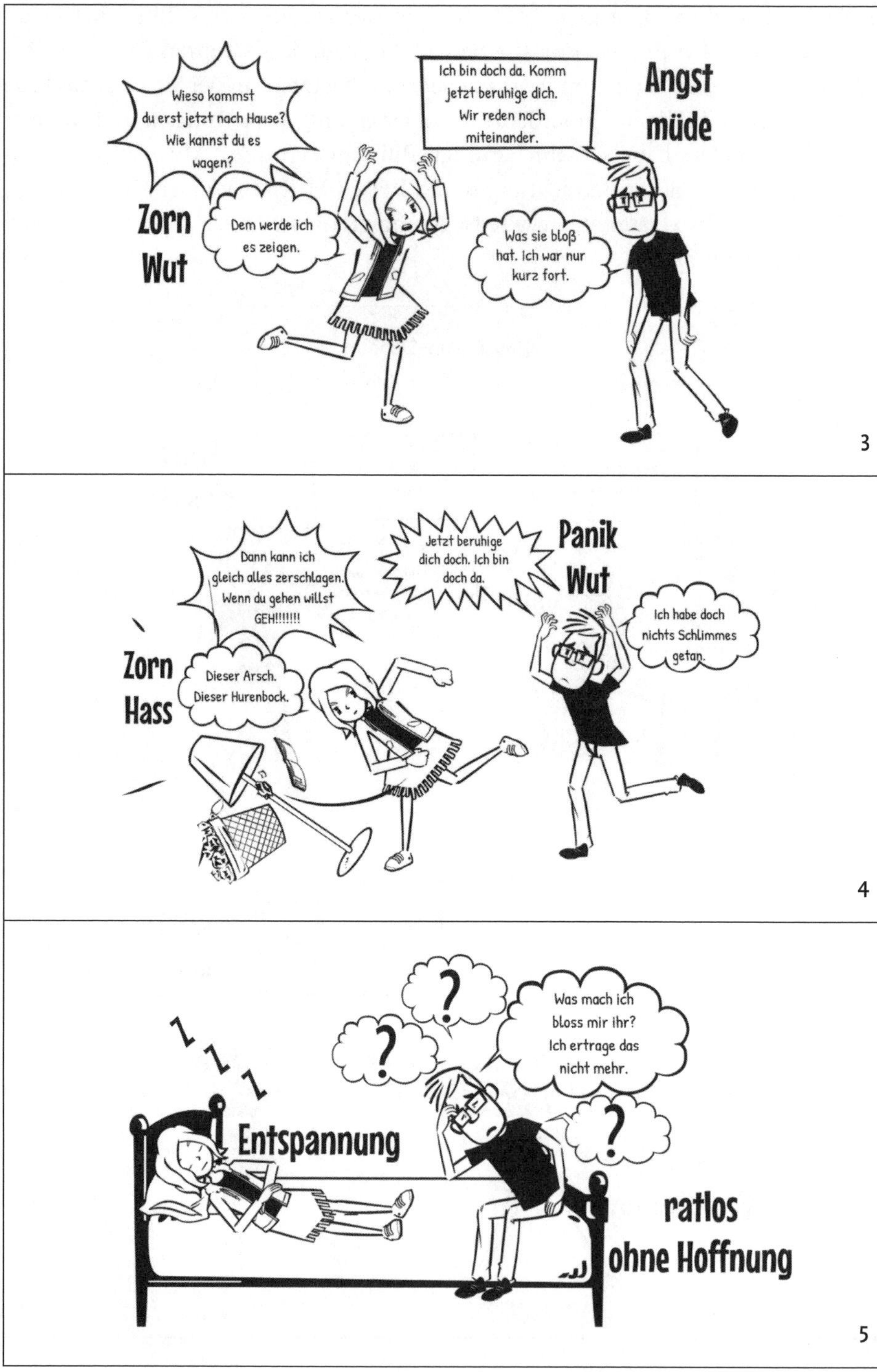
Wieso kommst du erst jetzt nach Hause? Wie kannst du es wagen?
Dem werde ich es zeigen.
Zorn
Wut
Ich bin doch da. Komm jetzt beruhige dich. Wir reden noch miteinander.
Angst
müde
Was sie bloß hat. Ich war nur kurz fort.
3
Dann kann ich gleich alles zerschlagen. Wenn du gehen willst GEH!!!!!!!
Dieser Arsch. Dieser Hurenbock.
Zorn
Hass
Jetzt beruhige dich doch. Ich bin doch da.
Panik
Wut
Ich habe doch nichts Schlimmes getan.
4
Entspannung
?
?
Was mach ich bloss mir ihr? Ich ertrage das nicht mehr.
?
ratlos
ohne Hoffnung
5

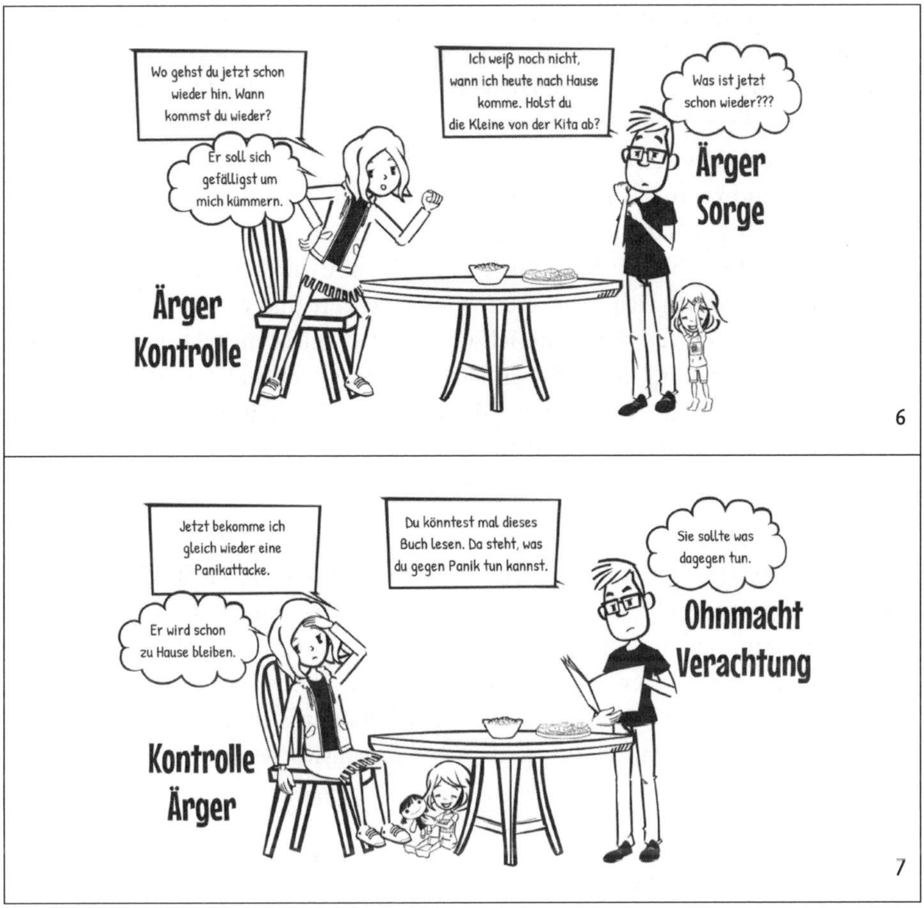
Wo gehst du jetzt schon wieder hin. Wann kommst du wieder?
Er soll sich gefälligst um mich kümmern.
Ich weiß noch nicht, wann ich heute nach Hause komme. Holst du die Kleine von der Kita ab?
Was ist jetzt schon wieder???
Ärger
Sorge
Ärger
Kontrolle
6
Jetzt bekomme ich gleich wieder eine Panikattacke.
Er wird schon zu Hause bleiben.
Du könntest mal dieses Buch lesen. Da steht, was du gegen Panik tun kannst.
Sie sollte was dagegen tun.
Ohnmacht
Verachtung
Kontrolle
Ärger
7

Abbildung 2.11: Bills Krisen-Skript

„Ich habe die Situation ganz anders erlebt“, beginnt Bill mit ernster Stimme. „Es war ein ganz normaler Abend, Ilse war sehr müde und wollte früh schlafen gehen. Ich hatte keine Lust, den Abend zu Hause zu vertrödeln und habe mich deswegen verabredet.“ Ilse geht dazwischen. „Aber du hast das nicht mit mir abgesprochen und mir auch nicht gesagt, wo du hingehst.“ Bill ignoriert Ilses Einwand und fährt ungerührt fort: „Ich konnte kaum zur Tür gehen, da lief Ilse mir schon nach. Ich kam mir vor wie ein rechenschaftspflichtiger Gefangener, der genau Bericht zu erstatten hat.“ Seine Stimme klingt erbost, und seine spürbar unterdrückte Wut lässt den Eindruck aufkommen, sein Zorn könne jeden Augenblick eskalieren. Ich wage kaum nachzufragen, um diese unterschwellig brodelnde Energie nicht zusätzlich zu aktivieren. „Bill, mich würde interessieren, was dagegensprechen könnte, hier offenzulegen, wo Sie an diesem Abend waren?!“ Wie befürchtet wirft Bill mir einen vernichtenden Blick zu und ist kurz davor, den Raum wutentbrannt zu verlassen. Mit geballter Faust schlägt er auf das Kissen neben ihm. Ilse zuckt zusammen, und mir ist ein wenig bang zumute. „Ich habe einen Freund besucht, den kennst du auch, Ilse." Mir ist unbegreiflich, warum er diesen Besuch vor seiner Partnerin geheim gehalten hat. Ilse nickt erleichtert, und Bill nimmt seinen Faden wieder auf: „Es wurde etwas später, und kaum hatte ich die Haustür aufgeschlossen, da kam Ilse mir schon wutentbrannt entgegen. Sie schmiss irgendwas auf den Boden und brüllte, ich könne auch gleich wieder gehen. Dabei hatte ich nur einen Abend für mich gebraucht, um Abstand zu bekommen. Ich habe Ilse ins Bett bugsiert und mir an ihrer Seite den Kopf zerbrochen, was ich tun kann. Ich weiß einfach nicht mehr weiter. Direkt am nächsten Morgen bekam sie wieder eine ihrer Panikattacken. Ich möchte, dass Ilse diese Anfälle in den Griff bekommt. Mir ist das wirklich zu viel." Erschöpft und verzweifelt hält er inne. Er sieht mich unverwandt an, und seine Not ist deutlich erkennbar.

Bill braucht eine Pause und macht einen kleinen Spaziergang, bevor wir uns mit den vier Bildern zu den vier Fragen beschäftigen. Nachdem er seine Strichmännchen-Bilder in die vier Kästchen der Übersicht gezeichnet hat, meint er: „Es ist wirklich erstaunlich, wenn ich mir das jetzt so anschaue. Ich hätte Ilse in den Arm nehmen können, ich hätte ihr sagen können, dass ich einen Freund besuche und auf jeden Fall vor Mitternacht zu Hause bin. Was hat mich da nur geritten?" Um dies herauszufinden, schlage ich ihm vor, die vier Fragen zu beantworten.

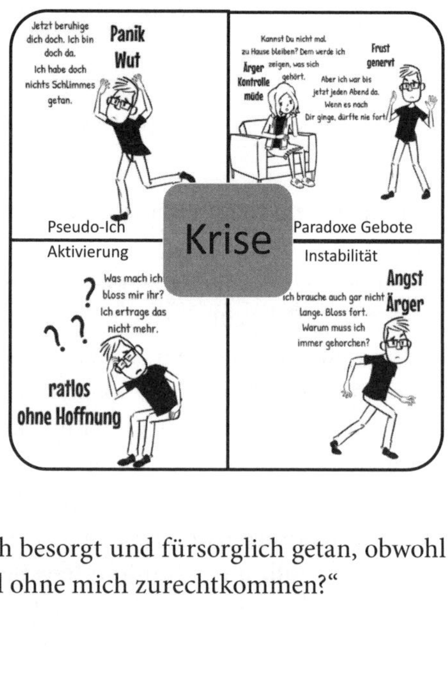

Gebote: Welche widersprüchliche Bewertung machte Ihnen am meisten zu schaffen?
„Ich fand es merkwürdig, dass Ilse müde war und wollte, dass ich bei ihr bleibe. Mir kam es vor, als solle ich ihr beim Schlafen zusehen. Ich hatte gedacht, sie ist jetzt ganz entspannt, dann kann ich mich davonmachen."

Pseudo-Ich: Welche Reaktion haben Sie gezeigt, um mit der Situation zurechtzukommen?
„Kaum dass ich die Wohnung betreten hatte, wurde mir schnell klar, dass Ilse mich sehr wohl gebraucht hatte. So habe ich besorgt und fürsorglich getan, obwohl die Wut in mir tobte. Kann sie nicht einmal ohne mich zurechtkommen?"

Aktivierung: Welche unvereinbaren Emotionen mussten Sie in den Griff bekommen?
„Irgendwann ist Ilse eingeschlafen. Ich war erleichtert, ich war ratlos, ich war zugleich unendlich erschöpft und müde. Ich wusste nicht, wie ich Ilse noch helfen kann. Soll ich nun alles aufgeben, nur für sie? Ich hatte wegen des freien Abends so ein schlechtes Gewissen."

Instabilität: Was gerät bei Ihnen ins Wanken, so sehr Sie sich auch bemühen, anmessen zu reagieren?
„Tja, wenn ich mich als freier und erwachsener Mann aus meiner eigenen Wohnung herausschleichen muss, um nicht am Weggehen gehindert zu werden, dann ist das wohl auch mein eigener Verdienst. Ich weiß, wie wichtig es Ilse ist, dass wir uns abstimmen. Doch ich tue das nicht. Ich kann es nun mal nicht leiden, wenn ich mich festlegen muss. Ich weiß, dass eine gemeinsame Entscheidung der bessere Weg wäre."

Ich überreiche Bill das Schema zur Bildung des Krisen-Skript-Satzes, und er füllt den Lückentext selbstständig aus:

Bill verbirgt sich hinter seiner Fürsorglichkeit, obwohl er eigentlich wütend ist, da er den Widerspruch auflösen will, dass er nicht gehen darf, obwohl Ilse ihn nicht mehr braucht. Er meint, dafür herhalten zu müssen, seine Freiheit haben zu wollen und Ilse im Stich zu lassen und tritt nicht für sich ein, indem er mit Ilse eine gute Entscheidung treffen würde.

Zweifelnd betrachte ich den Satz. „Wo kommt der Teil vor, dass Sie Ilse im Ungewissen lassen, ob Sie bei Ihrer Freundin sind oder ob Sie überhaupt vorhaben, nach Hause zu kommen, da Sie sich doch trennen wollen?" Durch meine Frage fühlt Bill sich in die Enge getrieben. „Ich bin nicht verpflichtet, meiner Partnerin zu sagen, wann ich wohin gehe." Ohne darauf einzugehen, fahre ich mit einem Finger seinen Satz ab: „Bill tritt nicht für sich ein, indem er mit Ilse eine gute Entscheidung treffen würde." Er rauft sich die Haare, und ich denke laut nach: „Ich frage mich, ob Sie Ilse deswegen nichts sagen, weil Sie irgendwie insgeheim wollen, dass Ilse Ihnen den Ausgang verbietet?" Bill hebt hilflos die Schultern. Schließlich gibt er auf und meint nach einem tiefen Seufzer: „Das kann gut sein. Ich bin wirklich ein verdrehter Typ." Als er dieses Mal Ilses Hand ergreift, tut er es mit echt empfundenem Mitgefühl. Seine Partnerin scheint in der Zwischenzeit an innerer Größe gewonnen zu haben.

Bevor wir diese Einheit beenden, gebe ich Ilse den Tipp, sich Bill gegenüber mit Vorwürfen zurückzuhalten und entwickele mit ihr einen Plan für den Umgang mit ihren Panikattacken. Ich stelle in Aussicht, dass wir die ungeklärten Fragen zu den Krisen-Skript-Sätzen besser verstehen werden, nachdem wir eine entsprechende

Krisen-Situation mit den Eltern angeschaut haben. Mit den Kopien zur Erstellung der Emotions-Skripte verlassen beide, einander zugewandt, meine Praxis.

Die Emotions-Skripte

In der darauffolgenden Behandlungseinheit erzählt Ilse, sie habe Bill in der Zwischenzeit vorgeschlagen, ein Klärungsgespräch zu führen, doch Bill war dagegen. Wegen Ilses „Eifersuchtsszenen" sei seine Freundin in einer ganz schlimmen Krise, und Bill müsse sich deswegen um sie kümmern. Bill streitet dies ab. „Ilse macht daraus immer ein Riesendrama und verdreht sämtliche Tatsachen."

Ilse wirkt wie ein verwundetes Tier, und Bill steht erneut unter akutem Druck, als wolle er jederzeit in die Luft gehen. Nach dieser Eskalation ist Ilse aus der gemeinsamen Wohnung ausgezogen, um Bill die Möglichkeit zur Entscheidung zu geben. In meiner Gegenwart konfrontiert sie ihn: „Wie wichtig bin ich dir?" Bill gibt ihr keine Antwort. Ich frage ihn, wie es ihm mit Ilses Auszug geht, doch statt eine Antwort zu geben, wendet er sich voller Vorwürfe an Ilse, als hätten wir nie über die schädigende Wirkung von Kritik und Vorwürfen gesprochen. „Du machst unsere Beziehung mit deiner Kontrollsucht und deinen Beziehungsabbrüchen kaputt. Das ist doch völlig krankhaft."

Ilse berichtete von ihrer Ausweglosigkeit. Sie schlägt nachts ihren Kopf an die Wand, da sie überhaupt nicht mehr weiterweiß.

Wir besprechen Ilses ungünstiges Timing, Bill zu einer Entscheidung bezüglich seiner Trennungsabsicht bewegen zu wollen. Wir hatten zu Beginn ausgemacht, uns Zeit zu nehmen, um die Dynamik der Beziehung zu verstehen und dass wir eine Auszeit von der Trennungsbedrohung benötigen. Bill hat sich an seinen Part gehalten und mit Ilse stets Absprachen über seine Aktivitäten getroffen. Auch wenn Ilses Bedrängnis nachvollziehbar ist, wurde durch ihr Handeln die Weiterarbeit gefährdet. Darüber sprechen wir eine ganze Weile, sehr zu Bills Beruhigung. Ich habe sogar den Eindruck, dass er jetzt von meiner Absicht überzeugt ist, beiden gerecht werden und keine Bündnisse schließen zu wollen. Ich erkläre der verschreckten Ilse, dass ihre Not verständlich ist, doch dass wir so leider nicht weiterkommen. Schließlich bedenkt sie die Möglichkeit, doch ein wenig vorschnell reagiert zu haben. Ich kann an dieser Stelle etwas besser nachvollziehen, was für Bill im Leben mit Ilse herausfordernd sein mag.

Der emotionale Orkan beruhigt sich, Ilse will wieder in die gemeinsame Wohnung zurückkehren, und auch Bills Unmut hat sich gelegt. Wir machen uns an die Emotions-Skripte.

Ich frage mit der gebotenen Vorsicht nach den Herkunftsfamilien. Wir wollen uns anschauen, in welcher Weise die Wunden der Kindheit zu den schlimmen Beziehungsdramen beitragen. Das findet Bill, auch wenn er inzwischen vom Wert unseres gemeinsamen Bemühens überzeugt scheint, abstrus. Er fällt in seine herablassende Abwehr zurück: „Wofür soll das jetzt wieder relevant sein?“ Schließlich erzählt Ilse, dass Bill ständig von seiner dominanten Mutter tyrannisiert worden sei.

Obwohl das Paar die Anleitung zu den Emotions-Skripten bereits von mir erhalten hat, gestalten sie diese, wegen der vielen zwischenzeitigen Konflikte, erst jetzt in meiner Gegenwart, Ilse sehr motiviert und Bill überaus unwillig. Ilse will mit der Betrachtung ihrer Zeichnungen beginnen.

Ilses Emotions-Skript

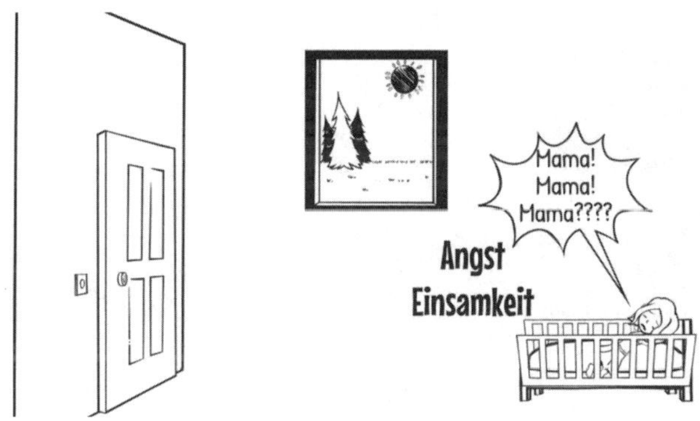

1

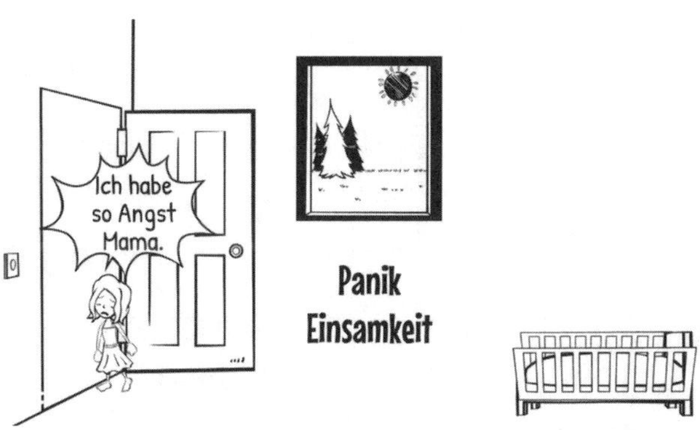

2

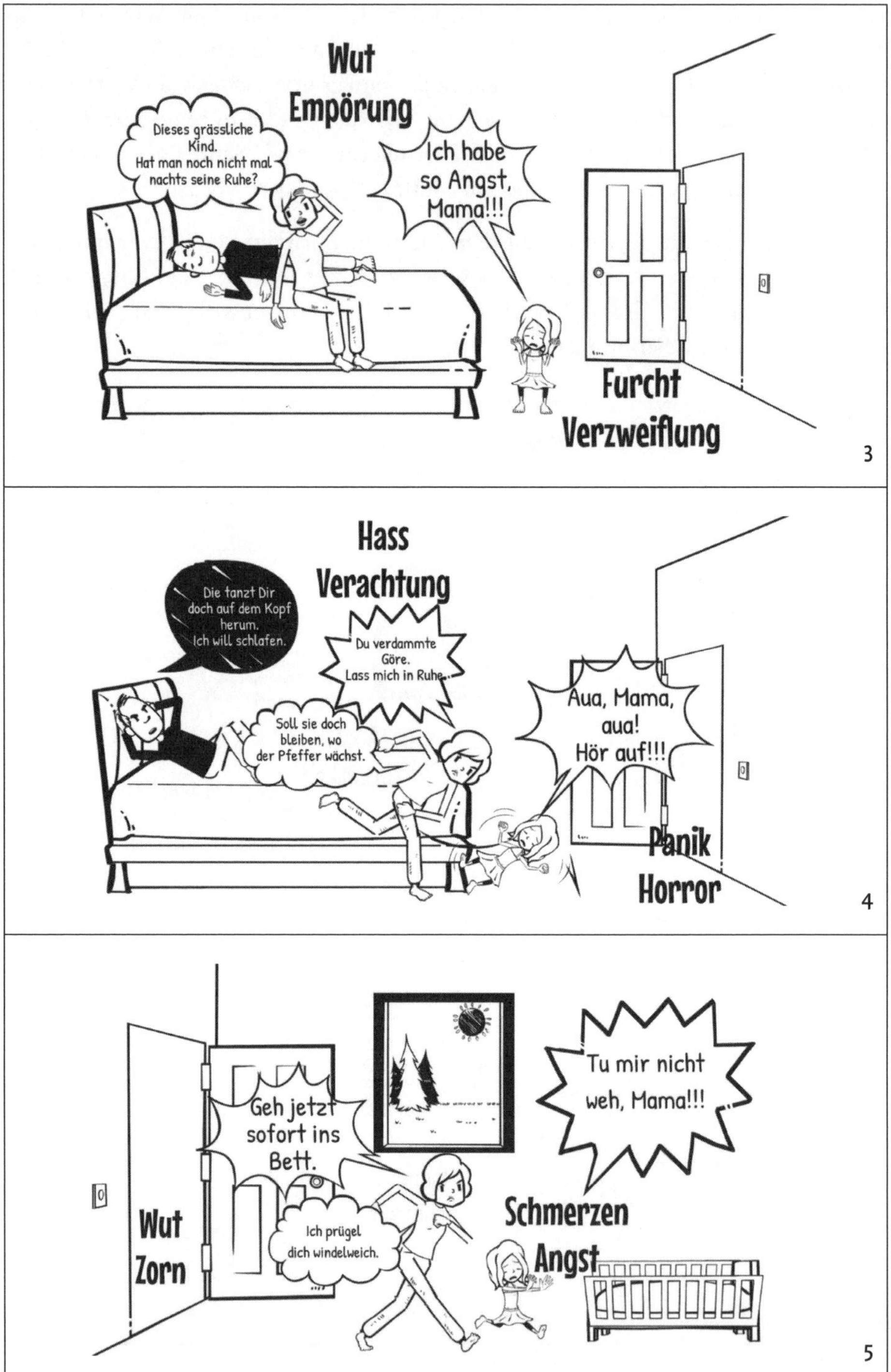
Wut
Empörung
Dieses grässliche Kind. Hat man noch nicht mal nachts seine Ruhe?
Ich habe so Angst, Mama!!!
Furcht
Verzweiflung
3
Hass
Verachtung
Die tanzt Dir doch auf dem Kopf herum. Ich will schlafen.
Du verdammte Göre. Lass mich in Ruhe...
Soll sie doch bleiben, wo der Pfeffer wächst.
Aua, Mama, aua! Hör auf!!!
Panik
Horror
4
Geh jetzt sofort ins Bett.
Ich prügel dich windelweich.
Tu mir nicht weh, Mama!!!
Wut
Zorn
Schmerzen
Angst
5

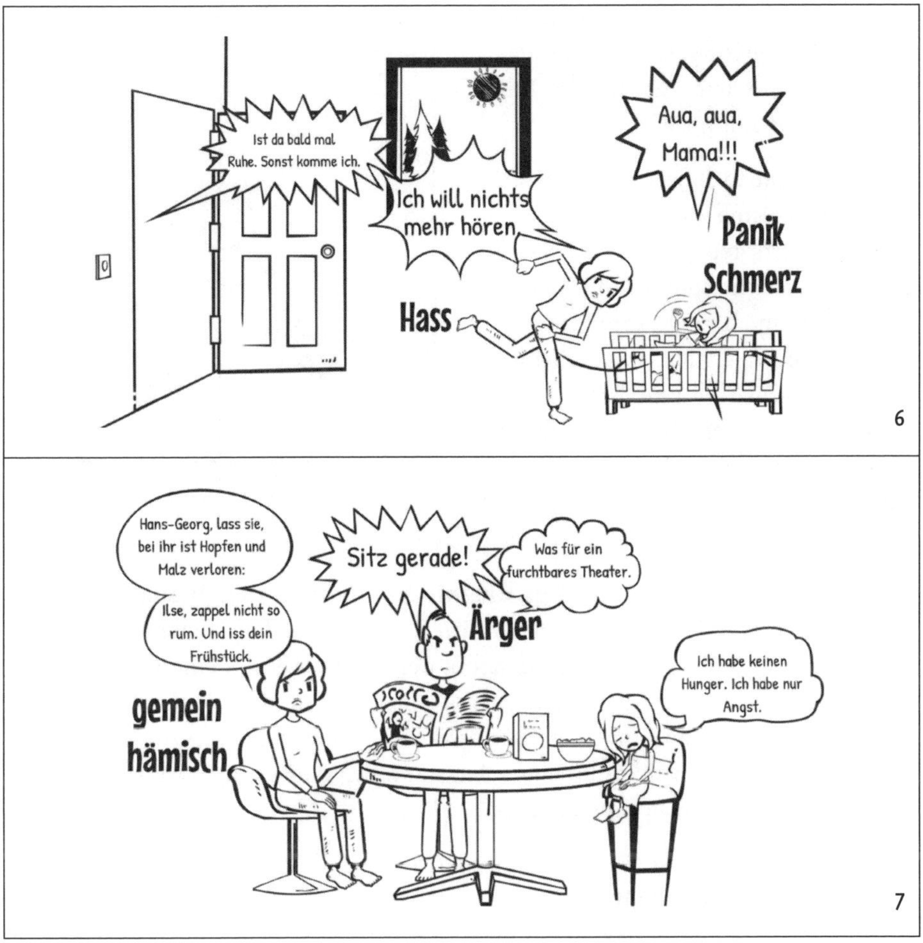
Ist da bald mal Ruhe. Sonst komme ich.
Ich will nichts mehr hören
Aua, aua, Mama!!!
Panik
Schmerz
Hass
6
Hans-Georg, lass sie, bei ihr ist Hopfen und Malz verloren:
Sitz gerade!
Was für ein furchtbares Theater.
Ilse, zappel nicht so rum. Und iss dein Frühstück.
Ärger
Ich habe keinen Hunger. Ich habe nur Angst.
gemein
hämisch
7

Abbildung 2.12: Ilses Emotions-Skript

Mit bebenden Worten beschreibt Ilse die Szenen: „Ich bekam Schläge von meiner Mutter, als ich klein war und zu meinen Eltern ins Bett wollte. Ich hatte Angst, allein zu schlafen. Meine Eltern wollten das nicht, weshalb ich sehr verzweifelt war. Gefühlt spielte sich dieses Drama fast jede Nacht ab, was meine Mutter unfassbar wütend machte. Sie hat mich geschlagen, in mein Kinderzimmer gezerrt und mich regelrecht ins Bett geschmissen. Jeden Morgen war ich noch total müde und deprimiert. Meine Eltern haben sich regelrecht gegen mich verschworen. Meine Mutter hat mich auch geschlagen, wenn ich nicht essen wollte. Manchmal hat sie mich eingesperrt. Meine Schwester war ihr Augenstern. Sie durfte zu meinen Eltern ins Bett. Ich nie. Ich war furchtbar eifersüchtig auf meine Schwester. Sie wurde gelobt, und mein bloßes Dasein war meinen Eltern schon ein Dorn im Auge."

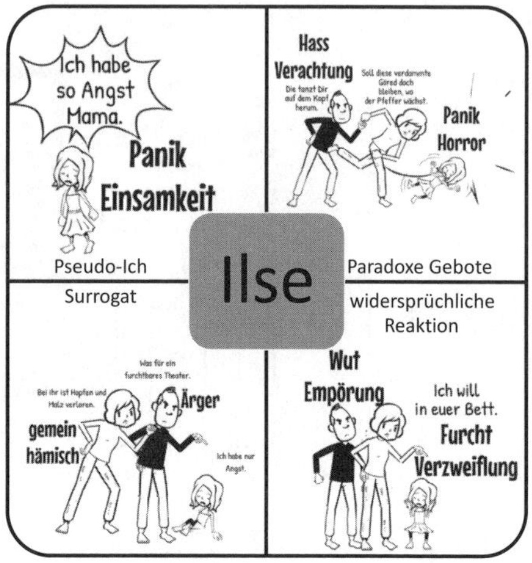

Ich bitte Ilse, vier Bilder passend zu den vier Fragen zu gestalten, und danach kümmern wir uns um die Bildung der Beziehungssätze.

Welche paradoxe Bewertung machte Ihnen am meisten zu schaffen?
„Meine Eltern hatten ständig Streit und waren sich spinnefeind. Doch wenn es um mich ging, waren sie sich einig. Mein Vater hat zwar meiner Mutter vorgeworfen, sie hätte mich nicht im Griff. Aber beide haben ihren Hass dann gegen mich gerichtet. Sie waren immer gegeneinander, nur in ihrer Ablehnung gegen mich waren sie sich einig.“

Welche Reaktion haben Sie gezeigt, um mit der Situation zurechtzukommen?
Ilse greift sich ans Herz. „Wenn ich es mir jetzt so ansehe, dann hatte ich vor einem noch mehr Angst als vor der Einsamkeit in der Nacht. Wenn meine Eltern stritten, und das taten Sie ja ständig, da hatte ich noch mehr Angst, dass sie sich trennen und dass meine Mutter dann mit meiner Schwester abhaut. Oh, das wird mir jetzt erst richtig klar. Ich habe wohl mit meinen Angstanfällen dafür sorgen wollen, dass sich die Wut meiner Eltern auf mich richtet.“

Welche unvereinbaren Emotionen mussten Sie in den Griff bekommen? Mussten Sie für irgendetwas herhalten?
„Was ich nicht wirklich verstanden habe, warum meine Eltern mich so abgelehnt haben. Was war denn falsch an mir? Wenn ich es mir so ansehe, habe ich die ganze Familie zusammengehalten. Meine Eltern hatten eine furchtbare Ehe. Sie haben sich bis aufs Messer bekämpft. Ich war für die wie eine Art Blitzableiter. Sie haben ihre ganze Verachtung, die sie in sich trugen, an mir entladen.“

Was geriet bei Ihnen ins Wanken, so sehr Sie sich bemüht haben, angemessen zu reagieren?
„Ich habe immer wieder die Nähe zu meinen Eltern gesucht. Ich wollte ja zu denen ins Bett, obwohl es immer nur Prügel, Geschrei und Ablehnung gab. Sie haben sich jede Nacht aufgeregt, wenn ich ankam. Doch ich konnte nicht anders. Es war wie ein Zwang.“

Ich reiche Ilse das Schema zur Bildung des Emotions-Skript-Satzes, und am Ende liegt uns dieses Ergebnis vor:

Ilse musste ihre Sorge vor der Trennung der Eltern hinter der Überzeugung verbergen, dass die nächtlichen Dramen allein an ihren Angstzuständen liegen, da sie den Widerspruch auflösen musste, dass die Eltern gegeneinander waren, aber einig in ihrer Ablehnung Ilse gegenüber. Ilse meinte, für die Verachtung der Eltern büßen zu müssen, indem sie als Blitzableiter herhielt, um die Ehe der Eltern zu retten, und entgegen der Vorgabe, dass Ilse nicht stören sollte, ist Ilse immer wieder zu den Eltern gegangen und hat die Ablehnung und Prügel auf sich genommen.

Während Bill gelangweilt Löcher in die Luft starrt, beugt Ilse sich tief über ihren Satz. In Schönschrift schreibt sie alles in ihr „Therapiebüchlein". Danach kommt ihr die Erkenntnis: „Dann habe ich womöglich nur deswegen meine Angstattacken, um unsere Beziehung zu retten?"

Wir schreiben den Satz auf die heute Situation um:

Ilse muss ihre Sorge vor einer Trennung hinter der Überzeugung verbergen, dass die nächtlichen Dramen allein an ihren Angstzuständen liegen, da sie den Widerspruch auflösen will, dass Bill gegen sie sein könnte und beide sich einig sind in der Ablehnung ihrer Person. Ilse meint, für diese Fremd- und Selbstverachtung büßen zu müssen, indem sie als Blitzableiter herhält, um ihre Beziehung mit Bill zu retten. Entgegen der Vorgabe, dass Ilse nicht stören soll, geht sie immer wieder zu ihm und nimmt seine Ablehnung in Kauf.

Ilse resümiert: „Ich habe diese Angstattacken erst in dieser schlimmen Form, seitdem Bill ständig abends weggeht, sich trennen will und viel netter zu allen anderen Menschen ist, nur nicht zu mir." Jetzt schaltet Bill sich doch ein. „Und ich bin ständig weg, seitdem du andauernd von einer großen Familie schwafelst, nicht mehr arbeiten gehst und ich der Alleinverdiener sein soll. So sieht nämlich die Sache aus. Da mache ich nicht mit."

Wieder ist geduldiges Beschwichtigen der eskalierenden Interaktion nötig, bis wir auf Bills Skript eingehen können. Mir ist wichtig, seine Kindheitserfahrungen mit der gleichen Sorgfalt zu bedenken. In der noch verbleibenden Zeit sollten wir beide Emotions-Skripte betrachtet haben, um möglichen Krisen bis zum nächsten Termin vorzubeugen. Trotz seines offenkundigen Frustes ist Bill bereit, sich zu zentrieren, sein Emotions-Skript zu zeigen und es umfassend zu besprechen.

Bills Emotions-Skript

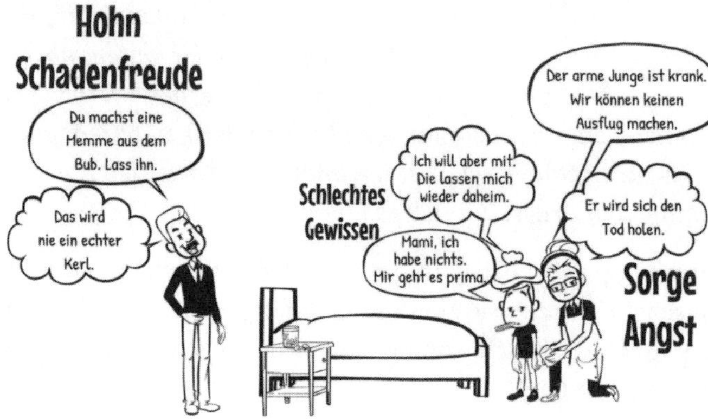
Hohn
Schadenfreude
Du machst eine Memme aus dem Bub. Lass ihn.
Das wird nie ein echter Kerl.
Schlechtes Gewissen
Ich will aber mit. Die lassen mich wieder daheim.
Mami, ich habe nichts. Mir geht es prima.
Der arme Junge ist krank. Wir können keinen Ausflug machen.
Er wird sich den Tod holen.
Sorge
Angst

1

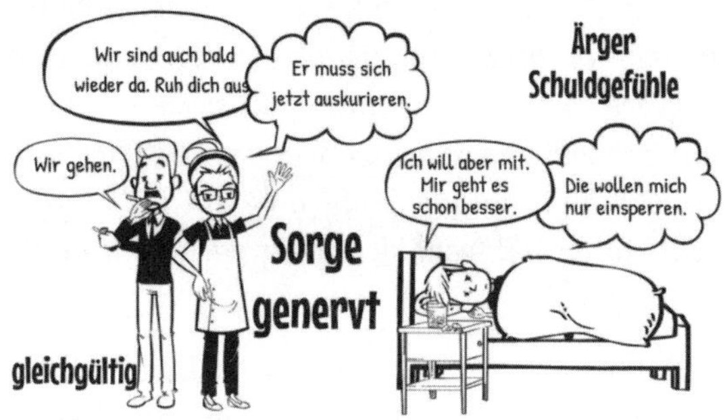
Wir sind auch bald wieder da. Ruh dich aus.
Er muss sich jetzt auskurieren.
Wir gehen.
Sorge
genervt
gleichgültig
Ärger
Schuldgefühle
Ich will aber mit. Mir geht es schon besser.
Die wollen mich nur einsperren.

2

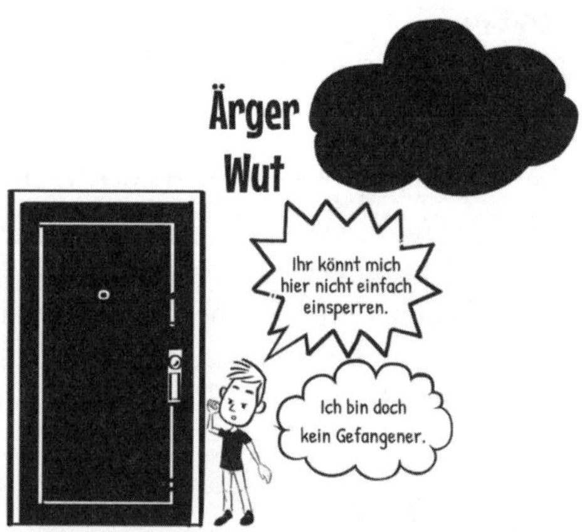
Ärger
Wut
Ihr könnt mich hier nicht einfach einsperren.
Ich bin doch kein Gefangener.

3

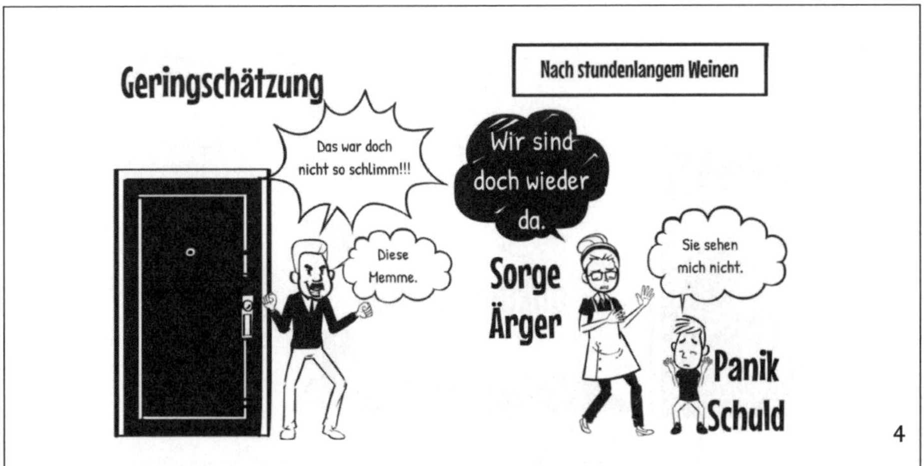
Geringschätzung
Das war doch nicht so schlimm!!!
Diese Memme.
Nach stundenlangem Weinen
Wir sind doch wieder da.
Sorge
Ärger
Sie sehen mich nicht.
Panik
Schuld

4

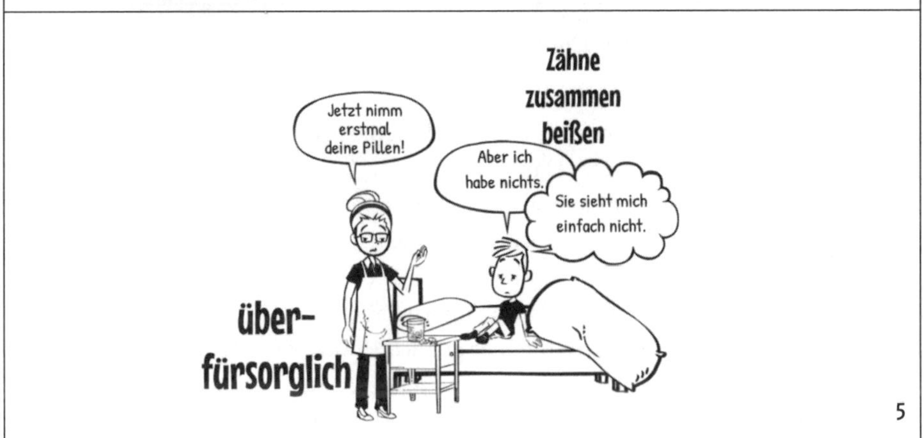
Zähne zusammen beißen
Jetzt nimm erstmal deine Pillen!
Aber ich habe nichts.
Sie sieht mich einfach nicht.
über-fürsorglich

5

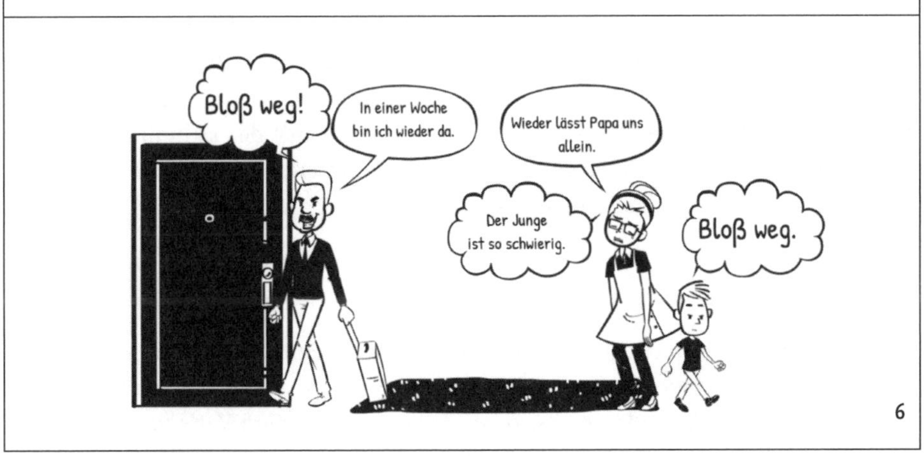
Bloß weg!
In einer Woche bin ich wieder da.
Wieder lässt Papa uns allein.
Der Junge ist so schwierig.
Bloß weg.

6

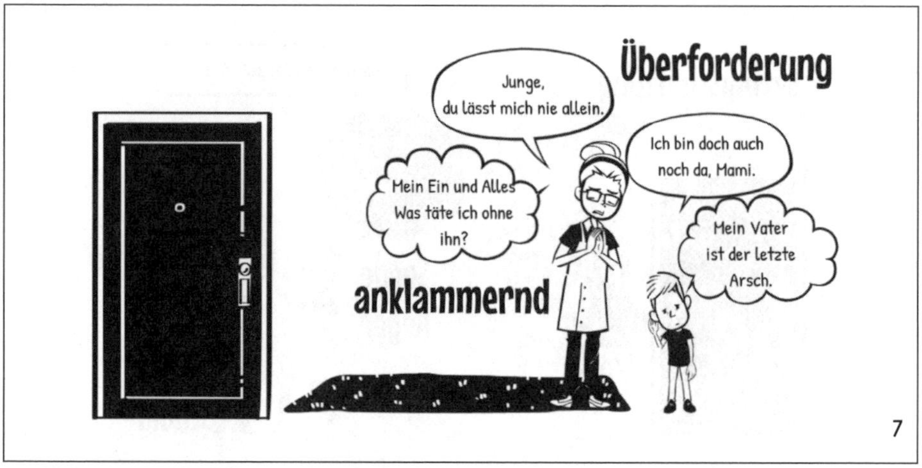
Überforderung
Junge, du lässt mich nie allein.
Mein Ein und Alles Was täte ich ohne ihn?
anklammernd
Ich bin doch auch noch da, Mami.
Mein Vater ist der letzte Arsch.
7

Abbildung 2.13: Bills Emotions-Skript

Bill erklärt: „Ich war etwa fünf Jahre alt, und meine Mutter war ständig besorgt, ob ich nicht krank werden könnte. Das war eben der Ausdruck ihrer Liebe. Sie hat da auch nichts gelten lassen. Ob ich nun getobt oder geweint habe, meine Mutter ließ mich einfach auflaufen. Schlimm war, dass mein Vater mich dafür verachtet hat. Aber er war so oft weg, dass ich ja nur meine Mutter hatte und mich auf sie konzentrieren musste. Das ist bis heute so. Meine Eltern haben mich in dieser Szene nicht mit auf einen Ausflug genommen, weil ich angeblich krank war. Da gab es kein Durchkommen. Ich habe stundenlang geweint und getobt. Als sie zurückkamen, war meine Mutter total besorgt. Mein Vater hat mir den Eindruck vermittelt, dass alles gar nicht so schlimm sei, sie wären doch nur kurz fort gewesen. Ich hatte ständig das Gefühl, dass ich meiner Mutter etwas antue. Mein Vater hat mich nicht gesehen und auch meine Mutter nicht. Diese Angst meiner Mutter um mich, ihre Überfürsorglichkeit und zugleich diese Verachtung durch meinen Vater, das zieht mich bis heute runter. Meine Mutter hat sich immer an mich geklammert, aber ich hatte ständig ein schlechtes Gewissen, dass ich ihr so viel Sorgen bereite."

Ich bitte Bill, zu den vier Fragen vier Bilder auszuwählen, was er trotz eingangs wirscher Unzufriedenheit konzentriert angeht.

Welche paradoxe Bewertung machte Ihnen am meisten zu schaffen?
„Da gab es etliche Ungereimtheiten. Warum lässt meine Mutter mich allein, sperrt mich sogar ein, und ist andererseits so besorgt um mich? Mein Vater vermittelte mir stets, das sei alles gar nicht so schlimm. Ich denke, der hat das einfach nicht wahrgenommen. Der war ja ständig nur fort."

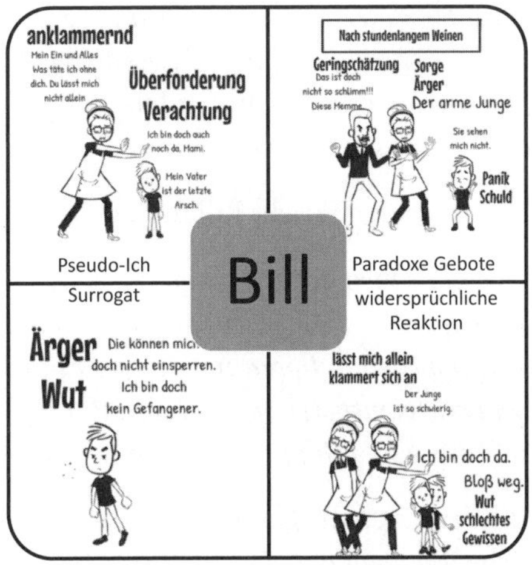

Welche Reaktion haben Sie gezeigt, um mit der Situation zurechtzukommen?
„Am ehesten hatte ich wohl ein schlechtes Gewissen gegenüber meiner Mutter, da mir ihre Sorge zu anstrengend war. Ich bin bei ihr geblieben, obwohl ich wegwollte. Ich habe mich gewissermaßen einsperren lassen. Dann war es einigermaßen erträglich."

Welche unvereinbaren Emotionen mussten Sie in den Griff bekommen? Mussten Sie für irgendetwas herhalten?
„Schlimm waren die Wut und das schlechte Gewissen. Ich konnte ja wohl kaum wütend auf meine besorgte und überängstliche Mutter sein. Die sah überall nur Gefahren. Ich denke, ich musste dafür herhalten, dass mein Vater so viel weg war und er nie auf meine Mutter eingegangen ist."

Was geriet bei Ihnen ins Wanken, so sehr Sie sich bemüht haben, angemessen zu reagieren?
„Dieses Heulen und Jammern, das habe ich an mir nicht akzeptiert. Mein Vater hat mich dafür verachtet, und meine Mutter war noch besorgter. Doch am schlimmsten war wohl das schlechte Gewissen über die Wut, die ich trotz der Besorgtheit in mir gespürt habe. Ich hatte den Eindruck, dass ich mich um sie kümmern muss und kein eigenes Leben haben darf."

Bill hat sehr zu schlucken nach der Zusammenstellung der vier Antworten. Seine bockige Ärgerlichkeit weicht, als ich ihm meinen Eindruck über sein Kindheitsdilemma schildere: „Es sieht so aus, als hätten Ihre Eltern Sie zu einem unterordnungsbereiten Menschen erzogen, und zugleich wurde Ihnen die Rolle des Kümmerers für Ihre Mutter zugeschoben. Ihr Vater hatte selten Zeit und überließ Sie Ihrer frustrierten Mutter. Damit wurde Ihnen zwar ein gewisser Einfluss zuerkannt, jedoch war Ihre Mutter Herrscherin über Ihr Wohlergehen." Bills Augen füllen sich mit Tränen. In einer anschließenden Intervention findet er ein inneres Bild zu einer adäquateren Reaktion der Eltern. Erst dann können wir den Beziehungssatz bilden:

Bill musste sein wahres Empfinden der Überforderung und Wut hinter der Überzeugung verbergen, sich um die Mutter zu kümmern und sich von ihr einsperren zu lassen, da er den Widerspruch auflösen musste, dass alles nicht so schlimm sei, wenn seine Mutter sich anklammerte und ihn einsperrte. Bill meinte, dafür herhalten zu müssen, dass der Vater nicht einfühlsam gegenüber der Mutter und dass Bill ebenfalls wütend auf die Mutter war, und entgegen der Vorgabe, dass er sich um die Mutter kümmern sollte, wollte er nur weg, fühlte sich jämmerlich, klein und dennoch voller Wut über sein verpasstes Leben.

Selbstständig bezieht Bill diesen Satz auf seine Beziehung zu Ilse:

„Ich muss mein wahres Empfinden der Überforderung und Wut hinter der Überzeugung verbergen, mich um Ilse zu kümmern und mich von ihr einsperren zu lassen, da ich den Widerspruch auflösen muss, dass es nicht so schlimm ist, wenn Ilse sich anklammert und mich einsperrt. Ich meine, dafür büßen zu müssen, dass ich wütend auf Ilse bin. Ich will nur weg, fühlt mich jämmerlich, klein und voller Wut über mein verpasstes Leben."

Bill rauft sich die Haare, bis sie wirr nach allen Seiten abstehen. In ihm rattern sämtliche Rädchen der Verarbeitung. Ilse scheint den Atem anzuhalten, und ich gebe ihr ein Zeichen, ihn ungestört nachspüren zu lassen. Unvermittelt springt er auf und verlässt geradezu fluchtartig den Raum. Ratlos schauen wir ihm durch die offen gelassene Tür hinterher. „Das macht er zu Hause auch so", kommentiert Ilse sachlich. Nach seiner Rückkehr – er „musste mal wohin" – sortiert er zielstrebig alle herumliegenden Blätter in einen Zeichenblock und schaut dann wieder auf. „Stimmt so was von genau. Ich fasse es nicht." Wegen anderer Termine müssen wir die Sitzung leider schnell beenden. Im Flur ergreift Bill meine Hand und schüttelt sie lange. „Danke!" Ein solcher Moment ist für mich immer der größte Lohn für die holprige Berg-und-Tal-Fahrt des anstrengenden Ringens um die Liebe eines Paares.

Die Trauma-Triade

Beim darauffolgenden Termin hat sich die häusliche Situation beruhigt. Ilse ist mit der Tochter wieder in die Wohnung zurückgekehrt, und Bill will zwei Zugeständnisse machen. Er ist bereit, mit Ilse Häuser anzuschauen und seine Trennungsabsichten zu überdenken, aber nur, wenn sie einverstanden ist, dass er sich mit seiner Bekannten treffen und jederzeit am Abend weggehen kann. So steht diese Therapieeinheit ganz unter dem Stern dieser Verhandlung. Ilse noch weiter entgegenzukommen käme für Bill einer Kapitulation gleich.

Das junge Paar wirkt zwar stärker verbunden, aber Bill kämpft um seine Position: „Wenn ich da jetzt auch noch nachgebe, hast du mich in der Hand, genau wie meine Mutter." Ilse flüstert: „Aber dann ist es genau wie bei meinen Eltern, ich habe das Gefühl, ihr beide verschwört euch gegen mich." Es kostete einiges an Überzeugungskraft, die Rolle der störenden Dritten im Bunde genauer zu betrachten. Wir nehmen uns vor, die Triangulierung beider Eltern-Kind-Beziehungen genauer zu betrachten.

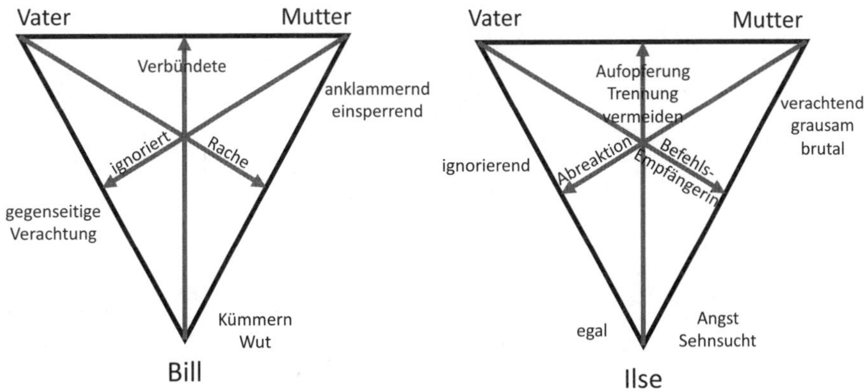

Abbildung 2.14: Triangulierung der Eltern-Kind-Beziehungen bei Ilse und Bill

Wir schauen uns erst die Beziehungskonstellationen zwischen den Eltern an, dann die Beziehung beider Elternteile zum Kind und schließlich die Mutter-Kind- bzw. die Vater-Kind-Beziehung. Danach will ich einige Hypothesen überprüfen. „Bill kann es sein, dass Ihr Vater es womöglich genoss, wie verzweifelt Sie als Kind waren? Ihre Mutter hat Sie eingesperrt und mit ihrer Fürsorge tyrannisiert. Hier steht sogar das Wort Rache." Bill nickt zuerst nachdenklich, dann beginnt er zu zittern. „Das kann sein, ich weiß das im Grunde genommen. Doch ich wollte es nicht wahrhaben." Ich wage mich weiter vor: „Kann es sein, dass Ilse nun Ihre Wut abbekommt, die Sie als Kind nicht zum Ausdruck bringen konnten?"

Bevor er etwas dazu sagen kann, frage ich Ilse: „Ich habe den Eindruck, dass Bill in ähnlicher Weise grausam mit Ihnen umgeht wie Ihre Mutter und er Ihre Not ignoriert wie Ihr Vater. Ich kann mich ja irren. Doch Sie haben damals die Prügel hingenommen, und auch heute opfern Sie sich auf."

Beide sehen erst mich erschüttert an, dann sehen sie einander fragend an. Gleich platzt die Bombe, denke ich. Doch nichts geschieht. Ilse flüstert ergeben: „Ja, ich bin zu allem bereit, was Bill von mir will." Bill kapituliert. „Ja, ich will eine folgsame Frau, genau wie mein Vater. Bingo. Getroffen und versenkt." „Welche Rolle spielt da diese Freundin?", will ich von Bill wissen. „Meine Freiheitsgarantie!" Ich sehe Ilse fragend an. „Bill hat mir die Monogamie zugesagt." „Ich bin monogam", kommt es von Bill. Ich lasse mich in meinen Sessel zurückfallen und schweige.

Schließlich bietet Ilse an: „Ich bin bereit, dass du diese Frau triffst, wenn du mit mir die Treffen vorher abstimmst." Bill nimmt Ilse in den Arm. „Deal!"

<table>
<tr><th>Bill</th><th>Ilse</th></tr>
<tr><td>

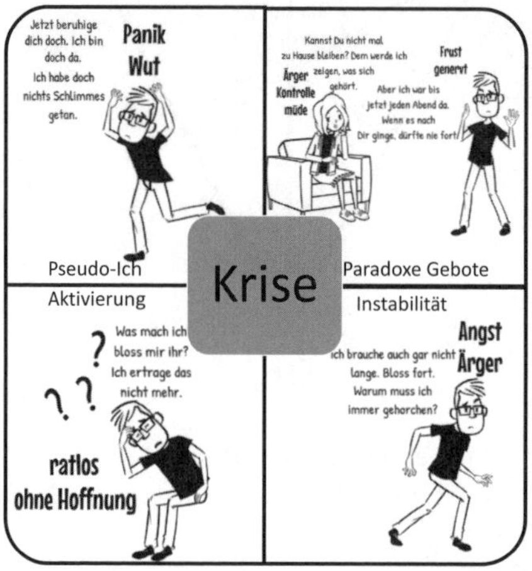
Jetzt beruhige dich doch. Ich bin doch da. Ich habe doch nichts Schlimmes getan.
Panik
Wut
Kannst Du nicht mal zu Hause bleiben? Dem werde ich zeigen, was sich gehört.
Ärger
Kontrolle
müde
Frust
genervt
Aber ich war bis jetzt jeden Abend da. Wenn es nach Dir ginge, dürfte nie fort.
Pseudo-Ich
Paradoxe Gebote
Krise
Aktivierung
Instabilität
Was mach ich bloss mir ihr? Ich ertrage das nicht mehr.
ratlos
ohne Hoffnung
Angst
Ärger
ich brauche auch gar nicht lange. Bloss fort. Warum muss ich immer gehorchen?

</td><td>

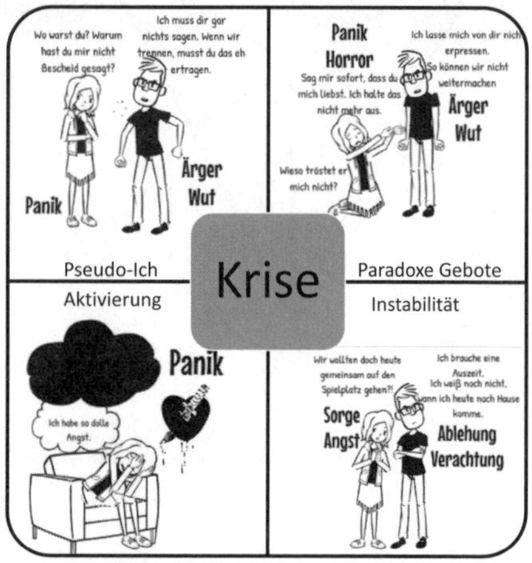
Wo warst du? Warum hast du mir nicht Bescheid gesagt?
Ich muss dir gar nichts sagen. Wenn wir trennen, musst du das eh ertragen.
Panik
Ärger
Wut
Panik
Horror
Sag mir sofort, dass du mich liebst. Ich halte das nicht mehr aus.
Ich lasse mich von dir nicht erpressen. So können wir nicht weitermachen
Ärger
Wut
Wieso tröstet er mich nicht?
Pseudo-Ich
Paradoxe Gebote
Krise
Aktivierung
Instabilität
Panik
Ich habe so dolle Angst.
Wir wollten doch heute gemeinsam auf den Spielplatz gehen?!
Ich brauche eine Auszeit. Ich weiß noch nicht, wann ich heute nach Hause komme.
Sorge
Angst
Ablehung
Verachtung

</td></tr>
<tr><td>Bill verbirgt sich hinter seiner Fürsorglichkeit, obwohl er eigentlich wütend ist, da er den Widerspruch auflösen will, dass er nicht gehen darf, obwohl Ilse ihn nicht mehr braucht. Er meint, dafür herhalten zu müssen, seine Freiheit haben zu wollen und Ilse im Stich zu lassen. Er tritt nicht für sich selbst ein, indem er mit Ilse eine gute Entscheidung trifft.</td><td>Ilse verbirgt sich hinter mühsamer Höflichkeit und Sachlichkeit, da sie den Widerspruch auflösen will, in den Arm genommen werden zu wollen, obwohl Bill dies als Erpressung empfindet. Sie meint, dafür büßen zu müssen, dass sie trotz Ablehnung Halt und Trost erschleichen will. Ilse tritt nicht dafür ein, dass sie sich Klarheit wünscht, sondern verfällt in kindliches Bitten und Betteln.</td></tr>
<tr><td>

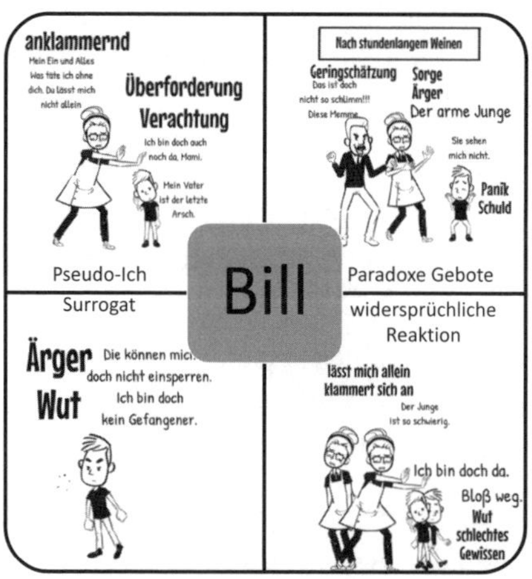
anklammernd
Mein Ein und Alles Was täte ich ohne dich. Du lässt mich nicht allein
Überforderung
Verachtung
Ich bin doch auch noch da, Mami.
Mein Vater ist der letzte Arsch.
Nach stundenlangem Weinen
Geringschätzung
Das ist doch nicht so schlimm!!! Diese Memme.
Sorge
Ärger
Der arme Junge
Sie sehen mich nicht.
Panik
Schuld
Pseudo-Ich
Paradoxe Gebote
Bill
Surrogat
widersprüchliche Reaktion
Ärger
Wut
Die können mich doch nicht einsperren. Ich bin doch kein Gefangener.
lässt mich allein
klammert sich an
Der Junge ist so schwierig.
Ich bin doch da.
Bloß weg.
Wut
schlechtes Gewissen

</td><td>

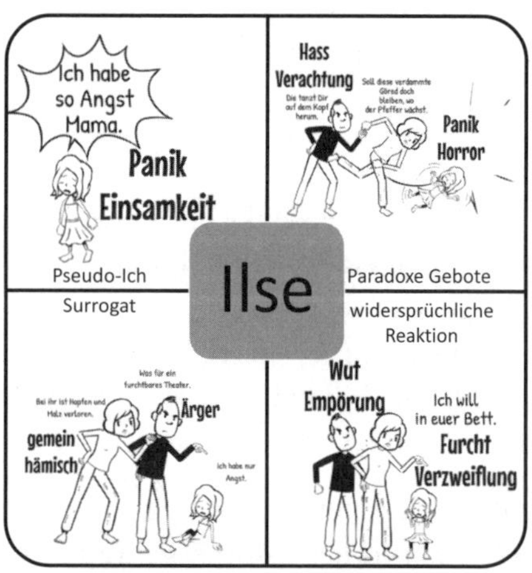
Ich habe so Angst Mama.
Panik
Einsamkeit
Hass
Verachtung
Die tanzt Dir auf dem Kopf herum.
Soll diese verdammte Göre doch bleiben, wo der Pfeffer wächst.
Panik
Horror
Pseudo-Ich
Paradoxe Gebote
Ilse
Surrogat
widersprüchliche Reaktion
Was für ein furchtbares Theater.
Bei ihr ist Hopfen und Malz verloren.
Ärger
gemein
hämisch
Ich habe nur Angst.
Wut
Empörung
Ich will in euer Bett.
Furcht
Verzweiflung

</td></tr>
</table>

Bill	Ilse
Bill muss sein wahres Empfinden der Überforderung und Wut hinter der Überzeugung verbergen, sich um Ilse zu kümmern und sich von ihr einsperren zu lassen, da er den Widerspruch auflösen muss, dass es nicht so schlimm ist, wenn Ilse sich anklammert und ihn einsperrt. Bill meint, dafür büßen zu müssen, dass er nicht einfühlsam und dass er wütend auf Ilse ist. Er will nur weg, fühlt sich jämmerlich, klein und voller Wut über sein verpasstes Leben.	Ilse muss ihre Sorge vor einer Trennung hinter der Überzeugung verbergen, dass die nächtlichen Dramen allein an ihren Angstzuständen liegen, da sie den Widerspruch auflösen will, dass Bill gegen sie sein könnte und beide sich einig sind in der Ablehnung ihrer Person. Ilse meint, für diese Fremd- und Selbstverachtung büßen zu müssen, indem sie als Blitzableiter herhält, um ihre Beziehung zu Bill zu retten. Entgegen der Vorgabe, dass Ilse nicht stören soll, geht sie immer wieder zu ihm und nimmt seine Ablehnung in Kauf.

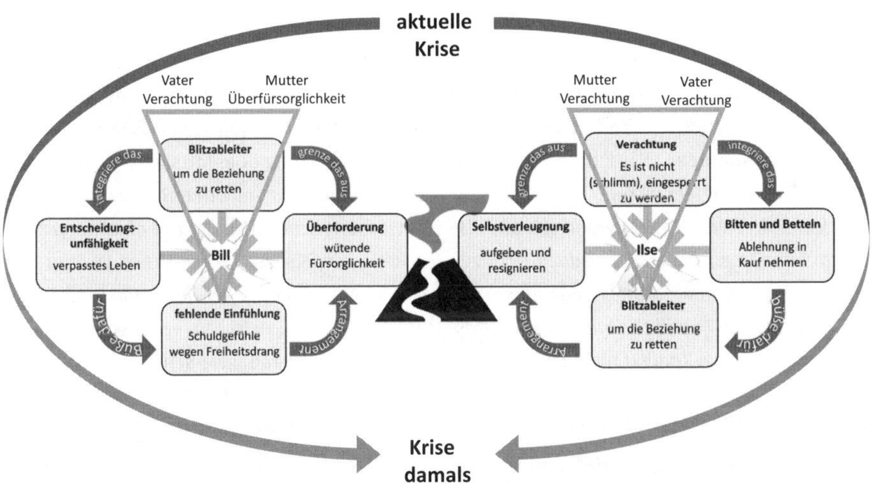

Abbildung 2.15: Der Vermeidungszirkel

Abschließende Analyse von Ilse und Bill

Bill	Ilse
Pseudo-Ich Was verbirgt die Person, und wie könnte der jeweilige Kindheitskonflikt hieran beteiligt sein? *Bill verbirgt vor Ilse seine Wut und sein schlechtes Gewissen, da er meint, sich um sie kümmern zu müssen. Damit löst er eine kindliche Verpflichtung ein, ein besserer Partner als sein Vater zu sein, und stellt sich gleichzeitig über den Vater.*	**Pseudo-Ich** Was verbirgt die Person, und wie könnte der jeweilige Kindheitskonflikt hieran beteiligt sein? *Ilse ist sich ihrer großen Angst vor Trennung und einem Leben ohne Schutz nicht wirklich bewusst. Sie verbirgt ihre Verlustangst vor Bill und vor sich selbst. Das mag an der Verbündung ihrer Eltern gegen die Tochter liegen.*
Paradoxe Gebote Welchen Widerspruch versucht die Person vergeblich gegen innere Widerstände aufzulösen? Wie könnte der Kindheitskonflikt in Form von Kritik, Abwertung oder Missachtung in die aktuelle Beziehung hineinwirken? *Bill erlebte seine Mutter als tyrannisch und Ilse ebenso. Seine Empörung darf er jedoch nicht zeigen, da sein Vater ihm absprach, dass die Einengung schlimm sei. Er will Ilse womöglich verlassen, da er mit diesem Konflikt nicht fertig wird.*	**Paradoxe Gebote** Welchen Widerspruch versucht die Person vergeblich gegen innere Widerstände aufzulösen? Wie könnte der Kindheitskonflikt in Form von Kritik, Abwertung oder Missachtung in die aktuelle Beziehung hineinwirken? *Zuwendung scheint für Ilse mit Ablehnung gekoppelt zu sein. Sie war für die Eltern wichtig, damit eine Verbindung zwischen ihnen entstand. So kann Ilse nur wählen zwischen negativer Zuwendung oder dem Ausgestoßenwerden.*
Aktivierung der Surrogat-Funktion Für was musste die Person in der Kindheit herhalten, welche widersprüchlichen Empfindungen durfte sie nicht wahrhaben, und welches Thema wird dadurch zum Tabu in der jetzigen Paarbeziehung? Welche Emotion steht im Zwiespalt zwischen Loyalität und Integrität? *Sein Wunsch nach Freiheit steht der Loyalität zu Mutter und Partnerin entgegen, da er meint, für beide da sein zu müssen. Sein Vater drängte ihn in diese unechte Loyalität. Dies scheint das Gefängnis zu sein, in dem er sich befindet. Es war für den Vater keine Option, den Sohn in seiner Integrität zu stärken.*	**Aktivierung der Surrogat-Funktion** Für was musste die Person in der Kindheit herhalten, welche widersprüchlichen Empfindungen durfte sie nicht wahrhaben, und welches Thema wird dadurch zum Tabu in der jetzigen Paarbeziehung? Welche Emotion steht im Zwiespalt zwischen Loyalität und Integrität? *Ilses Wunsch nach echter Verbindung und Verbindlichkeit ist untergraben von ihrer Selbstverachtung. Wie ein Blitzableiter nimmt sie Grausamkeiten hin, nur um irgendeine Aufmerksamkeit zu erhalten und die Ehe der Eltern und ihre eigene Beziehung zu kitten. Was sie nicht weiß, ist, ob Bill um ihrer selbst willen bei ihr bleibt.*

<table>
<tr><th>Bill</th><th>Ilse</th></tr>
<tr><td>Widersprüchliche Reaktion / Instabilität
Welche Instabilität muss die Person im Zaum halten, welche Reaktion wird gezeigt, und woran zeigt sich die fehlende Integrität und damit zugleich die Wachstumsherausforderung?
Bill ist nicht in der Lage, Absprachen zu treffen und sich in einer Beziehung verbindlich zu zeigen. Er schleicht sich lieber mit schlechtem Gewissen davon und lässt sich einsperren.</td><td>Widersprüchliche Reaktion / Instabilität
Welche Instabilität muss die Person im Zaum halten, welche Reaktion wird gezeigt, und woran zeigt sich die fehlende Integrität und damit zugleich die Wachstumsherausforderung?
Wenn Ilse von Bill klar und deutlich Absprachen und Stellungnahmen einfordern würde, müsste sie sich damit konfrontieren, dass Bill sie nicht wirklich will, und dann müsste sie sich damit auseinandersetzen, dass sie ihn (ge)braucht, da sie nicht eigenständig leben kann.</td></tr>
<tr><td colspan="2">Das gemeinsame Interaktionsthema
Bills Entwicklungsaufgabe liegt darin, Absprachen treffen und einhalten zu lernen. Hierdurch gestärkt, könnte er für seinen Wunsch nach Autonomie eintreten. Da Ilse Angst vor einem eigenständigen Leben hat, fordert sie Bill hier nicht wirklich, und damit braucht er sich seiner Verweigerung nicht zu stellen. Zugleich verachtet Bill Ilse für ihre Schwäche, obwohl ihre Angst ihm zugleich dient. Offen bleibt, warum Bill bei Ilse bleibt. Fühlt er sich aus schlechtem Gewissen verpflichtet, da er besser als sein Vater sein will oder will er wirklich eine erwachsene Beziehung mit Ilse aufbauen? Ilse ist sich ebenfalls nicht sicher, aus welchen Motiven heraus Bill gehen oder bleiben will. Lieber nimmt sie Bills Unverbindlichkeit und unterdrückte Wut hin. Sie stellt sich nicht ihrer Entwicklungsaufgabe, ein eigenes Leben aufzubauen und macht sich damit abhängig von Bills Launen. Vermutlich steht die Trauer über die Verachtung der Eltern beiden im Wege, um sich frei für- oder gegeneinander zu entscheiden. Bill nutzt Ilses Trennungsangst aus und Ilse Bills Schuldgefühle.</td></tr>
</table>

Die vier Akteure der verzerrten Interaktion

Um diesem Paar beim Ausstieg aus dem destruktiven Beziehungsmuster zu helfen, brauchen Ilse und Bill einen gangbaren Weg für das Wagnis, ihre inneren Verletzungen zu empfinden und den Widerstand dagegen aufzugeben. Es fällt beiden nach wie vor schwer, Verantwortung für die eigene Entwicklung und die Bewusstwerdung ihrer abgelehnten Gefühle zu übernehmen. Noch immer sind Ilse und Bill davon überzeugt, dass eine Veränderung vom anderen kommen müsse.

Diese Abwehr wird nachvollziehbar, wenn wir den Ansatz der psychodynamischen Therapie von Clarkin, Yeomans und Kernberg (2018) zurate ziehen und diesen mit dem Beziehungsmodell der vier Grenzverletzungsanteile verbinden. Wenn bei den frühen Bezugspersonen Hass, Verachtung oder Ignoranz vorherrschen, ohne die Gegenreaktionen von Liebe, Zuwendung oder Annahme, kann ein Kind die unerträgliche Überflutung nur bewältigen, indem es die Sehnsucht nach Nähe leugnet oder die bedrohliche Wut abspaltet. Die innerpsychischen Prozesse werden in der Partnerschaft in Form gegenseitiger Enttäuschung und Aggressionen nach außen verlagert. Dort soll die Auflösung erfolgen, und jeder erwartet, von der inneren Not befreit zu werden.

Der psychodynamische Ansatz geht davon aus, dass eine Person bei traumatisierenden Konflikten in der Kindheit durch die Spaltung in gegensätzliche Dyaden zwischen Objekt- und Subjektrepräsentanzen ein verzerrtes Selbstkonzept „So bin ich in Beziehung zu anderen" entwickelt. Diese Verzerrung ist der Person nicht bewusst. Eine böse Objektrepräsentanz wäre beispielsweise eine wichtige Bezugsperson, die das Kind ablehnt, traumatisiert oder ignoriert. Eine gute Objektrepräsentanz wäre demgegenüber die liebevoll zugewandte, nährende Bezugsperson. Hierzu stellt sich die Selbstrepräsentanz des Kindes in Beziehung. Die böse Selbstrepräsentanz wäre gegenüber der ablehnenden Bezugsperson eventuell das anspruchsvolle, ungehorsame Kind. Eine gute Selbstrepräsentanz könnte das freie unabhängige Kind sein, welches der verfolgenden Bezugsperson entkommt, während eine andere Selbstrepräsentanz sich trotzdem nach Liebe sehnt. Im Kind entstehen hierdurch unvereinbare Widersprüche, Selbstablehnung oder Zorn auf die Eltern. Die daraus abgeleiteten unvereinbaren Paradoxien führen zu einem zersplitterten inkongruenten Selbstkonzept.

Diese Zusammenhänge sind dem Klientenpaar zu vermitteln, auch wenn dies wegen der Komplexität der psychodynamischen Theorie nicht einfach ist. Eine Integration der gespaltenen Objekt- und Selbstrepräsentanzen ist jedoch notwendig, um die Zerrbilder bewusst zu machen und Beziehungsfähigkeit überhaupt erst zu ermöglichen.

Wenn wir die Aspekte der Objekt- und Selbstrepräsentanzen, die jeweils durch einen Affekt miteinander verbunden sind und zugleich von einer Person abgewehrt werden, zusammenfügen, wird die Entsprechung zu den vier inneren Grenzverletzungsanteilen deutlich.

Verbindung der psychodynamischen Therapie mit dem Beziehungsmodell der Grenzverletzung

Objektrepräsentanz = Gebote der Bezugspersonen
Selbstrepräsentanz = (dysfunktionale) Reaktion auf die Gebote der Bezugspersonen
Affekt = Vermeidung der Gefühle, die auf Ablehnung stoßen
Abwehr = Überlebensmuster des Pseudo-Ich

Die Autoren des psychodynamischen Ansatzes erklären, wie mit diesen vier Aspekten umgegangen werden kann. „Die Repräsentanzen, welche die innere Objektwelt bilden, sind nicht direkt beobachtbar. Lediglich aus den sich wiederholenden Interaktionsmustern des Patienten in seinen Beziehungen zu anderen Personen (…) können Rückschlüsse gezogen werden. Für ein Verständnis der ablaufenden Verhaltensmuster ist es hilfreich, sich die Interaktionen als Szenen eines Dramas mit unterschiedlich verteilten Rollen vorzustellen, die wiederum die aktivierten Teil-Selbst- und Teil-Objekt-Repräsentanzen widerspiegeln" (Clarkins, Yeomans & Kernberg 2018, S. 38).

Ich sehe darin eine Übereinstimmung mit dem Beziehungsmodell der vier Grenzverletzungsanteile, die gemeinsam für jede Person des Paars gebildet werden. In der psychodynamischen Therapie werden die Anteile vom Therapeuten bestimmt, was sicherlich bei sehr grenzverletzten, verwirrten Menschen zu treffenderen Ergebnissen führt als die Bestimmung durch die Klienten selbst. Wenn die Grenzverletzung durch die Eltern besonders traumatisierend war und kaum Reaktionen wie Trost, Verständnis oder Zuwendung gezeigt wurden, kommt es zu Spaltungen in den vier Grenzverletzungsanteilen. Die Eltern waren zum einen bedrohlich und zum anderen vernachlässigend. Die Überlebensreaktion des Pseudo-Ich schwankt in späteren Beziehungen in der Regel zwischen Rücksichtslosigkeit und Selbstaufgabe. Die abgewehrten Affekte betreffen oft den Widerspruch zwischen der Angst vor Nähe und der Angst vor dem Verlassenwerden. Die dysfunktionale Reaktion pendelt von destruktiver Wut zu tiefer Ohnmacht.

Das psychodynamische Vorgehen sieht für die begleitende Fachperson vor, dass diese ihre eigenen Interpretationen in Hypothesen kleidet, um Mitwirkung wie Korrektur oder Verbesserung zu ermöglichen.

Unter Berücksichtigung der Gegensatzpaare in den vier Grenzverletzungsanteilen habe ich für Ilse und für Bill das Beziehungsmodell der Grenzverletzung vorbereitet. Nach der Begrüßung und der Schilderung ihrer aktuellen Stimmung erkläre ich beiden das Modell der vier Grenzverletzungsanteile und die Schutzmechanismen der Spaltung. Ich zeichnete für das Paar gut nachvollziehbar die Gegensätze oder Widersprüche auf einen DIN-A3-Block. Im nachfolgenden Gespräch fülle ich alle

Anteile, immer in Absprache mit dem Paar, aus und nutzte hierzu meine zuvor erstellten Notizen.

In der Zusammenfügung finden sich Übereinstimmungen zwischen dem Paar, meiner Beobachtung und der Analyse der Interaktionen von Ilse und Bill:

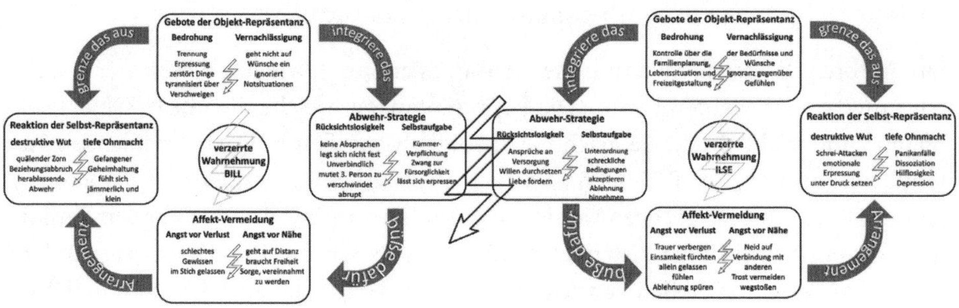

Abbildung 2.16: Beziehungsmodell der Grenzverletzung – Ilse und Bill

Während der Bearbeitung lässt sich beobachten, wie die Erkenntnisse vom Entsetzen über das Begreifen zu großer Betroffenheit führen. Dabei haben wir lediglich die Ergebnisse aus den beiden Krisen- und Emotions-Skripten in eine übersichtliche Darstellung gebracht. Ilse profitiert sehr von der Sortierung der einzelnen Fragmente in die Struktur des Beziehungsmodells. „Wie ein Puzzle, dessen Teile ich zwar kannte, die aber in dieser Form ein klares Bild ergeben." Bill reagiert etwas missmutiger: „Mir wird jetzt erst deutlich, was für ein Tyrann ich tatsächlich bin." Ich bremse Bills Selbstanklage mit dem Hinweis auf den Schutzmechanismus, der ihn die schlimmen Kindheitserfahrungen besser verkraften ließ. Besonnen nickt er.

In der traumasensiblen Paartherapie werden die Paare gebeten, eine Gestalt mit einem passenden Adjektiv und einer treffenden Aussage für jeden der vier inneren Anteile zu finden. Hierbei leite ich auch Ilse und Bill an, indem ich darauf achte, dass die vier Grenzverletzungsgestalten die widersprüchlichen Anwandlungen in sich vereinen. Die psychodynamische Therapie geht ähnlich vor, indem Bezeichnungen für die Akteure gefunden werden, die die „Szenen des Dramas in den Interaktionen" widerspiegeln. „Hierbei ist es wichtig, sowohl den dazugehörigen Affekt als auch die beteiligten Selbst- und Objektrepräsentanzen zu benennen" (Clarkin, Yeomans & Kernberg 2018, S. 38). Dies und auch die Bedeutung der „Adjektive", die den „einzelnen Akteur (…) so genau wie möglich beschreiben" und die „Metapher, die vom Patienten selbst stammt", zu berücksichtigen, finden die Experten des psychodynamischen Ansatzes wichtig, um die innere Beziehungswelt einer Person nachvollziehbar abzubilden (ebenda, S. 38 ff.).

Ich leitet Ilse und Bill an, je vier Akteure mit Adjektiven und Aussagen zu finden, die wir anschließend zu einem Interaktionsabbild der Beziehung zusammenstellen.

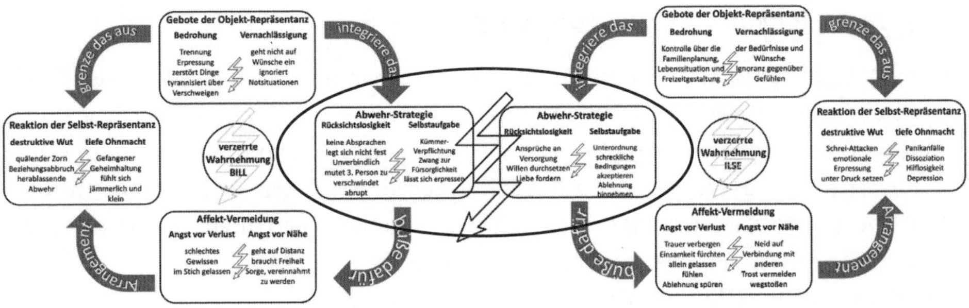

Abbildung 2.17: Interaktionsabbild der Beziehung – Ilse und Bill

Nach dem bereits bewährten Muster bilden wir wieder zwei Beziehungssätze:

Ilse verbirgt sich hinter ihrer hilflosen Duckmäuserin, die Liebe einfordert, da die ignorierende Ausnutzerin Bill Entscheidungen mithilfe der panisch schreienden Erpresserin aufzwingt, um davon abzulenken, dass die neidische Verhungernde vorgibt, keinen Trost zu brauchen.

Bill verbirgt sich hinter dem zwangsfürsorglichen Kümmerer, der seinen Spaß woanders sucht, da der unter Strom stehende Tyrann Ilse im Unklaren lässt und sie mithilfe des zornigen Gefangenen auf Distanz hält, um davon abzulenken, dass der sich sträubende fliehende Kater nicht angefasst werden möchte.

Nach sorgfältiger Überprüfung der Sätze sind Ilse und Bill schlussendlich in der Lage, ihre Mechanismen zu durchschauen. Ilse erkennt, wie erpresserisch ihre Panikattacken auf Bill wirken und dass sie kein armseliges Opfer ist. Bill wird klar, wie groß seine Angst vor vereinnahmender Nähe ist und wie sehr er sich unter Druck gesetzt fühlt, fürsorglich gegenüber der „armen" Ilse zu sein. Nachdem beide lange über die Sätze gesprochen haben, erkennen sie ihre große Angst vor Nähe und Zurückweisung und davor, im Stich gelassen oder vereinnahmt zu werden. Diese neue Gefühlstiefe wirkt wie eine verbindende Brücke, die beide zögerlich betreten.

2.2.3 Fallgeschichte 3: Hanno und Marlis – Affärenneigung: Das Dilemma der Gefühlsvermeidung

Zwei gegen eine:n – Ausgrenzung wird zur Qual

Nicht wenige Paare konsultieren eine Paarberatung, weil eine:r von beiden (mehrfach) gegen das vereinbarte Monogamieversprechen verstoßen hat. Dieser Ausdruck von Sehnsucht nach Distanzierung bezieht sich auch auf Pornografiekonsum, Einträge in Internetportalen und allzu intensive Kontakte zu möglichen Sexualpartner:innen. Paare, bei denen die selbstwirksame Nähe- und Autonomieregulation durch grenzverletzende Eltern vereitelt wurde, haben entweder gelernt, ihre eigenen Wünsche und Bedürfnisse nicht wahrzunehmen oder sie in der Partnerschaft zu verbergen. Demzufolge ist die Beziehungsdynamik oft geprägt von Schuldgefühlen, Verrat, Betrug und Geheimhaltung.

Viele Paare gehen mit einer Affäre – nach deren Aufdeckung – oder mit dem Fremdsehnen kompromissorientiert, schuldzuweisend oder verleugnend um. Aus diesem Grund brauchen wir ein besonderes Verständnis für diese Problematik, um in der Grenzpaartherapie adäquat damit umgehen zu können. Langfristig wirken sich nur wenige Dinge negativer auf Beziehungen aus, als es bei Seitensprüngen, einem geäußerten Verlangen nach Sex mit Menschen außerhalb der Partnerschaft oder einem als unangemessen empfundenen Flirtverhalten der Fall ist. Oft erscheint eine Trennung als letzter Ausweg, und diejenigen, die zusammenbleiben, kämpfen weiterhin mit dem destruktiven Beziehungsmuster der Nähevermeidung. Auch wenn ein Part des Paares sich eher aktiv fremdsehnt und der andere Part sich als Opfer dieser Bestrebungen fühlt: Immer ist es wichtig, die Co-Kreation zu betrachten, damit das Paar die Herausforderung des gemeinsamen Wachstums gemeinsam angehen kann.

Bei einem Paar mit Monogamieabsprache, das wegen einer bestehenden oder drohenden Dreiecksbeziehung in die Paartherapie kommt, ist aufseiten der hintergangenen Person der Leidensdruck in der Regel immens hoch. Die Verteilung von Täter- und Opferrolle scheint eindeutig, die Fremdgehenden werden als Lügner:innen, Betrüger:innen oder triebgesteuerte Monster klassifiziert. Und auch wenn die „treue" Person sich keines Vertragsbruchs schuldig gemacht hat, lohnt es doch, die Machtverhältnisse innerhalb der Paarbeziehung nicht einzig und allein dem untreuen Part anzulasten. Entscheidend sind in diesem Zusammenhang die Aushandlung der (sexuellen) Nähe zwischen dem Paar und die Monopolstellung der nähevermeidenden Person. Oft behindert gerade Letztere ein gemeinsames Wachstum. Oder die verlangensschwächere Person passt sich den Wünschen der anderen an, bemüht sich, deren (sexuellen) Erwartungen zu entsprechen und ist dabei unaufrichtig. Auch diese Lüge ist eine Form der Untreue; sie ist ein nicht integres Vorgehen, mit der Absicht, eigene Vorteile zu sichern.

Um Paaren zu helfen, die Besonderheit ihrer Grenzverletzungserfahrung zu verstehen, aufzuarbeiten und zu lösen, hat sich der folgende thematische Bezug zur Ausgrenzungserfahrung während der Erstellung der Krisen- und Emotions-Skripte besonders bewährt:
1. das sexuelle Vermeidungs-Skript,
2. das Emotions-Skript aus der Kindheit zur Ausgrenzungserfahrung,
3. die Integritätsprobe für mehr Authentizität

In der Arbeit mit Affärenpaaren gehen wir von zwei Haupthypothesen aus:

Hypothese 1: Bei einem Paar mit Affärenneigung haben wir mit einer Nähevermeidungsstörung zu tun, die infolge traumatisierender Ausgrenzungserfahrungen in der Herkunftsfamilie entstanden ist.

Hypothese 2: Die authentische Konfrontation mit dem Fremdsehnen kann als Wachstumschance genutzt werden, um die traumatisierenden Ausgrenzungserfahrungen aus der Kindheit zu erkennen und aufzuarbeiten sowie einer Retraumatisierung durch die Dreiecks-Neigung zu entgehen.

Der Sexual- und Beziehungstherapeut Frieder Wölpert (1983) vertritt die Meinung: Wenn eine Person die Begegnung mit intensiven Gefühlen fürchtet, sich diese Empfindungen jedoch nicht gestattet und auch beim Partner Leid oder Missempfindungen unterbindet, werden dadurch der Kontakt zum eigenen Innenleben und die Offenheit füreinander verhindert. Werden Emotionen zurückgedrängt oder ist Fühlen kaum möglich, gibt es keinen Zugang mehr zur vollen Erlebnisfähigkeit. Im Interesse einer authentischen Begegnung und einer erfüllenden Sexualität ist es deshalb wichtig, Leid zulassen zu können. Eine Auseinandersetzung mit der Abneigung gegen unliebsame Wahrnehmungen ist heilsam. Sie bewirkt im ersten Schritt, dass verpönte Empfindungen aus alten Verletzungen wieder spürbar werden, was sich erst einmal sehr unangenehm anfühlen mag. Doch nur so lassen sich Reaktionsformen wie Schutz und die Verweigerung von Nähe überhaupt verstehen. Bei Widerstand gegen emotionale Tiefe und die bewusste Wahrnehmung seelischer Wunden, so Wölpert, gingen „die Möglichkeit und die Bereitschaft“ für das Empfinden von Leid und seelischem Schmerz „verloren“, und dadurch „erstarrt die Beziehung, d. h., dann erstarren die beteiligten Personen für die Dauer des Verlustes und verlieren in den erstarrten Beziehungsanteilen ihre Verletzlichkeit, ihre Lebendigkeit, ihr Menschsein“ (Wölpert 1983, S. 62).

Die Fallgeschichte

Hannos ständige Flirterei hatte zu einem Seitensprung mit einer sehr viel jüngeren Kollegin geführt. Jetzt sitzt der erfolgreiche Unternehmer und Businesscoach (52) ergeben auf der Therapiecouch, neben ihm seine aufgebrachte Frau Marlis. Sofort trägt die attraktive Endvierzigerin, von Beruf Managerin einer Firma für nachhaltige Produkte, mit leidvoller Stimme ihr Anliegen vor:

„Hanno kann Sex fast nur dann mit mir erleben, wenn er in seiner Fantasie Pornobilder benutzt. Er ist gar nicht wirklich anwesend, wenn wir im Bett sind. Er geht ständig in den Pornoladen, und nun auch noch diese Affäre mit der neuen Kollegin. Es reicht! Wenn Hanno sich nicht ändert, sehe ich keinen Sinn mehr in unserer Beziehung." Unwirsch entzieht sie Hanno ihre Hand, die er Halt gebend oder sicherheitssuchend ergreifen will. „Hanno hat ein riesiges Sexproblem. Er braucht eine Frau, die ihn anhimmelt. Aber der Sex ist dermaßen langweilig und monoton, manchmal sogar rücksichtslos und schmerzhaft, dass ich mich immer mehr zurückgezogen habe." Dies schiebt Marlis erbost hinterher, verschränkt ihre Arme vor der Brust und rückt demonstrativ von Hanno ab. Mit versteinerter Miene starrt sie absichtsvoll an Hanno vorbei. Dieser schweigt zu all dem. Sein Blick verliert sich in der Betrachtung der Ecken des Therapieraumes.

Ich bitte Hanno um seine Sichtweise, und in munterem Plauderton berichtet er: „Marlis ist prüde, ständig hat sie irgendwelche Schmerzen. Sie verlangt von mir, dass ich beim Sex präsent sein soll – was immer sie damit meint. Der Sex ist in der Tat langweilig. Marlis ergreift nie die Initiative. Sie schlägt zwar vor, was ich anders machen soll oder wo ich mich verbessern muss, welches Buch ich zu lesen habe. Aber das ist mir zu anstrengend. Ich mag eben andere Arten von Sex. Nicht so war Esoterisches. Ich habe Marlis schon mehrfach vorgeschlagen, dass sie mit in den Sexshop kommen kann. Dort geht es ganz harmlos zu. Aber sie ist da viel zu gehemmt. Das mit der Kollegin war ein einmaliger Ausrutscher. Mehr nicht. Wenn Marlis beim Sex experimentierfreudiger wäre, dann hätte ich keinen Grund, mich anderweitig umzusehen."

Wir handeln ein Abkommen aus, um die Wogen etwas zu glätten. Marlis will von Hanno, dass er während der Therapie auf jeglichen Pornokonsum verzichtet und auch die Kollegin nicht mehr trifft. Dazu ist er bereit. Marlis ringe ich die Bereitschaft ab, Problemgespräche mit Hanno zu unterlassen, so sehr es sie auch dazu drängt. Beide betonen übereinstimmend, dass die Auseinandersetzungen in der Vergangenheit alles nur noch schlimmer gemacht haben. Dann erläutere ich dem Paar die Vorgehensweise. Beide können sich nur schwer auf meine Erklärungen einlassen. Ständig gehen sie mit Fragen dazwischen oder mit Vorwürfen aufeinander los. So ist es schwierig, den Sinn des Vorgehens begreiflich zu machen. „Wir schauen uns zuerst eine krisenhafte Situation zwischen Ihnen beiden an. Dazu eignet sich besonders die genaue Betrachtung einer sexuellen Konfliktsituation. Sie haben beide erwähnt, dass die ungute Nähe und unschöne intime Begegnung der Grund für die Sackgasse sind, in der Sie sich gerade befinden. Dies würden wir direkt beim nächsten Termin angehen. Danach schauen wir nach den möglichen Verletzungen aus Ihrer Kindheit, um zu prüfen, welche Überlebensmuster Sie sich angeeignet haben."

Marlis ist sofort mit allem einverstanden, und Hanno schließt sich ergeben an.

Die Krisen-Skripte

Wenige Tage später kommen wir erneut zusammen, denn bei Marlis ist der Leidensdruck enorm hoch. Sie hat deshalb um mehrere, rasch hintereinander liegende Termine gebeten.

Die Zeichenblöcke liegen bereit, und ich bitte die beiden, dass sie, jeder für sich, eine sexuelle Annäherung oder eine verunglückte sexuelle Begegnung mit Strichmännchen darstellen. Marlis wirkt zuerst verunsichert und zurückhaltend, doch dann schlägt sie eine spezielle Situation vor, an die Hanno sich erst erinnert, als sie ihm ungeduldig auseinanderlegt, was damals passiert ist. Endlich dämmert es ihm. Es ist spürbar, dass Marlis die Regie übernehmen und ihrem Partner vorschreiben will, was er wie zu zeichnen hat. Deshalb nimmt Hanno dankbar meinen Vorschlag an, sich in einen angrenzenden Raum zurückzuziehen.

Mir fällt auf, wie widersprüchlich die beiden auftreten. Mal zeigt Marlis eine gehemmte, schüchterne und leidende Seite, dann wieder nimmt sie taff und fast grenzüberschreitend die Dinge in die Hand. Hanno kommt mir erst verzagt und reumütig vor, um sich später in einen herablassenden Draufgänger zu verwandeln, der die Anliegen seiner Partnerin mit Desinteresse und Verachtung abtut. Neugierig warte ich auf die beiden Zeichnungen. Recht bald kommt Hanno in den Therapieraum zurück und beginnt herumzualbern, während Marlis noch vertieft in ihre Arbeit ist. Ich bedeute ihm, ruhig zu sein, damit sie sich weiter konzentrieren kann. Schließlich ist auch Marlis fertig, und Hanno möchte mit seinem Krisen-Skript beginnen.

Hannos Krisen-Skript

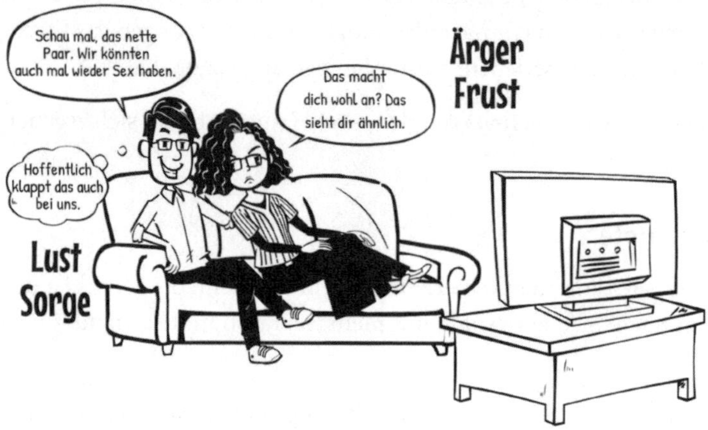
Schau mal, das nette Paar. Wir könnten auch mal wieder Sex haben.
Hoffentlich klappt das auch bei uns.
Lust
Sorge
Das macht dich wohl an? Das sieht dir ähnlich.
Ärger
Frust

1

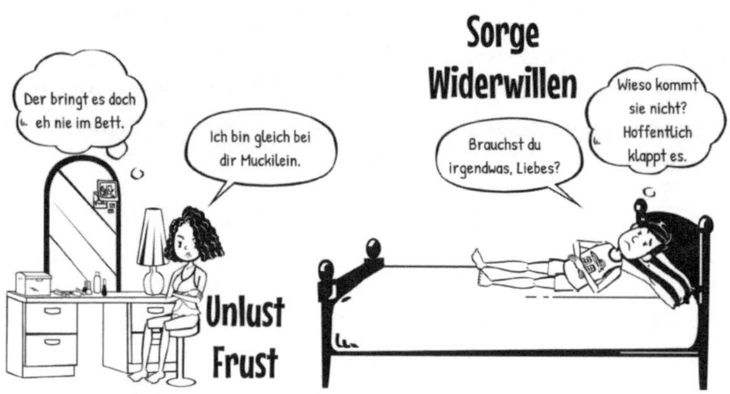
Der bringt es doch eh nie im Bett.
Ich bin gleich bei dir Muckilein.
Unlust
Frust
Sorge
Widerwillen
Brauchst du irgendwas, Liebes?
Wieso kommt sie nicht? Hoffentlich klappt es.

2

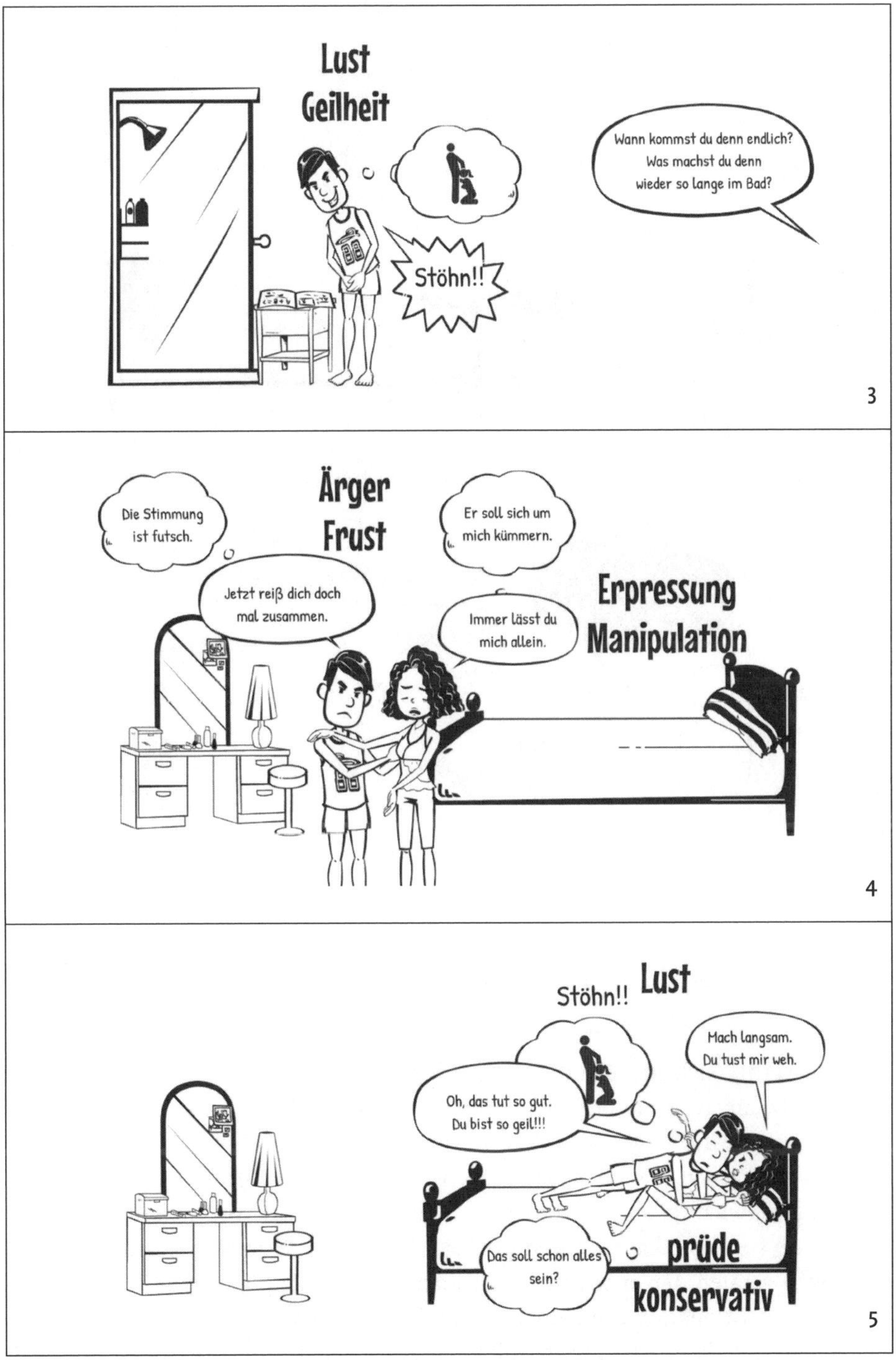
Lust
Geilheit
Wann kommst du denn endlich? Was machst du denn wieder so lange im Bad?
Stöhn!!
3
Die Stimmung ist futsch.
Ärger
Frust
Er soll sich um mich kümmern.
Jetzt reiß dich doch mal zusammen.
Immer lässt du mich allein.
Erpressung
Manipulation
4
Stöhn!!
Lust
Mach langsam. Du tust mir weh.
Oh, das tut so gut. Du bist so geil!!!
Das soll schon alles sein?
prüde
konservativ
5

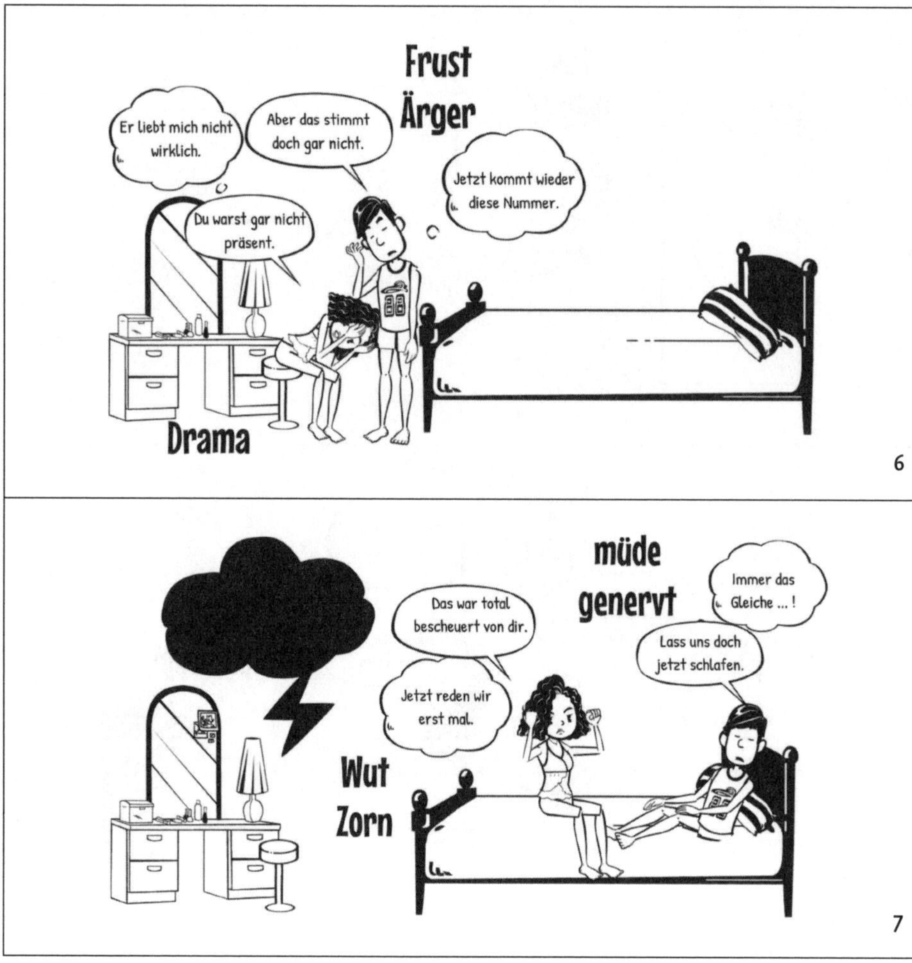
Er liebt mich nicht wirklich.
Aber das stimmt doch gar nicht.
Frust
Ärger
Jetzt kommt wieder diese Nummer.
Du warst gar nicht präsent.
Drama
6
müde
genervt
Immer das Gleiche ... !
Das war total bescheuert von dir.
Lass uns doch jetzt schlafen.
Jetzt reden wir erst mal.
Wut
Zorn
7

Abbildung 2.18: Hannos Krisen-Skript

Ich bitte Marlis, sich zurückzuhalten und lade Hanno ein, seine Bilder zu beschreiben. Er setzt an: „Wir hatten schon lange keinen Sex mehr miteinander," woraufhin Marlis entnervt die Augen in Richtung Decke rollt. Es kostet einige Mühe, ihr begreiflich zu machen, dass es hier um seine Wahrnehmung geht. Auch ihre Wahrnehmung sei wichtig, aber wir müssten Schritt für Schritt vorgehen. Hanno fährt fort: „Beim Fernsehschauen waren wir beide wegen der Sexszenen in einem Film in Stimmung geraten. Bevor wir uns im Schlafzimmer trafen, gingen mir etliche Sorgen durch den Kopf. Ich fühle mich grundsätzlich von Marlis in meiner Männlichkeit abgewertet, da ihre häufige Kritik mein Selbstwertgefühl aufs Übelste ankratzt.

Und an dem Abend brauchte es ewig, bis sie ins Bett kam. Die ganze Stimmung war futsch. Dabei wollte ich mir nicht nachsagen lassen, ich würde es nicht bringen. Ich muss zu meiner Schande gestehen, dass ich mir im Bad ein paar geile Bilder angesehen hatte." Marlis gibt verächtliche Laute von sich, die Hanno dazu veranlassen, seinen Block wütend zuzuschlagen. „So kommen wir hier nicht weiter", ist sein verärgerter Kommentar. Nach einigem Hin und Her und meiner Zusicherung, auch ihre Verletzung genauer zu betrachten, erzählt Hanno weiter: „Marlis kam mir im Schlafzimmer gefrustet entgegen. Da war die Stimmung in null Komma nichts am Boden. Um dann noch Sex haben zu können musste ich mir erotische Fantasien machen. Sonst wäre es das gewesen. Danach war Marlis erst recht in Drama-Laune. Ich war müde, ich war entnervt, ich hatte keine Lust auf nächtliche Klärungsgespräche. Doch sie kam erst richtig in Fahrt. Es muss wohl drei Uhr gewesen sein, bevor ich endlich schlafen durfte."

Auf meine Nachfrage, welche Konflikte Marlis in der Nacht zur Sprache gebracht habe, beschwert sich Hanno, Marlis habe alles verdorben mit ihrem „unsinnigen Wunsch nach seiner Präsenz". Er wisse überhaupt nicht, was sie damit meine. „Da gehe ich doch lieber in den Sexshop und erspare mir diese Scherereien." An diesem Punkt wirft Marlis ihre Blätter und Stifte auf den Boden und stürmt aus dem Raum. Nach einem Schockmoment gehe ich sie suchen und finde sie auf dem Balkon, wo sie um Fassung ringend das Geländer umklammert. Schweigend stehen wir nebeneinander. Ich spüre, wie das Geländer bebt und merke daran, wie sehr sie in Not ist. Vermutlich befürchtet sie, dass ich mich auf Hannos Seite schlage, doch mein Beistand in der kalten Luft beruhigt sie etwas. Es braucht jedoch noch viel empathischen Zuspruch, bis wir zur weiteren Arbeit in den Therapieraum zurückkehren können.

Hanno nimmt Marlis in den Arm, dann setzen wir uns wieder. Hanno wählt, ausgehend von seinem Krisen-Skript, vier Bilder zu den vier Antworten und zeigt dann eine unerwartet empathische Reaktion: „Es kommt mir fast vor wie sexuelle Nötigung. In dieser Reihenfolge sieht es wie eine Art Abrechnung aus." Marlis schaut ihn erschrocken an, und ihr dunkler Lockenschopf fliegt zur Seite. Dieser Sinneswandel kommt tatsächlich sehr unvermittelt, und deswegen ist mir sehr an einer zügigen Weiterarbeit mit Hanno gelegen. Um seine Bewegründe besser verstehen zu können, bitte ich ihn um seine Antworten auf die vier Fragen.

Gebote: Welche widersprüchliche Bewertung machte Ihnen am meisten zu schaffen?

„Marlis will, dass ich mich um sie kümmere und sie nie allein lasse, und dann soll ich es auch noch im Bett bringen. Das kann nicht funktionieren. Ich bin nicht ihr verdammter Ritter in schimmernder Rüstung. Dabei ist Marlis eine sehr patente Frau. Da kann irgendwas nicht stimmen. Manchmal ist sie eine richtige Drama-Queen."

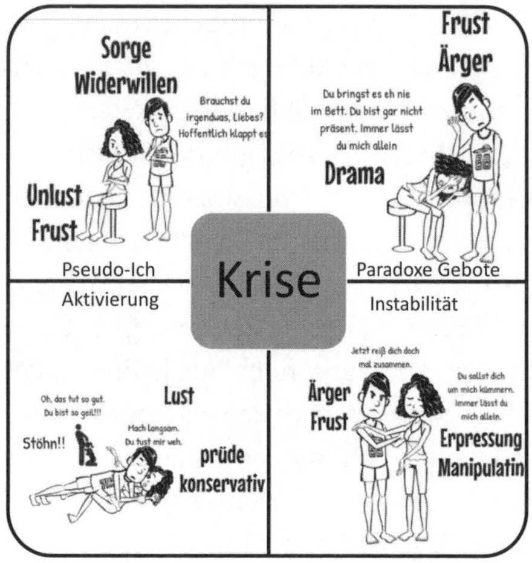

Pseudo-Ich: Welche Reaktion haben Sie gezeigt, um mit der Situation zurechtzukommen?
„Ich versuche, auf Marlis einzugehen, obwohl mich das völlig abturnt. Dann ist es doch kein Wunder, dass ich mich eher wie ein besserer Papa fühle und nicht wie ein wilder Hecht. Aber wenn ich sie allein lasse, dann ist es ganz aus. Also gehe ich halbherzig und widerwillig auf sie ein."

Aktivierung: Welche unvereinbaren Emotionen mussten Sie in den Griff bekommen?
„Ich wollte Sex und habe Marlis damit wehgetan. Was für ein Ungeheuer muss ich sein?"

Instabilität: Was gerät bei Ihnen ins Wanken, so sehr Sie sich auch bemühen, anmessen zu reagieren?
„Ich kam mir so manipuliert vor. Sex ist verboten, damit tue ich Marlis weh. Aber ich wollte so gerne. Wenn ich mich wirklich um sie kümmern würde, dann hätten wir kaum noch Sex. Dann ist die Sache mit den Pornos doch die bessere Lösung."

Dann feilen Hanno und ich an seinem Beziehungssatz, mit diesem Ergebnis:

„Ich verberge mich hinter widerwilliger Fürsorglichkeit und Halbherzigkeit, da ich den Widerspruch auflösen muss, sie nie allein lassen zu dürfen und dann auch noch geil auf sie zu sein. Ich meine, dafür büßen zu müssen, dass ich ihr Schmerzen bereite, wenn ich mir nehme, wonach mir ist. Ich trete nicht für mich ein, indem ich mir klarmache, dass ich Marlis mit den Pornos eher schonen will, anstatt ihr wehzutun. Dabei könnte ich mit ihr über Sex sprechen, der ihr gefallen würde. Doch dazu bin ich zu feige."

Marlis und Hanno starren auf den Monitor, der unsere Gemeinschaftsproduktion abbildet. Marlis nimmt Hannos Hand und weint. Hanno stellt unter Tränen richtig: „Aber mein Schatz, das will ich doch alles gar nicht. Das ist ja furchtbar." Marlis umarmt Hanno, doch er ist zu aufgewühlt. „Was bin ich nur für ein Arsch?" Er steht auf und geht zum Fenster. Als Marlis ihm folgen will, halte ich sie mit stummer Geste zurück.

Wir machen eine Pause, in der Hanno und Marlis spazieren gehen. Wir hatten 180 Minuten für diese Einheit abgesprochen, und als die beiden in guter Stimmung vom Spaziergang zurückkommen, bleibt noch Zeit, direkt mit Marlis' Krisen-Skript weiterzumachen.

Marlis' Krisen-Skript

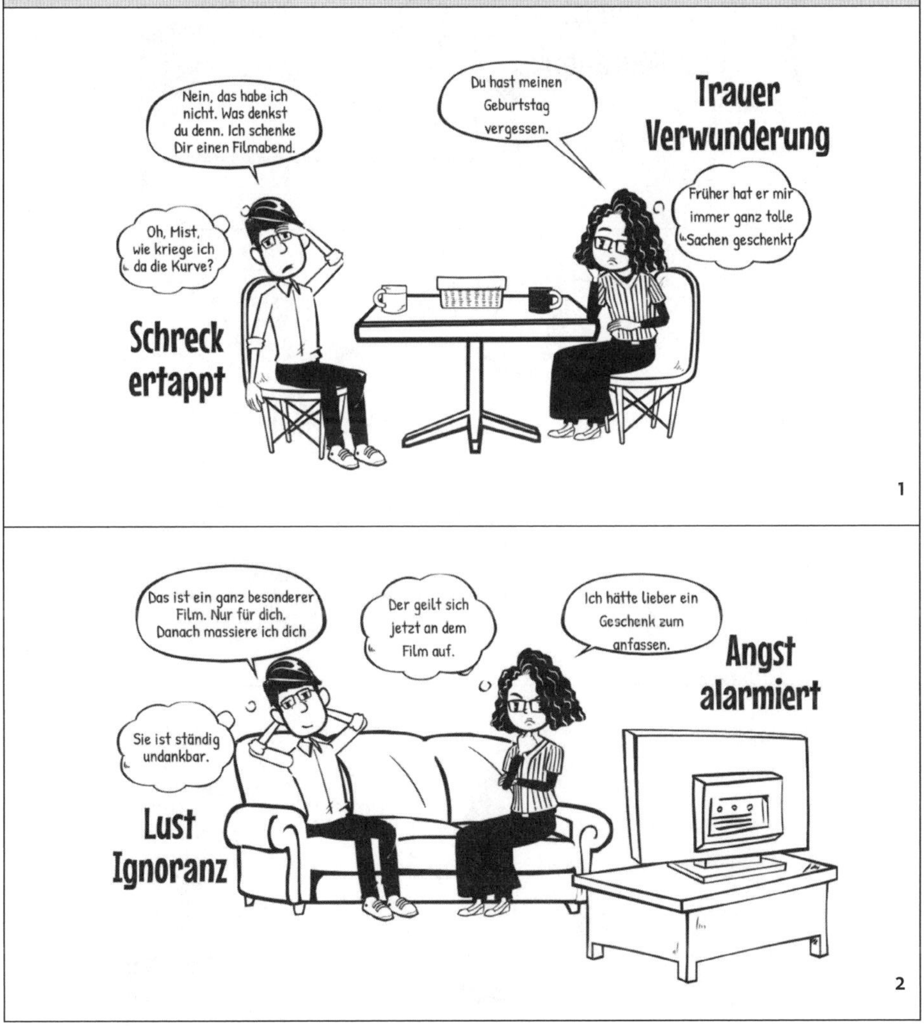
Nein, das habe ich nicht. Was denkst du denn. Ich schenke Dir einen Filmabend.
Oh, Mist, wie kriege ich da die Kurve?
Schreck
ertappt
Du hast meinen Geburtstag vergessen.
Trauer
Verwunderung
Früher hat er mir immer ganz tolle Sachen geschenkt
1
Das ist ein ganz besonderer Film. Nur für dich. Danach massiere ich dich
Sie ist ständig undankbar.
Lust
Ignoranz
Der geilt sich jetzt an dem Film auf.
Ich hätte lieber ein Geschenk zum anfassen.
Angst
alarmiert
2

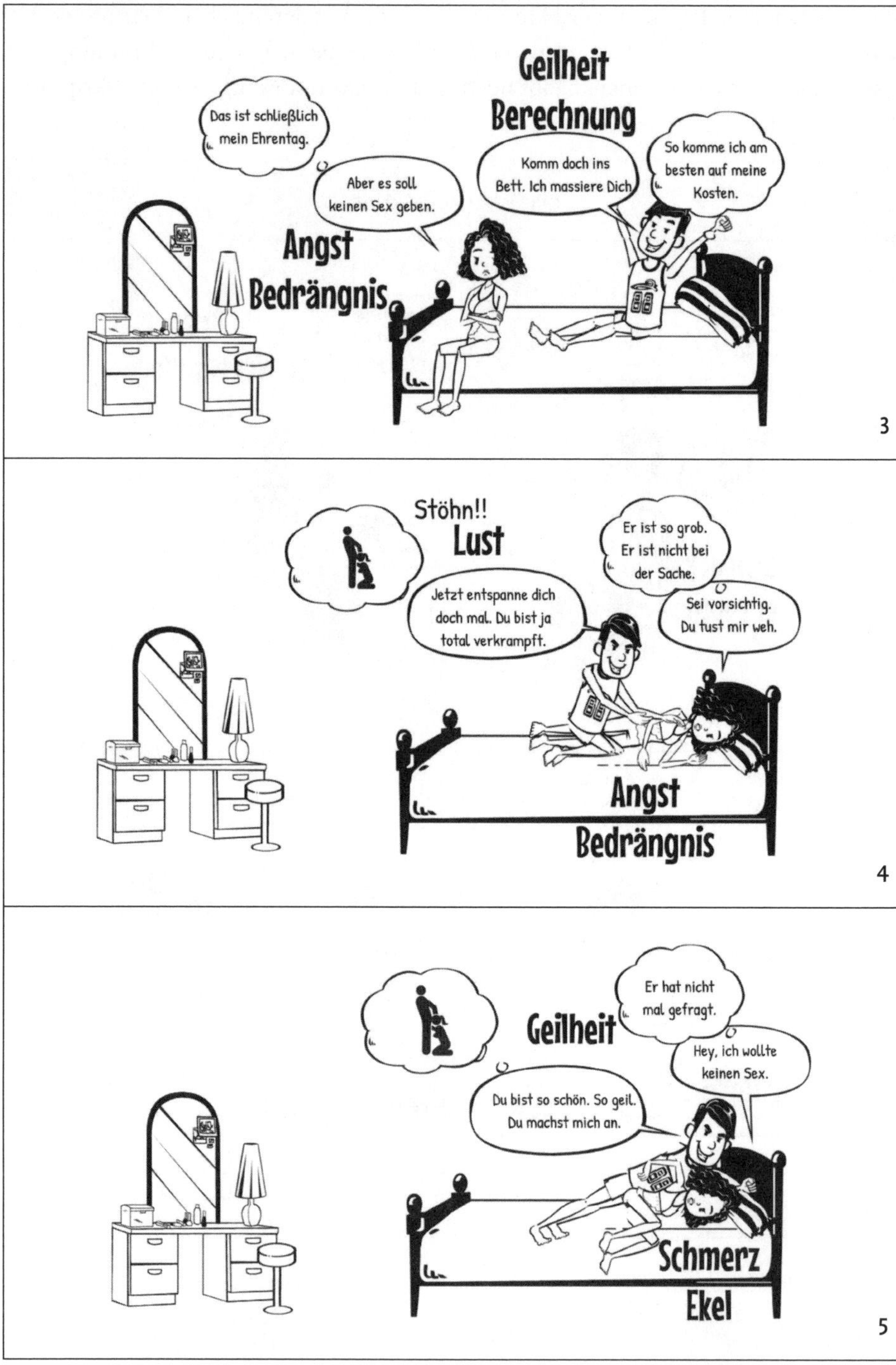
Geilheit
Berechnung
Das ist schließlich mein Ehrentag.
Aber es soll keinen Sex geben.
Komm doch ins Bett. Ich massiere Dich.
So komme ich am besten auf meine Kosten.
Angst
Bedrängnis
3
Stöhn!!
Lust
Er ist so grob. Er ist nicht bei der Sache.
Jetzt entspanne dich doch mal. Du bist ja total verkrampft.
Sei vorsichtig. Du tust mir weh.
Angst
Bedrängnis
4
Geilheit
Er hat nicht mal gefragt.
Hey, ich wollte keinen Sex.
Du bist so schön. So geil. Du machst mich an.
Schmerz
Ekel
5

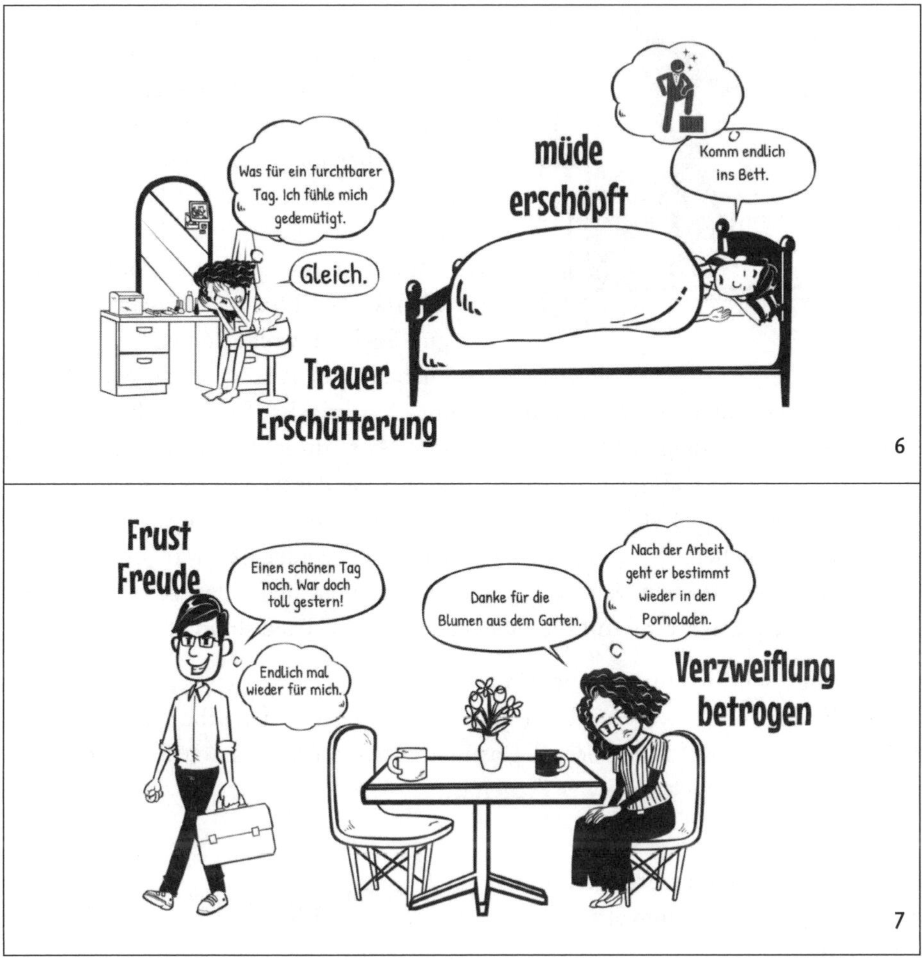

Abbildung 2.19: Marlis' Krisen-Skript

So entspannt die Atmosphäre nach der Pause gewesen sein mag: All das ist augenblicklich verflogen, als Marlis im Zusammenhang mit ihrem Skript eine Diskussion darüber entfacht, ob sie am fraglichen Tag Geburtstag hatte oder nicht. „Doch, ich hatte Geburtstag, das weiß ich noch genau. Das war ja der springende Punkt." Marlis beharrt auf ihrem Standpunkt, während Hanno hektisch in seinem Handy die Termine checkt, um sich besser zu erinnern. Schließlich gibt er zerknirscht zu, dass es durchaus so gewesen sein könnte.

„Jetzt lass mich aber mal in Ruhe erzählen", geht Marlis ihn an. „Ich war so enttäuscht, dass ich kein Geburtstagsgeschenk zum Frühstück bekam. Früher hat mir Hanno immer so schöne Geschenke gemacht. Er hat sich dann das mit dem Film

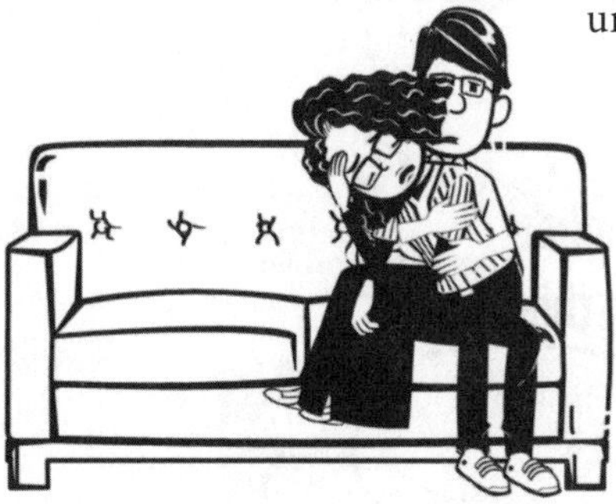

und der Massage ausgedacht. Ich habe versucht, meine Enttäuschung runterzuschlucken, um die Stimmung nicht zu verderben. Der Abend kam, es war ein normaler Arbeitstag gewesen, und wir saßen da, und Hanno hat diesen unsäglichen Film angemacht. Klar, es war kein Porno. Aber es kamen erotischen Szenen darin vor. Ich dachte, der ist ja wohl eher was für Hanno. Die Idee mit der Massage fand ich gut, doch ich wollte keinen Sex anschließend haben. Das habe ich auch ganz klar gesagt.“ An dieser Stelle nickt Hanno reumütig. Marlis fährt fort: „Ich konnte mich nur schwer entspannen. Ich war so enttäuscht. Auf einmal fing Hanno dann doch mit Sex an. Es kam völlig überraschend, und mir hat das wehgetan. Ich fühlte mich regelrecht überrumpelt. Ich habe die ganze Nacht geweint. Hanno war nicht bereit, auf mich einzugehen. Er hat mir meine Gefühle ausgeredet. Das war furchtbar. Ein schrecklicher Geburtstag. Am nächsten Morgen ist er zur Arbeit gefahren, als sei nichts gewesen. Ein Strauß mit Blumen aus unserem Garten stand auf dem Tisch.“

Marlis ringt sichtlich um Fassung. Hanno ist nun sehr viel zugewandter und nimmt Marlis in den Arm. Lange und bitterlich weint sie an seiner Schulter und kriecht irgendwann sogar auf seinen Schoß. Das Bild ist herzergreifend. Ich lasse den beiden Zeit, bis Marlis bereit für die vier Fragen ist.

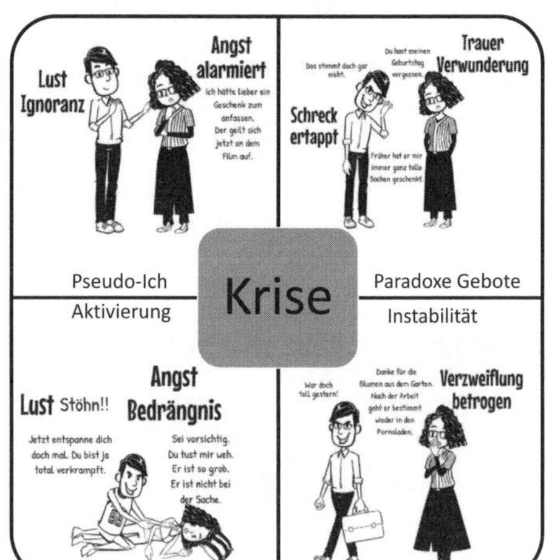
Lust
Ignoranz
Angst
alarmiert
Ich hätte lieber ein Geschenk zum anfassen. Der geilt sich jetzt an dem Film auf.
Das stimmt doch gar nicht.
Du hast meinen Geburtstag vergessen.
Trauer
Verwunderung
Schreck
ertappt
Früher hat er mir immer ganz tolle Sachen geschenkt.
Pseudo-Ich
Aktivierung
Krise
Paradoxe Gebote
Instabilität
Lust Stöhn!!
Angst
Bedrängnis
Jetzt entspanne dich doch mal. Du bist ja total verkrampft.
Sei vorsichtig. Du tust mir weh. Er ist so grob. Er ist nicht bei der Sache.
War doch toll gestern!
Danke für die Blumen aus dem Garten. Nach der Arbeit geht er bestimmt wieder in den Pornoladen.
Verzweiflung
betrogen

Gebote: Welche widersprüchliche Bewertung machte Ihnen am meisten zu schaffen?

„Hanno hat mich eindeutig angelogen. Er hatte meinen Geburtstag vergessen und definitiv kein Geschenk für mich besorgt. Er wirkte, als fühle er sich ertappt und hat sich dann irgendwas ausgedacht. Doch sicher bin ich mir nicht. Er kann so überzeugend sein.“

Pseudo-Ich: Welche Reaktion haben Sie gezeigt, um mit der Situation zurechtzukommen?

„Ich fühlte mich innerlich total aufgewühlt, enttäuscht, verletzt, alarmiert. Doch das habe ich ihm nicht gezeigt. Ich habe einfach gute Miene zum bösen Spiel gemacht.

‚Aus der Nummer komme ich jetzt nicht mehr raus', das waren meine Gedanken. Aber ich habe nichts gesagt."

Aktivierung: Welche unvereinbaren Emotionen mussten Sie in den Griff bekommen?
Marlis weist auf das Bild ihrer schlimmsten Aktivierung: „Das war der absolute Horror. Ich hatte Angst, die Massage war trotzdem schön. Da gab es wenigstens ein bisschen Zuwendung. Es war eine Mischung aus Angst und Genuss, beides ging so weit auseinander."

Instabilität: Was gerät bei Ihnen ins Wanken, so sehr Sie sich auch bemühen, anmessen zu reagieren?
„Beim Frühstück wäre noch Zeit gewesen. Ich hätte es Hanno sagen können. Dabei habe ich mich nur für die Blumen bedankt. Ich kann mir wirklich nicht erklären, warum ich da nichts gesagt habe. Es war nicht schön. Es war furchtbar. Aber ich war nur mit der Angst beschäftigt, dass er wieder in den Pornoladen geht. Aber auch das habe ich nicht thematisiert."

Wir entwickeln gemeinsam den Krisen-Skript-Satz:

„Ich verberge mich hinter einer guten Miene zum bösen Spiel, da ich den Widerspruch auflösen wollte, vergessen und angelogen zu werden, auch wenn mir das ausgeredet wurde. Ich meine, dafür büßen zu müssen, dass ich mir Zuwendung wünsche, obwohl ich genau wusste, dass es nur um Sex geht. Ich trete nicht für mich ein, indem ich die Situation beende und erkläre, wie schlimm es für mich ist oder gar nicht erst mitmache."

Marlis schlägt die Hände vor die Augen und wehrt den hochbesorgten Hanno ab. „Lass mich", bringt sie mit erstickter Stimme hervor. „Das hat alles mit meinem Vater zu tun. Der hat mich regelmäßig zum Pornoschauen ins Wohnzimmer eskortiert. Aber da war wenigstens mal jemand überhaupt für mich da." Der Rest geht in lautem Weinen unter.

Unsere vereinbarte Zeit geht auf das Ende zu, aber Marlis ist kaum zu stoppen. Sie will unbedingt noch in Worte fassen, was sie in der nächsten Therapieeinheit in ihrem Emotions-Skript darstellen wird. Um diese Einheit zu einem guten und runden Abschluss zu bringen, sprechen wir darüber, was sich die beiden bis zum nächsten Termin jeder für sich oder gemeinsam Gutes tun und wie sie die schwierigen Gefühle beruhigen können.

Die Emotions-Skripte

Weil wir mehrere kurz hintereinander liegende Termine ausgemacht hatten, sollte das nächste Treffen schon bald stattfinden. Ich hatte mir einige Gedanken gemacht wegen der emotionalen Reaktionen auf die Analyse der Krisen-Skripte, wegen Hannos abruptem Sinneswandel und Marlis intensiver Reaktion. Deshalb bin ich erstaunt, wie ruhig die beiden beim Betreten des Praxisraumes wirken. Marlis legt ihr zu Hause fertiggestelltes Emotions-Skript auf den Tisch und geht zur Garderobe. Diesmal eröffnet Hanno das Gespräch: „Die letzte Stunde war sehr wichtig für uns. Wir haben lange darüber gesprochen. Mir ist sehr vieles klar geworden. Nicht wahr, mein Schatz?“

Marlis’ Emotions-Skript

Marlis geht nicht weiter darauf ein, sie will sofort ihr Emotions-Skript besprechen. „Ich finde, da steckt drin, warum mir Hannos Pornoaktionen und diese Affäre so sehr zu schaffen machen. Es ist mir wie Schuppen von den Augen gefallen. Jahrelang hatte ich keinen Bezug zu diesen Szenen. Ich habe es nun aufgemalt und die ganze Nacht nur geweint.“ Wir beugen uns zu dritt über ihre Zeichnungen.

Marlis’ Emotions-Skript

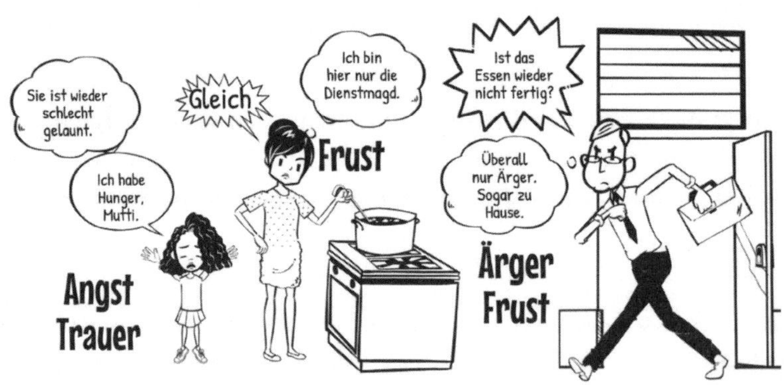
Sie ist wieder schlecht gelaunt.
Ich habe Hunger, Mutti.
Angst
Trauer
Gleich
Ich bin hier nur die Dienstmagd.
Frust
Ist das Essen wieder nicht fertig?
Überall nur Ärger. Sogar zu Hause.
Ärger
Frust

1

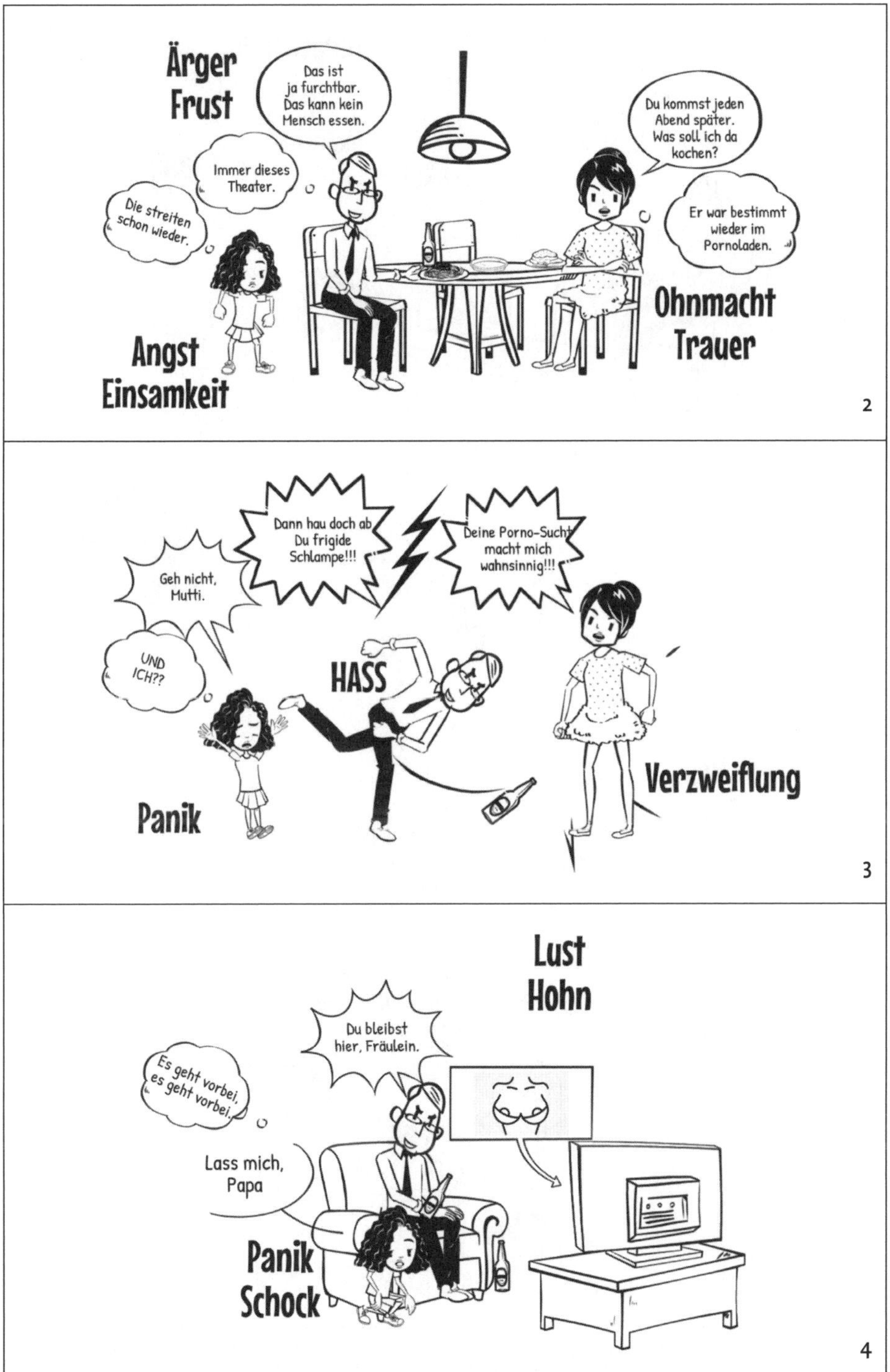
Ärger
Frust
Das ist ja furchtbar. Das kann kein Mensch essen.
Immer dieses Theater.
Die streiten schon wieder.
Du kommst jeden Abend später. Was soll ich da kochen?
Er war bestimmt wieder im Pornoladen.
Ohnmacht
Trauer
Angst
Einsamkeit
2
Dann hau doch ab Du frigide Schlampe!!!
Deine Porno-Sucht macht mich wahnsinnig!!!
Geh nicht, Mutti.
UND ICH??
HASS
Verzweiflung
Panik
3
Lust
Hohn
Du bleibst hier, Fräulein.
Es geht vorbei, es geht vorbei.
Lass mich, Papa
Panik
Schock
4

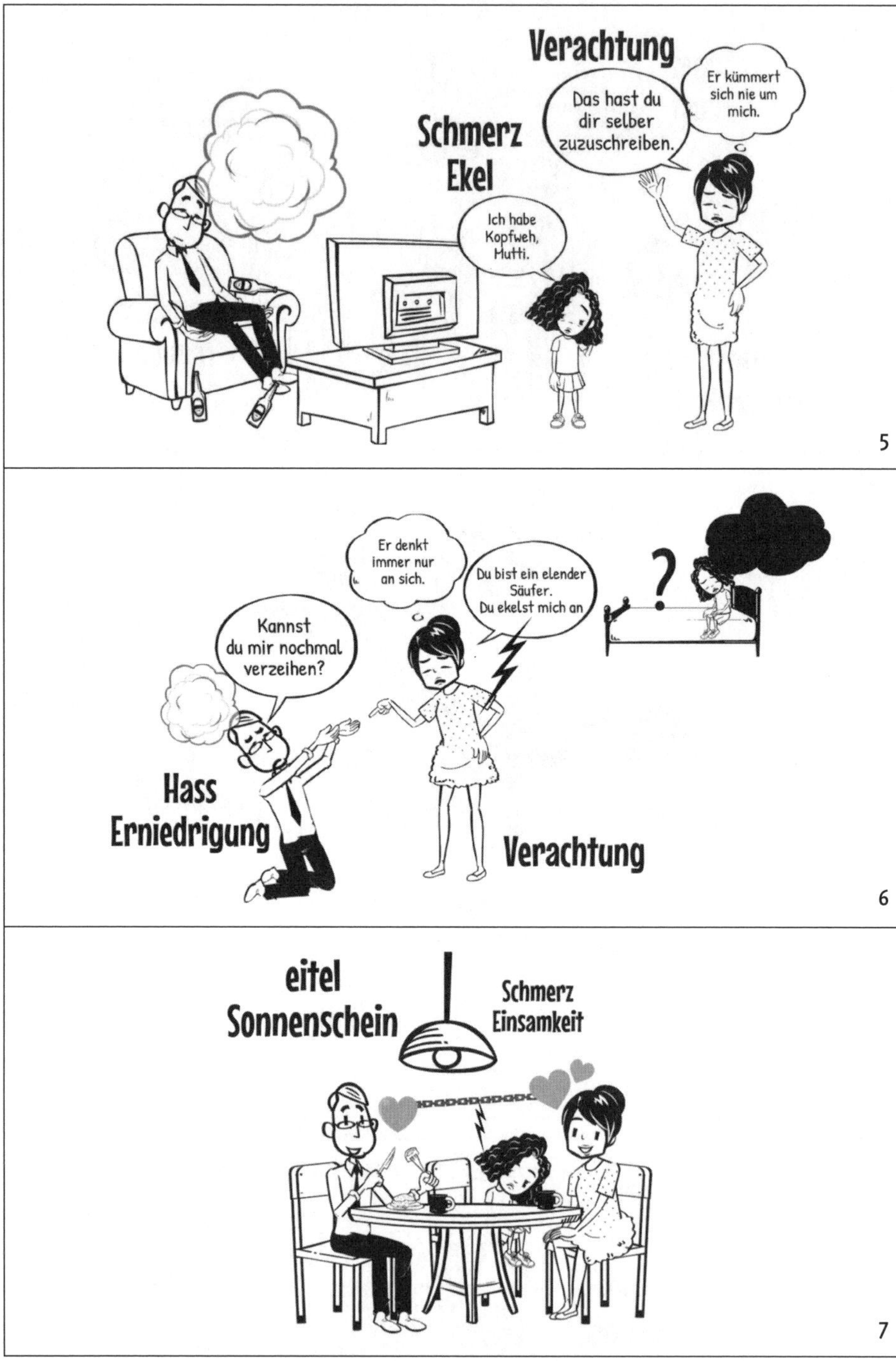
Verachtung
Er kümmert sich nie um mich.
Das hast du dir selber zuzuschreiben.
Schmerz
Ekel
Ich habe Kopfweh, Mutti.
5
Er denkt immer nur an sich.
Du bist ein elender Säufer. Du ekelst mich an
?
Kannst du mir nochmal verzeihen?
Hass
Erniedrigung
Verachtung
6
eitel
Sonnenschein
Schmerz
Einsamkeit
7

Abbildung 2.20: Marlis' Emotions-Skript

Marlis hat sich an eine Schlüsselsituation erinnert, die sich in dieser oder ähnlicher Weise des Öfteren abgespielt hatte. Wenn der Vater von der Arbeit nach Hause kam, gerieten die Eltern fast täglich aneinander. Marlis Mutter klagte über ihre Rolle der Dienstmagd für Mann und Kinder. Der Vater kam regelmäßig grau und aufgerieben aus dem Büro und entlud seinen Stress am Abendbrottisch an seiner Frau, indem er sie demütigte. Die Tochter wurde in jeder Hinsicht ignoriert, stand oder saß hilflos daneben, wurde nicht gehört und nicht beachtet. Die Mutter zog sich fast jeden Abend frustriert zurück und ließ ihr Kind mit dem aufgeladenen, alkoholsüchtigen und gereizten Ehemann allein. Marlis wäre gerne in ihr Kinderzimmer verschwunden, doch der Vater nötigte sie, bei ihm zu bleiben, während er bei Pornofilmen onanierte. Die Panik seiner Tochter gab ihm wohl eine Art von besonderem Kick, wie Marlis vermutet. Am nächsten Morgen bereute der Vater seine unfaire Behandlung gegenüber der Frau. Marlis' Missbrauch hingegen stand als stumme Übereinkunft der Eltern im Raum, über die niemand ein Wort verlor. Selbst Marlis' Schmerzreaktionen veranlassten die Mutter lediglich dazu, der Tochter die Verantwortung für ihre Symptome zuzuschieben. Die Mutter vermittelte in unerfreulicher Regelmäßigkeit, dass man so einiges durch ein Familienoberhaupt hinnehmen müsse, da der Geldverdiener Sonderrechte habe. Marlis erwähnt auch die Hintergründe der Eltern: Die Mutter erlebte als Kind während des Krieges schlimme Armut, und Marlis' Vater ertränkte seine Kriegserlebnisse im Alkohol. „Ich fühlte mich für beide wie eine Art Sündenbock," weint Marlis aufgelöst in ihr Taschentuch.

Noch immer schluchzend findet sie die vier entsprechenden Bilder zu den vier Fragen:

Welche paradoxe Bewertung machte Ihnen am meisten zu schaffen?
„Ich war im Prinzip Luft für meine Eltern. Nur wenn ich diese merkwürdigen Schmerzzustände hatte, kam eine minimale Reaktion, wenn auch eine negative. Was ich nicht verstand, war die Eifersucht meiner Mutter und warum ich unbedeutendstes Wesen auf diesem Planeten dabei sein sollte, wenn mein Vater sich Pornos ansah. Ich war Luft und dennoch Gegenstand für Geilheit und Konkurrenz."

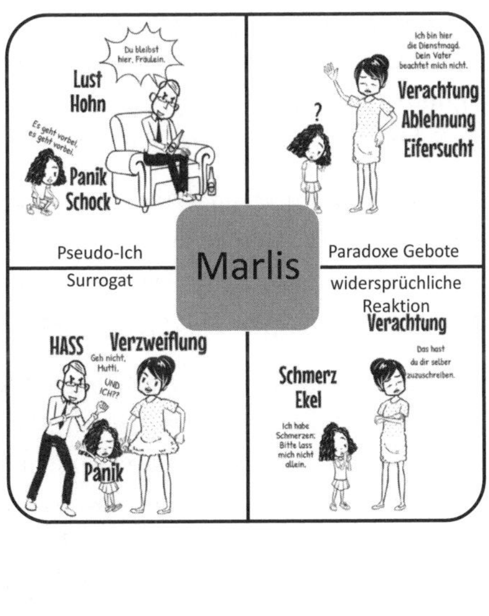
Du bleibst hier, Fräulein.
Lust
Hohn
Es geht vorbei, es geht vorbei.
Panik
Schock
Ich bin hier die Dienstmagd. Dein Vater beachtet mich nicht.
?
Verachtung
Ablehnung
Eifersucht
Pseudo-Ich
Marlis
Paradoxe Gebote
Surrogat
widersprüchliche Reaktion
HASS
Verzweiflung
Geh nicht, Hutti.
UND ICH??
Panik
Verachtung
Das hast du dir selber zuzuschreiben.
Schmerz
Ekel
Ich habe Schmerzen. Bitte lass mich nicht allein.

Welche Reaktion haben Sie gezeigt, um mit der Situation zurechtzukommen?
„Während mein Vater diese Filme sah, habe ich meine Augen und Ohren zugemacht, nur um nichts mitzubekommen. Ich habe mich unsichtbar gemacht und nutzbar für alle Beteiligten. Für meine Mutter wurde ich zur unsichtbaren und nutzbaren Dienstmagd."

Welche unvereinbaren Emotionen mussten Sie in den Griff bekommen? Mussten Sie für irgendetwas herhalten?
„Mein Vater beschimpfte meine Mutter wegen ihrer Prüderie, und meine Mutter verachtete ihn wegen seiner Sexbesessenheit. Ich stand dazwischen und verstand gar nichts. Ich hatte panische Angst, dass meine Mutter uns verlassen könnte. Dann wäre ich ganz allein mit meinem Vater zurückgeblieben. Doch im Grunde war er der Einzige, der mich überhaupt mal beachtete."

Was geriet bei Ihnen ins Wanken, so sehr Sie sich bemüht haben, angemessen zu reagieren?
„Diese merkwürdigen Schmerzen machten mich klein, bedürftig und abhängig. Außerdem ging ich meinen Eltern damit auf die Nerven. Ich habe meine Mutter angebettelt, mir zu helfen. Doch angeblich war es meine eigene Schuld."

Aus ihren Antworten entwickeln wir gemeinsam einen treffenden Satz:

Marlis musste die sexuellen Übergriffe des Vaters und die Ignoranz der Mutter hinter der Überzeugung verbergen, nur als unsichtbare und nutzbringende Dienstmagd einen Zweck zu erfüllen, da sie den Widerspruch auflösen musste, nicht beachtet zu werden und gleichzeitig Sündenbock für Begierde und Konkurrenz zu sein. Marlis meinte, dafür herhalten zu müssen, dass die Eltern ihre sexuellen Probleme und Traumata an ihr abreagierten, und entgegen der Vorgabe, dass Marlis unauffällig sein sollte, hatte sie Schmerzen und bettelte ihre Mutter um Hilfe an.

Marlis starrt auf ihren Satz. „Das ist wirklich entsetzlich. Ich ahne bereits den Zusammenhang zu den Problemen zwischen Hanno und mir. Darf ich?" Sie nimmt das Arbeitsblatt von mir entgegen, beginnt zu schreiben und schleift mit meiner Hilfe an den Formulierungen so lange herum, bis schließlich dieses Ergebnis vorliegt:

„Ich verberge meine Abneigung gegen Hannos sexuelle Übergriffe und seine Ignoranz hinter der Überzeugung, unsichtbar und nutzbringend einen Dienst zu erfüllen, da ich den Widerspruch auflösen muss, nicht beachtet zu werden und gleichzeitig Sündenbock für seine Begierde sowie in Konkurrenz mit seinen Pornostars zu sein. Ich meine, dafür herhalten zu müssen, dass Hanno seine sexuellen Probleme und Traumata an mir abreagiert, und entgegen der Vorgabe, dass ich das hinnehmen und unauffällig sein sollte, habe ich Schmerzen und bettele Hanno um Hilfe an."

Marlis hat beide Hände vor den Mund geschlagen. Hanno schaut sie etwas furchtsam und unglücklich an.

„Bitte, würdest du für einen Augenblick spazieren gehen und mich mit Frau Dr. Klees allein lassen?“, haucht Marlis. Hanno steht widerspruchslos auf und verlässt leise und achtsam das Haus. „Ist er weg?“, fragt Marlis bang. Ich schaue aus dem Fenster und sehe Hanno die Straße entlanggehen. Nickend nehme ich wieder Platz. „Sie dürfen gerne zum Ausdruck bringen, was jetzt in Ihnen vorgeht“, ermutige ich die blasse Klientin. „Wirklich? Darf ich auch schreien?“ „Nur zu.“ Ich habe es kaum ausgesprochen, schon lässt Marlis sich auf den Boden gleiten und schreit sich die Seele aus dem Leib. Ich räume hastig alles weg, woran sie sich verletzen könnte und ermutige sie: „Das ist genau richtig so.“

Irgendwann nach langem Weinen und gestammelten Worten ihrer Pein, ihres Erkennens und dem unzusammenhängenden Wechsel von Beschuldigungen gegen Hanno und sich selbst kauert Marlis völlig aufgelöst mit wirren Haaren und verweintem Gesicht neben mir auf dem Teppich. Als Hanno wieder eintrifft, schmiegt sie sich an ihn, was mich ein wenig wundert. Beide sprechen leise und zärtlich miteinander. Marlis gibt schließlich eine Art Statement ab, und Hanno nickt verständig, während er zuhört:

„Ich lasse mich von Hanno missbrauchen, weil ich das so von meinem Elternhaus gewohnt bin. Während wir Sex haben, verwandele ich mich in eine leblose Puppe, nur um nicht wirklich anwesend zu sein. Und ihm bete ich ständig vor, er sei nicht präsent. Das ist weder für mich noch für Hanno gut. Das ist keine erwachsene Begegnung. Das möchte ich ändern. Doch ich erwarte von dir, Hanno, dass wir unsere Beziehung auf eine neue Basis stellen und du mit den Pornos aufhörst. Ich möchte mich nicht mit diesen langbeinigen, vollbusigen Barbies messen müssen. Außerdem sind Pornostars oft missbrauchte Frauen. Der Mann an meiner Seite geilt sich nicht an Missbrauchsopfern auf. Sonst ist die Beziehung hier für mich beendet.“

Hanno schüttelt den Kopf. „Ich möchte nicht den bequemen Weg über Pornos oder eine Affäre wählen. Marlis, ich will diese neue Basis mit dir angehen.“

Marlis' Trauma-Triade

Ich schlage vor, dass wir, bevor wir uns Hannos Emotions-Skript zuwenden, die Beziehung zwischen Marlis und ihren Eltern unter dem Aspekt der Triangulierung betrachten. Die Abbildung entsteht aus dem Gespräch mit Marlis über die Interaktionen im Dreierverbund.

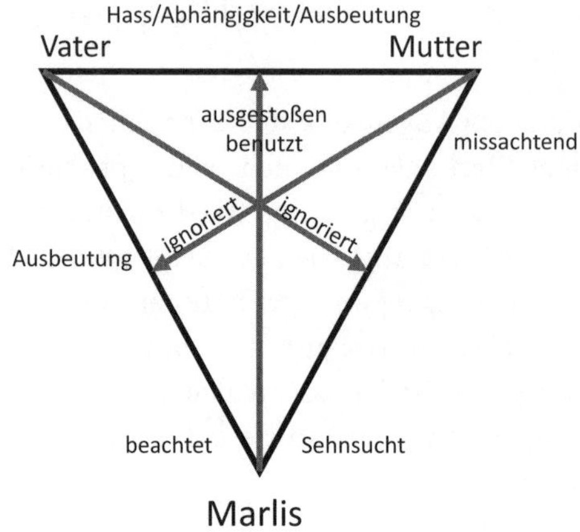

Abbildung 2.21: Marlis' Trauma-Triade

Erschüttert erkennt Marlis den Verrat ihrer Mutter. Diese Zusammenhänge hat sie bisher so nicht gesehen, erst der Blick von außen entlarvt die ungute Konstellation.

Marlis erzählt, wie sehr sie sich vergeblich nach dem Schutz der Mutter gesehnt hat, die ihre Tochter an den Ehemann auslieferte und daraus ihren Nutzen zog. „Dadurch ließ mein Vater meine Mutter in Ruhe und ging auch nicht fremd. Der Alleinverdiener der Familie war befriedet, und meine Mutter hatte auch mich nicht mehr am Hals. Wenn ich mir das jetzt so anschaue, dann stellt sich das ganz anders dar, als ich es damals als Kind empfand. Ich habe meine Mutter immer als Opfer meines Vaters gesehen, und ich war unendlich bemüht, ihr furchtbares Schicksal abzumildern. Ich half meiner Mutter im Haushalt, wo ich nur konnte und verlor dadurch meine Kindheit und Jugend."

Marlis wird zudem klar, dass ihre Hinwendung zu körperlichen Symptomen eine Regulationsfunktion hat, um der Zwickmühle zwischen Ausbeutung, Ausgrenzung und Sehnsucht zu entkommen. Ich spreche dem kleinen Mädchen von damals meine Wertschätzung aus für die Klugheit, über das körperliche Symptom diese unsägliche Trauma-Triade überlebt zu haben.

„Das ist fatalerweise noch heute so", wirft Marlis ein. „Wenn unsere Partnerschaft zu anstrengend wird, mir zu viel abverlangt wird oder Hanno zu distanziert ist, reagiere ich mit Schmerzen. Damit kann ich mir wenigstens ein minimales Maß an Aufmerksamkeit sichern, meinen Rückzug begründen oder Hilfe von außen erhalten." Marlis geht diverse Schmerzattacken durch und entdeckt erstaunliche Parallelen zu den Krisen in ihrer Partnerschaft. Sie fasst es so zusammen: „Die Schmerzen weisen auf Konflikte hin, die ich nicht in Worte fassen kann." Triumphierend wendet sie sich an Hanno. „Nie wieder lass ich mir von dir vorhalten, ich wäre zu empfindlich. Meine Schmerzen sind ab sofort mein Buddha, den ich immer um Rat fragen kann.“

Marlis’ Part hat damit einen guten Abschluss gefunden, und wir wenden uns nun Hannos Kindheitsgeschichte zu.

Hannos Emotions-Skript

Hannos Emotions-Skript

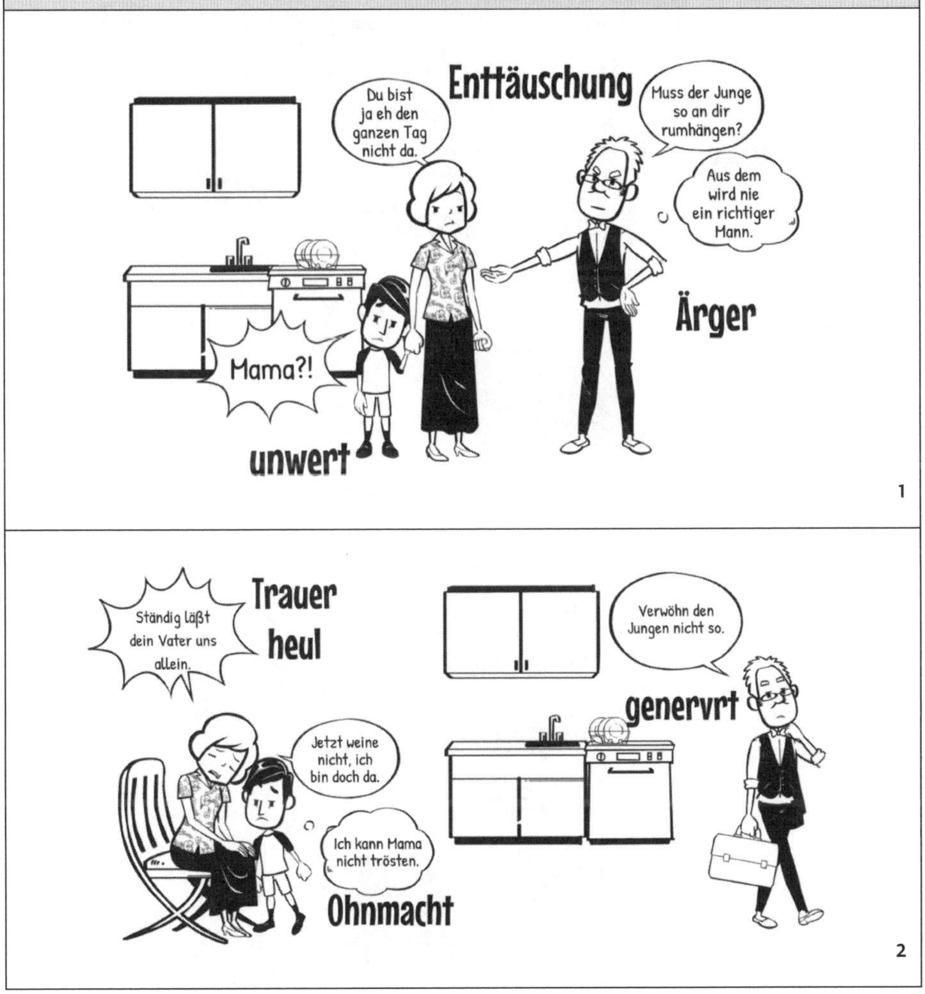
Du bist ja eh den ganzen Tag nicht da.
Enttäuschung
Muss der Junge so an dir rumhängen?
Aus dem wird nie ein richtiger Mann.
Ärger
Mama?!
unwert
1
Ständig läßt dein Vater uns allein.
Trauer
heul
Verwöhn den Jungen nicht so.
genervrt
Jetzt weine nicht, ich bin doch da.
Ich kann Mama nicht trösten.
Ohnmacht
2

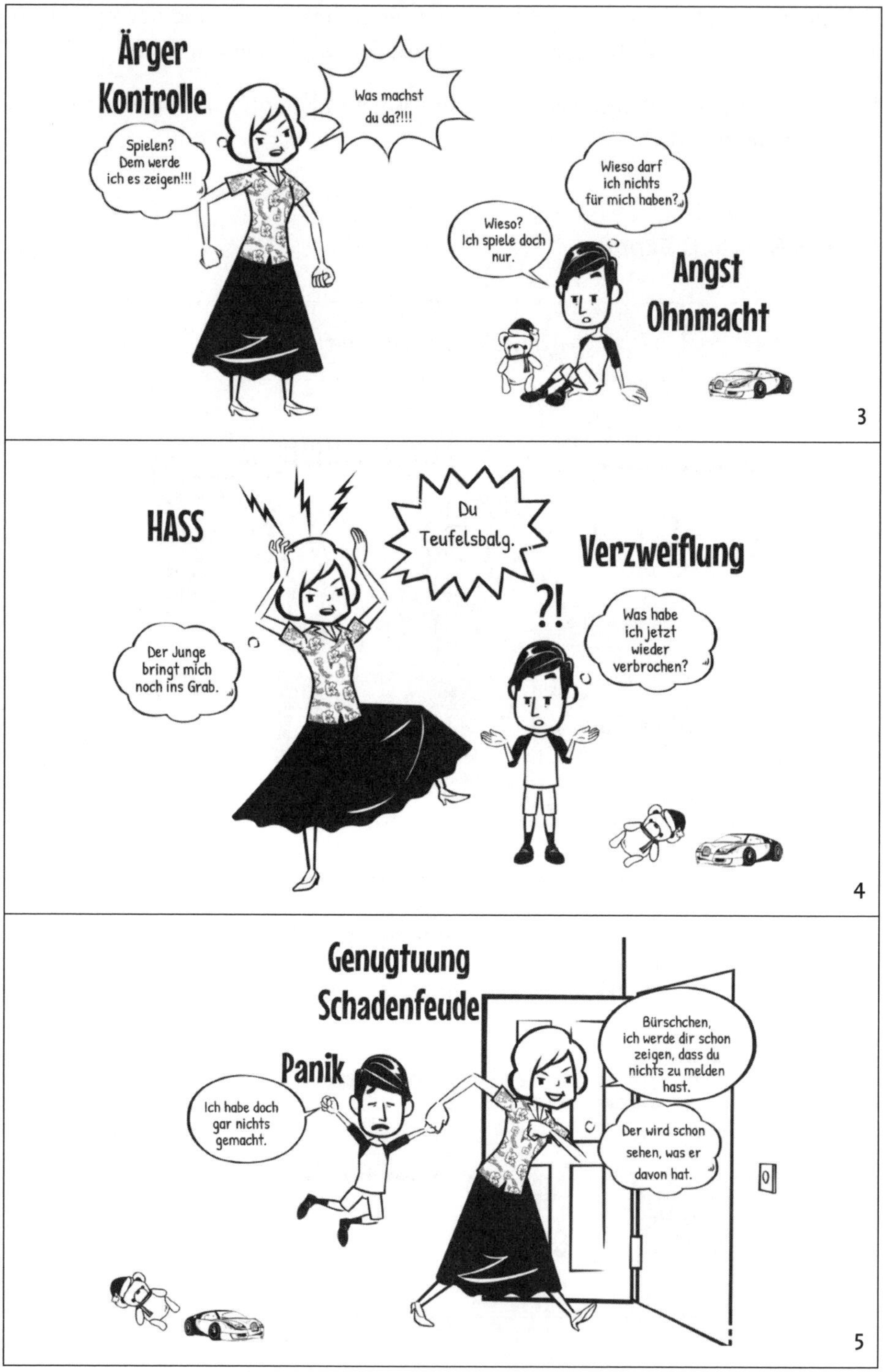
Ärger
Kontrolle
Was machst du da?!!!
Spielen? Dem werde ich es zeigen!!!
Wieso darf ich nichts für mich haben?
Wieso? Ich spiele doch nur.
Angst
Ohnmacht
3
HASS
Du Teufelsbalg.
Verzweiflung
?!
Was habe ich jetzt wieder verbrochen?
Der Junge bringt mich noch ins Grab.
4
Genugtuung
Schadenfeude
Panik
Bürschchen, ich werde dir schon zeigen, dass du nichts zu melden hast.
Ich habe doch gar nichts gemacht.
Der wird schon sehen, was er davon hat.
5

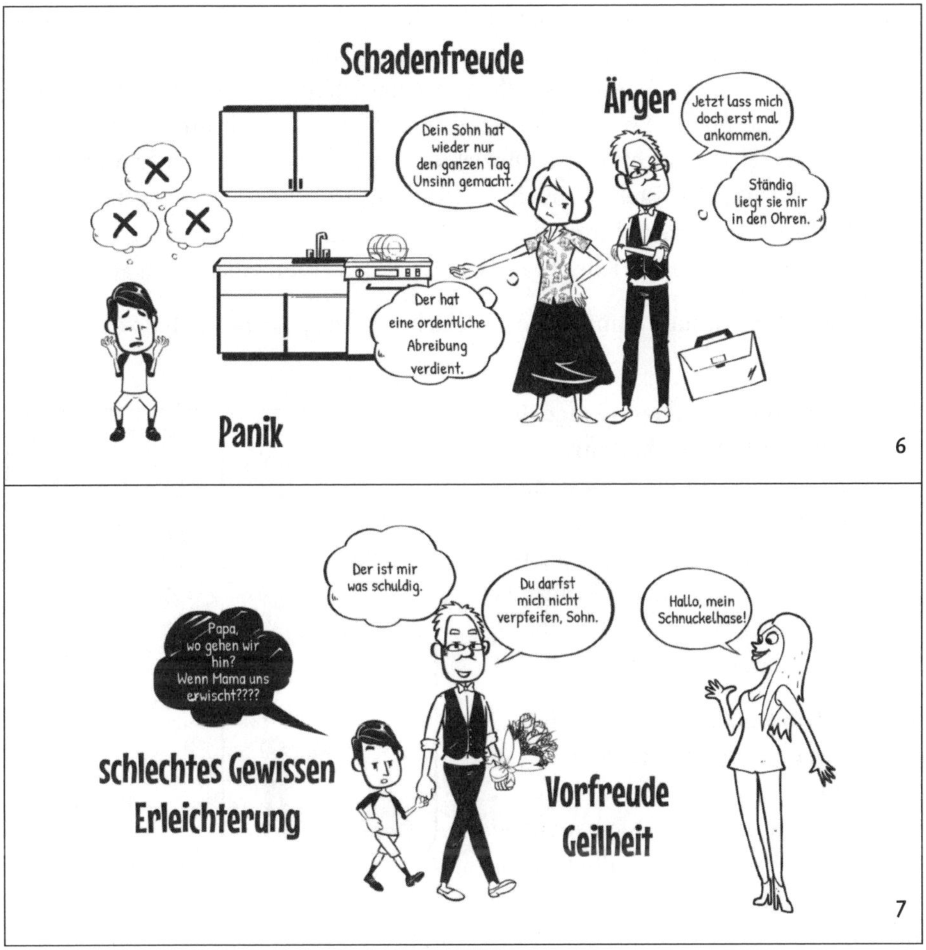
Schadenfreude
Ärger
Jetzt lass mich doch erst mal ankommen.
Dein Sohn hat wieder nur den ganzen Tag Unsinn gemacht.
Ständig liegt sie mir in den Ohren.
Der hat eine ordentliche Abreibung verdient.
Panik
6
Der ist mir was schuldig.
Du darfst mich nicht verpfeifen, Sohn.
Hallo, mein Schnuckelhase!
Papa, wo gehen wir hin? Wenn Mama uns erwischt????
schlechtes Gewissen
Erleichterung
Vorfreude
Geilheit
7

Abbildung 2.22: Hannos Emotions-Skript

„Meine Mutter war Hausfrau und ging erst arbeiten, als ich in die 7. Klasse kam. Sie war damals entweder deprimiert oder wütend auf mich. Ihre Stimmung wechselte so willkürlich wie das Wetter im April. Solche Situationen, wie ich sie hier gezeichnet habe, gab es andauernd. Mein Vater mäkelte ständig an meiner Mutter herum: Sie sei überbehütend und aus mir würde nie ein richtiger Mann. Kaum war mein Vater außer Haus, begann sie zu weinen. Wehe, ich zog mich mal zum Spielen zurück, da gab es mordsmäßigen Ärger. Sie hat mich ganz oft in die Besenkammer gesperrt. Nach draußen zum Spielen durfte ich erst gar nicht. Da hätte ich mich ja schmutzig machen können. Es war ein Auf und Ab zwischen Anklammerung, wüsten Beschimpfungen und Eingesperrtwerden. Wenn mein Vater heimkam, spekulierte sie damit, dass er mich bestraft. Doch das hat er selten getan. Mein Vater hat mich regelmäßig mit zu seiner Geliebten genommen. Das war ein zweischneidiges Schwert. Ich entging seiner Strafe, dafür gab es aber dieses Geheimnis, das ich meiner Mutter nicht verraten durfte. Sie hätte mich getötet, wenn sie gewusst hätte, was ich ihr verschwieg. Sie hat alles Mögliche versucht, um die Beziehung zwischen meinem Vater und mir zu zerstören. Doch mein Vater hat mich zum Komplizen seiner Untreue gemacht und einen Keil zwischen meine Mutter und mich getrieben. Ich vermute mal, dass sie da durchaus was geahnt hat. Vielleicht ist sie deswegen so oft meinetwegen ausgetickt.“

Hanno wählt vier Bilder, damit wir den Beziehungssatz zusammenstellen können.

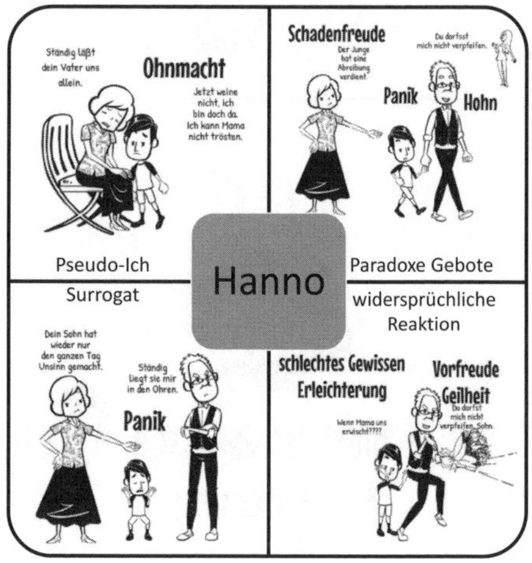
Ständig läßt dein Vater uns allein.
Ohnmacht
Jetzt weine nicht, ich bin doch da. Ich kann Mama nicht trösten.
Pseudo-Ich
Schadenfreude
Der Junge hat eine Abreibung verdient.
Du darfst mich nicht verpfeifen.
Panik
Hohn
Paradoxe Gebote
Hanno
Surrogat
Dein Sohn hat wieder nur den ganzen Tag Unsinn gemacht.
Ständig liegt sie mir in den Ohren.
Panik
widersprüchliche Reaktion
schlechtes Gewissen
Erleichterung
Vorfreude
Geilheit
Wenn Mama uns erwischt????
Du darfst mich nicht verpfeifen, Sohn.

Welche paradoxe Bewertung machte Ihnen am meisten zu schaffen?
„Was ich damals gar nicht verstanden habe, war, warum mein Vater mich bestrafen sollte und wofür, und warum er mich dann mit zu seiner Geliebten nahm. Dadurch wurde die Beziehung zu meiner Mutter noch schlimmer.“

Welche Reaktion haben Sie gezeigt, um mit der Situation zurechtzukommen?
„Irgendwie musste ich beide bei Laune halten, trösten und dichthalten, nicht durchblicken lassen, was ich von meinem Vater wusste und was meine Mutter mit mir anstellte. Das war schlimm, doch ich hatte auch den Eindruck, mein Vater hatte seinen Ausweg gefunden.“

Welche unvereinbaren Emotionen mussten Sie in den Griff bekommen? Mussten Sie für irgendetwas herhalten?
„Ich stand zwischen meinen Eltern. Mein Vater wollte meiner Mutter entkommen und ich letztlich auch. Zugleich war da immer die Bedrohung, eingesperrt zu werden, Komplize zu sein und die Panik vor dem Erwischtwerden. Wie ein Damoklesschwert hing das über mir. Innerlich habe ich zu meinem Vater gehalten, aber ich war meiner Mutter tagsüber hoffnungslos ausgeliefert.“

Was geriet bei Ihnen ins Wanken, so sehr Sie sich bemüht haben, angemessen zu reagieren?
„Es war mir nicht möglich, beiden die Stirn zu bieten. Dazu war ich nicht in der Lage. ‚Mama wird mich töten. Papa nimmt mich mit zu seiner Geliebten und er-

presst mich, damit ich nichts sage.' Das hat mich innerlich zerrissen. Ich habe dann immer heimlich onaniert, mit sieben Jahren schon, und danach meine Spielsachen zerstört. Sonst wäre ich verrückt geworden."

Daraus stellen wir diesen Beziehungssatz zusammen:

Hanno verbirgt seinen Wunsch nach Befreiung hinter guter Laune und halbherzigem Trösten, da er als Kind den Widerspruch aufzulösen versuchte, das Geheimnis der Affäre für sich zu behalten, um nicht bestraft (getötet) zu werden. Er meinte, dafür büßen zu müssen, dass sein Vater seiner Mutter entkommen und dabei nicht erwischt werden wollte. Er konnte nicht für sich eintreten, indem er seinen Eltern die Stirn geboten hätte, und hat stattdessen, wie sein Vater, den Ausweg über die sexuelle Entladung gesucht.

Ertappt und bleich sitzt Hanno vor dem Satz. Er ahnt bereits, dass diese frühe Bedrängnis für ihn zum Verhängnis in seiner Beziehung zu Marlis geworden ist. Ungeduldig diktiert Marlis den Satz der Beziehungsdynamik für Hanno, da dieser ihr zu lange zögert:

„Hanno verbirgt seinen Wunsch nach Befreiung hinter guter Laune und halbherzigem Trösten, da er den Widerspruch aufzulösen versucht, das Geheimnis seiner Affäre für sich zu behalten, um nicht bestraft zu werden. Er meint, dafür büßen zu müssen, dass er Marlis entkommen und nicht dabei erwischt werden will. Er kann nicht dafür eintreten, indem er Marlis die Stirn bietet, und sucht stattdessen einen Ausweg in der sexuellen Entladung."

Marlis' Laune ist sichtlich in den Keller gerutscht. „Oder geht es hier um mehrere Affären, du Arsch?", giftet sie. Seine bleiche Gesichtsfarbe verheißt nichts Gutes. Kurzerhand schnappt sich Marlis ihre Tasche, Jacke und Schuhe, nickt stumm zum Abschied und verlässt wütend und verzweifelt die Praxis. „Das mache ich nicht mehr mit", schallt es noch im Treppenhaus, da hören wir beiden verdattert Zurückgebliebenen bereits die Tür ins Schloss knallen.

Eine solch explosive Dynamik ist bei Paaren mit Dreiecksbeziehungen nicht unüblich. Schließlich geht es um massive Vertrauensbrüche, Verrat und Betrug, zumal bei einer beiderseitigen Vereinbarung zur Monogamie. Als feststeht, dass Marlis mit dem gemeinsamen Auto nach Hause gefahren ist, gesteht Hanno, dass es nicht nur diese aktuelle Affäre gibt. „Sie kommt nicht wieder. So kenne ich sie. Jetzt ist der Ofen aus. Ich habe das befürchtet. Wir hatten beide so sehr gehofft, unsere Beziehung mit Ihrer Hilfe retten zu können." Schuldbewusst und elend sitzt Hanno auf der Therapiecouch.

Hannos Trauma-Triade

Er bittet darum, dass wir uns auch seine Trauma-Triade des Elternhauses anschauen.

„Die Ehe meiner Eltern war von Betrügereien und Tricksereien geprägt. Sie haben mich im Kampf gegeneinander ausgespielt. Ich war so eine Art Spielball für die beiden, Mittel zum Zweck, um einander zu quälen oder zu übervorteilen. Meine Mutter war unberechenbar. Ich war ihr ausgeliefert, hatte jedoch eine eher abschätzige Meinung von ihr. Da habe ich mich meinem Vater angeschlossen. Der hat mich zwar erpresst, aber er war sanfter als meine Mutter. Er zeigte mir ein Tor, um zu entkommen. Beide haben einen Keil in die Beziehung getrieben, die ich zu meinem Vater oder meiner Mutter hätte haben können, sodass ich am Ende völlig allein war und nur meine Onanie hatte." Hier beginnt Hanno zu weinen, und ich lasse ihm Zeit, die Erkenntnis zu verdauen. „Das war mir irgendwie schon klar, doch in dieser Deutlichkeit habe ich es noch nie betrachtet. Letztendlich gehe ich jetzt so mit Marlis um. Ich behandle sie abschätzig, so, wie ich meine Mutter sah, und ich betrüge sie, wie mein Vater meine Mutter."

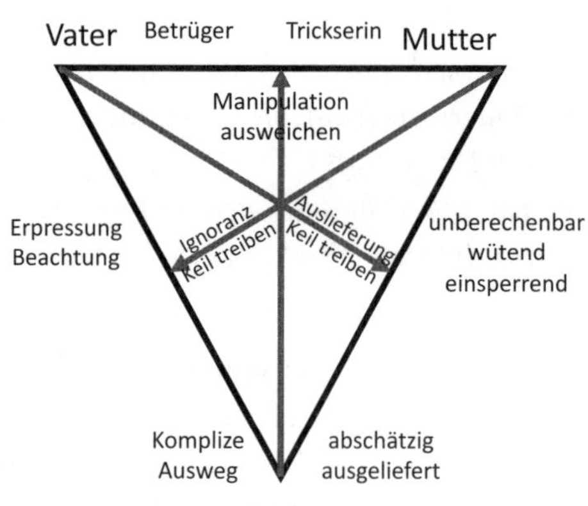

Abbildung 2.23: Hannos Trauma-Triade

Ich erkundige mich nach den Hintergründen der Eltern und erfahre, dass Hannos Vater bei der Waffen-SS gedient und nach dem Krieg kein Wort mehr über diese Zeit verloren hat. Es muss für den Vater ein herber Verlust gewesen sein, da ihm die Zugehörigkeit Bedeutung verliehen hatte. Hannos Mutter wurde mit ihrer Familie aus dem Osten vertrieben und erlebte auf der Flucht grauenhafte Dinge. „Meine Mutter hatte auch immer so merkwürdige Schmerzzustände wie Marlis. Mein Vater hat sie deswegen immer verspottet. Meine beiden Eltern wirkten oft wie leere Hüllen, die mich benutzten, um nichts mehr fühlen zu müssen."

Ich habe den Eindruck, dass Hanno dieses Thema eher unangenehm ist. Schließlich lebt er ein ähnliches Leben, ohne tiefen Kontakt zu seiner Frau oder seinen eigenen Empfindungen. Hanno seufzt tief und schreibt Marlis eine SMS. Wir verabschieden uns, und ob es einen weiteren Termin geben wird, bleibt offen.

<table>
<tr><th>Hanno</th><th>Marlis</th></tr>
<tr><td>
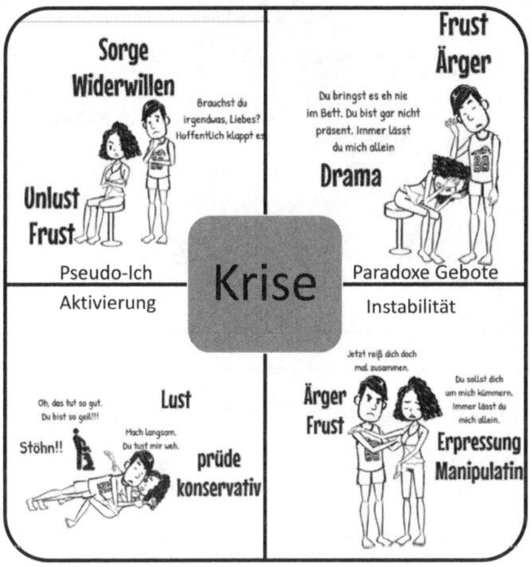

</td><td>
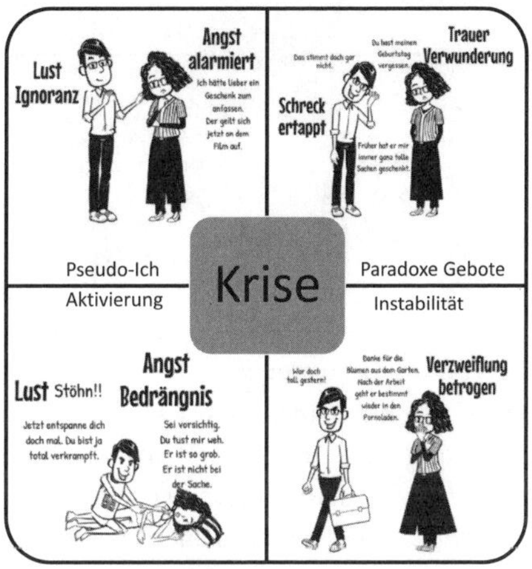

Lust
Ignoranz
Angst
alarmiert
Ich hätte lieber ein Geschenk zum anfassen. Der geilt sich jetzt an dem Film auf.
Das stimmt doch gar nicht.
Du hast meinen Geburtstag vergessen.
Trauer
Verwunderung
Schreck
ertappt
Früher hat er mir immer ganz tolle Sachen geschenkt.
Pseudo-Ich
Krise
Paradoxe Gebote
Aktivierung
Instabilität
Angst
Lust Stöhn!!
Bedrängnis
Jetzt entspanne dich doch mal. Du bist ja total verkrampft.
Sei vorsichtig. Du tust mir weh. Er ist so grob. Er ist nicht bei der Sache.
War doch toll gestern!
Danke für die Blumen aus dem Garten. Nach der Arbeit geht er bestimmt wieder in den Pornoladen.
Verzweiflung
betrogen

</td></tr>
<tr><td>Hanno verbirgt sich hinter widerwilliger Fürsorglichkeit und Halbherzigkeit, da er den Widerspruch auflösen muss, Marlis nie allein lassen zu dürfen und dann auch noch geil auf sie zu sein. Er meint, dafür büßen zu müssen, dass er ihr Schmerzen bereitet, wenn er sich nimmt, wonach ihm ist. Hanno tritt nicht für sich ein, indem er sich klarmacht, dass er Marlis mit den Pornos eher schonen will, anstatt ihr wehzutun. Dabei könnte er mit ihr über Sex sprechen, der ihr gefallen würde. Doch dazu ist er zu feige.</td><td>Marlis verbirgt sich hinter guter Miene zum bösen Spiel, da sie den Widerspruch auflösen will, vergessen und angelogen zu werden, auch wenn ihr das ausgeredet wurde. Sie meint, dafür büßen zu müssen, dass sie sich Zuwendung wünscht, obwohl sie genau weiß, dass es nur um Sex geht. Marlis tritt nicht für sich ein, indem sie die Situation beendet und erklärt, wie schlimm es für sie ist oder indem sie gar nicht erst mitmacht.</td></tr>
</table>

<table>
<tr><th>Hanno</th><th>Marlis</th></tr>
<tr><td>
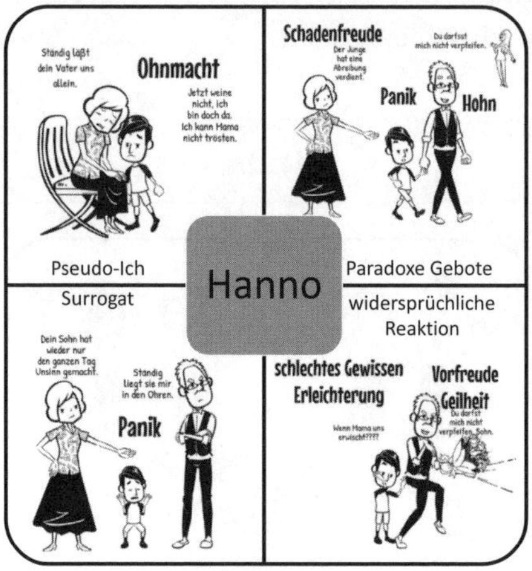
Ständig laßt dein Vater uns allein.
Ohnmacht
Jetzt weine nicht, ich bin doch da. Ich kann Mama nicht trösten.
Schadenfreude
Der Junge hat eine Abreibung verdient.
Du darfst mich nicht verpfeifen.
Panik
Hohn
Pseudo-Ich
Hanno
Paradoxe Gebote
Surrogat
widersprüchliche Reaktion
Dein Sohn hat wieder nur den ganzen Tag Unsinn gemacht.
Ständig liegt sie mir in den Ohren.
Panik
schlechtes Gewissen
Erleichterung
Vorfreude
Geilheit
Wenn Mama uns erwischt????
Du darfst mich nicht verpfeifen, Sohn.
</td><td>
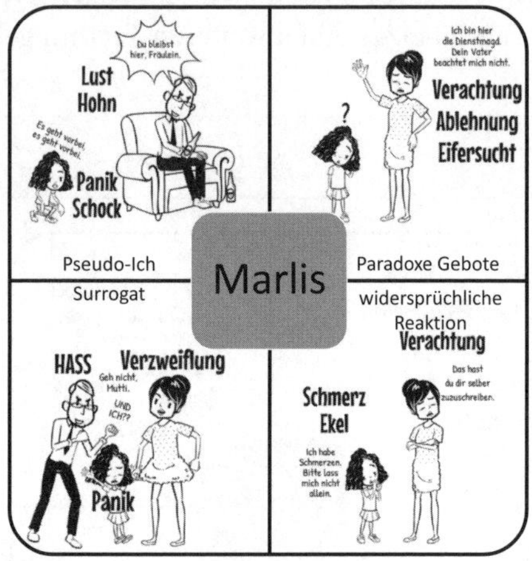

</td></tr>
<tr><td>Hanno verbirgt seinen Wunsch nach Befreiung hinter guter Laune und halbherzigem Trösten, da er den Widerspruch aufzulösen versucht, das Geheimnis seiner Affäre(n) für sich zu behalten, um nicht bestraft zu werden. Er meint, dafür büßen zu müssen, dass er Marlis entkommen und nicht dabei erwischt werden will. Er kann nicht dafür eintreten, indem er Marlis die Stirn bietet, und sucht stattdessen einen Ausweg in der sexuellen Entladung.</td><td>Marlis verbirgt ihre Abneigung gegen Hannos sexuelle Übergriffe und seine Ignoranz hinter der Überzeugung, unsichtbar und nutzbringend einen Dienst zu erfüllen, da sie den Widerspruch auflösen muss, nicht beachtet zu werden und gleichzeitig Sündenbock für seine Begierde sowie in Konkurrenz mit seinen Pornostars zu sein. Sie meint, dafür herhalten zu müssen, dass Hanno seine sexuellen Probleme und Traumata an ihr abreagiert, und obwohl sie das hinnehmen und unauffällig sein sollte, hat sie Schmerzen und bettelt Hanno um Hilfe an.</td></tr>
</table>

Hanno	Marlis

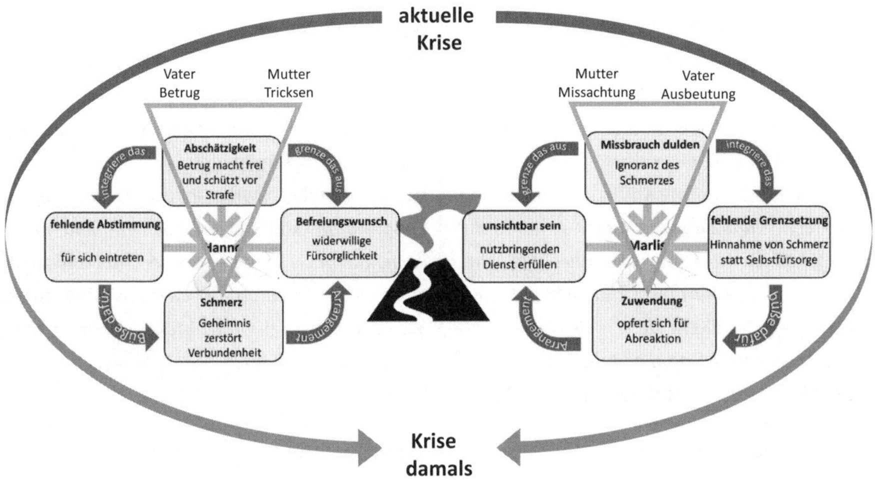

Abbildung 2.24: Der Vermeidungszirkel

Abschließende Analyse von Hanno und Marlis

Hanno	Marlis
Pseudo-Ich Was verbirgt die Person, und wie könnte der jeweilige Kindheitskonflikt hieran beteiligt sein? *Hanno verbirgt sich hinter widerwilliger Fürsorglichkeit, abschätziger Halbherzigkeit und herabsetzendem Trösten. Sein Vater zeigte einen Weg zur Freiheit auf, indem er sich von der fordernden Frau durch Betrug und Geheimniskrämerei befreite.*	**Pseudo-Ich** Was verbirgt die Person, und wie könnte der jeweilige Kindheitskonflikt hieran beteiligt sein? *Marlis verbirgt ihre Abneigung gegen den funktionalisierten Sex, in dem sie sich unsichtbar macht und zu Diensten sein will. Sie war Dienstmagd der Mutter und Sexobjekt des Vaters. Sie wurde belogen und vergessen und vergisst sich heute selbst.*

Hanno	Marlis
Paradoxe Gebote Welchen Widerspruch versucht die Person vergeblich gegen innere Widerstände aufzulösen? Wie könnte der Kindheitskonflikt in Form von Kritik, Abwertung oder Missachtung in die aktuelle Beziehung hineinwirken? *Da Hanno meint, er dürfe Marlis, ähnlich wie seine Mutter, nicht allein lassen, kann er nur mithilfe der geheimen Affäre(n) entkommen. Ein echter Austausch scheint ihm nicht möglich und wurde ihm auch von den Eltern nie vorgelebt. Tricksereien und Betrug treten an die Stelle von Aushandlungen, die ihm zu viel Mut abverlangen würden.*	**Paradoxe Gebote** Welchen Widerspruch versucht die Person vergeblich gegen innere Widerstände aufzulösen? Wie könnte der Kindheitskonflikt in Form von Kritik, Abwertung oder Missachtung in die aktuelle Beziehung hineinwirken? *Marlis' Schmerz wurde ignoriert, und zugleich bringt ihr das körperliche Leiden ein Minimum an Zuwendung. Sie wurde kaum beachtet und zur Abreaktion der Traumata der Eltern missbraucht, so, wie sie sich jetzt zur Abreaktion von Hannos Trauma missbrauchen lässt.*
Aktivierung der Surrogat-Funktion Für was musste die Person in der Kindheit herhalten, welche widersprüchlichen Empfindungen durfte sie nicht wahrhaben, und welches Thema gerät dadurch zum Tabu in der jetzigen Paarbeziehung? Welche Emotion steht im Zwiespalt zwischen Loyalität und Integrität? *Wenn Hanno sich nehmen würde, was er braucht, bereitet er damit Schmerzen, die er in Kauf nimmt oder übergeht. Sein Vater hat seine Mutter oft wegen ihrer Schmerzen verspottet. Auch Hannos Leid wurde von beiden Eltern ignoriert. Hanno fungierte als Waffe der Eltern im gegenseitigen Bemühen, das eigene Leiden nicht zu spüren.*	**Aktivierung der Surrogat-Funktion** Für was musste die Person in der Kindheit herhalten, welche widersprüchlichen Empfindungen durfte sie nicht wahrhaben, und welches Thema gerät dadurch zum Tabu in der jetzigen Paarbeziehung? Welche Emotion steht im Zwiespalt zwischen Loyalität und Integrität? *Offensichtlich verachtet Marlis sich für ihren Wunsch nach Zuwendung und akzeptiert sexuelle Übergriffe, um weiterhin als Sündenbock zu fungieren. Sie nimmt die Schmerzen der Traumata ihrer Eltern und auch Hannos nicht eingestandene Ausbeutung auf sich.*
Widersprüchliche Reaktion / Instabilität Welche Instabilität muss die Person im Zaum halten, welche Reaktion wird gezeigt, und woran zeigt sich die fehlende Integrität und damit zugleich die Wachstumsherausforderung? *Hanno realisiert nicht, welche Bedeutung Schmerz hat. Indem er fremdgeht, will er Marlis schonen, sich selbst vor der Realisierung der Ausbeutung durch die Eltern schützen und seinen eigenen Schmerz ignorieren.*	**Widersprüchliche Reaktion / Instabilität** Welche Instabilität muss die Person im Zaum halten, welche Reaktion wird gezeigt, und woran zeigt sich die fehlende Integrität und damit zugleich die Wachstumsherausforderung? *Marlis vermeidet es, sich selbst und Hanno zu konfrontieren. Sie schützt sich nicht, womöglich aus der Sorge heraus, keinerlei Bedeutung mehr zu haben, wenn sie Grenzen setzen würde. Ihre Schmerzen mögen dafür stehen, Zuwendung zu erhalten, ohne selbst dafür verantwortlich zu sein.*

<table>
<tr><th>Hanno</th><th>Marlis</th></tr>
<tr><td colspan="2">Das gemeinsame Interaktionsthema
Aushandlungen, echter Austausch, Grenzen setzen und die Konfrontation mit dem eigenen Schmerz kosten Mut, den Hanno und Marlis beide nicht aufbringen. In ihren Herkunftsfamilien ignorierten die Eltern den eigenen Schmerz infolge der Kriegstraumata, und sie ignorierten die Not ihrer Kinder. Marlis nimmt das tabuisierte Leiden der Eltern auf sich, ebenso wie Hannos Trauma, der von den Eltern ausgebeutet und benutzt wurde. Hanno flieht vor dieser Erkenntnis, indem er sich mit Affären ablenkt und es seinem Vater gleichtut. Marlis flieht vor der Erkenntnis, auch heute noch von Nutzen sein zu müssen, indem sie ihr eigenes Zuwendungsbedürfnis missachtet und stattdessen Opfer ihrer Schmerzen wird. Marlis würde daran wachsen, ihren Wunsch nach Zuwendung wertzuschätzen, und Hanno könnte sich weiterentwickeln, wenn er sich damit konfrontiert, wie sehr er selbst Opfer war, und indem er Kontakt zu seinem Schmerz aufnimmt, um Marlis nicht mehr abschätzig zu begegnen.</td></tr>
</table>

Die Integritätsprobe der öffnenden Authentizität

Hanno und Marlis wurden in der Kindheit mit der Erfahrung der Ausgrenzung konfrontiert. Beide Väter verbündeten sich ausbeutend mit ihrem Kind gegen die eigene Frau. Hanno und Marlis teilen das Erleben, von ihren Müttern zurückgestoßen, instrumentalisiert und verraten worden zu sein, während die Väter sich mit ihren Kindern in unguter Weise solidarisierten, in dem Unvermögen, zur Ehefrau Nähe herstellen zu können oder zu wollen. Auf diese Weise wurde die Beziehung des Sohnes bzw. die der Tochter zur eigenen Mutter zusätzlich belastet. Die Bedeutung, die die Väter durch die spaltende und destruktive Beachtung ihren Kindern zumuteten, nährte deren Enttäuschung über die missachtende Mutter. Die Hoffnung auf die Erfüllung der kindlichen Nähesehnsüchte geriet dadurch in Konkurrenz zu Wut, Abgrenzungswünschen und Schuldgefühlen. Die Ausgrenzung der Mutter durch das vereinnahmende Bündnis zwischen Vater und Kind, die Ausgrenzung des Kindes durch den Zusammenschluss der Eltern bei gleichzeitigem Ignorieren des Kindes führt in der späteren Partnerschaft häufig dazu, dass Wünsche und Bedürfnisse verborgen oder im Geheimen durchgesetzt werden. Bei Hanno und Marlis führten die Ausgrenzungserfahrungen dazu, dass beide keine wahrhafte Nähe, keine echte Aushandlung und keine authentische Offenheit herstellen konnten. Dies mag der Grund sein, warum sie Nähe und Sexualität eher vermieden oder konflikthaft gestalteten, anstatt sie heilungs- und wachstumsfördernd angehen zu können.

Es ist für die Auflösung dieses Beziehungsmusters wichtig, Hanno und Marlis zu vermitteln, dass sie beide verlieren, wenn eine Person sich den Wünschen der anderen Person anpasst, in unehrlicher Weise den Erwartungen entsprechen will und die andere Person insgeheim zu Verrat und Betrug neigt. Der Entwicklungsweg geht dahin, sich dem / der Partner:in mit echten Gefühlen zu zeigen und sich selbst gerade in der Intimität treu zu bleiben.

Die vier Punkte der Balance nach David Schnarch (2016) zeigen dem Paar, wie jeder dazu beitragen kann, die Beziehung durch Nähe und Integrität voranzubringen oder durch zu hohen Druck, Vermeidung oder Schwäche Stillstand zu bewirken. David Schnarch spricht von den vier Punkten der Balance und meint damit:

1. die eigenen Wünsche und Bedürfnisse offen und mit ruhigem Herzen mitzuteilen,
2. sich nicht von der Angst des / der Partner:in anstecken zu lassen,
3. auch dann im Kontakt zu bleiben, wenn es schwierig miteinander wird,
4. zu akzeptieren, dass die Fähigkeit, Leid zu ertragen, zu einer Beziehung dazugehört.[9]

Jeder der vier Punkte hält den erforderlichen Abstand zwischen Gemeinsamkeit und Ich-Integrität aufrecht und trägt somit zu Balance sowie Harmonie bei, sodass Beziehung und erfüllende Sexualität überhaupt erst möglich werden. Dies erfordert Mut, Eigenständigkeit, den Willen zur Entwicklung und setzt die Fähigkeit voraus, sich in schwierigen Situationen selbst Halt zu geben. Die Schienenmetapher verdeutlicht die Notwendigkeit der Entwicklung dieser Kompetenzen bei beiden Partnern.

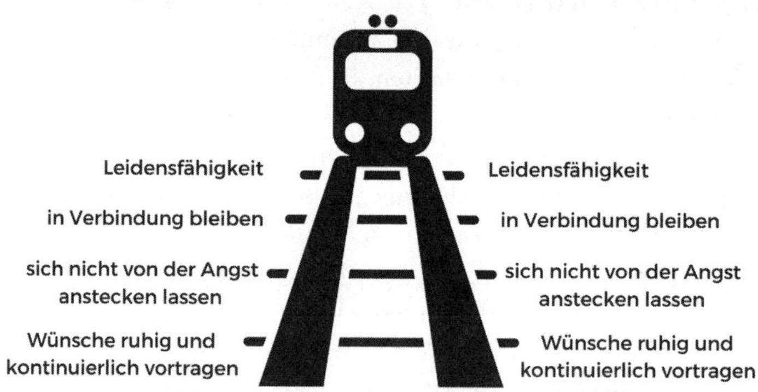

Abbildung 2.25: Die Schienenmetapher

Eine Definition von Integrität zeigt, welchen Stellenwert die Differenzierung in einer integren Partnerschaft einnimmt: „Ein integrer Mensch lebt und handelt in dem Bewusstsein, dass sich seine persönlichen Überzeugungen, Maßstäbe und Wertvor-

9 ↗ https://crucible4points.com/crucible-four-points-balance/

stellungen in seinem Verhalten ausdrücken. Persönliche Integrität ist als Treue zu sich selbst gekennzeichnet worden. Sie achtet aber ebenso die Integrität und Würde der Mitmenschen und strebt danach, diese nicht zu verletzen. Im Gegensatz zu integer bezeichnet korrumpierbar eine Person, die sich in ihrem Verhalten nicht von eigenen Werten und Prinzipien, sondern von Drohungen und / oder Verlockungen durch äußere und innere Einflüsse leiten lässt" (Pollmann 2005).

Verlockungen zu widerstehen fällt nicht integren Personen besonders schwer, vor allem dann, wenn der / die Partner:in zur Erhöhung des mangelnden Selbstwerts beitragen soll. Der Fremdsehnende fühlt sich womöglich um die Bewunderung seiner Pseudopersönlichkeit betrogen und sucht nach Aufpolierung seines verletzten Stolzes. Der / die Betrogene fühlt sich vermutlich deswegen hintergangen, weil der / die Partner:in nicht mehr bereit ist, Abweisungen oder Demütigungen hinzunehmen, nur um der dürftigen Anerkennung, des unauthentischen Sexes oder der spartanischen Nähe willen. Die Vermeidung der Erforschung der Ursachen oder die Verbannung eines Kindheitstraumas treibt das Paar regelrecht in die verstörende Dreieckskonstellation, erst recht mit den Hintergründen ausgrenzender Trauma-Triaden in der Kindheit.

Die Vorbereitung der Integritätsprobe

Hanno und Marlis erkennen im Verlauf der gemeinsamen Arbeit, dass beide durch ihre jeweiligen Beziehungsmuster dazu beigetragen haben, in einer Sackgasse gelandet zu sein. Es würde nicht reichen, wenn Hanno das Monogamieversprechen auffrischen und Marlis ihm verzeihen würde. Wie Marlis es ausdrückt und wie auch Hanno ihr zustimmt: „Wir brauchen eine neue Basis für unsere Partnerschaft." Diese Worte bleiben nur Schall und Rauch, sollte eine dementsprechende Umsetzung ausbleiben. So lege ich beiden nahe, eine Integritätsprobe vorzubereiten, um die vier Punkte der Balance in eine neue Form der Partnerschaft zu integrieren. Das Schienenbild leuchtete dem Paar unmittelbar ein, auch wenn beide bei der Betrachtung sehr nachdenklich werden. Beide sind nach Marlis unseligem Abgang am Ende der letzten Therapieeinheit tatsächlich wieder erschienen, um sich ihren Themen zu stellen.

Ich erkläre die Bedeutung der Integritätsprobe: „Die Idee geht dahin, nicht den / die Partner:in für die eigene Enttäuschung verantwortlich zu machen, sondern sich damit zu konfrontieren, wie die Krise durch das eigene Beziehungsmuster entstanden ist." Hier händigte ich Hanno und Marlis die zusammenfassenden Ergebnisse ihrer Krisen- und Emotions-Skripte aus. Sie lesen betroffen ihre Beziehungssätze durch, die wir zusammengetragen haben. Fast unweigerlich kommt nach dieser unschönen Konfrontation die Frage: „Und was machen wir jetzt damit? Wie wollen wir das ändern?"

Hierzu gebe ich Hanno und Marlis ein Blatt mit den acht Integritätsfragen und halte sie dazu an, getrennt voneinander Antworten aufzuschreiben und sich dabei an den vier Punkten der Balance zu orientieren:

1. Wie übernehme ich Verantwortung für meinen Anteil am Konflikt?
2. Wie kann ich mir meine Wünsche selbst erfüllen?
3. Wie kann ich mir Schutz, Halt und Geborgenheit geben?
4. Wie kann ich mich konsequent aus jedem Streit zurückziehen?
5. Wie trage ich ab sofort kompromisslos meine Herzenswünsche vor?
6. Wie kann ich dabei bleiben, dass ich ein Recht auf die Erfüllung meiner Wünsche habe?
7. Wie kann ich in liebevollem Kontakt bleiben?
8. Wie kann ich meine Abhängigkeit von der Beziehung lösen?

Beide machen sich an die Arbeit und füllen Seite um Seite. Danach gilt es, den wichtigsten Punkt jeder Antwort herauszufiltern, um daraus einen Plan zu erstellen.

Wir widmen uns zuerst Hannos Zusammenfassungen. Es dauere eine ganze Weile, die Quintessenz jeder Antwort zu finden und Hanno dabei zu unterstützen, nicht aus dem Beziehungsmuster heraus zu reagieren. Schließlich schlägt er vor:

- das Bild mit dem Vermeidungszirkel über mein Bett hängen;
- die Woche mit meinen Auszeiten planen und diese mit Marlis absprechen;
- mich dafür einsetzen, dass es gemeinsame „Miteinanderabende" gibt;
- mich bei Streit zurückziehen, Musik hören und dann zu Marlis zurückkehren;
- mich dafür einsetzen, mit Marlis eine Sexualtherapie zu machen;
- Marlis bitten, für ihr Leid selbst die Verantwortung zu übernehmen;
- Marlis zuhören lernen und nach ihren Wünschen und Bedürfnissen fragen;
- Sex gegen Marlis' Willen nicht mehr akzeptieren, stattdessen davor ein Gespräch führen.

Ihr zuhören zu wollen und Absprachen mit ihr zu treffen rührt Marlis zu Tränen. Schlucken muss sie bei seinem Wunsch nach einer Sexualtherapie und ihrer Eigenverantwortung für Kummer oder Wünsche. „Unterm Strich ist dies ein riesiger Fortschritt für unsere Beziehung, auch wenn ich darin meinen Anteil erkennen und angehen muss", kommentiert Marlis Hannos Vorhaben.

Mit der gleichen Sorgfalt gehe wir Marlis' Antworten durch und finden jeweils acht zusammenfassende Statements:

- Ich beschäftige mich mit Innerer-Kind-Arbeit, um die kleine Marlis zu schützen.
- Ich meditiere regelmäßig, um meine Wünsche zu spüren und selbst erfüllen zu lernen.
- Ich suche mir eine Frauentherapiegruppe, wo ich Geborgenheit bekommen kann.
- Ich male bei Streit ein Krisen- und ein Emotions-Skript und werte es aus.

- Ich bestehe darauf, dass Hanno keine Affären mehr hat.
- Nähe leben zu lernen ist wichtiger als auszuweichen. Ansonsten würde ich mich trennen.
- Ich spreche mit Hanno jeden Schritt ab, auch wenn ich an Trennung denke.
- Ich nehme mein eigenes Geschäft wichtiger als bisher.

Nachdem Marlis ihre wichtigsten Aussagen gefunden hat, wird Hanno insbesondere bei ihren Selbstständigkeitsbestrebungen blass. „Wofür brauchst du mich dann überhaupt noch?", mault er gekränkt. Marlis kontert: „Hier haben wir gelernt, dass es nicht darauf ankommt, einander zu brauchen, sondern zueinander zu stehen."

Dieses Paar schafft es, die Vorhaben in die Tat umzusetzen. Sie beginnen eine Sexualtherapie, Marlis schließt sich einer Frauengruppe an und profitiert sehr von einem beruflichen Coaching. Hanno findet für sich sogar eine Männergruppe, die ihn sehr in seine Mitte bringt.

2.2.4 *Fallgeschichte 4: Gitta und Daniel – die Botschaft der Sexualstörung*

Dysfunktionale Reaktion der sexuellen Kompromissbildung

Von einem möglichen Zusammenhang zwischen traumatisierender Grenzverletzung und Sexualstörungen wird in den etablierten Sexualtherapieansätzen nicht explizit ausgegangen. Dabei ist eine sexuelle Störung oftmals *die* „Lösung", um das zugrunde liegende Problem einer Person oder des Paares nicht anschauen und sich einer traumatisierenden Erfahrung nicht stellen zu müssen. Am Beispiel der Fallgeschichte von Gitta und Daniel lassen sich diese Hypothese und zugleich die Frage nachverfolgen, ob eine Sexualstörung womöglich sogar ein maßgebliches Anzeichen für das Vorliegen einer traumatischen Grenzverletzung ist. Selbst wenn wir hier nur einen exemplarischen Fall betrachten, steht dieser doch für viele Paare, bei denen die Analyse ihrer sexuellen Probleme ähnlich erschütternde Hintergründe aufdeckte.

Die Definition der Weltgesundheitsorganisation stellt eine Art Richtschnur für die Behandlung von Sexualstörungen dar: „Sexuelle Gesundheit ist untrennbar mit Gesundheit insgesamt, mit Wohlbefinden und Lebensqualität verbunden. Sie ist ein Zustand des körperlichen, emotionalen, mentalen und sozialen Wohlbefindens in Bezug auf die Sexualität und nicht nur das Fehlen von Krankheit, Funktionsstörungen oder Gebrechen. Sexuelle Gesundheit setzt eine positive und respektvolle Haltung zu Sexualität und sexuellen Beziehungen voraus sowie die Möglichkeit, angenehme und sichere sexuelle Erfahrungen zu machen, und zwar frei von Zwang, Diskriminierung und Gewalt.“[10]

Ausgehend von den Leitlinien des DSM-5 bzw. der ICD-10 und der ICD-11 werden Sexualstörungen angenommen bei:

- keinem oder übermäßigem Interesse an sexuellen Aktivitäten,
- keiner oder übermäßiger Zugänglichkeit für erotische Fantasien,
- keiner oder übermäßiger Initiative bei sexuellen Handlungen,
- keiner oder übermäßiger Erregung während der sexuellen Begegnung,
- keiner oder übermäßiger genitaler Reaktionen auf Stimulation und sexuelle Handlungen,
- keiner oder übermäßiger Ablehnung sexueller Aktivität.

Wichtig für das Vorliegen einer Sexualstörung ist zudem, dass diese Ausprägungen länger als ein halbes Jahr anhalten und keine äußeren Umstände wie eine belastende Partnerschaft, gesundheitliche Beeinträchtigungen, Stress im beruflichen, sozialen oder familialen Umfeld oder Traumata aus der Kindheit hinzukommen und die Symptome auch in anderen Beziehungen auftraten. Demnach gelten die sexuellen Probleme, die viele Grenzpaare sehr belasten, nicht als typische Sexualstörungen.[11]

Die Unterscheidung zum allgemeingültigen Verständnis sexueller „Funktionsfähigkeit“ ist der Ausgangspunkt für den Umgang mit grenzverletzender Traumatisierung im Rahmen der Grenzpaartherapie. Oft irritiert das Idealbild sexueller Lust, wie in den Medien dargestellt und in der intimen Interaktion nachgelebt, das Erleben grenzverletzter Paare. Die korrekte sexuelle „Performance“ führt gerade bei Grenzpaaren, die zu unauthentischen Begegnungen tendieren und zu sexueller Kompromissbildung neigen, zu Retraumatisierungen, verstörenden Missverständnissen und sexuellen Problemen. Der psychoanalytische Begriff der Kompromissbildung beschreibt einen Vorgang, bei dem abgespaltene traumatische Grenzverletzungserfahrungen verzerrt wieder ins Bewusstsein gelangen, etwa als Traum, Symptom oder sexuelle Fantasie. Dadurch kann die bedrängende Erfahrung gleichzeitig mit der Abwehrforderung befriedigt werden. Speziell quälende, schuldbeladene oder drängende sexuelle Fantasien werden äußerst selten unter dem Aspekt betrachtet, ob darin die Botschaft eines erlittenen Traumas aufscheinen könnte. Dabei werden speziell Menschen mit Grenzverletzungserfahrungen von unerklärlichen sexuellen Fantasien heimgesucht, voll grausamer Empfindungen, die Ängste, Zwänge und große Scham auslösen.

10 ↗ https://www.who.int/health-topics/sexual-health#tab=tab_1

11 ↗ https://www.kli.psy.ruhr-uni-bochum.de/klipsy/public/j.velten/Hoyer,%20Velten_2017.pdf

Der englische Paartherapeut Brett Kahr (2007) analysierte 19.000 erotische Fantasien und fand heraus, dass die sexuell erregendsten Vorstellungen oftmals die Funktion erfüllen, einen tiefen, nicht zugänglichen und dadurch nicht auflösbaren Konflikt zum Ausdruck zu bringen. Kahr sieht einen engen Zusammenhang zwischen sexuellen Fantasien und der Kindheitsgeschichte einer Person, die seiner Einschätzung nach fast immer mit frühkindlichen Prägungen und grenzverletzenden Traumata zu tun haben. Eine Reflexion oder kurative Aufarbeitung kann allerding kaum vorgenommen werden, solange dieser Konflikt dem Bewusstsein nicht zugänglich ist.

In der Grenzpaartherapie gibt es bei sexuellen Problemen deshalb diese themenfokussierte Abfolge der Methoden:

- das Krisen-Skript einer sexuellen Krisensituation
- das Emotions-Skript, welches spontan auftaucht
- das Skript zu einer quälenden sexuellen Fantasie

Die Fallgeschichte

Wegen jahrelanger sexueller Probleme melden sich Gitta und Daniel zur Sexualtherapie an. In einer E-Mail-Terminanfrage erfahre ich, dass Gitta jede sexuelle Begegnung ablehnt und Daniel hierüber zunehmend verzweifelt ist. Am Anfang der Beziehung habe es zwar Sex gegeben, doch Gitta war auch da eher gehemmt und zurückhaltend.

Es werden Termine ausgemacht und wieder verworfen, und schließlich betritt ein ungleiches Paar den Therapieraum. Daniel (54 J.), von Beruf Ingenieur, groß und kräftig gebaut, in eher geschäftsmäßiger Kleidung, und Gitta (43 J.), Yogalehrerin in eigener Praxis, resolut und taff, mit einem Hang zur Spiritualität. Von Gitta geht eine gewisse Kühle aus, obwohl sie warme Farben und naturbelassene Stoffe trägt. Daniel ergreift das Wort und fasst die sexuelle Misere zusammen.

„Für Gitta gibt es eher keinen Änderungsbedarf. Sie ruht in sich, und Sex fehlt ihr nicht. Doch ich finde, Sex gehört zu einer gesunden Beziehung dazu." Abwartend schaut er in Gittas Richtung, die in einem bunten Notizbuch auf ihrem Schoß mitschreibt. „Es gibt wichtigere Dinge als Sex. Mir fehlen eher Nähe, Romantik oder seelenvolle Begegnungen. Daniel ist so gar nicht der Typ dafür. Solange wir keine echte Nähe haben, mag ich diese körperliche Abstrampelei nicht mitmachen." Kurz blickt Gitta auf und beugt sich dann wieder über ihre Notizen. Sie scheint keinerlei Bedenken zu haben, dass Daniel sie verlassen könnte. Daniel sitzt ein ganzes Stück von seiner Frau entfernt und nimmt ihren Kommentar ergeben hin.

Beide sehen keine Notwendigkeit, Näheres über ihre Partnerschaft mitzuteilen. Überhaupt kommt das Gespräch nur schwer in Gang. Misstrauen und unterschwellige Ablehnung schwingen in den kurzen Kommentaren mit. Ich verspüre den Drang, mich dafür zu entschuldigen, ihnen meine Anwesenheit „aufgedrängt“ zu haben.

„Was wünschen Sie sich von mir? Wobei kann ich Ihnen helfen?“ Selbst diese normale Frage zu Beginn jeder Paarberatung kommt mir unpassend vor. „Wieso fragen Sie das, Sie sind doch hier die Expertin“, schnappt Gitta prompt. Daniel hebt entschuldigend die Schultern, und ich hebe abwehrend die Hände – eine Geste, die mir keinerlei Sympathie einbringt. Gitta hat, trotz meiner „Inkompetenz“, ein Einsehen: „Daniel hatte vor, eine Sexualtherapie bei Ihnen zu machen. Ich bin nur mitgekommen, da er mich darum gebeten hat.“

Ich hole tief Luft und erkundige mich, ob beide bereit wären, die Fragebögen anzusehen und dann eine Skizze zur sexuellen Konfliktsituation zu zeichnen. Erstaunlicherweise erhebt Gitta hier keinen Einwand. Mit den entsprechenden Links zu den Tests, dem Therapievertrag und zu einer Übersicht über die Methoden, die wir anwenden werden, verabreden wir uns zu einem ersten Arbeitstermin. Dieser wird insgesamt dreimal verschoben, und dann sehen wir uns zur Erstellung des Krisen-Skripts wieder.

Die Krisen-Skripte

Das zweite Zusammentreffen unterscheidet sich nicht wesentlich vom Erstgespräch. Wortlos überreicht Gitta mir eine Mappe, in der die Testergebnisse und der ausgefüllte Vertrag säuberlich einsortiert liegen. Beide schweigen und lassen mir Zeit, mir einen Überblick zu verschaffen. Über die hohen Werte im Grenzpaartest bei beiden bin ich nicht erstaunt. In strengem Ton erkundigt sich Gitta nach dem Sinn dieser Ergebnisse. Ich fühle mich wie in einer Fachprüfung, und mir fällt ihr abfälliges Zucken um den Mund auf. Daniel tue ich wohl leid, denn er kommt mir zur Hilfe und erklärt das barsche Verhalten seiner Frau. „Bitte sehen Sie uns das nach. Wir haben schon so manchen Schiffbruch in anderen Therapien erlitten. Da hieß es dann, wir seien beratungsresistent, wir sollten uns besser trennen und Gitta habe eine psychiatrische Störung. Das ist nicht gegen Sie gerichtet.“ Für einen kurzen Wimpernschlag entgleisen Gittas Gesichtszüge, und ich kann Verstörung und Verletztheit hinter der distanzierten Fassade erkennen. Bevor sie sich wieder im Griff hat, schenke ich ihr ein einladendes warmes Lächeln, was sie erstaunt zur Kenntnis nimmt. Daniels Miene entspannt sich.

Als es darum geht, eine krisenhafte sexuelle Situation darzustellen, meinen beide: „Wir haben ja kaum Sex, was sollen wir da zeichnen?" Daniel und Gitta nicken einander einvernehmlich zu. Schließlich einigen wir uns darauf, dass sie aus ihrer aktiveren Zeit eine konflikthafte sexuelle Szene auswählen, an die sie sich noch erinnern können. Diese ist tatsächlich nur knapp einen Monat her, wie beide verblüfft feststellen.

Schweigend zeichnen und schreiben beide, ruhig und konzentriert. Gitta will mit der Besprechung ihres sexuelles Krisen-Skripts beginnen.

Gittas Krisen-Skript

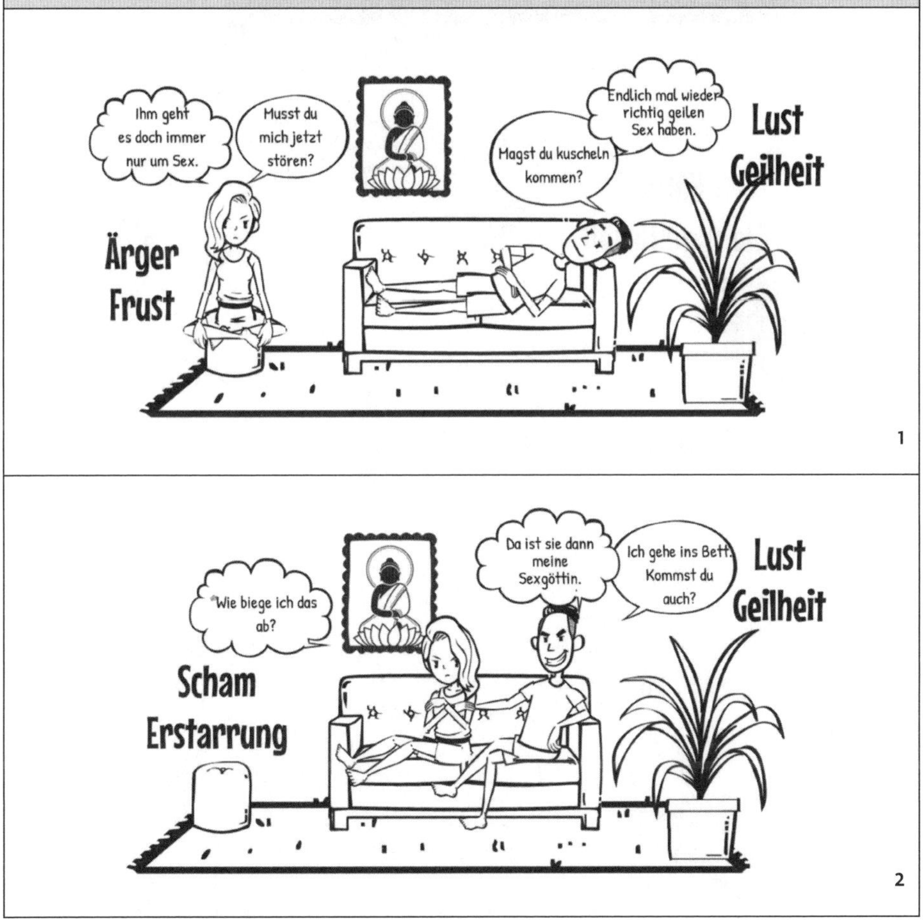
Ihm geht es doch immer nur um Sex.
Musst du mich jetzt stören?
Ärger
Frust
Magst du kuscheln kommen?
Endlich mal wieder richtig geilen Sex haben.
Lust
Geilheit
1
Wie biege ich das ab?
Scham
Erstarrung
Da ist sie dann meine Sexgöttin.
Ich gehe ins Bett. Kommst du auch?
Lust
Geilheit
2

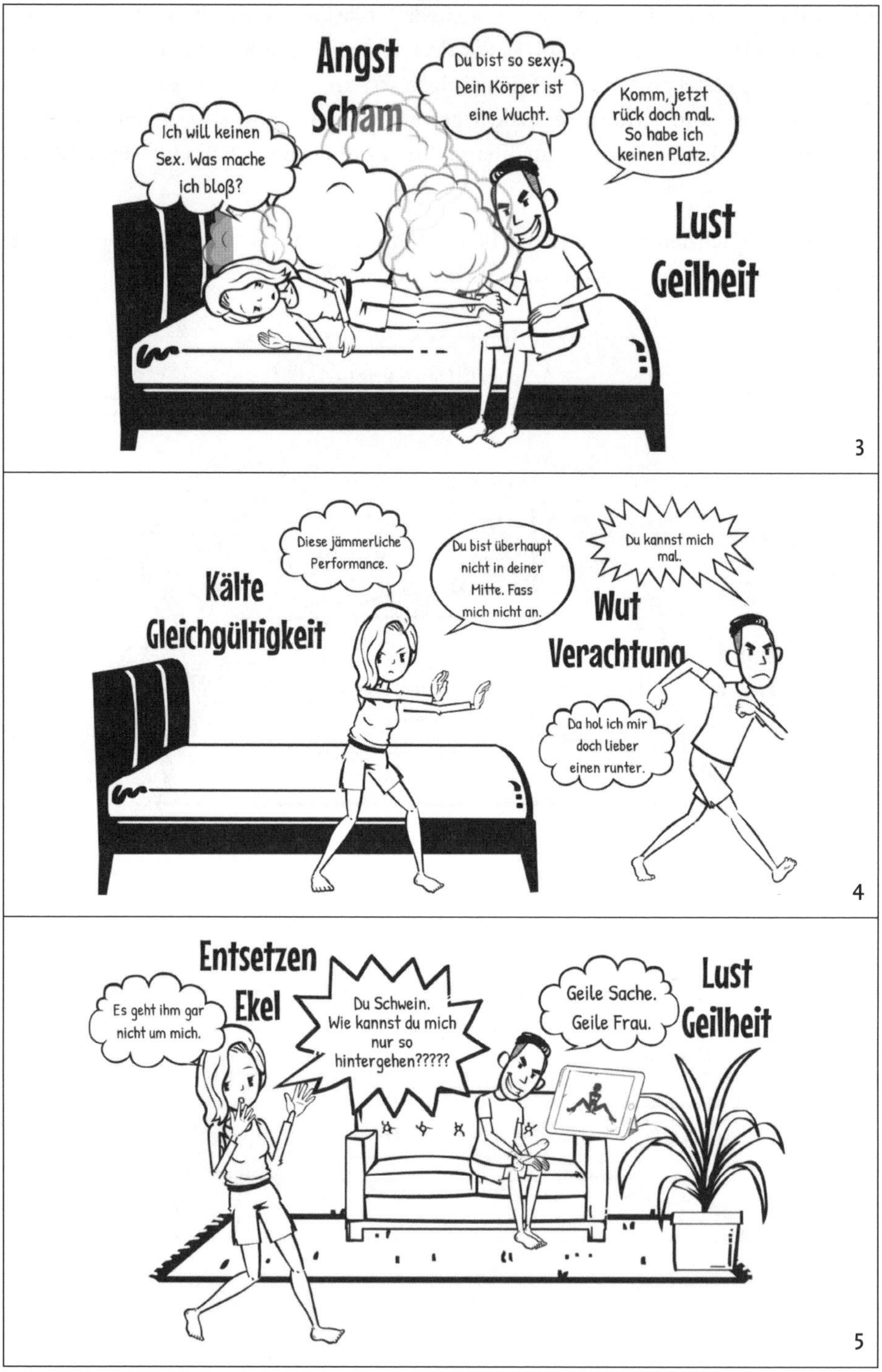
Angst
Scham
Ich will keinen Sex. Was mache ich bloß?
Du bist so sexy. Dein Körper ist eine Wucht.
Komm, jetzt rück doch mal. So habe ich keinen Platz.
Lust
Geilheit
3
Kälte
Gleichgültigkeit
Diese jämmerliche Performance.
Du bist überhaupt nicht in deiner Mitte. Fass mich nicht an.
Du kannst mich mal.
Wut
Verachtung
Da hol ich mir doch lieber einen runter.
4
Entsetzen
Ekel
Es geht ihm gar nicht um mich.
Du Schwein. Wie kannst du mich nur so hintergehen?????
Geile Sache. Geile Frau.
Lust
Geilheit
5

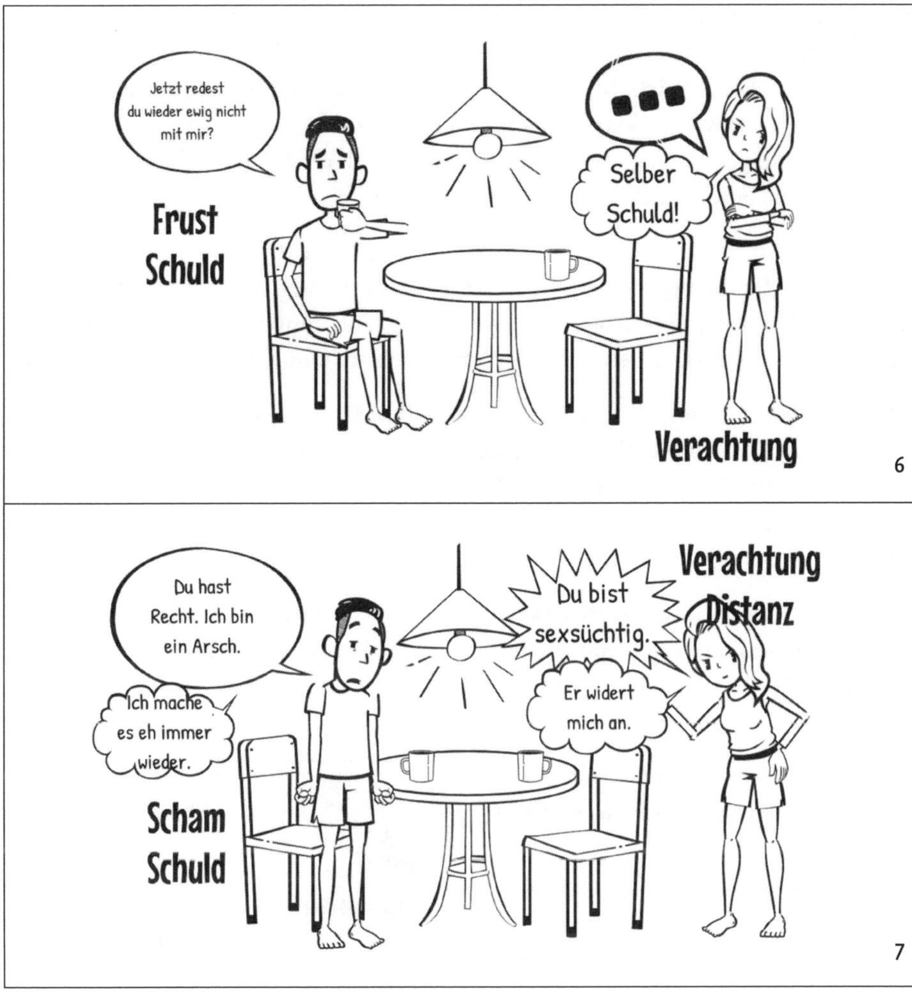
Jetzt redest du wieder ewig nicht mit mir?
Frust
Schuld
Selber Schuld!
Verachtung
6
Du hast Recht. Ich bin ein Arsch.
Ich mache es eh immer wieder.
Scham
Schuld
Du bist sexsüchtig.
Verachtung
Distanz
Er widert mich an.
7

Abbildung 2.26: Gittas Krisen-Skript

Gitta schweigt, während ich ihre Zeichnungen, Texte, Gefühle und Gedanken betrachte. Dann beschreibt sie mit sparsamen Worten und leicht gequältem Unterton, was sich ereignet hat. „Ich hatte gerade meditiert, da riss Daniel mich aus meiner inneren Vertiefung, weil er kuscheln wollte. Ich fand das in dem Moment völlig abwegig."

Daniel wirft vorsichtig ein: „Du findest jede Annäherung von meiner Seite abwegig." Gitta sieht ihren Mann stumm und missbilligend an und fährt dann unbeirrt fort. „Es ging ihm nicht um Kuscheln, sondern um Sex. Er ist dann in diesem Anbetungsmodus, der völlig an mir vorbeigeht. Im Bett war ich zu keiner Regung fähig. Ich war wie erstarrt. Seine unbeholfenen Berührungen mit eiskalten Fingern, schauderlich! Ich habe ihn weggeschickt, schließlich bin ich kein Sexobjekt für seine Geilheit. Später in der Nacht suchte ich ihn und fand ihn vor seinem Tablet, wie er masturbierte. Widerwärtig. Das war ja klar, es ging ihm schlussendlich nicht um mich, sondern nur um seine eigene Erregung. Am Morgen gab es dann einen fürchterlichen Streit. Ich kann seine Sexsucht einfach nicht akzeptieren."

Eigentlich sollte es nun zur Reflexion von Gittas Schilderungen kommen, doch nach den wenigen Worten greift diese mechanisch zu ihrem Notizbuch und beginnt zu schreiben. Auf meine Nachfrage, was sie dort festhält, kommt ihre knappe Antwort: „Ich schreibe auf, was ich gesagt habe, damit ich es später noch mal nachlesen kann."

Statt eines Austausches herrscht nun Grabesstille. Mir ist dieser Kontaktabbruch unangenehm, doch beide scheinen das graue Loch der Verlorenheit kaum zu bemerken. Ich bitte um Aufklärung, und beide sehen mich ratlos an: „Wieso, was meinen Sie?", fragt Daniel unsicher. Gitta blickt abwesend auf ihr Skript. „Wie geht es denn jetzt weiter?", will sie mit unbeteiligter Mine wissen.

Nachdem Gitta aus ihrer Starre erwacht ist, widmet sie sich arbeitsam den vier Fragen und findet Bilder aus ihrem Skript. Über jede Frage denkt sie lange und schweigend nach, macht sich Notizen und diktiert mir dann ihre Antwort.

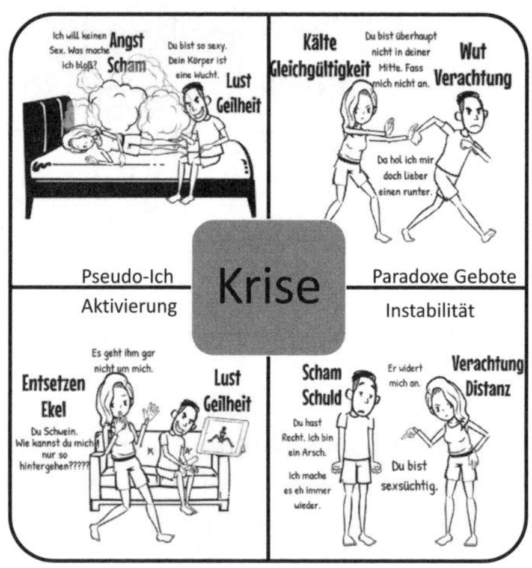

Gebote: Welche widersprüchliche Bewertung machte Ihnen am meisten zu schaffen?

„Daniel wollte Sex, aber ihm ging es nicht um mich. Mir war klar, dass ich für ihn nur eine Masturbationsvorlage bin. In mir entstand Abneigung, und es war mir auch egal. Ich war ihm schließlich als Person unwichtig. Wieso will er überhaupt Sex mit mir haben, wenn es ihm nicht um mich geht?"

Pseudo-Ich: Welche Reaktion haben Sie gezeigt, um mit der Situation zurechtzukommen?

„Wenn ich entgegenkommend gewesen wäre, hätte ich seine Geilheit nur angestachelt. Deswegen habe ich mich totgestellt. Er lässt vielleicht von mir ab, wenn er merkt, dass er bei mir mit dieser Aktion nicht landen kann. Ich stelle mich tot und taub."

Aktivierung: Welche unvereinbaren Emotionen mussten Sie in den Griff bekommen?
„Ich war entsetzt, als mir klar wurde, dass ich recht hatte. Dass ich ihn erwischt habe, war furchtbar für mich. Er wollte, dass ich das mitbekomme. Er wollte mich damit quälen. Er hat seine Annäherung so angelegt, dass er zum Masturbieren verschwinden kann. Ich war nur die Zeugin seiner Sexsucht."

Instabilität: Was gerät bei Ihnen ins Wanken, so sehr Sie sich auch bemühen, anmessen zu reagieren?
„Es wäre mir lieber gleichgültig gewesen. Er wollte mich erschrecken, und ich war erschrocken. Doch ich hätte ihm auch sagen können, dass er das nicht mit mir machen soll. Stattdessen habe ich ihn ausgeschimpft. In dem Augenblick war ich nicht ich selbst."

Nach der Verschriftlichung der Antworten wirkt Gitta wie weggetreten. Daniel sitzt peinlich berührt neben ihr und ist ebenfalls verstummt.

„Und jetzt machen Sie diesen Satz daraus?" Gittas Frage holt uns ins Hier und Jetzt zurück. Die Atmosphäre wirkt auf mich wie unter einer Glasglocke, neblig, verschwommen und bleiern. Mühsam reiße ich mich aus der dumpfen Schläfrigkeit, und wir entwerfen den Beziehungssatz:

Gitta verbirgt ihre Abneigung vor Daniels Annäherung, indem sie sich tot und taub stellt, da sie den Widerspruch auflösen muss, dass es nicht um sie geht und sie nur Masturbationsvorlage sein soll. Sie meint, dafür büßen zu müssen, dass Daniel den Kick, erwischt zu werden braucht, um sie zu quälen. Sie kann nicht für sich eintreten, indem sie ihm sagt, dass er das mit ihr nicht machen soll und schimpft ihn stattdessen aus.

Gefasst überträgt Gitta diesen Satz in ihr Heft, während Daniel zunehmend beunruhigt, mal mich und mal sie ansieht. Schließlich kommentiert Gitta: „Dieser Satz drückt aus, was ich nie hätte in Worte fassen können." Sie hebt die Augen, und ihr weicher Blick trifft mich völlig unvorbereitet. „Dieser Satz fasst dermaßen treffend zusammen, was mein Dilemma mit Daniel ausmacht." Offensichtlich habe ich jetzt Gittas Vertrauen gewonnen. Auch Daniel entgeht die Wandlung seiner Frau nicht, denn er wirkt ergriffen. Mit Tränen in den Augen erklärt er: „Ich muss schon sagen, dass mir das sehr, sehr peinlich ist, da auch ich finde, dass dieser entsetzliche Satz sehr passend ist. Noch nie hat meine Frau in einer Therapie so reagiert. Allein das ist es mir schon wert, mich hier vor Ihnen zu entblöden. Was nutzt es denn? Schließlich wollen wir das ja lösen. So entsetzlich, wie ich mich jetzt auch fühle."

Gitta nimmt Daniels Geständnis ungerührt und unkommentiert hin, doch ein zartes Lächeln „zupft" an einem ihrer Mundwinkel. Gedankenverloren nickt sie vor sich hin.

In der schon gewohnten Stille und Einsilbigkeit verabschiedet sich das Paar. Wir vereinbaren, Daniels Krisen-Skript beim nächsten – für mein Dafürhalten viel zu weit in der Zukunft liegenden – Treffen anzuschauen. Warum eine so lange Zeitspanne? Die Gründe, die genannt werden, kommen mir vorgeschoben vor.

So sehen wir uns erst einen Monat später wieder. Trotzdem habe ich die Hoffnung, Gitta könne sich jetzt ein wenig besser öffnen, und bin nicht darauf gefasst, dass sie erneut einsilbig und distanziert sein würde. Doch wie eine Fremde, die noch nie meine Praxis betreten hat, schreitet sie erhobenen Hauptes in den Therapieraum. Daniel und meine Wenigkeit folgen ihr.

„So, dann kommen wir dieses Mal endlich zum Wesentlichen. Wir sind schließlich hier, um Daniels Sexualstörung zu analysieren." Gitta weist Daniel an, neben ihr Platz zu nehmen. Mich herrscht sie an: „Was schauen Sie so verdattert?", und geht sofort auf Konfrontationskurs. Mein Herz protestiert mit erhöhtem Puls.

„Habe ich Sie richtig verstanden, dass es Ihnen vor allem um die Störung Ihres Mannes geht?" Ich bin froh, mein Tablet festhalten zu können. „Hatten Sie etwas anderes angenommen?", lautet ihre prompte und herablassende Erwiderung. Forschend fixiere ich Daniel, wie er diese Abwertung aufnimmt, doch er überlässt mir den Kampf mit seiner Partnerin. „Gehen Sie zu Hause auch so mit Ihrem Mann um?", erkundigte ich mich, woraufhin Gitta hörbar nach Luft schnappt und Daniel erleichtert ausatmet. „Wie können Sie es wagen?!" Erbost ergreift Gitta ihre Habseligkeiten und verlässt das Haus. Als die Tür ins Schloss fällt, entspannt Daniel sich zusehends.

„Wollen Sie nach Ihrer Frau sehen oder sollen wir ohne sie weitermachen?", erkundige ich mich besorgt bei ihm. Daniel nimmt sein Krisen-Skript und meint: „Sie wird wiederkommen. Nutzen wir inzwischen die Zeit." Anhand seiner Zeichnungen legt er mir die sexuelle Situation auseinander. Ich habe echte Mühe, ihm zuzuhören. Wie kann er so ruhig bleiben?

Daniels Krisen-Skript

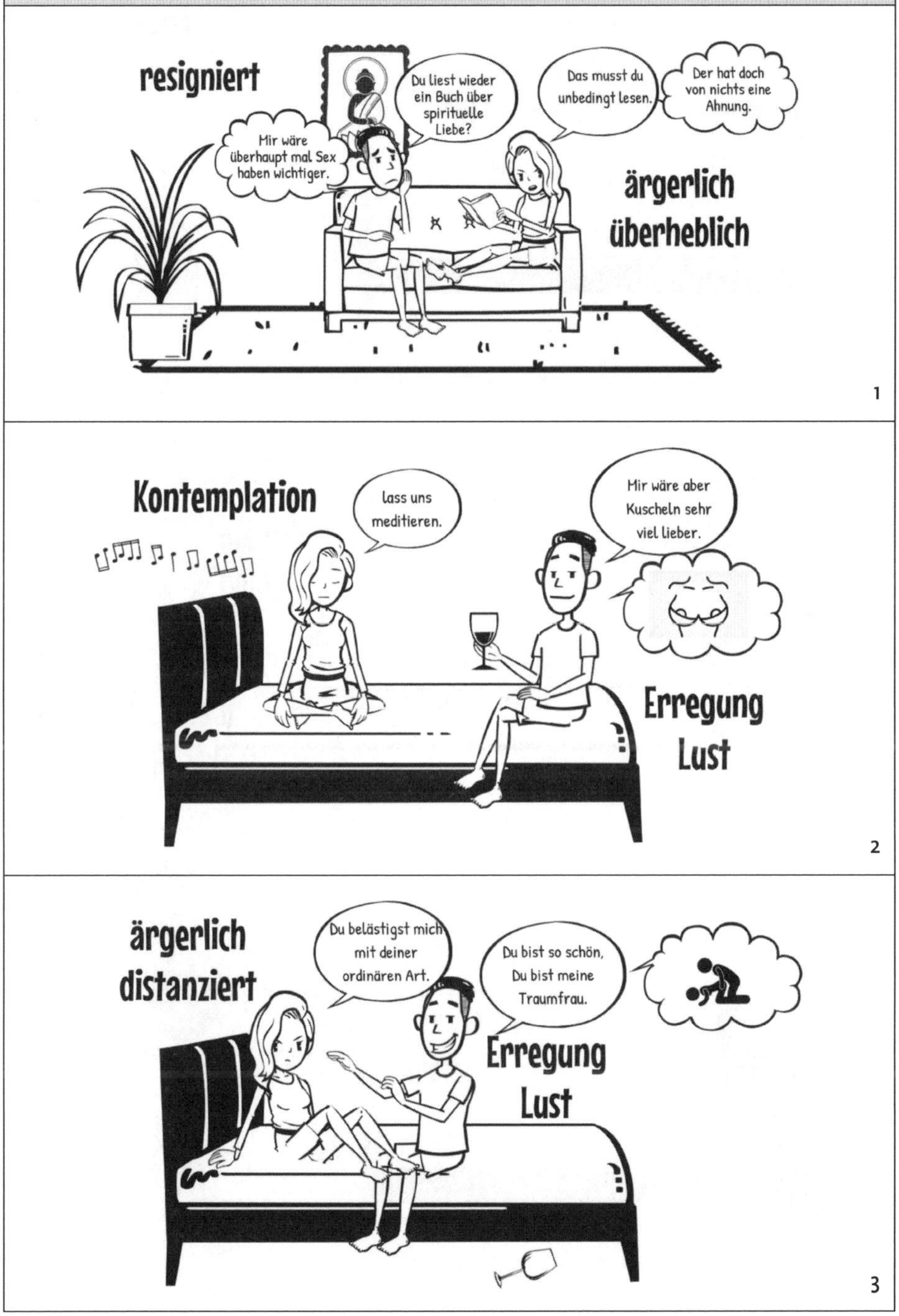
resigniert
Mir wäre überhaupt mal Sex haben wichtiger.
Du liest wieder ein Buch über spirituelle Liebe?
Das musst du unbedingt lesen.
Der hat doch von nichts eine Ahnung.
ärgerlich
überheblich
1
Kontemplation
lass uns meditieren.
Mir wäre aber Kuscheln sehr viel lieber.
Erregung
Lust
2
ärgerlich
distanziert
Du belästigst mich mit deiner ordinären Art.
Du bist so schön, Du bist meine Traumfrau.
Erregung
Lust
3

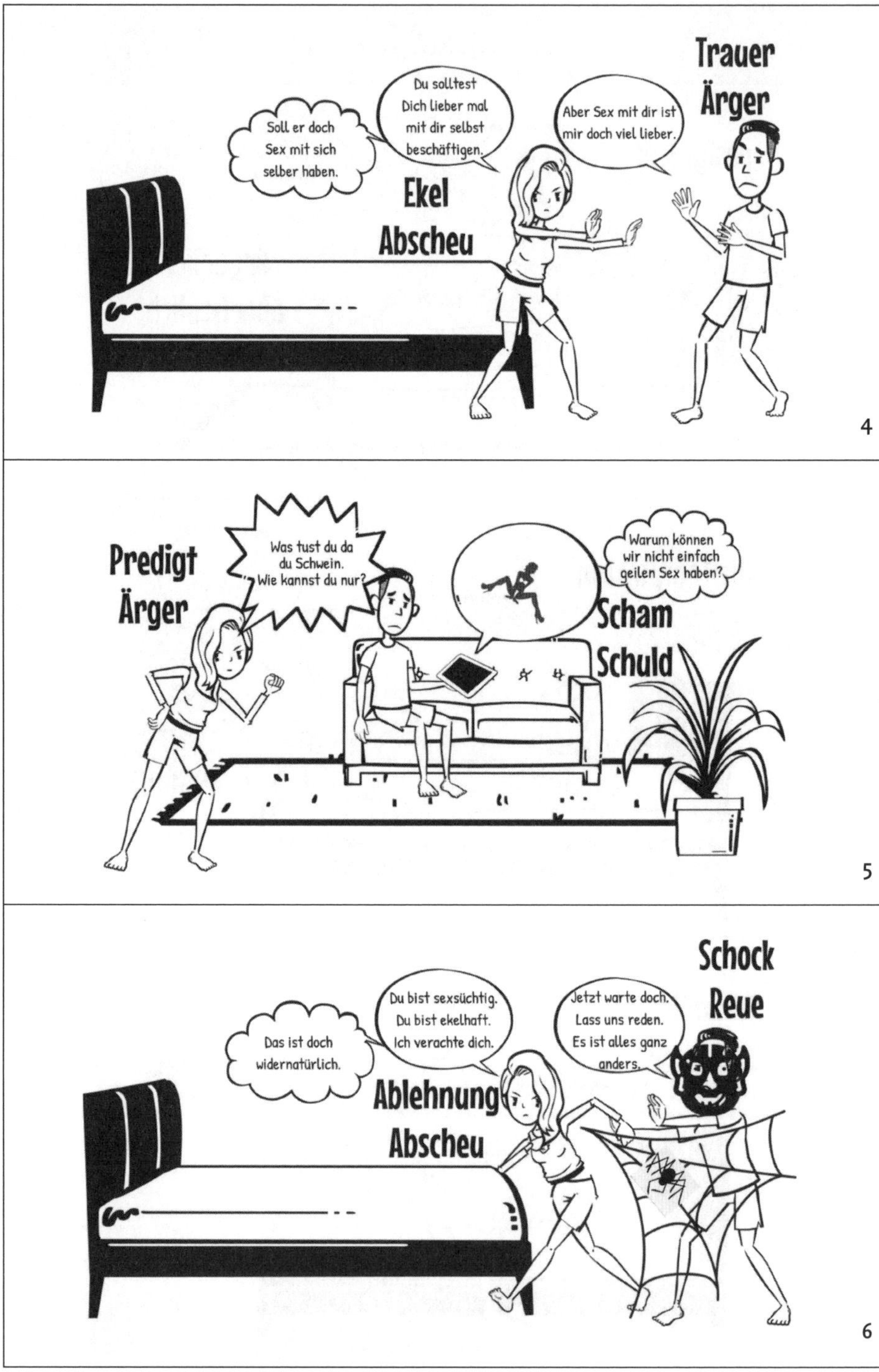
Soll er doch Sex mit sich selber haben.
Du solltest Dich lieber mal mit dir selbst beschäftigen.
Ekel
Abscheu
Aber Sex mit dir ist mir doch viel lieber.
Trauer
Ärger
4
Predigt
Ärger
Was tust du da du Schwein. Wie kannst du nur?
Warum können wir nicht einfach geilen Sex haben?
Scham
Schuld
5
Das ist doch widernatürlich.
Du bist sexsüchtig. Du bist ekelhaft. Ich verachte dich.
Ablehnung
Abscheu
Jetzt warte doch. Lass uns reden. Es ist alles ganz anders.
Schock
Reue
6

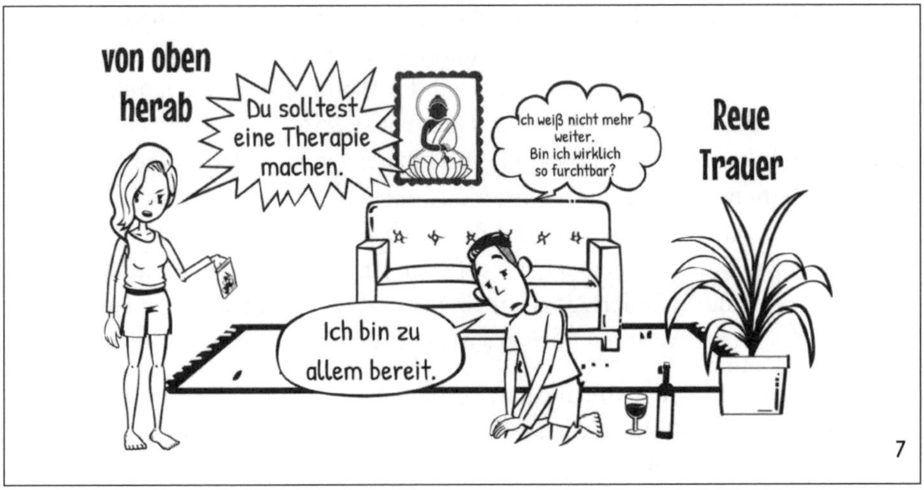
von oben
herab
Du solltest eine Therapie machen.
Ich weiß nicht mehr weiter. Bin ich wirklich so furchtbar?
Reue
Trauer
Ich bin zu allem bereit.
7

Abbildung 2.27: Daniels Krisen-Skript

„Sie müssen wissen, dass Gittas größter Traum darin besteht, dass wir tantrischen, spirituellen oder göttlichen Sex leben. Dabei kann sie es nicht einmal ertragen, wenn ich sie überhaupt berühre. Sie liest ständig irgendwelche Fachbücher über transzendentale Erotik oder wie dieser Schnickschnack heißen mag. An diesem Abend saß sie meditierend auf dem Bett, und ich hatte Lust auf sie. Sie trug nur ein kurzes Hemdchen, und ihre Brüste sind einfach göttlich. Bitte entschuldigen Sie, aber da kann ein Mann schon mal schwach werden."

In diesem Moment klingelt es an der Tür. Als ich nachsehe, steht dort eine etwas kleinlaute Gitta. „Sie hatten recht. Aber es gab so einen schrecklichen Streit auf der Fahrt zu Ihnen. Da ist es mit mir durchgegangen. Ich würde gerne wieder mitmachen, wenn ich darf." Ich begleite die leicht verwirrte Gitta zu ihrem Gatten, der sie schweigend in den Arm nimmt – eine zärtliche Geste, die ich nicht erwartet habe. Das Einverständnis und die Verbundenheit zwischen den beiden lassen erahnen, was Daniel von Gittas Geschichte weiß und was mir noch verborgen ist. Gitta löst sich und meint: „Machen Sie ruhig weiter. Bitte entschuldigen Sie meinen Abgang."

„Ihr Mann hat mir erzählt, dass Sie spirituelle Begegnungen mit ihm wünschten, er verliebt in Ihre schönen Brüste ist, sich aber nicht traute, Sie zu berühren." Mir ist wichtig, Gitta einzubeziehen. Sie errötet, und Daniel streicht sich verlegen durchs Haar. „Wie Sie es sagen, klingt es nicht so übergriffig, wie ich mir manchmal vorkomme." Er zieht den Zeichenblock etwas mehr in die Mitte, damit Gitta folgen kann. „Ich habe versucht, mich Gitta zu nähern. Ganz langsam nur. Sie wich sofort voller Abscheu vor mir zurück. Dann vertrieb sie mich, erst aus dem Bett und dann aus dem Schlafzimmer. Ich solle mich gefälligst mit mir selbst beschäftigen. Das war eine üble Abfuhr. Ich wollte nur zu ihr und ihre Nähe spüren." Daniel kämpft mit den Tränen. „Da saß ich dann verstoßen auf der Wohnzimmercouch und habe mir schließlich erotische Bilder angeschaut. Gitta hat sich ins Zimmer geschlichen und mich zur Schnecke gemacht. Es war ein furchtbares Desaster. Ich wollte ihr alles erklären. Ich kam mir vor wie ein Monster oder eine ekelerregende Spinne. Deswegen habe ich das so gemalt." Daniel hält das Bild hoch, damit ich die Spinne und die Horrormaske sehen kann, vor denen Gitta geflohen ist. „Später in der Nacht kam Gitta dann zu mir und hat gefordert, dass wir eine Sexualtherapie machen – meinetwegen. Ich hätte alles getan." Verloren und verwirrt beendet Daniel seine Schilderung.

„Und dann hast du einen vollen Monat gebraucht, um einen Termin bei Frau Dr. Klees auszumachen." Gitta ist wieder in ihre giftige Ausdrucksweise zurückgefallen. Ich atme tief durch, doch sie hat es bereits selbst gemerkt. „Tut mir leid."

„Wollen wir ansehen, welches Beziehungsmuster Ihres Mannes hinter dieser Erfahrung mit Ihnen steckt?", bitte ich sie um Zustimmung. Sie kramt ihr Notizbuch hervor und nickt huldvoll. Ich bin sehr gespannt, was wir dabei entdecken werden. Daniel braucht lange, um passende Strichmännchen zu den vier Fragen zu zeichnen. Gitta fährt ihn an: „Jetzt entscheide dich doch endlich mal!" Wortlos schiebt er seine Kreation über den Tisch, und wir widmen uns den Antworten.

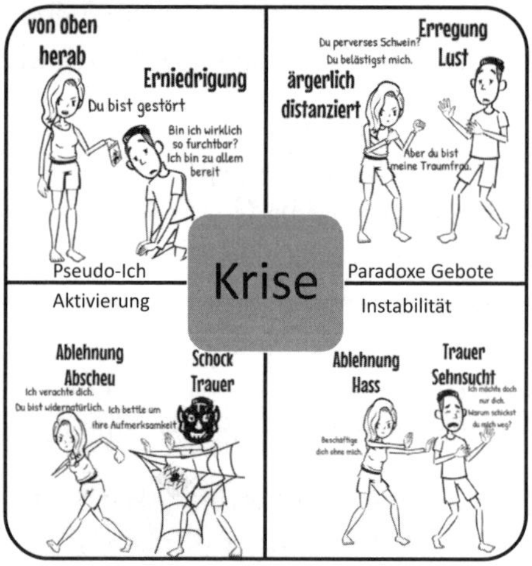

Gebote: Welche widersprüchliche Bewertung machte Ihnen am meisten zu schaffen?

„Im Moment meiner innigsten Zuneigung stieß Gitta mich zurück. Wieso soll meine Bewunderung für sie pervers sein? Belästige ich sie mit meinem Wunsch nach Nähe? Das kann doch wohl nicht sein?"

Pseudo-Ich: Welche Reaktion haben Sie gezeigt, um mit der Situation zurechtzukommen?

„Um Gitta nicht weiter zu erzürnen, erniedrige ich mich vor ihr und gebe alles zu, was sie nur hören will. Ich gestehe sogar, dass ich gestört bin. In dem Moment glaube ich das sogar selbst."

Aktivierung: Welche unvereinbaren Emotionen mussten Sie in den Griff bekommen?
„Ich renne hinter Gitta her und fühle mich wie ein Alien oder eine widerwärtige Spinne, der sie entkommen muss. Als wäre mein Bedürfnis nach Liebe widernatürlich."

Instabilität: Was gerät bei Ihnen ins Wanken, so sehr Sie sich auch bemühen, anmessen zu reagieren?
„Gitta schickt mich weg. Ich soll mich mit mir selbst beschäftigen, sie nicht mit meinem Wunsch nach Zuwendung behelligen. Ich komme mir dann wie ein Aussätziger vor. Ich verwandle mich in einen jämmerlichen Typen, anstatt ihr zu sagen: ‚So gehst du gefälligst nicht mit mir um.' Verbundenheit stärkt schließlich eine Beziehung, aber was Gitta tut, macht mich und unsere Liebe kaputt."

Gittas Blicke sprechen Bände. Blass und angespannt umklammert sie ihr Notizbuch. „Ich bin durchaus bereit, auch mich infrage zu stellen, doch das hier entspricht in keiner Weise der Realität. Jetzt kehrt Daniel alles um, und ich soll hier die Gestörte sein." Sie weist missbilligend auf die Verschriftlichung seiner Antworten, und ihr Manöver zeigt Wirkung, denn Daniel ist kaum noch zu motivieren, daraus einen Beziehungssatz zu formulieren. „Lassen Sie nur, das können wir auch zu Hause noch aufschreiben", schlägt er sich auf Gittas Seite. Zufrieden nickt diese. „Sie haben uns sehr geholfen, vielen Dank. Den Rest schaffen wir jetzt allein."

Ich wende mich an Daniel, der bereits seine sieben Sachen zusammensucht. „Ruckzuck rutschen Sie in Ihr Muster und geben nach. Was halten Sie davon, wenn wir es wagen, einen neuen Weg einzuschlagen?" Irritiert hält er inne und nickt nachdenklich. Gitta bleibt bei ihrem Vorhaben und geht: „Ich warte unten auf dich."

Trotz der angespannten Atmosphäre gelingt es uns, einen Satz aus Daniels Antworten zusammenzustellen, der seine Zustimmung findet:

Daniel verbirgt seine wahren Empfindungen, indem er sich vor Gitta erniedrigt und ihr in allem recht gibt, da er den Widerspruch auflösen muss, warum sein Wunsch nach Nähe und Zugehörigkeit pervers und belästigend sein soll. Er meint, dafür büßen zu müssen, dass er ihr wegen seines Bedürfnisses nach Liebe hinterherrennt. Er tritt nicht für sich ein, indem er Gitta Einhalt gebietet oder sich dafür einsetzt, dass Verbundenheit eine Beziehung stärkt.

Ich lese den Satz laut vor, Daniels Schultern zucken, und der große breitschultrige Kerl vergießt bittere Tränen. Zwischen zwei Schluchzern würgt er hervor: „Gitta ist wie meine Mutter. Die hat mich auch immer weggeschickt. Sie hat mich in ein Heim gebracht, nachdem mein Vater uns verlassen hatte. Sie konnte mit meiner Trauer und Anhänglichkeit nichts anfangen. Ich war ihr lästig wie eine widerliche Kakerlake."

Gitta taucht wieder auf, will empört protestieren, doch ich lege einen Zeigefinger an meine Lippen und gestikuliere ihr eindringlich, sie möge ihn doch bitte in den Arm nehmen. Das tut sie dann. Ich bin unendlich erleichtert, als Daniel an ihre Brust sinkt und Trost für seine Not findet. Nach langem Weinen sitzen zwei eng umschlungene Menschen vor mir, verstrubbelt und sehr viel weicher. Gitta rappelt sich hoch, und Daniel putzt seine Nase. „Das hätte ich nie gedacht", seufzt er ein ums andere Mal.

Ich kann beide davon überzeugen, wie wichtig es ist, sehr zeitnah zu erforschen, welche Kindheitsverletzungen möglicherweise hinter den Paarkonflikten stecken. Nach reichlichem Hin- und Her mit den verschiedenen Termin-Apps finden wir einen guten Zeitpunkt für die Weiterarbeit.

Die Emotions-Skripte

Das nächste Treffen beginnt etwas persönlicher. Kaum haben wir uns niedergelassen, holt Gitta ihr Büchlein hervor. „Ich habe zur letzten Beratung noch ein paar Fragen." Ihre Stimmung verspricht nichts Gutes. „Wenn ich Sie richtig verstanden habe, bin ich die Gestörte und nicht Daniel. Da bin ich anderer Meinung. Sie können doch nicht allen Ernstes von mir verlangen, Sex mit einem Mann zu haben, der so neben sich steht wie mein Daniel." Herausfordernd funkelt sie mich an. „Was genau ist Ihre Frage?", will ich wissen und bringe sie damit aus dem Konzept. Sie widmet sich ihrer schriftlichen Vorbereitung und holt erneut aus: „Habe ich eine sexuelle Störung?"

Wir kommen nun in gefährliches Fahrwasser. „Entscheidender erscheint mir, ob ein Trauma aus der Kindheit die sexuelle Begegnung in Ihrer Paarbeziehung verhindert." Irritiert blickt Gitta von ihren Aufzeichnungen hoch, Daniel nickt ihr ermutigend zu. „Was soll jetzt die Kindheit von uns beiden mit unseren sexuellen Problemen zu tun haben?" Gitta ignoriert Daniel, der ihr beschwichtigend die Hand auf den Rücken gelegt hat. Ich frage vorsichtig: „Haben Sie als Kind die Erfahrung gemacht, als Masturbationsvorlage zu dienen, und konnten dem nur entkommen, indem Sie sich taub und tot stellten?"

„Woher wissen Sie das?" Gitta wirkt überrumpelt. „War es so?" Sie nickt und schüttelte dann entschieden den Kopf. „Ich nicht, aber meine ältere Schwester. Mein Bruder hat sie missbraucht, und ich habe das mitbekommen." „Und Ihre Eltern?", frage ich. „Die haben sich tot und taub gestellt. Vor allem meine Mutter. Sie war kalt, böse, hartherzig und gemein. Sie hat uns drei Kinder immer nach der Schule in unser Kinderzimmer eingesperrt. Wir durften nicht aufs Klo, und es gab nichts zu essen. Mein Bruder hat mit meiner Schwester ekelhafte Sexspiele gemacht."

Gitta hatte eigentlich den Entschluss gefasst, die Erstellung eines Emotions-Skripts abzulehnen, und Daniel hatte sich dieser Meinung angeschlossen. Nach diesem Austausch sind beide nun doch bereit, sich auf das Abenteuer einzulassen. Ich erkläre den Ablauf, dann setzen sich beide in entgegengesetzte Ecken des Therapieraums und beginnen mit der Arbeit.

Mit zitternden Händen legt Gitta nach der Fertigstellung ihren Zeichenblock auf den Tisch. „Ich würde gerne beginnen." Daniel ist einverstanden.

Gittas Emotions-Skript

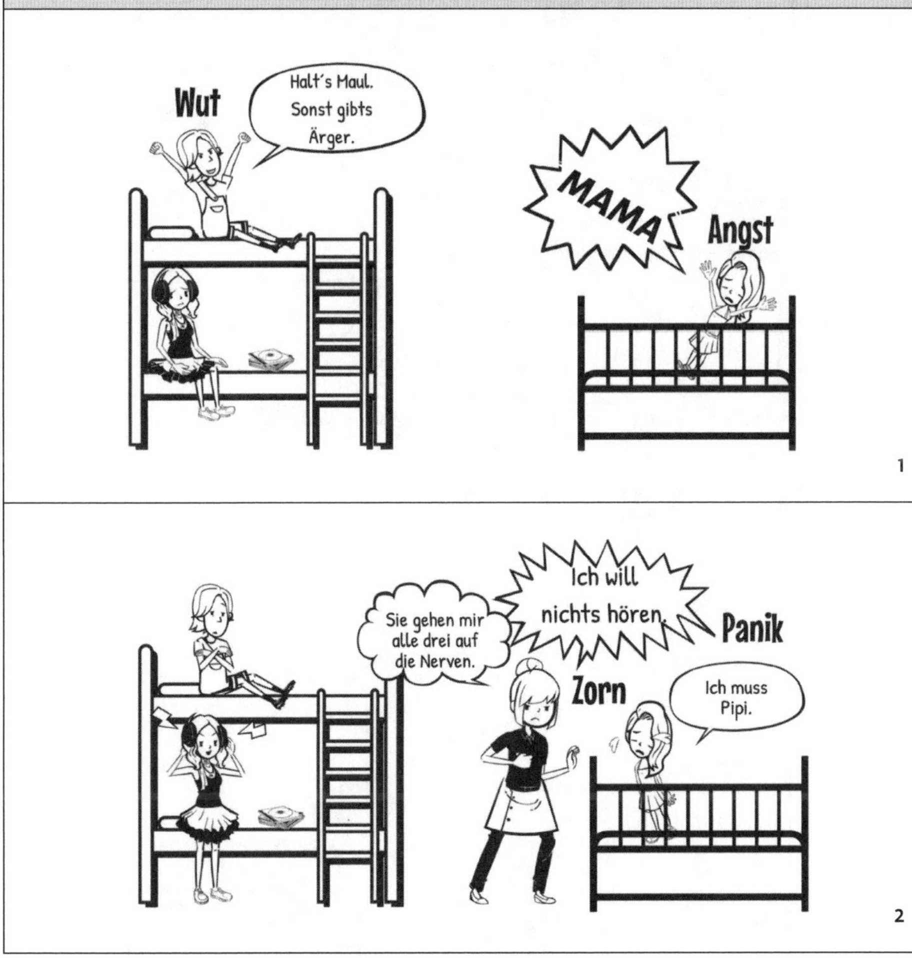
Wut
Halt's Maul. Sonst gibts Ärger.
MAMA
Angst
1
Sie gehen mir alle drei auf die Nerven.
Ich will nichts hören.
Panik
Zorn
Ich muss Pipi.
2

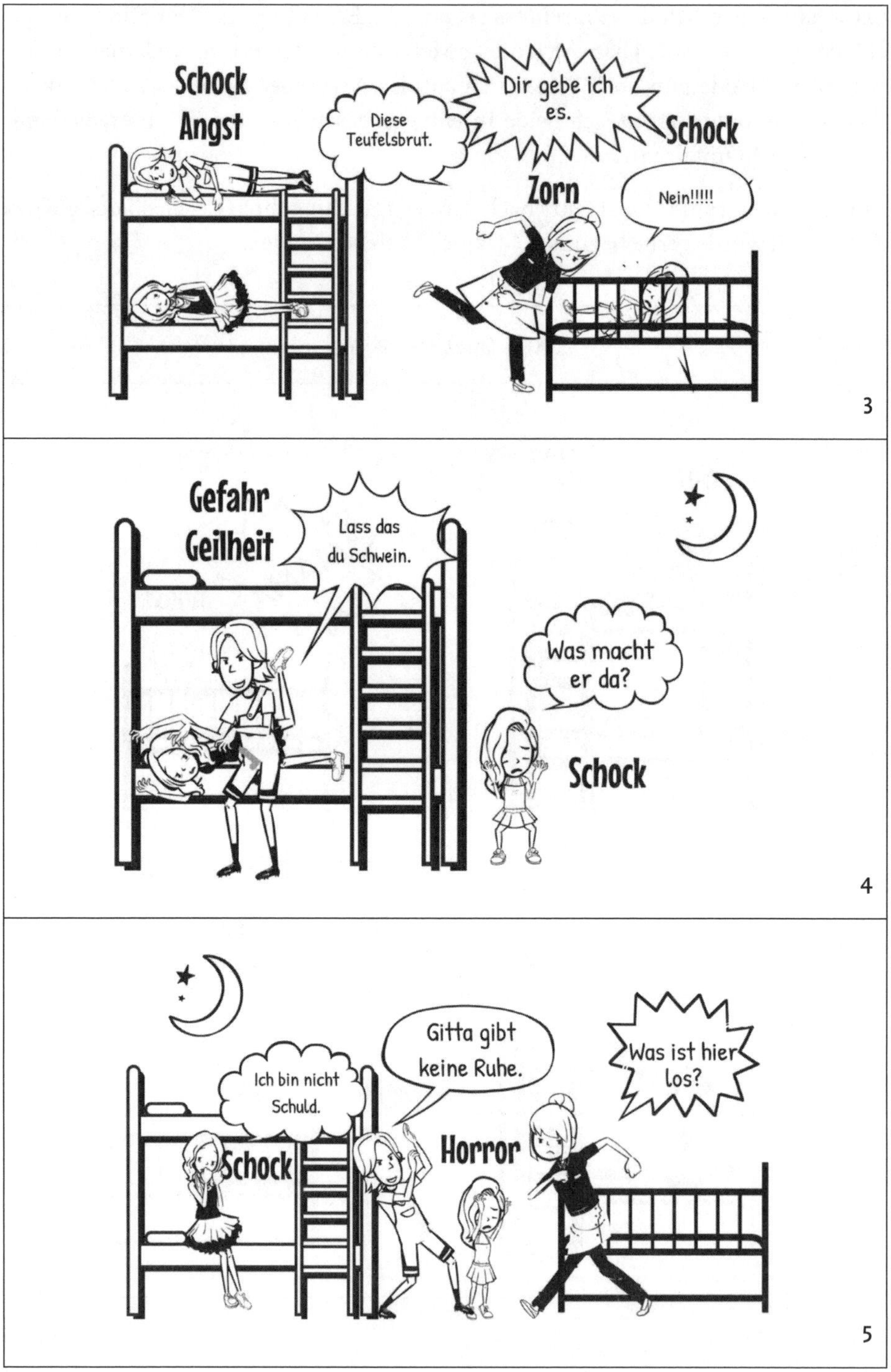
Schock
Angst
Diese Teufelsbrut.
Dir gebe ich es.
Zorn
Schock
Nein!!!!!
3
Gefahr
Geilheit
Lass das du Schwein.
Was macht er da?
Schock
4
Ich bin nicht Schuld.
Schock
Gitta gibt keine Ruhe.
Horror
Was ist hier los?
5

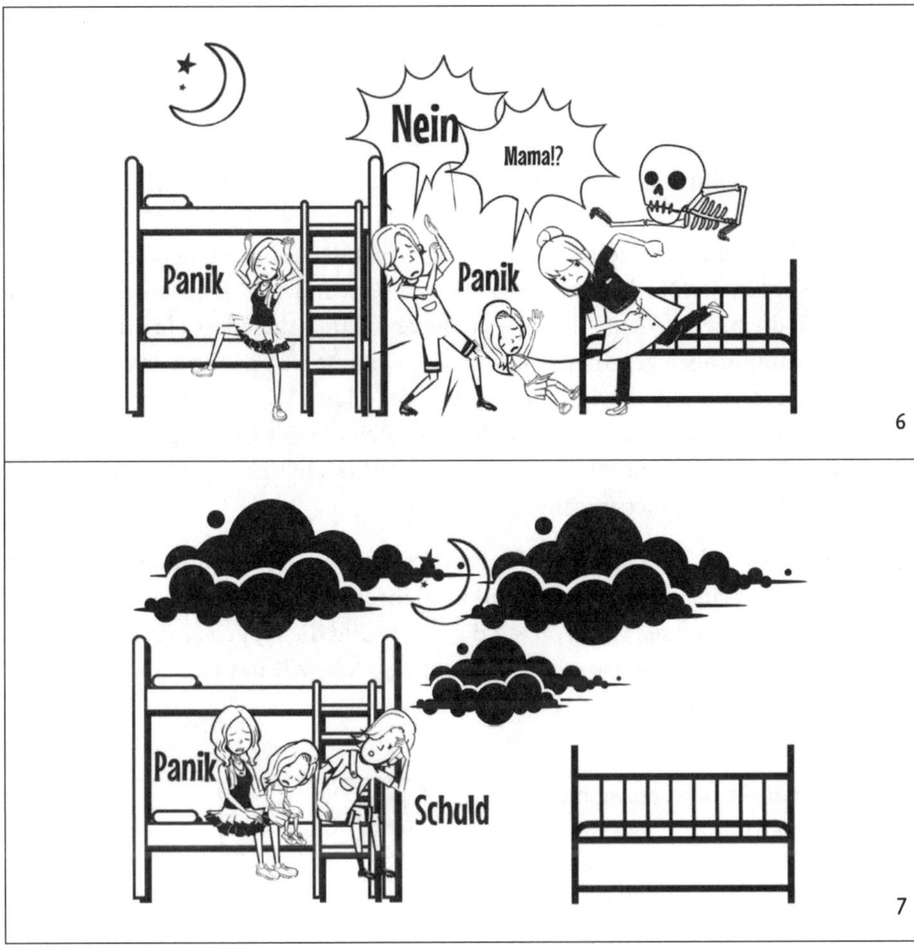

Abbildung 2.28: Gittas Emotions-Skript

„Das ist eine Situation, die sich öfter wiederholt hat. Wir waren allein in unserem Kinderzimmer und durften nicht heraus. Ich war die Jüngste und habe nach meiner Mutter gerufen. Ich musste aufs Klo, ich hatte Angst, was weiß ich …? Meine Mutter kam, beschimpfte und schlug mich, und schon waren wir wieder allein. Meine beiden Geschwister waren um einiges älter. Sie lebten in ihrer eigenen Welt und haben sich nicht um mich geschert. Mein Bruder begrabschte regelmäßig meine Schwester. Er las immer diese Jugendzeitschrift, in der es eklige Bilder gab. Meine Schwester konnte sich nicht gegen meinen Bruder wehren. Ich hatte Angst, rief nach meiner Mutter, und irgendwann kam sie, verprügelte mich und verschwand. Ich war doch noch so klein. Meine Geschwister hatten zwar auch Angst, aber meine Mutter hat immer nur mich geschlagen. Was konnte ich denn dafür, dass mein Bruder meiner

Schwester mit seinen Perversitäten zu Leibe rückte? Es war grauenvoll. Mein Vater hat sich aus allem rausgehalten. Meine Schwester hat mich manchmal getröstet, und auch mein Bruder war geschockt."

Vor mir sitzt eine verstörte Gitta. Betroffen lasse ich die Bilder, ihre Schilderungen und meine Vorstellungen über ihr Leid auf mich wirken. Wir sitzen schweigend beieinander. Gitta sieht meine Bestürzung: „Ach, das war bei uns Alltag", versucht sie ihr kippendes Weltbild zu retten. Doch dann bricht der Schmerz aus ihr heraus. Sie wirft den Kopf in den Nacken und heult wie ein verwundetes Tier. Daniel will sie an sich ziehen, doch ich bedeute ihm, sie zu lassen. Gitta schleudert Hasstiraden und wüste Beschimpfungen gegen ihre Mutter. „Wie konnte sie uns so allein lassen? Diese Giftschlange, diese Barbarin. Ich verachte sie." Dann wieder kommen kindliche Kiekser: „Ich war doch noch so klein." Sie rollt sich auf der Couch zusammen, und nun nicke ich Daniel zu. Er setzt sich zu ihr, sie verkriecht sich in seinem Schoß, und die Dämme ihres Kummers brechen.

Als sie ruhiger wird, führt Daniel die zitternde und willenlose Gitta ins Bad. Dann gehen sie gemeinsam spazieren und sind nach ihrer Rückkehr bereit und gefasst für die Weiterarbeit. Ich frage Gitta, ob wir die Bilder und die Fragen zurückstellen sollten, was sie ablehnt. „Das ist schon in Ordnung. Ich will das jetzt so. Ich will da durch." Also gehen wir es an.

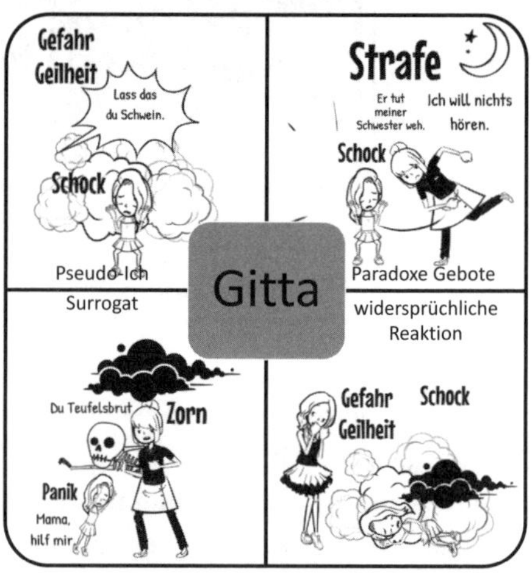

Welche paradoxe Bewertung machte Ihnen am meisten zu schaffen?
„Ich hatte den Eindruck, dass meine Mutter mich dafür bestraft hat, dass ich sie auf den Missbrauch meines Bruders aufmerksam machen wollte. Sie wollte davon nichts hören. Ich war schuldig, da ich um Hilfe rief. Es war nicht in Ordnung. Ich hätte still sein sollen."

Welche Reaktion haben Sie gezeigt, um mit der Situation zurechtzukommen?
„Ich habe versucht, mich tot zu stellen, damit meine Mutter mich nicht verprügelt und damit ich nicht merke, was mein Bruder mit meiner Schwester macht."

Welche unvereinbaren Emotionen mussten Sie in den Griff bekommen?
Mussten Sie für irgendetwas herhalten?
„Ich habe meine Mutter angefleht, doch sie hat mich nur geschlagen. Warum hat sie mich so gehasst? Weil ich nicht still war und alles hinnahm? Meine Mutter wurde von ihrem Vater missbraucht. Das hat sie mal erzählt. Sie hat mich verprügelt, weil ich unfair fand, was mit meiner Schwester geschah."

Was geriet bei Ihnen ins Wanken, so sehr Sie sich bemüht haben, angemessen zu reagieren?
„Ich bin in eine Schockstarre gefallen, anstatt meiner Schwester zu helfen. Ich hätte sie vor meinem perversen Bruder retten müssen. Sie war in Gefahr, und ich bin erstarrt."

Gitta sitzt blass und klein neben Daniel. Obwohl sie so verletzlich wirkt, wagte ich es, sie zu fragen: „Sind Sie sich sicher, dass Ihr Bruder Ihnen nicht etwas Ähnliches angetan hat?" Gitta presst beide Hände vor den Mund und schüttelt den Kopf. „Nein, ich weiß es nicht", krächzt sie. „Also könnte es sein?" Gitta blickt auf ihren Schoß. „Wollen Sie wirklich noch den Satz bilden?" Sie nickt. Ich schreibe den Satz auf und lese ihn vor.

Gitta musste ihre Panik hinter der Überzeugung verbergen, dass ihre Mutter sie verprügelt, damit sie nicht mehr um Hilfe ruft, da sie den Widerspruch auflösen musste, für den Missbrauch des Bruders und für ihren Hilferuf Strafe verdient zu haben. Gitta meinte, dafür büßen zu müssen, dass ihre Mutter als Kind missbraucht wurde, und dass sie Gitta hasste, weil diese den Missbrauch nicht hinnahm, und obwohl Gitta meinte, ihre Schwester retten zu müssen, erstarrte sie.

Gitta weint. „Weil er sich sonst an mir vergriffen hätte, und deswegen wehre ich heute jede Nähe von Daniel ab?" Ich schiebe ihr meinen Vorschlag für den Mustersatz ihrer Beziehung zu. „Könnte es so sein? Schauen Sie mal?"

Gitta verbirgt ihre Panik vor Daniels Berührung hinter der Überzeugung, dass sie Nähe abwehren muss, da sie den Widerspruch aufzulösen versucht, für das Zulassen von Berührung Strafe verdient zu haben. Gitta meint, dafür büßen zu müssen, als Kind missbraucht, gehasst, ignoriert und geschlagen worden zu sein, weil sie um Zuwendung bettelte, und obwohl sie heute als erwachsene Frau übergriffige Berührungen verhindern könnte, erstarrt sie.

„Genau so ist es", nickt Gitta wie eine Kämpferin, die jede Gegenwehr aufgibt.

Unsere Zeit geht dem Ende entgegen. Gitta und Daniel verabschieden sich dankbar. Daniels Emotions-Skript nehmen wir uns in der nächsten Einheit vor.

Beim darauffolgenden Treffen erscheint mir Gitta ruhiger, weiblicher, weicher und zugewandter. Ich treffe das Paar händchenhaltend auf der Couch an. Sie berichten, dass bei Gitta viele Erinnerungen hochgekommen seien, die sie schreibend in ihrem Tagebuch verarbeitet hat. Daniel druckst herum und gibt schließlich zu: „Ich habe ein wenig Bammel davor, meine Zeichnungen zu besprechen. Wenn ich überlege, wie es für meine Frau war, dann habe ich Respekt vor dieser Methode. Allerdings hat es auch so viel Positives für uns bewirkt. Wir haben viel gekuschelt in der letzten Zeit." Gittas Augen leuchten auf, während sie Daniel anspornt: „Es hat mich befreit." Wo ist nur ihre diktatorische Seite hin?

Mit einem tiefen Atemzug breitet Daniel sein Emotions-Skript vor uns aus.

Daniels Emotions-Skript

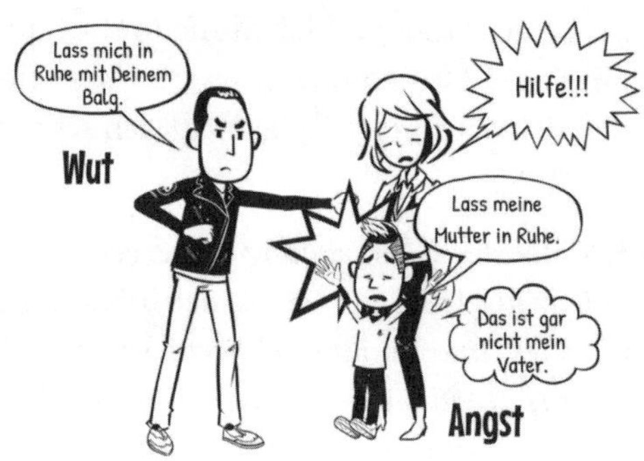
Lass mich in Ruhe mit Deinem Balg.
Wut
Hilfe!!!
Lass meine Mutter in Ruhe.
Das ist gar nicht mein Vater.
Angst

1

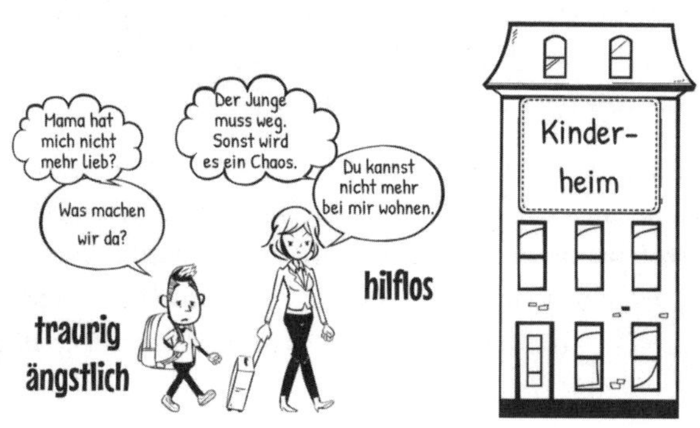
Hama hat mich nicht mehr lieb?
Was machen wir da?
Der Junge muss weg. Sonst wird es ein Chaos.
Du kannst nicht mehr bei mir wohnen.
hilflos
traurig
ängstlich
Kinder-
heim

2

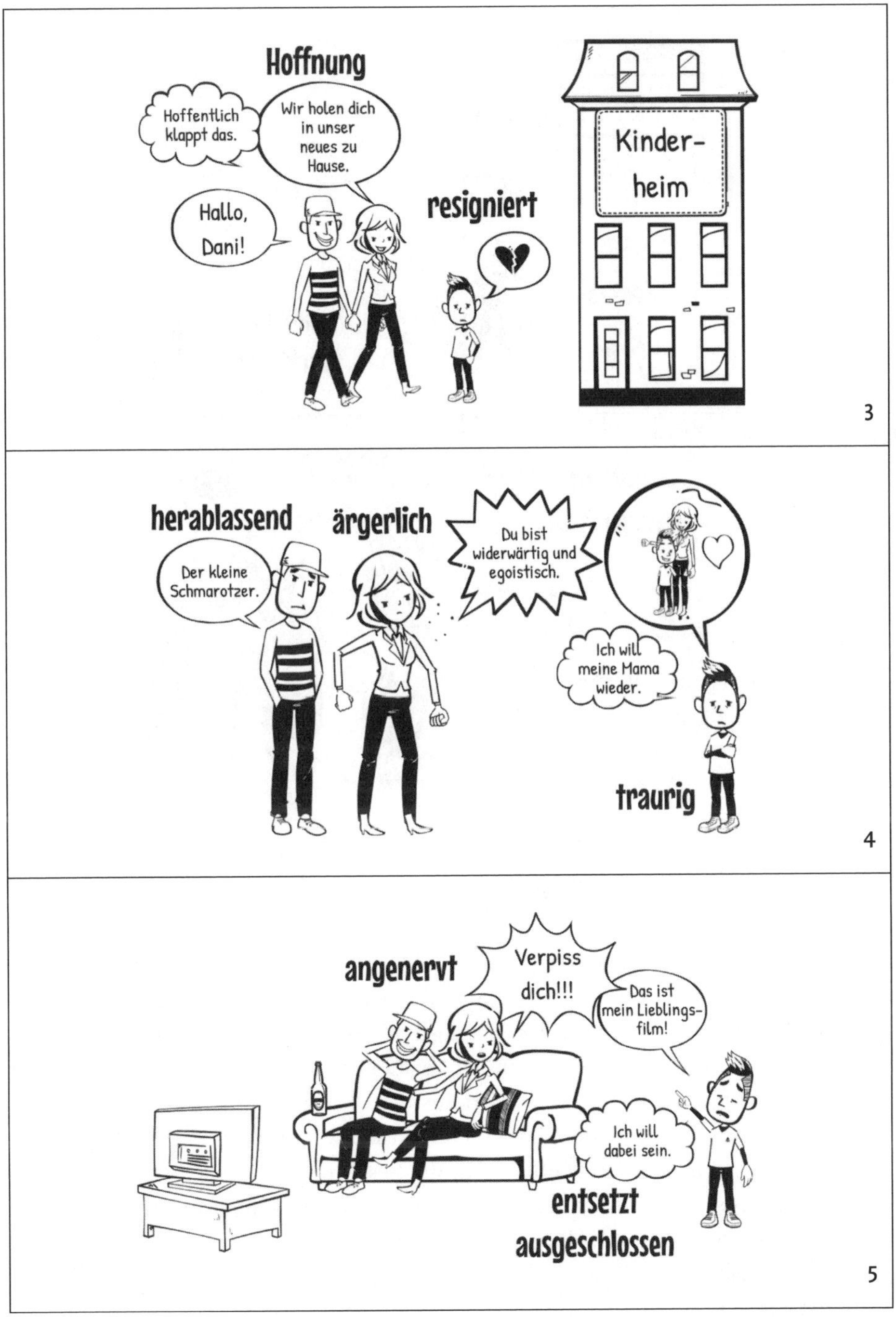
Hoffnung
Hoffentlich klappt das.
Wir holen dich in unser neues zu Hause.
Hallo, Dani!
resigniert
Kinder-heim
3
herablassend
ärgerlich
Der kleine Schmarotzer.
Du bist widerwärtig und egoistisch.
Ich will meine Mama wieder.
traurig
4
angenervt
Verpiss dich!!!
Das ist mein Lieblings-film!
Ich will dabei sein.
entsetzt
ausgeschlossen
5

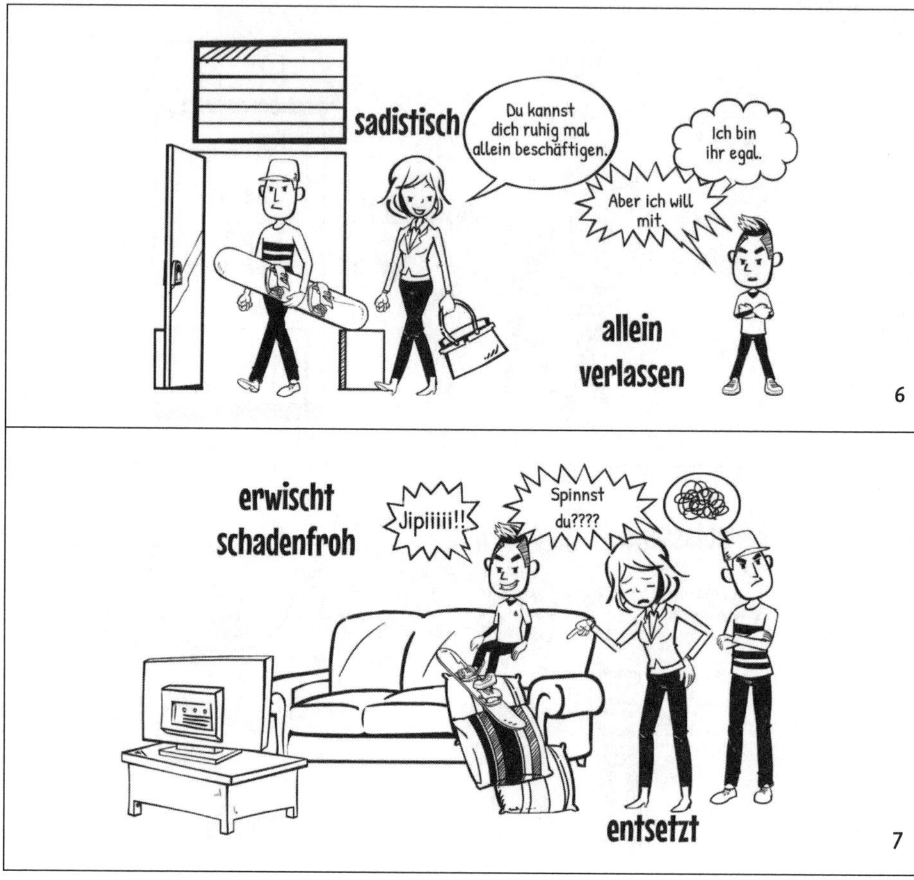
sadistisch
Du kannst dich ruhig mal allein beschäftigen.
Ich bin ihr egal.
Aber ich will mit.
allein verlassen
6
erwischt schadenfroh
Jipiiiii!!
Spinnst du????
entsetzt
7

Abbildung 2.29: Daniels Emotions-Skript

„Meine Mutter hatte etliche Männergeschichten, nachdem mein Vater uns verlassen hatte. Wegen einem dieser Typen brachte meine Mutter mich sogar in ein Kinderheim. Die Begründung war, dass sie tagsüber arbeiten müsse, sonst wäre ich so oft allein. Genau genommen hat sie mich abgeschoben. Irgendwann tauchte sie mit einem neuen Mann auf und holte mich aus dem Kinderheim wieder nach Hause. Der neue Lover war bei uns eingezogen. Doch ich war immer nur im Weg. Während ich von meiner idealen Mutter träumte, beschimpfte sie mich ständig. Ich sei widerwärtig, egoistisch und solle sie in Ruhe lassen. Sie saß dann mit dem Mann vor dem Fernseher, und ich sollte ins Bett, und einmal sind sie sogar ohne mich ins Wochenende gefahren. Da war ich vielleicht elf oder zwölf Jahre alt. Ich habe vor Frust die ganze Bude auf den Kopf gestellt. Meine Mutter hatte kein Verständnis für meine Einsamkeit. Sie hat mich ausgeschlossen, allein gelassen und ausgeschimpft. Wie kann man nur so gemein sein? Ich konnte das nicht nachvollziehen. Ich wurde immer schwieriger und habe immer mehr Blödsinn gemacht. Sogar die Schule hat sich eingeschaltet, doch meiner Mutter war das im Grunde egal. Vielleicht habe ich sie zu sehr an meinen Vater erinnert? Keine Ahnung. Oder an ihren dominanten Vater. Wer weiß das schon?"

Daniel spricht über all das sehr besonnen und ruhig. „Ich habe mir diese Geschichte schon öfter zu Gemüte geführt. Ich bin gespannt, was mit Ihrer Methode für unsere sexuelle Misere dabei herauskommt." Seine eloquente Art überrascht mich ein wenig, ist er mir bisher doch eher defensiv vorgekommen.

Daniel greift zu Stift und Papier und wählt vier Szenen aus, die ihm zu den Fragen passend erscheinen.

Welche paradoxe Bewertung machte Ihnen am meisten zu schaffen?
„Am wenigsten konnte ich nachvollziehen, warum meine Mutter mich in ein Heim abgeschoben hat. Vermutlich dachte ich, es sei meine Schuld, dass mein Vater uns verlassen hat. Immerhin hatte ich beide Eltern verloren und war ein Kind. Sie meinte oft, ich würde nur Chaos in ihr Leben bringen."

Welche Reaktion haben Sie gezeigt, um mit der Situation zurechtzukommen?
„Ich habe mich in meinen Träumen von einer besseren Mutter verloren. Vielleicht war sie mal ganz anders. Daran hatte ich keine Erinnerung mehr. Genau genommen fand sie mich immer schon widerwärtig."

Welche unvereinbaren Emotionen mussten Sie in den Griff bekommen? Mussten Sie für irgendetwas herhalten?
„Ich war ein männliches Wesen, und Männer taugen nichts. Mein Vater hat meine Mutter verlassen, ihr Vater war grausam und dominant. Männer sind nicht anhänglich, sie brauchen keine Liebe. Dabei war ich lediglich ein kleiner verlorener und abgeschobener Junge."

Was geriet bei Ihnen ins Wanken, so sehr Sie sich bemüht haben, angemessen zu reagieren?
„Ich musste ohne Nähe auskommen, und dagegen habe ich wohl rebelliert. Ich habe heimlich viel angestellt, viel Chaos angerichtet, und zwar immer so, dass ich dabei erwischt wurde. Das war wohl mein Ausweg, um beachtet zu werden."

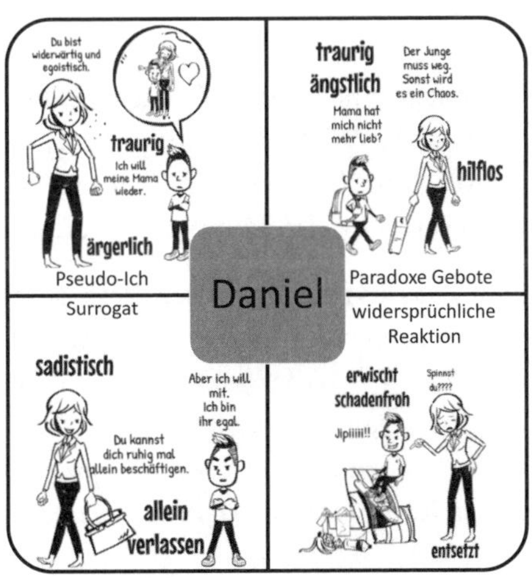

Daniel weist auf die vier Bilder und die Antworten. „Diese Fragen sind wie ein Laserspot. Damit werden genau die Knackpunkte beleuchtet. Das ist schon frappierend." Wir entwickeln gemeinsam den Satz für sein Beziehungsmuster:

Daniel verbarg seine Verlassenheit hinter der Überzeugung, seine Mutter würde ihn lieben, wenn der Vater nicht gegangen wäre, da er den Widerspruch auflösen musste, seine Widerwärtigkeit sei der Grund für die Trennung der Eltern und die Ablehnung durch die Mutter. Daniel meinte, dafür büßen zu müssen, dass Männer – wie sein Vater oder der Vater der Mutter – nicht anhänglich sein können und keine Zuwendung brauchen, und obwohl er sich Nähe wünschte, stellte er viel an, um erwischt zu werden. Dadurch bekam er zwar Beachtung, aber bestätigte auch seine Widerwärtigkeit.

„Was für eine üble Sache. Wie die Schlange, die sich selbst in den Schwanz beißt." Daniel schmeißt seinen Stift auf den Boden. „Tut mir leid", entschuldigt er sich augenblicklich. „Ich habe tatsächlich geglaubt, ich sei verantwortlich für die Trennung meiner Eltern. Weil ich so ein Widerling war, habe ich meiner Mutter das ganze Leben vermiest. Verdammt, das habe ich wirklich gedacht." Daniel ist erschüttert.

„Könnte es sein, dass Ihr Vater die Familie wegen Ihrer Mutter verlassen hat?" Immerhin könnte alles auch ganz anders gewesen sein. „Warum hat der Scheißkerl mich dann mit dieser kalten Frau allein gelassen?" Daniel ist aufgesprungen und marschiert im Zimmer umher. „Mein Opa, der Vater meiner Mutter, war ein Tyrann. Er hat meine Mutter nach Strich und Faden abgekanzelt. Beide haben sich nichts gegeben. Sie haben sich gehasst. Meine Mutter hat oft zu mir gesagt, ich sei wie ihr Vater. Solche Dinge hört ein kleiner Junge echt gern." Mit wütenden Schritten durchmisst er den Raum.

„Wollen wir nachschauen, ob wir in diesem Satz einen Zusammenhang zu Ihren sexuellen Problemen finden?" Daniel ist noch immer sehr aufgebracht, aber er setzt sich.

Ich mache einen ersten Versuch: „*Daniel verbirgt seine Verlassenheit hinter der Überzeugung, dass Gitta ihn lieben würde, wenn …* Ist jemand gegangen?" Daniel schluckt schwer, und ihm geht ein Licht auf. Gitta kommt ihm zuvor: „Mein Exmann hat mich verlassen. Ich komme über diese Trennung nicht hinweg."

Dann passt vielleicht besser diese Zusammenstellung: „*Daniel verbirgt seine Verlassenheit hinter der Überzeugung, dass Gitta ihren Exmann noch nicht überwunden hat, da er den Widerspruch auflösen muss, er sei der Grund für die Trennung gewesen, und deswegen schiebt Gitta ihn von sich. Daniel meint, dafür büßen zu müssen, dass Männer nicht anhänglich sein können und keine Zuwendung brauchen, und obwohl er sich Nähe wünscht, stellt er viel an, um erwischt zu werden und Beachtung für seine Widerwärtigkeit zu erhalten.*" Ich lese den Satz erneut vor: „Passt das?"

Daniel ergänzt wütend: „Und anstatt dafür einzutreten, dass dieser Exmann keine zentrale Rolle mehr in unserem Leben spielt, lasse ich mir lieber eine Sexualstörung andichten, als von Gitta klare Verhältnisse zu fordern." Er lässt sich auf der Couch zurücksinken und sieht Gitta herausfordernd an. Damit scheint auch dieses Tabu gelüftet.

Mit dieser Wendung habe ich nicht gerechnet. Es war vor allem Gitta, die darauf bestand, über die Hintergründe ihrer Beziehung nicht zu sprechen. Sie blitzt Daniel wütend an. „Das gehört jetzt wirklich nicht hierher", insistiert sie. „Oh doch!!!", kommt es von Daniel.

Wir sind zwar am Ende der ausgemachten Zeit angekommen, und trotzdem schlage ich vor, die Trauma-Triaden-Übung anzuschließen. „Jetzt sind Sie gerade von sich aus an diesem Punkt angekommen." Daniel ist sofort Feuer und Flamme. Gitta würde lieber ausweichen.

Die Trauma-Triade

Aus seiner Sicht schildert Daniel die Beziehung zwischen Gitta und ihrem Ex: „Wenn er anruft, lässt sie alles stehen. Mit ihm teilt sie ihre emotionalen Themen. Er sei ein viel besserer Zuhörer."

Gitta setzt sich auf: „Ich lasse mir diesen Kontakt nicht verbieten. Du bist grundlos eifersüchtig. Er ist mein bester Freund. Wenn unsere Beziehung in die Brüche geht, dann habe ich immer noch ihn. Er ist ein Stück Familie für mich." Ihre Ausführungen haben einen schrillen Unterton angenommen. „Und was bin dann ich? Du willst keinen Sex mit mir. Mit ihm kannst du besser reden. Er ist deine Familie? Hallo??!!!"

Ich werfe mich verbal dazwischen: „Hören Sie sich reden, Daniel? Da spricht doch der kleine Junge, der ausgestoßen wurde, weil die Mama ihren Lover dem Vorzug gab." Beide halten inne. Daniel erkennend und Gitta wie der Stier auf ein rotes Tuch fixiert. „Für wen halten Sie sich?", faucht sie mich an. „Vielleicht ist da auch die kleine Gitta, die Schutz braucht und nicht wieder eingesperrt werden möchte." Augenblicklich verpufft ihre Wut.

„Sind Sie wirklich der Meinung, wir wären nur noch Marionetten unserer Elternhäuser?" Gitta sieht mich erschöpft an. „Das kann ich Ihnen nicht sagen. Lassen wir doch lieber die Methoden walten?" Zuvor jedoch erkläre ich den beiden die Bedeutung gesunder Triangulierung, die in ihren Kindheiten ganz sicher nicht angelegt wurde. Beide reagieren sehr nachdenklich.

„Eine Triangulierungsstörung kann dazu führen, dass der Wunsch nach Balance im Zweierkontakt nur über die Sehnsucht nach einer dritten Perspektive möglich wird. Bei Ihnen, Daniel, sind es die Pornos, und bei Ihnen, Gitta, der Austausch mit Ihrem Exmann." Bevor beide wieder fauchend aufeinander losgehen können, füge ich hinzu: „Entscheidend ist, dass Sie beide in Ihrer Kindheit über eine dritte Perspektive gequält wurden und dies heute noch immer tun. Sie, Daniel, quälen Gitta mit den Pornos, und Sie, Gitta, quälen Daniel mit Ihrem Exmann."

„Was meinen Sie mit dritter Perspektive in der Kindheit?", will Gitta wissen. Daniel ist schneller: „Bei mir waren es ganz klar die Lover meiner Mutter." Gitta folgt mit ihrer Überlegung: „Dann war es bei mir mein Bruder. Der quälte mich, indem ich alles mitbekam, was er meiner Schwester antat. Oft hat er mich deswegen ausgelacht und verspottet. Ich wäre ja nur eifersüchtig. Dabei war ich ein Kleinkind."

„Dennoch schauen wir uns die Eltern-Kind-Triaden an. Die Eltern sind die Basis und sorgen verantwortungsvoll für ihre Kinder. Alles, was danach entgleist, ist das Versagen der Erwachsenen und nicht das der Kinder." „Sie meinen, wir müssen uns mit diesen Nullen, mit unseren Vätern beschäftigen? Aber unsere Mütter waren doch die Gestörten." Gitta befindet sich wieder im Anklagemodus. „Mein Vater war ein Feigling. Er hätte bleiben und mich beschützen müssen." So lautet Daniels Kommentar. „Und meinem Vater war es völlig egal, was meine Mutter mit uns trieb." Gittas Weltbild kippt erneut.

Ich gebe dem Ganzen noch einen Schubs: „Beide Mütter wurden von ihren Männern verraten, im Stich gelassen und mussten allein für die Kinder sorgen. So grausam die Mütter auch waren, die Väter kommen davon. Aber wir können ja schauen, ob Sie das anders erlebt haben. Vielleicht tue ich Ihren Vätern unrecht, und es liegt allein an den furchtbaren Müttern."

Weil das aktuelle Thema zu viel Zündstoff bietet, nehmen wir uns zuerst die Triangulierungen aus der Kindheit vor.

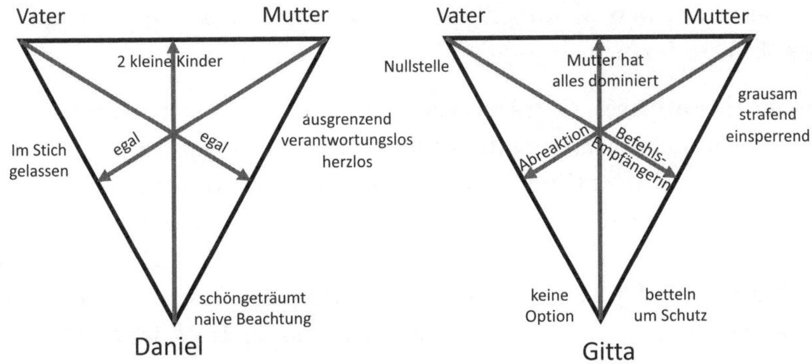

Abbildung 2.30: Kindheits-Triangulierungen – Gitta und Daniel

Die aktuelle Trauma-Triade schließen wir an, und beiden wird sofort klar, dass sie sich gegenseitig mit den Wunden aus der Kindheit quälen.

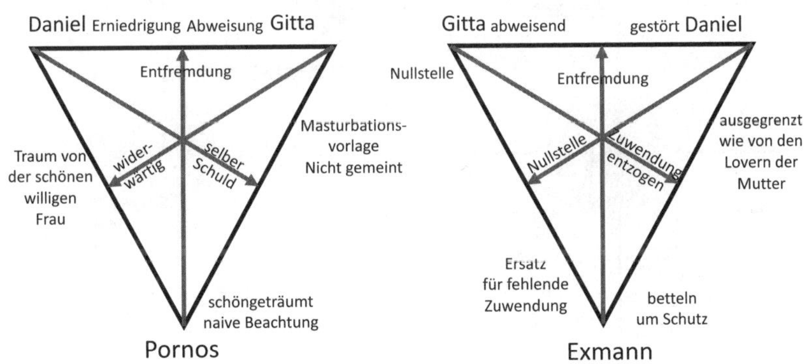

Abbildung 2.31: Trauma-Triade – Gitta und Daniel

Ich bitte Gitta und Daniel, einen Dialog über jede Trauma-Triade und die Auswirkungen auf die Partnerschaft zu führen. Sorgfältig, wie Gitta ist, fertigen beide ein schriftliches Statement an.

Gittas Erkenntnisse: „Ich weise Daniel zurück, da er sich mir emotional nicht öffnet, und suche Trost bei meinem Exmann. Daniel wurde von seiner Mutter zurückgewiesen und sucht Trost bei den idealen erreichbaren Pornofrauen, so, wie er früher immer von seiner idealen Mama geträumt hat. Mir war das nie klar. Dadurch entfremden wir uns voreinander. Daniel gibt mir die Schuld, dass er Ersatz bei den Pornos sucht. Doch ich will einen emotional präsenten Mann an meiner Seite. Ich stehe Daniel bei, wenn er wegen seines Kindheitsdramas weint oder tobt. Alles ist besser als diese Sexsucht.“

Daniels Erkenntnisse: „Gittas Exmann entfremdet mich von ihr, genau wie damals die Lover mir meine Mutter entfremdeten. Ich bin nicht gestört. Allerdings war mir bisher immer egal, dass Gitta darunter leidet, wenn ich ihr nicht zuhöre, sie nicht in den Arm nehme oder das ganze Zeug mit der Spiritualität und Romantik ablehne. Ich will mich hier öffnen, weil Gitta mir wichtig ist. Und ich schließe mich jetzt dieser Initiative von Männern gegen Pornos an. Ich will, dass Gitta mit ihren Sorgen zu mir kommt. Dann wird der Exmann unwichtig für sie. Hoffe ich mal.“

Beiden lesen sich ihre Texte vor und liegen sich danach lange in den Armen.

<table>
<tr><th>Daniel</th><th>Gitta</th></tr>
<tr><td>
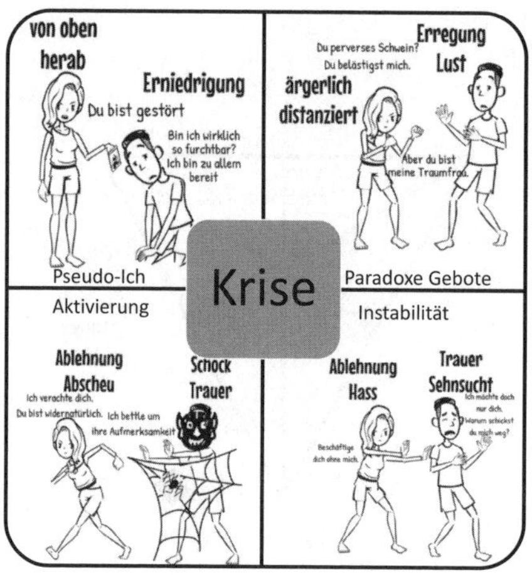
von oben herab
Erniedrigung
Du bist gestört
Bin ich wirklich so furchtbar? Ich bin zu allem bereit
Du perverses Schwein? Du belästigst mich.
Erregung
Lust
ärgerlich
distanziert
Aber du bist meine Traumfrau.
Krise
Pseudo-Ich
Aktivierung
Paradoxe Gebote
Instabilität
Ablehnung
Abscheu
Ich verachte dich.
Du bist widernatürlich.
Schock
Trauer
Ich bettle um ihre Aufmerksamkeit
Ablehnung
Hass
Beschäftige dich ohne mich.
Trauer
Sehnsucht
Ich möchte doch nur dich. Warum schickst du mich weg?
</td><td>
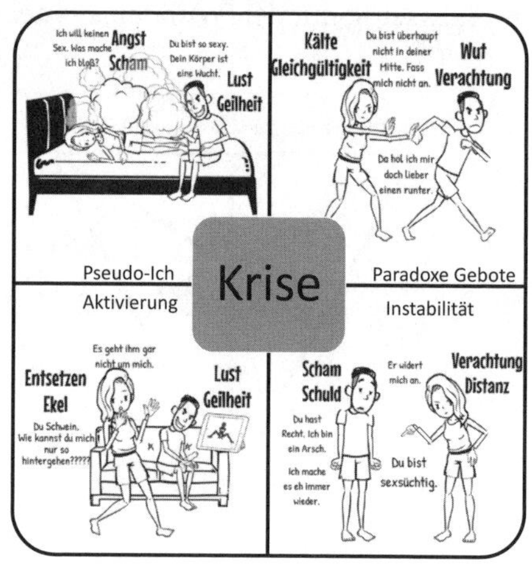
Ich will keinen Sex. Was mache ich bloß?
Angst
Scham
Du bist so sexy. Dein Körper ist eine Wucht.
Lust
Geilheit
Kälte
Gleichgültigkeit
Du bist überhaupt nicht in deiner Mitte. Fass mich nicht an.
Wut
Verachtung
Da hol ich mir doch lieber einen runter.
Krise
Pseudo-Ich
Aktivierung
Paradoxe Gebote
Instabilität
Es geht ihm gar nicht um mich.
Entsetzen
Ekel
Du Schwein. Wie kannst du mich nur so hintergehen?????
Lust
Geilheit
Scham
Schuld
Du hast Recht. Ich bin ein Arsch.
Ich mache es eh immer wieder.
Er widert mich an.
Verachtung
Distanz
Du bist sexsüchtig.
</td></tr>
<tr><td>Daniel verbirgt seine wahren Empfindungen, indem er sich vor Gitta erniedrigt und ihr in allem recht gibt, da er den Widerspruch auflösen muss, warum sein Wunsch nach Nähe und Zugehörigkeit pervers und belästigend sein soll. Er meint, dafür büßen zu müssen, dass er ihr wegen seines Bedürfnisses nach Liebe hinterherrennt. Er tritt nicht für sich ein, indem er Gitta Einhalt gebieten oder sich dafür einsetzen würde, dass Verbundenheit eine Beziehung stärkt.</td><td>Gitta verbirgt ihre Abneigung vor Daniels Annäherung, indem sie sich tot und taub stellt, da sie den Widerspruch auflösen muss, dass es nicht um sie geht und sie nur Masturbationsvorlage sein soll. Sie meint, dafür büßen zu müssen, dass Daniel den Kick braucht, erwischt zu werden, um sie zu quälen. Sie kann nicht für sich eintreten, indem sie ihm sagt, dass er das nicht mit ihr machen soll, und schimpft ihn stattdessen aus.</td></tr>
</table>

<table>
<tr><th>Daniel</th><th>Gitta</th></tr>
<tr><td>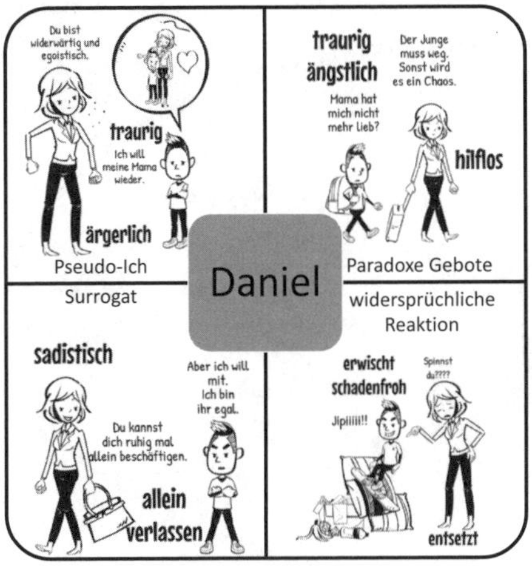
</td><td>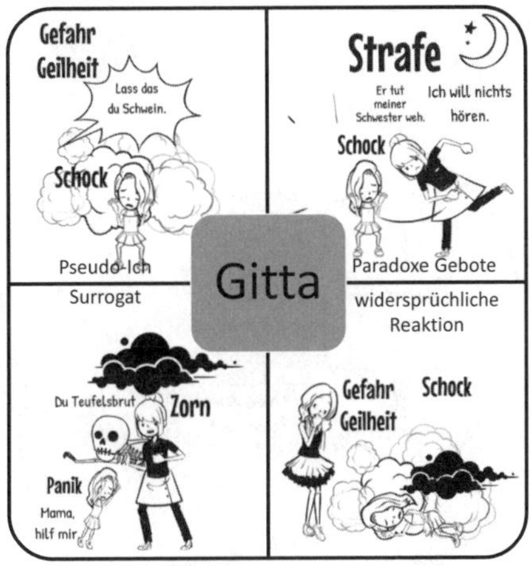
</td></tr>
<tr><td>Daniel verbirgt seine Verlassenheit hinter der Überzeugung, dass Gitta ihren Exmann noch nicht überwunden hat, da er den Widerspruch auflösen muss, er sei der Grund für die Trennung gewesen, und deswegen schiebe Gitta ihn von sich. Daniel meint, dafür büßen zu müssen, dass Männer nicht anhänglich sein können und keine Zuwendung brauchen, und obwohl er sich Nähe wünscht, stellt er viel an, um erwischt zu werden und Beachtung für seine Widerwärtigkeit zu erhalten.</td><td>Gitta verbirgt ihre Panik vor Daniels Berührung hinter der Überzeugung, dass sie Nähe abwehren muss, da sie den Widerspruch aufzulösen versucht, für das Zulassen von Berührung Strafe verdient zu haben. Gitta meint, dafür büßen zu müssen, als Kind missbraucht, gehasst, ignoriert und geschlagen worden zu sein, weil sie um Zuwendung bettelte, und obwohl sie heute als erwachsene Frau übergriffige Berührungen verhindern könnte, erstarrt sie.</td></tr>
</table>

Daniel	Gitta

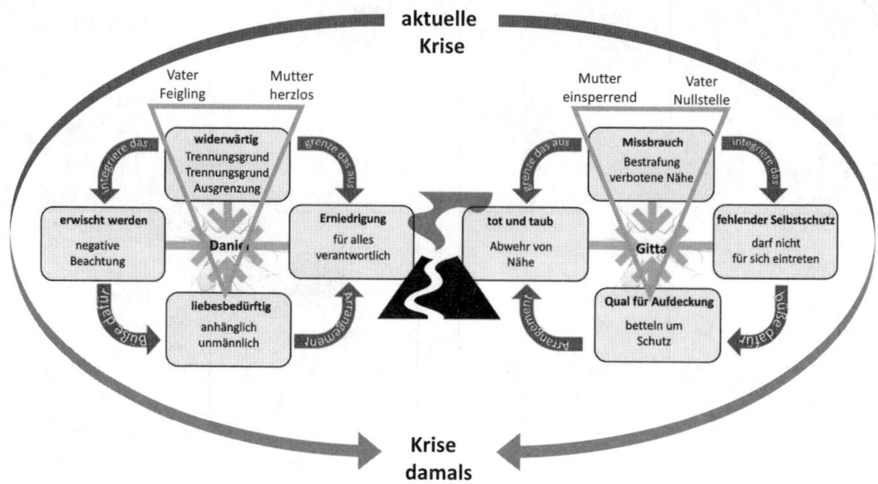

Abbildung 2.32: Der Vermeidungszirkel

Abschließende Analyse von Daniel und Gitta

Daniel	Gitta
Pseudo-Ich Was verbirgt die Person, und wie könnte der jeweilige Kindheitskonflikt hieran beteiligt sein? *Daniel erniedrigt sich vor Gitta und gibt ihr in allem recht. Er nimmt hin, dass Gitta ihrem Exmann Vorrang einräumt, so, wie die Mutter ihren Partnern stets den Vorrang gab. Daniel neigt dazu, sich eine Traumfrau zu erschaffen, so, wie er von der Traummama fantasierte, um mit der frühen Zurückweisung zurechtzukommen.*	**Pseudo-Ich** Was verbirgt die Person, und wie könnte der jeweilige Kindheitskonflikt hieran beteiligt sein? *Gitta stellt sich tot und taub, da Nähe für sie entweder bedrohlich ist oder ihr bei Strafe verboten wurde. Sie reagiert ähnlich abweisend wie ihre Mutter, die die Tochter sogar schlug, damit sie nicht um Hilfe rief.*

<table>
<tr><th>Daniel</th><th>Gitta</th></tr>
<tr><td>Paradoxe Gebote
Welchen Widerspruch versucht die Person vergeblich gegen innere Widerstände aufzulösen? Wie könnte der Kindheitskonflikt in Form von Kritik, Abwertung oder Missachtung in die aktuelle Beziehung hineinwirken?
Daniel wurde vermittelt, dass sein Bedürfnis nach Nähe widernatürlich sei. In gleicher Weise erlebt er mit Gitta, dass sein Wunsch nach Sex pervers sein soll. Daniel musste damit umgehen lernen, dass er immer dann weggeschoben wird, wenn er sich Nähe wünscht.</td><td>Paradoxe Gebote
Welchen Widerspruch versucht die Person vergeblich gegen innere Widerstände aufzulösen? Wie könnte der Kindheitskonflikt in Form von Kritik, Abwertung oder Missachtung in die aktuelle Beziehung hineinwirken?
Gitta durfte nicht um Hilfe bitten, sie durfte nicht aufdecken, dass es in ihrer Familie Missbrauch gab, der der Schwester, der Mutter und vermutlich auch ihr widerfuhr. Für ihren Protest wurde sie verprügelt. In gewisser Weise richtet sie die Empörung über den Bruder nun gegen Daniel und ist ihm gegenüber ähnlich unempathatisch wie ihre Mutter.</td></tr>
<tr><td>Aktivierung der Surrogat-Funktion
Für was musste die Person in der Kindheit herhalten, welche widersprüchlichen Empfindungen durfte sie nicht wahrhaben, und welches Thema gerät dadurch zum Tabu in der jetzigen Paarbeziehung? Welche Emotion steht im Zwiespalt zwischen Loyalität und Integrität?
Die Botschaft seiner Kindheit lautete, dass Männer nicht anhänglich sind und die Frau verlassen. Als kleiner Junge brauchte er durchaus Zuwendung. Wenn er dies zum Ausdruck brachte, wurde er zurückgestoßen. Damals mag er blind für die Grausamkeit der Mutter geworden sein, und ebenso wenig kann er Gittas Grausamkeit fühlen. Er bleibt loyal, indem er Zuflucht bei der Traumfrau sucht.</td><td>Aktivierung der Surrogat-Funktion
Für was musste die Person in der Kindheit herhalten, welche widersprüchlichen Empfindungen durfte sie nicht wahrhaben, und welches Thema gerät dadurch zum Tabu in der jetzigen Paarbeziehung? Welche Emotion steht im Zwiespalt zwischen Loyalität und Integrität?
Es gibt eine Parallele zwischen dem Erwischtwerden in ihrer Partnerschaft und in ihrer Kindheit. Das Tabu der Aufdeckung bringt sie in höchste Not. Infolgedessen mag sie sich schuldig am Leid ihrer Schwester gefühlt haben, womöglich sogar für die grausame Behandlung der Mutter. Es könnte sein, dass Gitta sich sogar von der Mutter an den Bruder ausgeliefert fühlte, da die Mutter blind für das Leid der Schwester war. Diesen Konflikt verschiebt Gitta nun auf Daniel.</td></tr>
</table>

Daniel	Gitta
Widersprüchliche Reaktion / Instabilität Welche Instabilität muss die Person im Zaum halten, welche Reaktion wird gezeigt, und woran zeigt sich die fehlende Integrität und damit zugleich die Wachstumsherausforderung? *Anstatt mit Gitta in einen erwachsenen Austausch zu gehen, träumt er sich weg. Er hat in der Kindheit Beziehungsabbrüche hinnehmen müssen und hat sich vermutlich eine seelische Hornhaut zugelegt. Er akzeptiert Gittas Kälte und ihre negative Reaktion auf seinen „Unfug“, um durch die Entdeckung auf sich aufmerksam zu machen.*	**Widersprüchliche Reaktion / Instabilität** Welche Instabilität muss die Person im Zaum halten, welche Reaktion wird gezeigt, und woran zeigt sich die fehlende Integrität und damit zugleich die Wachstumsherausforderung? *Gitta wählt den Exmann als Ersatz für ihr emotionalen Bedürfnisse und entzieht ihrer Partnerschaft damit wertvolle Energie. Sie geht damit keine erwachsene Beziehung zu Daniel ein und verhält sich ihm gegenüber ähnlich hartherzig, wie ihre Mutter sich ihr gegenüber verhalten hat. Gitta drückt sich damit vor der Verantwortung, den Unterschied und die Berechtigung von Nähe und Sex kennenzulernen.*
Das gemeinsame Interaktionsthema	
Daniel ist verachtungsblind und erträumt sich eine ideale Frau, so, wie er damals die schlimmen Beziehungsabbrüche überlebte, indem er sich eine Traummutter zurechtdichtete. Gitta bringt Daniel kaum Empathie entgegen, so, wie ihr in der Kindheit ihr Ruf nach Hilfe für sich und die Schwester ausgeprügelt wurde. Beide vermeiden, sich mit der Möglichkeit zu beschäftigen, dass der Wunsch nach Nähe und Sexualität nicht pervers ist und keine Strafe oder Verachtung verdient. Daniel erniedrigt sich vor Gitta, und diese übernimmt eine gnadenlose Perspektive der Abschätzigkeit. Beide gehen ihre in der Kindheit zugefügten Verletzungen nicht an. Gitta stellt sich tot und taub, um sich vor Daniels „Widerwärtigkeit“ zu retten, wie damals vor den Übergriffen des Bruders. Beide würden sehr davon profitieren, wenn sie lernen, Empathie für ihre eigenen Bedürfnisse zu entwickeln. Auch Daniel kann Gitta kein echtes Gegenüber sein, wenn er sich ihr unterwirft, statt eine Klärung zur Rolle ihres Exmanns herbeizuführen.	

Der Schlüssel zur Befreiung von sexueller Pein

Die Erfahrung, ausgegrenzt, eingesperrt und wie widerliche Kreaturen abgeschoben worden zu sein, eint Gittas und Daniels Schicksal. Zugleich treibt beide die Angst um, mit ihnen könne grundlegend etwas nicht stimmen, was sich in der gegenseitigen Zuschreibung einer Störung äußert. Beide weisen die Möglichkeit, eine Sexualstörung entwickelt zu haben, weit von sich und richten diese Diagnose in vernichtender Weise schuldentlastend gegeneinander. Ihre Aushandlungen drehen sich auf der einen Seite um Daniels „abartiges" Bedürfnis nach Nähe und Sexualität und um seinen Wunsch nach der stets verfügbaren Frau. Auf der anderen Seite geht es um Gittas Ablehnung jeglicher Art von Berührung bei gleichzeitiger Aufrechterhaltung einer konkurrierenden Beziehung zu ihrem Exmann. Hiermit werden die Kindheitsängste, bei Gitta vor sexuellen Übergriffen und bei Daniel vor Abschiebung, geschürt und zugleich im Schach gehalten. Die nicht stattfindende Sexualität ist demnach eine Form der „Lösung", um die eklatanten Ablehnungen aus der Kindheit nicht ins Bewusstsein kommen zu lassen. Als Kinder konnten sie nicht verstehen, aus welchen Gründen ihre Mütter sie mit „Abschiebehaft" oder „ominösen Beschuldigungen" straften. Dies äußert sich womöglich bis heute in der sexuellen Kompromissbildung: „Wir haben lieber keinen Sex, als diese schreckliche Ungewissheit erneut erleben zu müssen."

Die Hintergründe für die sexuellen Probleme lassen sich sicherlich durch den Rückbezug auf die Kindheitserfahrungen nachvollziehen, doch die an Panik grenzende Angst, gestört, falsch, schlecht oder widerwärtig zu sein, erschließt sich damit nicht wirklich. Wie in der Einführung dieser Paaranalyse erwähnt, könnte in den sexuellen Fantasien der Schlüssel zur Auflösung der empfundenen Scham und Pein liegen. Leider sprechen Paare höchst ungern über diese schamvollen Themen. Seit ich die Hypothese des Psychoanalytikers Brett Kahr (2007), in sexuellen Fantasien würden Kindheitstraumata verarbeitet, durch eine eigene Hypothese erweitert habe, scheint der Damm der Scham gebrochen. Ermutigt durch die Lektüre von Angela Moré, geht meine Hypothese über die Vermutungen von Brett Kahr hinaus:

In erotischen Fantasien werden nicht nur die unverarbeiteten Erschütterungen der eigenen Kindheit verschleiert, sondern, viel wichtiger: Es fließen vor allem die unverarbeiteten Traumata, die die (Groß-)Eltern erlebten, in die Fantasie ein. Die Soziologin Angela Moré beschreibt in einem Aufsatz im *Journal für Psychologie:*

„Traumatische Erfahrungen, die von den Betroffenen nicht verarbeitet und integriert werden können, bleiben nicht nur für diese selbst eine lebenslange Belastung. Sie zeigen sich auch in Träumen, Fantasien, im Selbstbild, emotionalem Erleben und unbewusstem Agieren ihrer Nachkommen. Sowohl bei psychischer Krankheit der Eltern, bei Erfahrungen von Misshandlung und Missbrauch wie auch bei Kriegs- oder Foltererfahrungen treten transgenerationale Übertragungsphänomene in den nachfolgenden Generationen auf. Was von den Erfahrungen der Überlebenden in der zweiten Generation in Träumen, Affekten, Stimmungen und bewussten wie unbewussten Vorstellungen ankommt, sind rätselhafte, unintegrierbare Bilder und Impulse, Irritationen, Verunsicherungen der eigenen Identität, Schuldgefühle, unerklärliche Ängste oder Zwänge, Gefühle von (Selbst-)Fremdheit und Rätselhaftigkeit oder Zwangshandlungen."[12]

---

12 ↗ https://www.journal-fuer-psychologie.de/index.php/jfp/article/view/268/310

Meine Erfahrung zeigt: Wenn dem Paar diese Hypothese nahegelegt wird, beide dann im ersten Schritt über die Traumata der Eltern oder / und Großeltern reflektieren und sich zudem überlegen, ob diese Traumata womöglich in den quälenden sexuellen Fantasien auftauchen, ist der Drang groß, die Scham zu überwinden und die Fantasien entsprechend unter die Lupe zu nehmen. Diese erleichterte und spontane Bereitwilligkeit zeigen beide, die eher gehemmte Gitta wie auch der zugänglichere Daniel.

Das Skript zur sexuellen Fantasie

Die Sexualität zwischen Gitta und Daniel ist inzwischen wieder in Gang gekommen. In der Therapieeinheit, die ich für das Skript zur sexuellen Fantasie vorgesehen habe, sitzt das Paar eng beieinander auf der Couch. Ihre Stimmung wirkt gelöst.

„Haben Sie beide eine Idee, was Ihre Mütter erlebt haben könnten? Sie, Gitta, wurden ja regelrecht eingesperrt, und Sie, Daniel, fühlten sich von der Mutter abgeschoben und kamen sogar in ein Heim, weil Sie ihr im Weg waren." Mit diesen Worten eröffne ich das schwierige Thema. Zuerst ergreift Gitta das Wort:

„Meine Mutter wurde von ihrem Vater sexuell missbraucht, das sagte ich ja schon. Aber was das damit zu tun haben könnte, warum wir immer in unserem Kinderzimmer leben mussten und höchstens zur Schule rausdurften, das weiß ich nicht. Das habe ich mich nie gefragt. Ich hatte immer nur das Gefühl, ich bin ein furchtbares Kind, wenn ich erzähle, was bei uns so passiert. Ich meine, dass mein Bruder meine Schwester belästigt."

Ich erkundige mich weiter: „Was wissen Sie von der Geschichte des Vaters Ihrer Mutter?"

Gitta denkt nach und wird blass: „Mein Opa war lange Zeit in Kriegsgefangenschaft. Er lebte über Jahre in einem furchtbaren Strafgefangenenlager. Oh mein Gott, jetzt wird mir das klar. Wir Kinder haben uns wie Strafgefangene gefühlt." Erschrocken sieht sie Daniel an.

Dann berichtet Daniel von den Traumahintergründen seiner Mutter: „Mein Großvater, also der Vater meiner Mutter, war ein furchtbarer Tyrann. Er war nazitreu und hat Hitlers Politik weiterhin verherrlicht, obwohl der Krieg längst vorbei war. Er war in irgendeiner Weise daran beteiligt, dass die Juden und alle Andersdenkenden abgeschoben und eingesperrt wurden. Ich weiß darüber nichts Genaues. Meine Mutter lebte als seine Tochter mit der ständigen Bedrohung, keine Meinung haben zu dürfen, die gegen die Überzeugung ihres Vaters verstieß. Erst später ging sie in eine Art Protesthaltung. Da hat ihr Vater sie kurzerhand auf die Straße gesetzt. Sie war damals gerade mal 16 Jahre alt."

Langsam vortastend führe ich die beiden an die Idee heran, ob die Traumata ihrer Mütter und Väter Bestandteil eigener schamvoll besetzter sexueller Vorstellungen sein könnten. „Wenn wir Ihre sexuellen Fantasien ebenfalls mit der Methode des Krisen- oder Emotions-Skripts betrachten würden, finden wir womöglich eine Antwort, die Sie befreien könnte."

Daniel sieht Gitta unsicher an, und diese nickt sofort. „Das kann ich mir durchaus vorstellen. Soll ich jetzt eine sexuelle Fantasie aufzeichnen, wie in diesen sieben Bildern?" Daniels Kiefer klappt herunter: „Du hast sexuelle Fantasien?" Offensichtlich kann er sich Gitta kaum im Zustand sexueller Erregung vorstellen. Bevor jedoch Abwehr, Ambivalenz oder Schuld die Chance für eine weitere Erforschung vereiteln könnten, erzählte ich von den Erkenntnissen der Soziologin Angela Moré und gebe Gitta und Daniel das obige Zitat zu lesen. Gitta fasst anschließend das Gelesene zusammen:

„Traumatische Erfahrungen, die nicht verarbeitet wurden, zeigen sich in den Fantasien der Nachkommen. Kriegs- und Foltererfahrungen treten bei der nachfolgenden Generation in nicht integrierbaren Bildern, Ängsten und rätselhaften Zwangshandlungen auf. Wow, das ist ja furchtbar, aber auch hochinteressant."

Daniel atmet auf: „Dann kann ich gar nichts dafür, dass ich Fantasien habe, für die ich mich zutiefst schäme?" Gitta blickt ihn zweifelnd, doch auch erleichtert an. „Ich habe auch so merkwürdige Vorstellungen." Ich reiche beiden Stifte sowie Zeichenblöcke und lade dazu ein, dass jeder die eigene sexuelle Fantasie aufzeichnet. Doch erst als ich zusichere, dass diese Skripte weder gezeigt noch ausführlich besprochen werden, damit sie sich völlig frei fühlen können, machen sich beide ans Werk. Mit nahezu fiebrigem Eifer sind Gitta und Daniel in getrennten Ecken des Praxisraums tief in die Arbeit an ihren Skripten versunken. Mit zugeklappten und an sich gepressten Zeichenblöcken finden sie sich nach einiger Zeit wieder auf der Couch ein. Beide wirken sehr entschlossen, die Bilder absolut nicht öffentlich zu präsentieren und sie sich schon gar nicht gegenseitig zu zeigen.

Ich sicherte ihnen zu, dass der Schutz ihrer Privatsphäre wichtig sei. Wir können die sexuelle Fantasie gänzlich ohne inhaltliche Schilderung auswerten, um darin einen Schlüssel zur Befreiung von ihrer Pein zu finden. Zur Analyse der sexuellen Fantasie werden wieder vier Fragen gestellt, die jeder für sich und unabhängig von der Sichtung des Skripts beantwortet und notiert:

1. Gegen welche sexuelle Moral, die in Ihrem Elternhaus herrschte, verstößt das, was in Ihrer sexuellen Fantasie vorkommt?
2. Was haben Ihre Eltern von Ihnen gefordert und die Einhaltung dessen nahezu akribisch verfolgt?
3. Welches Thema, welches Gefühl oder welcher Gedanke war in Ihrer Familie ein Tabu?
4. Was zeigt sich in unerklärlicher Weise in Ihrer sexuellen Fantasie – trotz der sexuellen Moral, entgegen der Erwartungen der Eltern und des erklärten Tabus?

Ich händige dem Paar eine Folie mit diesen Fragen aus, was für einige Verwirrung sorgt. „Ach herrje, das ist ja ganz schön um die Ecke gedacht", stöhnt Daniel. „Psssst!", zischt Gitta. „Darf ich das trotzdem offen besprechen? Ich kriege das sonst nicht hin." Daniel schenkt Gitta einen erstaunten und zugleich bewundernden Blick. „Ich bin Ihnen gerne behilflich", biete ich beiden an.

„Also", beginnt Gitta zögernd und wird dann immer mutiger. „Ich stelle mir vor, dass ein Mann gefoltert und geschlagen wird. Das erregt mich. Das verstößt eklatant gegen die sexuelle Moral meiner Mutter, da eine Frau keine sexuellen Gefühle haben darf. Der Mann in meiner Fantasie darf sich auch nicht gegen die sexuellen Übergriffe wehren. Er ist das Opfer und hat keine andere Wahl. Meine Mutter hat schließlich auch immer gefordert, dass ich nicht auf den Missbrauch meines Bruders hinweisen darf. Sie hat durchgesetzt, dass ich meinen Mund zu halten habe. Davon war sie besessen und wie elektrisiert. Das Tabu war der sexuelle Missbrauch. Ich durfte mich davon nicht bedroht fühlen. Nein, das stimmt nicht. Genau genommen war meine Angst das absolute Tabu. Ich finde in meiner Fantasie erregend, dass der Mann panische Angst hat, dass er gefoltert wird und ihm schlimme Dinge angetan werden. Könnte das am Hass auf meinen Bruder liegen?" Ratlos sieht Gitta mich an.

Wir finden Antworten auf die vier Fragen und suchen anschließend nach der handelnden Hauptperson, um herauszufinden, ob die sexuelle Fantasie verschlüsselt die Reinszenierung eines Traumas widerspiegelt, worin die Eltern oder Großeltern verwickelt gewesen sein könnten.

„Bitte finden Sie eine Gestalt für die Person in Ihrer Fantasie, die den Mann foltert." Verwirrt schüttelt Gitta den Kopf, dann dämmert es ihr: „Diese Gestalt ist ein Oberoffizier." Sie blättert ihren Block auf und legt entschlossen ihr Skript offen auf den Tisch. Ich sehe eine Szene, in der ein Soldat mit erigiertem Glied einen völlig abgerissenen Gefangenen schlägt, dabei onaniert und dann den Gefangenen anal vergewaltigt. „Ob mein Opa dies im Gefangenenlager erlebt haben könnte?", haucht Gitta leichenblass. „Lebt er noch, könnten Sie ihn fragen?", erkundige ich mich. Sie verneint. „Ob meine Mutter uns deswegen wie Gefangene in dieses kleine Kinderzimmer eingesperrt hat?" Gittas Augen weiten sich. „Als ob sie mit uns das Kriegsgefangenenlager ihres Vaters nachgestellt hätte. Das würde ihre Panik, ihren Ekel, diese Geheimnistuerei, den Makel, der über unserer Familie hing, erklären. Und ich dachte immer, ich bin schuld an all dem." Es dauert eine Weile, bis wir uns nach Gittas Tränen der Erleichterung, ihrem Erkennen und ihrer Fassungslosigkeit auch Daniels Antworten anschauen können. Daniel hat sie getröstet, und Gitta wirkt noch immer sehr aufgewühlt. Deswegen beschloss ich, auf den Zusammenhang zwischen der sexuellen Fantasie und ihrer Vermeidung von Sex erst nach der Besprechung von Daniels Skript einzugehen.

Mutig ergreift Daniel die Gelegenheit und bittet um Hilfe, als er sein Skript der sexuellen Fantasie direkt aufschlägt. Wir sehen einen Mann, der eine Frau an den Händen an der Decke aufgehängt hat, sie schlägt und vergewaltigt. Dabei wird er beobachtet. Daniel zerfließt vor Pein, während er die Bilder erläutert. Dann widmet er sich der Beantwortung der Fragen: „Es war bei meiner Mutter absolut gegen jede sexuelle Moral, dass eine Frau ihr Leben selbst in die Hand nehmen oder sexuell aktiv sein darf. Für sie war jede Frau eine Hure oder Schlampe, die Sexualität wollte oder mochte. Ich glaube, sie war davon überzeugt, dass sexuell aktive Frauen geächtet werden sollten. Auch ich selbst hätte niemals ein sexuelles Wesen werden dürfen, dabei habe ich schon in jungen Jahren mit der Masturbation begonnen. Einmal hat meine Mutter mich dabei erwischt. Es gab ein Riesentheater. Danach wurde alles unterbunden, was in diese Richtung gehen könnte. Onanie wurde hingestellt wie eine furchtbare Krankheit, von der man einen Hirnschaden bekommen könnte. In unserer Familie war jede Privatsphäre verboten. Es gab nirgendwo Schlüssel an den Türen, nicht mal im Bad. Merkwürdigerweise finde ich es besonders erregend, mir vorzustellen, erwischt zu werden."

Auch Daniel wirkt eher ratlos nach dieser Schilderung. Ich bitte ihn: „Finden Sie ein Bild für den Beobachter in Ihrer sexuellen Fantasie?" Daniel stutzt. „Sie meinen …?" „Was könnte ich meinen?", ermutige ich ihn. Daniel sinniert: „Der Typ, der die Szene beobachtet, könnte den Mann dazu gezwungen haben, die Frau zu fesseln und sich an ihr zu vergehen, um sich an beiden aufzugeilen. An dem Mann, der das der Frau antun soll und an der gefangenen Frau. Ob mein Großvater das erlebt hat? Und wenn ja, in welcher Rolle? Ob er meine Mutter deswegen behandelt hat, als wäre sie eine notgeile Hure? So hat er sie oft genannt, hat meine Mutter mir erzählt." Während Daniel sich diese Fragen stellt, wackelt die Couch, so sehr zittert er. Schließlich stößt er heiser hervor: „Ich wollte nie so werden, Sex nie mögen und nie einer Frau wehtun, und schon gar nicht Gitta."

Die Wandlung, die in Daniel vorgeht, während er seine sexuelle Fantasie erforscht, lässt sich kaum in Worte fassen. Sicherlich hat auch die Klärung, welche Botschaften schwer traumatisierter Väter von den Müttern an ihre Kinder überliefert wurden und bis heute die Sexualität des Paares beeinträchtigen, einen Anteil daran. Gitta erkennt, dass sie bei ihrem Mann nehmen darf, was sie als sexuell erfüllend empfindet, und ablehnen darf, was sie nicht möchte. Daniel stellt für sich fest, dass er ein sexuelles Wesen sein und seine Zurückhaltung gegenüber Gitta aufgeben darf.

Coronabedingt habe ich Daniel und Gitta geraume Zeit nicht mehr gesehen. Doch als persönliche Treffen wieder erlaubt sind, begegnet mir ein verändertes Paar. Der schüchterne, eher devote Daniel wirkt männlich und ausgesprochen präsent. Die ehemals kühle, introvertierte und geringschätzige Gitta strahlt eine weiche Schönheit aus, die ich an ihr nie vermutet hätte. Beide wollen unbedingt zu einer Abschiedsstunde kommen. Sie berichten davon, wie sehr sich ihre Sexualität entwickelt hat und wie sehr sie davon profitieren, jegliche Scheu vor ihren Fantasien verloren zu haben. „Wir haben uns lange und intensiv ausgetauscht und ganz offen über Wünsche und Vorstellungen gesprochen. Das hat unsere Sexualität enorm belebt. Das hätten wir niemals gedacht."

2.3 Grenzpaardynamiken im Vergleich

Für die zusammenfassende Analyse der vier vorgestellten Paare wird das Beziehungsmodell der traumabedingten Grenzverletzung aus Kapitel 1 herangezogen, um die Paar- und Kindheitsdynamiken miteinander zu vergleichen und hieraus Konsequenzen für die weitere Begleitung und Unterstützung abzuleiten. Außerdem werden die wichtigsten Aspekte aller vier Paare herausgefiltert, um diese im dritten Kapitel näher zu erörtern und mit weiteren Beispielen aus der Praxis und theoretischen Überlegungen zu untermauern.

2.3.1 *Die Paardynamiken*

Bei allen Paaren fällt auf, dass keine Abstimmungs- oder Entscheidungsgespräche stattfanden, diese sogar regelrecht vermieden wurden, was zu etlichen Konflikten führte. Es gab außerdem bei allen Paaren grenzverletzende Reaktionen, die beklagt, aber nicht besprochen wurden. Es hatte den Anschein, als würden Grenzsetzungen außerhalb des eigenen Vorstellungsvermögens liegen.

Es war den Paaren nicht möglich, eine Metaperspektive einzunehmen, um über das eigene Handeln, die inneren Motive oder die gemeinsame Interaktion zu reflektieren. Nach Bildung der Beziehungssätze, die genau diese Metaperspektive verdeutlichen, waren ausnahmslos alle erschüttert.

In den vier Partnerschaften gab es vor allem naive und kindliche Abhängigkeiten, trotzige Autonomiebestrebungen und die starke Tendenz, sich voreinander zu verbergen. Die Grundstimmung der Verachtung zeigte sich in vielfältigen Facetten: offene Ablehnung, Verhöhnung, eisige Distanz, Umdeutung der Wirkung des eigenen Verhaltens, emotionale Erpressung, Tabuisierung von Leid und Not, Ignoranz, Lug und Betrug, Missachtung von Bedürfnissen, Blindheit für grausame Reaktionen, Erträumen von Idealzuständen, fehlender Abgleich mit der Realität, ja sogar Gnadenlosigkeit, Erniedrigung und Isolation.

In jeder der vier Beziehungen tauchte irgendwann eine quälende Außenbeziehung auf, die das Gleichgewicht, die Wachstumschancen und die erwachsene Aushandlung unterschiedlicher Sichtweisen oder Standpunkte erschwerte, wenn nicht gar unmöglich machte. Da gab es nicht gelöste belastende Eltern-Kind-Beziehungen, suchtartigen Pornografiekonsum, Affären, allzu innige Freundschaften, Expartner oder Fluchttendenzen, etwa in die Arbeit. All das hatte jeweils zur Folge, dass die Paarbeziehung in die „zweite Reihe“ rückte und das klare Commitment füreinander auf diese Weise in eine Ambivalenzfalle geriet.

Der Konflikt zwischen Loyalität und Integrität untergrub bei allen Paaren die Authentizität der Gefühle füreinander und die Kongruenz zwischen Motiv und Verhalten. Offensichtlich fiel allen beschriebenen acht Personen die Vorstellung schwer, eine Beziehung könne durch integres Handeln stabiler werden. So wurde zum Schutz der Partnerschaft gelogen, vorgetäuscht, vorenthalten, verleugnet oder ausgewichen.

Bei allen vier dargestellten Paaren lässt sich übereinstimmend beobachten:

1. Es gibt keine Entscheidungs- oder Abstimmungskultur.
2. Grenzsetzungen waren weder möglich noch Gegenstand einer Aushandlung.
3. Es fehlt eine Metaperspektive für die Reflexion der gemeinsamen Interaktionen.
4. Es zeigen sich kindliche Muster von Abhängigkeit, Nähevermeidung und Sich-voreinander-Verbergen.
5. Die emotionale Grundstimmung schwankt zwischen Verachtung und Selbstverachtung.
6. Es gibt quälende Triaden, die die Beziehung belasten.
7. Konflikte zwischen Integrität und Loyalität sind vorherrschend.

Diese sieben übereinstimmenden Aspekte der vier exemplarischen Paare decken sich mit dem in Kapitel 1 vorgestellten Beziehungsmodell der Grenzpaardynamik. Den Konsequenzen und wichtigsten Ansatzpunkten, die sich dadurch für die Beratung, Begleitung und Unterstützung dieser Paare ergeben, werden wir uns in Kapitel 3 widmen.

Damit Grenzpaare Entwicklungsschritte vollziehen können und so in die Lage versetzt werden, Entscheidungen zu treffen, Grenzen zu setzen, Metaperspektiven einzunehmen, Abhängigkeiten aufzulösen, Verachtung zu überwinden und Triangulierungsstörungen zu relativieren, gilt es als Erstes, den grundlegenden Konflikt zwischen Loyalität und Integrität zu verstehen. Hierzu brauchen wir zum einen eine Analyse der Verachtungsproblematik in der Herkunftsfamilie, der hierfür symptomatischen Trauma-Triade, und zum anderen benötigen wir eine Unterscheidung zwischen Loyalität und Integrität. Letzteres stellt uns vor besondere Herausforderungen, da es zu diesen Zusammenhängen kaum Fachliteratur gibt.

2.3.2 *Die Kindheitsdynamiken*

Betrachten wir die Parallelen in den acht Kindheiten unserer Beispielpaare, dann fällt auf: Hier gibt es ganz ähnliche Themen, die später für die Partnerschaft bedeutsam werden. In den Elternhäusern wurden die Grundlagen für die späteren Beziehungsprobleme gelegt, insbesondere durch die verachtenden Reaktionen der Eltern, die Triangulierungsproblematiken, die Nötigung zu falschen Loyalitäten bei gleichzeitigen Grenzverletzungen und Angriffen auf die psychische Unversehrtheit der Kinder.

In Kapitel 1 habe ich bereits betont, dass es Kindern in Geisterbahnfamilien verwehrt ist, Nähe oder Autonomie nach eigenem Bedürfnis zu regulieren. Ihnen wird die Würde geraubt und die Freiheit entzogen, für Hilferufe werden sie verprügelt und für ihre Not sowie ihr Leid verspottet. Es wird die Botschaft vermittelt, dass der Wunsch nach Verbindung widerwärtig, strafbar oder gefährlich sei. Ebenso wird diesen Kindern verboten, einen eigenen Willen zu haben, sich aus der Abhängigkeit zu lösen oder zu sich selbst zu finden.

Auffallend ist die Häufung der Rollenkonfusion zwischen den erwachsenen Bezugspersonen und ihren schutzbedürftigen Kindern. Da mussten Söhne abwesende Väter ersetzen und bessere Ehemänner sein. Da gerieten Töchter in Konkurrenz zur Mutter, weil die Eltern ihre sexuellen Probleme nicht auf der Erwachsenenebene lösen konnten. Ein Sohn wurde zum Komplizen des fremdgehenden Vaters, und es wurde ihm bei Strafe verboten, das gemeinsame Geheimnis der Mutter zu verraten. Eine Tochter hielt die Wutausbrüche der Eltern aus, um die Familie vor dem Auseinanderbrechen zu bewahren. Kinder wurden zu Waffen im Kampf der Eltern.

Die Degradierung zu einem Objekt, Ding oder Werkzeug für sexuellen Sadismus, die Ausbeutung des kindlichen Vertrauens, die Nutzung seiner Arbeitskraft für unliebsame Haushaltspflichten, die Abreaktion für die Traumata der Eltern oder die Sündenbockrolle für erlittene Kindheitsqualen durch die Eltern der Eltern, die Auslieferung zur Erfüllung ungestillter Bedürfnisse: All dies belegt, wie passend der gewählte Begriff des Surrogat-Kindes ist und wie treffend die aufdeckende Frage im Anschluss an die Emotions-Skripte, für was das Kind herhalten oder büßen musste.

Die Reaktionen dieser Eltern waren erfüllt von Verachtung gegenüber den Nöten und der Qual ihrer Kinder. Es gab eisige Kälte, Verspottung, mangelnde Empathie, vorenthaltene Fürsorge bis hin zu Beziehungsabbrüchen; es gab schwere Traumatisierungen wie Misshandlung, sexuelle Gewalt, Vernachlässigung und überfordernde Verluste. Diese Kinder wurden dazu gezwungen, sich selbst aufzugeben, die eigene Wahrnehmung zu leugnen und natürliche Regungen nach Schutz, Trost, Geborgenheit oder Freiheitsstreben zu unterdrücken.

Triangulierungs-Kompetenzen konnten die acht Klient:innen nicht entwickeln, da, wie schon erwähnt, die Eltern eine Regulation von Nähe und Distanz nicht gestatteten. Noch viel schwerwiegender jedoch waren die gemeinsame Verbündung, die Intrige gegen einen wichtigen und machtvollen Elternteil, der Ausschluss von der elterlichen Zuwendung oder die Blitzableiterfunktion für eheliche Konflikte.

Was außerdem in diesen Herkunftsfamilien zu einer eklatanten Schädigung der kindlichen Entwicklung führt, ist die Umkehr der Verantwortung. Die Eltern vermitteln, allein die Kinder seien schuld an dem ganzen Elend. Letztere werden in emotionale Zwickmühlen gepresst, und wenn sie sich verletzt zeigen, müssen sie mit Ignoranz, Bestrafung, Demütigung, Freiheitsberaubung oder Aussperrung rechnen.

Zusammenfassend noch einmal die sechs Aspekte spezifischer kindlicher Verletzungen, die später zu Ursachen von Konflikten in der Partnerschaft werden:

1. das Tabu der eigenständigen Regulation von Nähe und Distanz
2. die Rollenkonfusion zwischen Eltern und Kind
3. Verachtung als Erziehungsmittel
4. Triangulierungsstörungen
5. die Surrogat-Funktion des Kindes
6. die Umkehr von Verantwortung

Die Realitätsprüfung und eine behutsame Konfrontation mit der vernachlässigten elterlichen Fürsorgepflicht werden im Wesentlichen durch die Emotions-Skripte eingeleitet, beides sollte jedoch durch Methoden vertieft werden, die ein gesundes und verantwortungsvolles Handeln aufmerksamer Eltern verdeutlichen und zur inneren Abgleichung beitragen.

2.3.3 Quintessenz

Bei allen Paaren wird die Verachtungswunde der Kindheit nahezu eins zu eins in der Paarbeziehung reinszeniert, ohne dass die Paare in der Lage wären, dies zu erkennen. Selbst nach den Krisen- und Emotions-Skripten besteht weiterhin die Tendenz, den Partner / die Partnerin für das Beziehungschaos verantwortlich zu machen. Die Gebote der Eltern entsprechen übereinstimmend dem Tenor: „Du darfst die Verachtung nicht merken." Dies führt zu instabilen Paarbeziehungen, die sich vor allem durch fehlende Abstimmungen, nicht vollzogene Grenzsetzungen und kindliche Abhängigkeiten auszeichnen. Die Lösungsversuche bestehen darin, sich selbst oder einander zu verraten, unsichtbar zu werden oder zu erniedrigen. Die schlimmsten Qualen bereiten diesen Menschen die fehlende Einfühlung, die vorenthaltene Zuwendung und die Verleugnung ihrer Bedürfnisse. Im nächsten Kapitel wird dieses typische Grenzpaarmuster zwischen Gebot und Verbergen, Zwiespalt und Instabilität näher untersucht, auf weitere Paare ausgeweitet und durch Fachveröffentlichungen gestützt.

3. Paradoxe Gebote und die Zwickmühle der Trauma-Triade

„Wenn wir unsere Aufmerksamkeit und Handlungsenergie nicht mehr auf Wahrnehmungen, Umstände oder Dinge richten, die anders sein müssten, haben wir viel mehr Kapazität frei, zu sehen, was wirklich gegeben ist." (Wagner, Kosuch & Iwers-Stelljes 2021)

Wir haben die Interaktionen von Grenzpaaren bislang aus zwei Perspektiven betrachtet, zum einen vom Standpunkt der allgemeinen Diagnostik aus und zum anderen aus der Sicht der individuellen Diagnostik vier exemplarischer Paare. Diese beiden Zugänge ermöglichen uns wichtige Einblicke in die Beziehungsgestaltung von Menschen, die in ihrer Kindheit grenzverletzenden Erfahrungen ausgesetzt waren. Die übereinstimmenden Partnerschaftsmodelle aus Kapitel 1 und 2 nutzen wir, um die typischen Dynamiken anhand der vier bereits eingeführten Selbstanteile näher zu untersuchen und diese mit Belegen aus der Fachliteratur sowie weiteren Beispielen aus der Paartherapiepraxis zu untermauern. In den folgenden Kapiteln werden für jeden der vier Selbstanteile – die paradoxen Gebote, das Pseudo-Ich, das Surrogat-Kind und die Instabilität – wirkungsvolle Interventionen vorgestellt, die den Zirkel der unheilvollen Grenzverletzungen aufbrechen und Heilung ermöglichen sollen. In diesem dritten Kapitel widmen wir uns der Bedeutung der paradoxen Gebote aus den Herkunftsfamilien und den entsprechenden Auswirkungen auf die Interaktionsdyamiken der Grenzpaare.

Ging es bislang um eine umfassende Diagnostik, in der jede Hilfestellung, Hypothesenbildung oder Empfehlung zur Lösung der Probleme des Paars vorsichtig angegangen werden sollte, werden in diesem Kapitel die fünf Basisemotionen (Angst, Trauer, Ärger, Schuld und Scham) aus der traumasensiblen Paartherapie mit der Grundemotion der Verachtung verknüpft und daraus sechs spezifische Interaktionstypologien hergeleitet. Daraus entstehen diagnostisch klare und sinnvolle Strategien und Auswege aus den Grenzpaardilemmata, die wir sodann im vierten Kapitel angehen werden.

Üblicherweise wird in der therapeutischen Fachliteratur grundsätzlich vom Terminus der Persönlichkeitsstörung ausgegangen, und es werden verschiedene Ausprägungen, etwa vom Fachkollegium um Otto Kernberg, unter die Bezeichnung Borderline-Störung subsumiert. „Borderline" bedeutet nichts anderes als Grenze, auch wenn hier die Abgrenzung zu anderen Störungen wie Neurosen oder Psychosen gemeint ist. Rainer Sachse (2018) bespricht in seinen Publikationen verschiedene

Ausprägungen von Persönlichkeitsstörungen mit wertvollen Anregungen für die Kombination der Emotionstypen, die in der traumasensiblen Paartherapie aus den Basisemotionen hergeleitet wurden und die Entwicklungsphasen der frühen Kindheit abbilden. Die Basisemotion der Verachtung ist meines Erachtens in besonderem Maße das Ergebnis einer grenzüberschreitenden oder abgrenzungsunterbindenden Interaktionsdynamik der Eltern, die das Kind in eine Triangulierungs-Zwickmühle zwingt, wodurch es zur Spaltung seines Selbstkonzepts kommt. Das destruktive Produkt dieser Persönlichkeitsspaltung wäre demnach die nachvollziehbare Verachtungsreaktion auf nicht integre Handlungen der Eltern. In den vielfältigen Abhandlungen zur Entstehung einer Persönlichkeitsstörung wird stets von einer Persönlichkeitsspaltung ausgegangen. Jedoch erst durch die Lektüre von Jürgen Griesers (2011) Abhandlungen zur Triangulierung und die Anwendung dieser Erkenntnisse in der Begleitung von Grenzpaaren wird verständlich, in welcher Weise die verzerrte Triade die Integritätsentwicklung des Kindes behindert.

In diesem Kapitel geht es um die unterschiedlichen Ausprägungen der Grenzpaarproblematik, und zwar ausgehend von den paradoxen Geboten der Eltern in den Herkunftsfamilien, und das wiederum spezifiziert für sechs verschiedene grenzverletzende Interaktionstypen. (Die entsprechenden Interventionen zur Überwindung des daraus entstehenden Pseudo-Ich finden sich im fünften Kapitel.) Wir betrachten zunächst die Bedeutung der Trauma-Triade für die Entstehung der Loyalitätskonflikte im Kind und anschließend die unterschiedlichen Ausprägungen des Verbots, Nähe oder Distanz zu regulieren, die Rollenumkehr im Eltern-Kind-Verhältnis sowie die Entstehung von Verachtung im Vergleich zur Selbstverachtung.

Die Objektbeziehungstheorie, die Bindungsforschung, die übertragungsfokussierte Psychotherapie und die klärungsorientierte Vorgehensweise beschäftigen sich mit der Erzeugung einer Persönlichkeitsstörung im Zweierkontext. Entweder wird hier die Mutter-Kind-Dyade oder die Inszenierung dieser frühen Störung zwischen Einzelklient:in und Therapeut:in betrachtet. Selbst seit der Konkretisierung der Persönlichkeitsstörungen in der ICD-11 (Rennemann & Herpertz 2020, S. 250) als Störung der sozialen Interaktion wird die Paarbeziehung kaum in den Fokus genommen, obwohl übereinstimmend davon ausgegangen wird, dass diese Störung hier besonders aktiviert wird. Dennoch sind den Ausführungen zur Entstehung von Persönlichkeitsstörungen wertvolle Hinweise zu entnehmen, dies betrifft insbesondere den zentralen Aspekt der Kongruenzentwicklung, die Kindern in grenzverletzenden Familien so erschwert wird.

Um korrigierende Interaktionen in der Begleitung von Grenzpaaren zu etablieren, folgt dieses Kapitel einer speziellen Struktur. Wir beginnen mit den Ausführungen zur primären Affektspiegelung in der Mutter-Kind-Dyade, da hier die Grundlagen für die Entstehung der sozialen Interaktionsstörung gelegt werden. Dabei nehmen wir insbesondere die „Nähe-Distanz-Regulation" in den Blick, denn hierin zeigt sich die besondere Herausforderung der Grenzpaarproblematik. Erst danach können wir verstehen, dass die dritte Perspektive der sekundären Bezugsperson – in der Regel ist dies der Vater– die Triangulierungs-Balance herbeiführen könnte, wenn nicht auch der Ehemann eine verzerrte Beziehung zu seiner Frau und seinem Kind eingehen würde. Zentral für die Überwindung des Grenzpaarmusters ist die Entwicklung von Mentalisierungsfähigkeiten, um die Verachtungs- und Selbstverachtungsreaktionen zum Ursprung zurückzuverfolgen. Die in Kapitel 5 vorgestellten Methoden fördern schließlich den Wechsel von inkongruenter Loyalität zur kongruenten Integrität und zeigen sogar dann Wirkung, wenn nur eine Person eine Veränderung für das Paarsystem anstrebt.

3.1 Die stabilisierende Funktion der Verachtungsdynamik

Wer hat nicht schon Klientenpaare erlebt, die zerstritten, giftend und zürnend aufeinander einhackten und ungeachtet ihres tiefen Zerwürfnisses in erboster Einigkeit ihre Sachen zusammenrafften und mit fliegenden Fahnen aus der Praxis stürmten, sobald eine Trennungsempfehlung auch nur angedacht wurde? Die fassungslose Fachperson hatte vielleicht noch nicht einmal laut gefragt, warum beide, trotz der offensichtlichen Abscheu füreinander, unbeirrbar aneinander festhalten. Seit den Erkenntnissen zur *Affektregulation, Mentalisierung und Entwicklung des Selbst* von Peter Fonagy et al. (2018) gibt es eine plausible Erklärung für dieses widersinnige Phänomen. Ich stimme Martin Dornes (Autor des viel beachteten Buchs zur Kompetenz des Säuglings) zu, wenn er 2005 in seiner Rezension zu Fonagy et al.[13] schreibt: „Nur alle 10 bis 15 Jahre erscheint ein Buch, das so innovativ ist wie dieses." Die Ausführungen Fonagys et al. zur mütterlichen Affektspiegelung sind sehr aufschlussreich im Hinblick auf die hohe emotionale Abhängigkeit in grenzverletzenden Paarbeziehungen. Dennoch kann erst durch die Hinzufügung der Triangulierungsstörung und der tabuisierten „Abgrenzungs-Verbindungsregulation" das Beziehungsmuster der grenzverletzenden Dynamik umfassender verstanden werden. Die Paartherapie ist aus meiner Sicht der Einzeltherapie dahingehend überlegen, dass in der Triade „Paar-Fachperson" das Trauma-Dreieck der familialen Loyalitätskonflikte neu entsteht. Hier ist die Integrität der Fachperson der entscheidende Schlüssel für die korrigierende Erfahrung einer ausbalancierten Triangulierung, in der Kongruenz und Entwicklung miteinander in Einklang kommen.

13 Die erste Auflage erschien 2004.

Um den in Interaktionen mit grenzverletzenden Eltern so typischen Konflikt zwischen Loyalität und Integrität zu erfassen, brauchen wir einen Referenzwert für „Integrität". Ein kleines Kind kann dieses hochkomplexe Konstrukt sozial konsistenter, kohärenter und ethischer Zwischenmenschlichkeit kaum erfassen; deshalb wollen wir hierfür den Begriff der „Kongruenz" herleiten und verwenden. Diese Bezeichnung geht auf Carl Rogers (1991) zurück und ist der Kontingenzentwicklung im frühen Säuglingsalter gleichzusetzen, die Fonagy et al. (2018) wie folgt beschreiben:

Die Mutter liest „die affektiven mimischen, vokalen oder körperhaltungsbezogenen Gefühlsausdrücke" des Säuglings „in der gemeinsamen Interaktion" und erwirkt durch „eine wiederholte äußere Spiegelung der Affektausdrücke des Babys", dass dieses den Eindruck gewinnt, verstanden und gesehen zu werden. Die „wiederholte Präsentation des affektspiegelnden Emotionsausdrucks der Mutter" wird vom Baby übernommen und nachgeahmt, wenn dieser Ausdruck mit dem „Emotionszustand des Babys kongruent ist" (S. 177). In anderen Zusammenhängen wurde nachgewiesen, „dass Säuglinge ihre Wahrnehmung der perfekten Kongruenz zwischen ihren körperlichen Aktionen und dem daraus resultierenden Feedback bereits im Alter von drei Monaten für die Selbstentdeckung und Selbstorientierung benutzen können" (S. 173 f.).

Diese wechselseitige kongruente Spiegelung von Emotionsausdrücken braucht das kleine Kind für den Aufbau seiner Gehirnstrukturen und zur Entwicklung seines Selbstkonzepts „So bin ich in Beziehung zu anderen". Wenn die Spiegelung nicht korrekt ist und am emotionalen Erleben des Babys vorbeigeht, kommt es zu Störungen in seiner Persönlichkeitsentwicklung. Rogers personzentrierte Entwicklungstheorie zur Entstehung des Selbst sowie des Selbstbilds und seinen Beeinträchtigungen bezieht sich auf die Herausbildung dieses Selbstkonzepts. Hierzu die Ausführungen Rogers aus dem Jahr 1987: „Dieses [Selbstkonzept, K.K.] beinhaltet die Wahrnehmungscharakteristiken des Ich, die Wahrnehmungen der Beziehungen zwischen dem Ich und anderen und verschiedenen Lebensaspekten, einschließlich der mit diesen Erfahrungen verbundenen Werte" (S. 26). Kinder entwickeln aus den Erlebnissen mit den Bezugspersonen eine „innere Repräsentation dieser Bindungserfahrungen" (Höger 1993, S. 34), und dadurch entsteht das Selbstkonzept. Die möglichst exakte Übereinstimmung des verinnerlichten Repräsentationssystems mit der äußeren Realität bestimmt die Orientierungsfähigkeit speziell in nahen zwischenmenschlichen Interaktionen. Die Einschätzung einer Beziehung, einer Begegnung oder eines Ereignisses im Inneren des Individuums nennt Rogers den „organismischen Bewertungsprozess". Diese Bewertung ist „ganzheitlich, leibnah, quasi unbestechlich durch Bewusstseinsvorgänge" (Rogers 1991, S. 37). Einen Widerspruch zwischen dem organismischen Bewertungsprozess und dem im Bewusstsein repräsentierten Selbstkonzept der von außen kommenden Affektspiegelung empfindet ein Kind unmittelbar als inkongruent.

Wenn ein Kind zum Beispiel wütend ist und die Mutter dies nicht akzeptiert oder mit heftiger Gegenwehr reagiert, es abwertet oder gar bestraft, anstatt ihren Sprössling bei der Regulation seiner Emotion zu unterstützen, kann das Kind diese Wut nicht in sein Selbstbild übernehmen. Die genaue und vollständige Symbolisierung dieser Erfahrung müsste neben dem Erleben der Wut auch die Enttäuschung über das Verhalten der Mutter beinhalten.

Eva-Maria Biermann-Ratjen (1989) beschreibt die gesunde Entwicklung eines Kindes, das seine Gefühle nicht abspalten muss: „Kindliche Erfahrungen (können) nur dann zum Selbsterleben werden, wenn sie empathisch verstanden und mit bedingungsloser Wertschätzung wahrgenommen werden und wenn dieses Verständnis und diese Wertschätzung dem Kind in einer Form kenntlich gemacht wird, dass deutlich wird, dass hier sein Erleben verstanden worden ist und es nicht bis zur Unkenntlichkeit mit dem Erleben des anderen vermengt worden oder gar darin unsichtbar geworden ist“ (S. 106).

So entsteht nach und nach das Selbstkonzept im Kind, mit dem es neue Erfahrungen bewerten, diese ablehnen oder übernehmen kann. In dieser Weise werden auch die Wertvorstellungen der Eltern introjiziert. Sollten Äußerungen oder Reaktionen der Eltern das Kind bedrohen oder werden geäußerte Emotionen des Kindes von den Eltern nicht oder falsch gespiegelt, werden diese Erfahrungen mit allen dazugehörenden Gefühlen „wie Objekte außerhalb des erlebenden Individuums behandelt“ (Biermann-Ratjen 1989, S. 24). Bedrohliche und grenzverletzende Erfahrungen werden „vollständig abgewehrt, d. h. dem Bewusstsein ferngehalten“ (ebenda, S. 25) und nicht oder nur verzerrt symbolisiert. Durch die der „Gewahrwerdung“ (Rogers 1991, S. 24) unzugänglichen Erfahrungen, die im Selbstkonzept nicht repräsentiert sind, aber dennoch existieren und unterschwellig auf das Befinden einwirken, entsteht die verstörende Wahrnehmung der Inkongruenz, ohne Chance auf Verstehen oder Ausgleich. Für ein heranwachsendes Wesen ist dies höchst verwirrend.

Diese frühe Erklärung der traumatischen Kindheitserfahrung wurde in späteren Jahren durch die moderne Hirnforschung belegt. Meine eigenen Ausführungen zur Abkapselung traumatischer Erfahrungen im limbischen System erkläre ich in einem Video für traumatisierte Paare: *Gehirn und Trauma – Reflex der Seele*[14].

Wenn es um die Auswirkungen inkongruenter Interaktionen in der Mutter-Kind-Beziehung auf die spätere Paarbeziehung geht, gibt uns die folgende Zusammenfas-

14 ↗ https://youtu.be/NM7YCmmygxA

sung einer kongruenten Reaktion auf die Bedürfnisse eines Kindes Richtung und Orientierung.

Definition von Kongruenz als Grundlage der Integritätsentwicklung

Wenn die leibnahe organismische Bewertung eines Kindes und die Spiegelung seines emotionalen Ausdrucks durch eine Bezugsperson im Einklang sind, trägt diese Erfahrung zur Entstehung eines kohärenten Selbstkonzepts und zur Entwicklung von Integrität bei. Kongruenz entsteht durch die Übereinstimmung realitätsnaher Symbolisierung der Erfahrung und der inneren Stimmigkeit im limbischen System des Gehirns. Hierdurch kann die Bedeutung einer Beziehung, einer Begegnung oder eines Ereignisses korrekt eingeschätzt werden. Kongruenz ist der entscheidende Schutzfaktor gegen Manipulation und unechte Zuneigung. Zugleich kann ein Empfinden für Integrität nur dann entwickelt werden, wenn Kongruenz in den frühen Beziehungen der Herkunftsfamilie möglich war oder in einer späteren korrigierenden Erfahrung erlebbar wird.

Die neueren Ausführungen zur Affektregulierung von Peter Fonagy und Kollegen (2018) decken sich mit den oben hergeleiteten eher personzentrierten Entwicklungstheorien. Die aktuellen Forschungen zur Mentalisierung und Affektregulation fußen auf aufwendigen wissenschaftlichen Untersuchungen mit Säuglingen. Selbst die Wahl der Fachtermini wirkt identisch: „Affektausdrücke der Mutter, die nicht mit dem Affekt des Säuglings kongruent sind, erschweren dem Kind, innere Zustände angemessen zu benennen; sie werden dann unter Umständen als verwirrend, unsymbolisiert und kaum regulierbar erlebt" (Fonagy et al. 2018, S. 17).

Aufschlussreich an diesem Ansatz sind die zwei unterschiedlichen Partnerschaftskonzepte, die Fonagy et al. (2018) aus den Erkenntnissen zur Affektspiegelung herleiten, zumal die beschriebenen Phänomene die typischen Interaktionsstörungen „zahlreicher Patienten erklären und nicht nur bei solchen, die den formalen Diagnosekriterien entsprechen" (S. 18). Dieses Statement deckt sich mit meiner eigenen Wahrnehmung. Die Grenzpaarproblematik kommt nach meiner Erfahrung sehr viel häufiger vor, als in den Veröffentlichungen angegeben wird. Die komplexe Beschreibung des sozialen Biofeedbacks durch die Affektspiegelung der primären Bezugsperson mag sehr fachspezifisch daherkommen, mündet jedoch in einem Aha-Erlebnis: Endlich können wir verstehen, warum die destruktiven Kontakte der Grenzpaare eine wesentliche Funktion für das psychische Gleichgewicht übernehmen und eine Trennungsempfehlung eher auf Widerstand stößt. Die rein fachliche Darstellung der Theorien von Fonagy et al. möchte ich im Folgenden unter Zuhilfenahme einer Falldarstellung mit Leben füllen.

3.2 Gustav und Uschi: Inkongruenz als Wurzel des Grenzpaarübels

Gustav wertet Uschi permanent ab, und deswegen nötigt Uschi ihn zur Teilnahme an einer Paartherapie. Zu Beginn ihrer Partnerschaft führten die beiden eine Fernbeziehung. Doch seit sie gemeinsam ein Haus gekauft und renoviert haben, ist der Grenzpaarkonflikt mit voller Wucht über die beiden hereingebrochen.

Uschi ist außer sich über die Kälte und Herzlosigkeit ihres Partners. Im Therapieraum geht es immer nur um Gustavs „unmögliche Art", an nichts anderes kann sie mehr denken. Ihre sozialen Kontakte hat Uschi so nach und nach aufgegeben, weil die negative Beziehung sie völlig absorbiert. Dass Uschi leidet, ist offensichtlich, sie ist blass und wirkt völlig entkräftet. Gustav spricht über seine Frau wie ein verachtender Chef über eine „unzulängliche" Angestellte. Er behandelt Uschi, die seltsam entrückt seine Distanz, Abscheu und Kritik über sich ergehen lässt, wie das verabscheuungswürdige Objekt seiner „berechtigten" Geringschätzung. Er zieht sich immer mehr aus der Beziehung zurück. Seine ausgedehnten Dienstreisen lassen Gemeinsamkeiten kaum noch zu. Nicht ausgesprochene Überzeugungen stehen im Raum: „Ich habe es nicht anders verdient" (Uschi) und: „Sie ist ein widerwärtiges Etwas" (Gustav). Beide kennen sich bereits mehrere Jahre, wollen unbedingt zusammenbleiben, aber dafür müsse der andere sich definitiv ändern.

Im weiteren Verlauf der Begleitung erzählt Uschi von ihrer emotional unzugänglichen Mutter, die jede Regung ihrer Tochter in Bezug auf Nähe und Zuwendung kategorisch unterband. Gustav beschreibt seine Mutter als Despotin, die ihm alles verbot und seine Freiheit ständig einschränkte. Im Emotions-Skript stellt Uschi eine Situation dar, in der die Mutter die kleine Uschi, die wegen eines sehr großen Kummers anders als sonst üblich auf ihren Schoß will, mit unnachgiebiger Ablehnung zurückweist und verprügelt. „Wegen der Abneigung meiner Mutter vor Körperkontakt habe ich das sonst nie gewagt. Doch es ging mir so schlecht, und es war ja niemand da. Mit dieser schrecklichen Reaktion hätte ich nie gerechnet." Uschi schlägt die Hände vor ihr Gesicht und weint, während Gustav seine manikürten Fingernägel begutachtet.

Gustavs Emotions-Skript zeigt eine Szene, in der er sich im Alter von sechs Jahren ganz allein mit einer Schultüte zur Schule aufmacht, um endlich groß zu sein. „Die Schule ging erst später los. Doch ich konnte es nicht erwarten, meine Mutter und ihr fürchterliches Getue um meine Erziehung hinter mir zu lassen. Nachdem sie mich eingesammelt hatte – ich habe geschimpft und um mich getreten –, gab es ein Drama, was in keinem Verhältnis zu dem stand, was passiert war. Meine Mutter führte sich auf, als hätte ich Majestätsbeleidigung begangen. Sie schrie und tobte, sie drohte mit den schlimmsten Strafen, und ich durfte mehrere Wochen meine Freunde nicht sehen. Absolut überzogen." Seine Stimme trieft vor Verachtung und Herablassung. Uschis Augen schwimmen in Tränen.

Wir wissen nicht, wie diese Mütter in der wichtigen Phase der Selbstentwicklung während der Säuglingszeit mit ihren Kindern umgegangen sind. Doch die Auswirkungen auf die Paarbeziehung zeigen sich deutlich im reinszenierenden Umgang zwischen Gustav und Uschi. Gustavs Mutter hatte auf den Abgrenzungswunsch und den Ärger ihres Sohnes mit heftigem Angriff reagiert. Uschis Mutter missverstand den Wunsch ihrer Tochter nach Nähe und Zuwendung wegen ihrer Abscheu vor Körperkontakt als Angriff auf ihre Grenzen. Genau diese beiden Konstellationen, die in einer Beziehung zu Unterwerfung oder Feindseligkeit führen, betrachten Fonagy et al. (2018) unter dem Aspekt der frühen Affektspiegelung im Säuglingsalter.

Gustavs Mutter spiegelte einen Affekt, der dem Emotionsausdruck des Kindes entsprach: Gustavs Ärger und seine Gegenwehr. Doch die Mutter half ihm nicht bei der Regulation seines Empfindens, indem sie ihm etwa liebevoll zurückmeldete: „Oh, jetzt bist du ärgerlich und wehrst dich, du wolltest schließlich ein großer Junge sein, der zur Schule geht." Stattdessen vereitelte sie Gustavs Reise in Richtung Selbstständigkeit. Sie richtete ihr Grenzsetzungsverbot, verbunden mit ihrer Empörung, potenziert gegen den Sohn und überwältigte ihn damit. „Kurzfristig wird die Wahrnehmung einer kongruenten, aber ‚realistischen' negativen Reaktion den Zustand des (…) Kindes (K.K.) wahrscheinlich eher verstärken als regulieren, so dass das Kind kein Containment findet, sondern traumatisiert wird" (Fonagy et al. 2018, S. 16). Der kleine Gustav hat eine Erfahrung gemacht, die sein inneres Bedürfnis nach „Abgegrenztheit vom Selbst und von anderen" massiv untergraben hat, und das, was davon in seinem Emotions-Skript zu sehen ist, ist wohl nur ein kleiner Ausschnitt bzw. die Spitze des Eisbergs. Man kann davon ausgehen, dass Gustavs Mutter bereits viel früher ähnlich heftig auf Ärgeräußerungen ihres Sohns reagiert hat. Gustavs ausgeprägte Tendenz, Uschi wie eine entfernte, lästige, aber unwichtige Bekannte zu behandeln, deutet zumindest darauf hin.

Fonagy et al. (2018) erläutern diese Störung, indem sie feststellen, dass das Kind nicht sich selbst in der Mutter finden kann, sondern „stattdessen die Mutter findet". Gustav wird, ohne kindgemäße Filterung oder Modifizierung, mit der Wut einer enttäuschten erwachsenen Frau konfrontiert, die sein kindliches Ich regelrecht okkupiert. Damit ist laut Fonagy et al. das Kind „gezwungen, die Repräsentation des mentalen Zustands" seiner Mutter „als Kern seines Selbst zu internalisieren. In solchen Fällen aber bleibt die internalisierte Andere den Strukturen des konstitutionellen Selbst", dem sich in Entwicklung befindenden Selbstbild, „fremd", da die Struktur der verinnerlichten Mutter „keine Verbindung" zur „Struktur des Selbstbildes im Kind aufweist" (S. 19). Klein Gustav hat sich, wie Fonagy et al. (2018) klarstellen, „von diesem fremden Selbst durch Externalisierung zu befreien" versucht. Dies führte zu einer Desorganisation seiner Bindungsbeziehungen, „indem sie ein ständiges Bedürfnis" nach projektiver Identifikation „... der Externalisierung des fremden Selbst – erzeugt" (S. 19).

Später im Erwachsenenalter ist Gustav auf eine Partnerschaft angewiesen, ja sogar abhängig von einer solchen, in der die Spaltung im Außen eine Entsprechung findet. Die überwältigende „böse" Mutter muss aus dem Inneren verlagert werden, und dazu bedarf es einer realen Person. Für Gustav ist dies „seine" Uschi. Er ist existenziell darauf angewiesen, sie zu bekämpfen, um die zerstörende Kraft seiner Mutter nicht mehr als zu sich selbst gehörig empfinden zu müssen.

Uschi hat mit ihrer Mutter eine ganz andere Erfahrung gemacht. Ihr Wunsch nach Nähe und Trost wurde von der Mutter als Angriff gedeutet. Somit war diese Spiegelung nicht kongruent mit dem Bedürfnis der Tochter nach Verbindung. Auch dieses Kind verknüpft „seinen eigenen primären Emotionszustand" mit der gespiegelten Affektäußerung der Mutter. „Weil dieser gespiegelte Zustand mit seinem wirklichen Erleben aber nicht kongruent ist, wird eine verzerrte sekundäre Repräsentation aufgebaut" (Fonagy et al. 2018, S. 18). Uschi wird zwar von ihrer Mutter als reale Person erlebt, doch diese erkennt weder den Zustand noch das Bedürfnis ihrer Tochter. Durch die bizarre Reaktion der Mutter entsteht in der kleinen Uschi ein Gefühl von Leere, weil laut Fonagy et al. (2018) keine Verbindung zum Selbst entstehen kann. Uschis Wunsch nach Kontakt wird von ihrer Mutter zu einer übergriffigen Absicht umgedeutet und entsprechend negativ gespiegelt. In Uschi ist vermutlich der Eindruck entstanden, dass sie ein „böses" Mädchen ist, weil ihre Bedürfnisse derart negative Reaktionen auslösen. Kommen zur Zurückweisung traumatische Erfahrungen hinzu – wie in Uschis Fall die Prügel –, spaltet das Kind seinen Schmerz und sein Leid als nicht zu sich selbst gehörig ab. Uschi hat vielleicht gedacht: „Die Mama ist so grausam, weil ich kein gutes Kind bin." Das Kind erlebt sein nicht gespiegeltes Selbst als fremd und nicht zu sich gehörig. „In diesen Fällen werden die Lücken im Selbst vom Bild des Angreifers kolonisiert; das Kind nimmt sich selbst als destruktiv und, im Extremfall, als monströs war" (Fonagy et al. 2018, S. 19). Die Schläge der Mutter erzeugen im Kind eine intensive Scham für seinen Wunsch nach Verbindung.

Fonagy et al. (2018) gehen sogar davon aus, dass solche „Brutalisierungserfahrungen im Kontext von Bindungserfahrungen (...) Gewalt gegen das Selbst" auslösen und zur Zerstörung des Selbst beitragen können. Fonagy et al. sprechen deshalb von „ich-destruktiver Scham" (S. 20). Uschis Selbstentwicklung wurde durch die abweisende und strafende Mutter, die sehr wahrscheinlich auch schon früher ähnlich drastisch reagiert haben wird, massiv beeinträchtigt. „Durch das Auftauchen eines quälenden Anderen im Selbst" entsteht in späteren erwachsenen Beziehungen eine „absolute

Abhängigkeit von der physischen Gegenwart des Anderen, in dem der externalisierte Anteil (die grausame Mutter, K.K.) untergebracht werden muss" (ebenda, S. 20). Hierfür hat Uschi „ihren" Gustav, der sie demütigt und herabsetzt. Hierzu Fonagys et al. (2018): „Damit der Externalisierungsprozess funktionieren kann, müssen die Objekte, die als Vehikel der projektiven Identifizierung dienen sollen, anwesend sein, und dies ist der Grund, warum die totale Abhängigkeit von ihnen zum beherrschenden Thema wird" (S. 21).

Im Endeffekt brauchen Gustav und Uschi einander im Kampf gegen die mögliche Überflutung durch ihre destruktiven Selbststrukturen. Die negative Beziehung dient der Stabilisierung der fragilen Persönlichkeiten, so instabil die Partnerschaft an sich auch sein mag. Hier reicht die leiseste Andeutung, dass eine Trennung ein besseres Leben ermöglichen könne, um beide dem gefürchteten Zusammenbruch bedrohlich nahe kommen zu lassen. In der Fachliteratur herrscht Übereinstimmung darüber, dass sich die Selbststruktur einer Person mit einer persönlichkeitsbedingten Interaktionsstörung in der Regel dadurch auszeichnet, dass …

1. … im eigenen Selbst ein quälendes Anderes auftaucht,
2. … für die Externalisierung dieses quälenden fremden Anteils eine reale Person im Außen gebraucht wird und
3. … dass eine große Abhängigkeit von dieser Person besteht, da die quälende Absicht des fremden inneren Anderen zur eigenen Entlastung auf diese Person verschoben wird.

So kommt es laut Otto Kernberg zu eklatanten Einschränkungen in der Empathie- und Selbstreflexionsfähigkeit: „Wenn die Beurteilung des Anderen durch die Projektion überaus einseitiger innerer Bilder verzerrt wird, kann man nicht realistisch über ihn nachdenken – man ist unfähig, über die innere Objektrepräsentation, die er in der aktuellen Interaktion triggert, hinauszusehen" (Yeomans, Clarkin & Kernberg 2017, S. 13).

Dadurch ist insbesondere die Mentalisierungskompetenz, vor allem in Stresssituationen, beeinträchtigt. Diese so wesentliche Voraussetzung für eine gelingende Partnerschaft definieren Fonagy et al. (2018) folgendermaßen: „Eine mentalisierende Affektivität bezeichnet die reife Fähigkeit, Affekte zu regulieren und die Fähigkeit, die subjektiven Bedeutungen der eigenen Affektzustände zu ergründen" (S. 12).

Für unser Thema „der Auswirkungen von Grenzverletzungen aus der Kindheit auf die Herausbildung der Grenzpaarproblematik" sind diese Erkenntnisse sehr bedeutsam, da die Regulation von Abgrenzung und Verbindung aufgrund der eingeschränkten Mentalisierungskompetenz erschwert ist. Die „Identitätsdiffussion und [der] Mangel an inneren, guten, haltenden Objekten lässt sie (die Grenzpaare, K. K.) in besonderer Weise auf äußere Objekte angewiesen sein. Dieses Bedürfnis nach großer Nähe, (…) führt zu vereinnahmendem (…) Verhalten“ (Lohmer 2013, S. 15). Zugleich kann „keine Beziehung zu einem Objekt toleriert werden, welches als wirklich eigenständig und getrennt empfunden würde“ (ebenda, S. 20), wie Matthias Lohmer sehr treffend ergänzt.

3.3 Sechs Erscheinungsbilder inkongruenter Beziehungskonstellationen

Die bereits vorgestellten Ausführungen zur Affektspiegelung in der Mutter-Kind-Dyade können erweitert auf die Grenzverletzungsthematik, die Verachtungsdynamik und vor allem auf die Mentalisierungskompetenz den Grundstein legen für eine Klassifizierung von Grenzpaarkonstellationen.

Die Entwicklungsaufgabe des Kindes besteht darin, zwischen Verbindung und Eigenständigkeit selbstwirksam regulieren zu können. Wenn dies dem Kind verwehrt wird, kann es zu vier verschiedenen Ausprägungen von Grenzverletzungen führen, die Bedürfnisse des Kindes missachtend oder inkongruent mentalisiert, wenn es …

1. … Verbindung, Nähe und Trost braucht und die Mutter sich in destruktiver Weise gegen das Bedürfnis des Kindes abgrenzt.
2. … sich gegen das Bedürfnis der Mutter nach Verbindung, Nähe und Trost abgrenzen will und die Mutter in destruktiver Weise auf die Grenzsetzung des Kindes reagiert.
3. … Verbindung, Nähe und Trost braucht und die Mutter dem Kind signalisiert, dass sein Bedürfnis die Grenzen der Mutter und damit ihre Person zerstört.
4. … sich gegen das Bedürfnis der Mutter nach Verbindung, Nähe und Trost abgrenzen will und die Mutter dem Kind signalisiert, dass seine Grenzsetzung den Wunsch der Mutter nach Verbindung, Nähe und Trost missachtet und damit ihre Person zerstört.

Die beiden ersten Konstellationen geben treffend Gustavs und Uschis Dilemma wieder, wenn auch der Aspekt der Grenzsetzung bei Fonagy et al. (2018) nicht explizit betrachtet wird. Die Konstellationen 3 und 4, wo die Mutter angesichts der Bedürfnisse des Kindes nach Verbindung oder Abgrenzung depressiv reagiert, führen bei Paaren zu wesentlich anderen Grenzverletzungsdynamiken. Manche Mütter reagieren mit emotionaler Erpressung oder psychischen Zusammenbrüchen, wenn ihre Kinder nicht bereit oder in der Lage sind, die Retterrolle oder eine Sündenbockfunktion zu übernehmen. Darauf, welch verstörende Auswirkungen eine fantasierte Schädigung der emotional labilen Mutter auf die Entwicklung des Kindes haben könnte, wird in der Fachliteratur kaum eingegangen. Noch weniger werden in diesen

Abhandlungen die triangulierende Funktion des Vaters oder die Wirkung einer destruktiven Ehe einbezogen.

Bevor wir den Einfluss der Ehe der Eltern oder die Triangulierungsfunktion durch den Vater für die Erklärung verschiedener Grenzverletzungsdynamiken hinzufügen, ist es sinnvoll, vier Grenzverletzungskonstellationen aus der primären Beziehung mit der Mutter näher zu definieren. An dieser Stelle möchte ich betonen, dass Mütter aus meiner Sicht keineswegs verantwortlich für die späteren Störungen ihrer Kinder sind. Diese Sichtweise würde die soziologischen Theorien zur Einbettung der Familie in die bestehenden Gesellschaftsstrukturen vernachlässigen, in der Frauen und vor allem Mütter mit kleinen Kindern noch immer benachteiligt sind. Dennoch liefern uns die Definitionen zu verschiedenen Arten von Grenzverletzungen wertvolle Hinweise für eine spätere Systematisierung der Trauma-Triaden-Erfahrung. Die primäre Dyade wird in diesem Fall vor allem von der emotionalen Kompetenz der Mutter geprägt, die unter dem Einfluss der Beziehung zu einem womöglich wenig unterstützenden Ehemann und der gesellschaftlichen Benachteiligung von Müttern steht.

Eine Klassifikation von Grenzpaartypen sollte außerdem die typische Rollenumkehr zwischen erwachsener Bezugsperson und dem abhängigen Kind in grenzverletzenden Familien erfassen. Wenn ein Kind Verbindung, Halt und Trost sucht und die Mutter ihm all das nicht geben kann, bleibt seine Not unbeantwortet. Sie mag überfordert sein, doch normalerweise sollten die Großen für die Kleinen sorgen. Wenn eine überanstrengte und alleingelassene junge Mutter dies nicht erfüllen kann, wird dies – bei allem Verständnis für ihre isolierte Position – der kindlichen Entwicklung schaden. Wenn die junge Mutter Trost bei ihrem Kind sucht, weil sie von ihrem Mann nicht unterstützt wird und unter der fehlenden gesellschaftlichen Einbindung leidet, überfordert sie damit ihr Kind. Die Abgrenzung des Kindes folgt hier wieder der lebendigen Dynamik des Lebens. Wenn die Mutter mit aggressiven Impulsen die Bedürfnisse des heranwachsensen Wesens unterdrückt oder darüber zusammenbricht, führt dies eher zur Distanzierung des Kindes gegenüber der Aggressivität der Mutter und bei ihrem Kollaps zur Selbstablehnung im Kind. Diese Zusammenhänge erklären, wann eine Person in der späteren Partnerschaft eher verachtend und wann sie selbstverachtend reagiert.

Berücksichtigen wir die Abgrenzungs- und Verbindungswünsche des Kindes im Kontrast zur aggressiven oder kollabierenden Reaktion der Mutter, erlangen wir Informationen bezüglich der Verachtungs- oder Selbstverachtungstendenz und können eine Prognose über das spätere Beziehungsverhalten wagen. Daraus entsteht zudem eine schlüssige Legende, die für die Erstellung der Trauma-Triade sinnvoll erscheint, da in dieser die Ehe der Eltern und die dritte Perspektive des Vaters hinzukommen.

Wir nutzen diese Informationen, um im ersten Schritt vier Grenzpaartypen voneinander zu unterscheiden, die danach, durch die Mentalisierungskompetenz erweitert, um zwei weitere Konstellationen ergänzt werden.

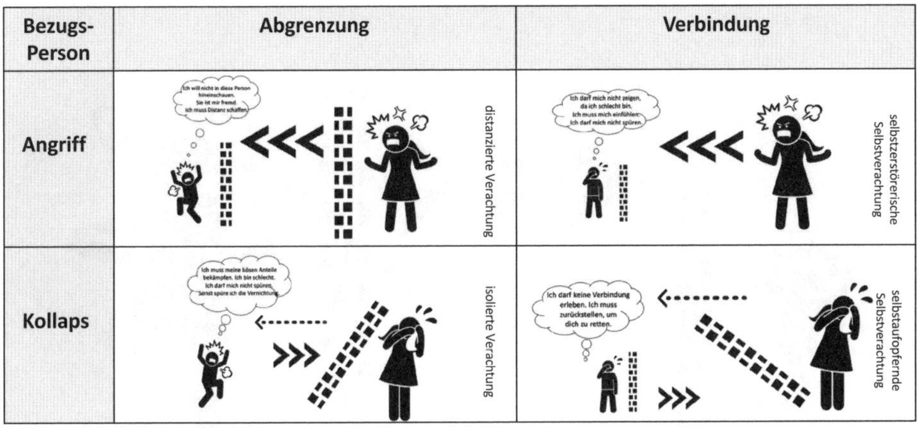

Abbildung 3.1: Vier Grenzpaartypologien

Aus diesen Gegenüberstellungen lassen sich vier Entwicklungsverläufe ableiten, die sich auf die spätere Paarbeziehung auswirken und von der Ehe der Eltern potenziert, wenn nicht gar verursacht werden:

1. distanzierte Verachtung
2. selbstzerstörerische Selbstverachtung
3. isolierte Verachtung
4. aufopfernde Selbstverachtung

Im Folgenden wollen wir diese vier Grenzpaartypologien genauer betrachten.

3.3.1 *Distanzierte Verachtung: Eine befürchtete Okkupierung führt zur Abwehr von Empathie*

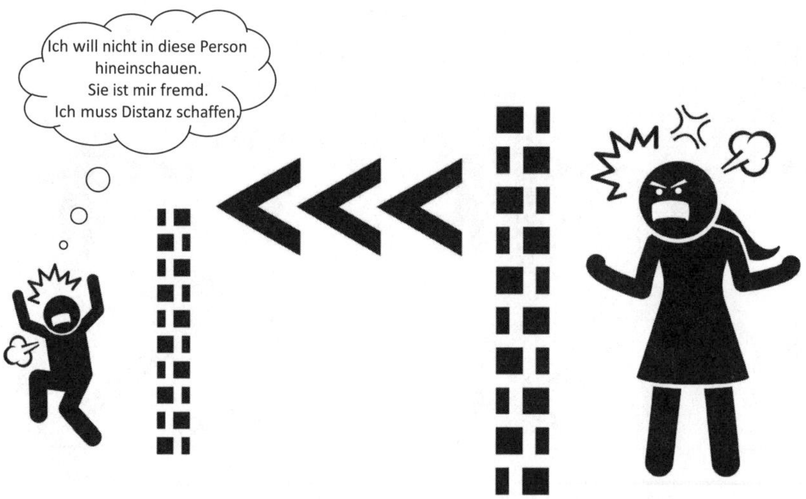
Ich will nicht in diese Person
hineinschauen.
Sie ist mir fremd.
Ich muss Distanz schaffen.

Abbildung 3.2: Distanzierte Verachtung

Wenn ein Kind sich gegen das Bedürfnis der Mutter, Trost, Zuwendung und Verbindung zu erhalten, abgrenzt und die Mutter diese Abgrenzung unterbindet, indem sie das Kind attackiert, fühlt sich das Kind bedroht und kolonisiert. Die Grenzen des Kindes werden aggressiv überschritten, und die Mutter erwartet oder fordert womöglich sogar die Erfüllung ihrer Interessen und Vorstellungen. Damit wird das Kind seiner Freiheit beraubt und das werdende Selbst mit Erwartungen überschwemmt, die dem Kind nicht entsprechen. Dem Kind bleibt nur, sich gegen die Bedürfnisse der Mutter abzuschotten, indem es die Mutter als ein böses, fremdes Wesen ansieht, das ihm schadet und das es deshalb außerhalb seines Selbst halten muss.

In einer Partnerschaft wird diese Person sich gegen Wünsche nach Nähe aggressiv abgrenzen und jedes Mitgefühl in sich selbst und anderen, bzw. für sich selbst und andere, aktiv unterbinden. Die eigene Sichtweise und das Autonomiestreben werden bezeichnenderweise nicht zur Diskussion gestellt, da eine wiederholte Fremdbestimmung befürchtet wird. Gleichzeit ist diese Person darauf angewiesen, den / die näheforderndeːn oder mitempfindende:n Partner:in zu verachten, auf Distanz zu halten oder sogar zu bekämpfen, um nicht von der Bedrohung im Inneren überschwemmt zu werden. Neben der Abgrenzung und Betonung der eigenen Bedeutsamkeit wird zugleich negiert, dass Verbindung und Vertrauen wichtig sind.

3.3.2 *Selbstzerstörerische Selbstverachtung: Selbstsabotage führt zu destruktiver Abhängigkeit*

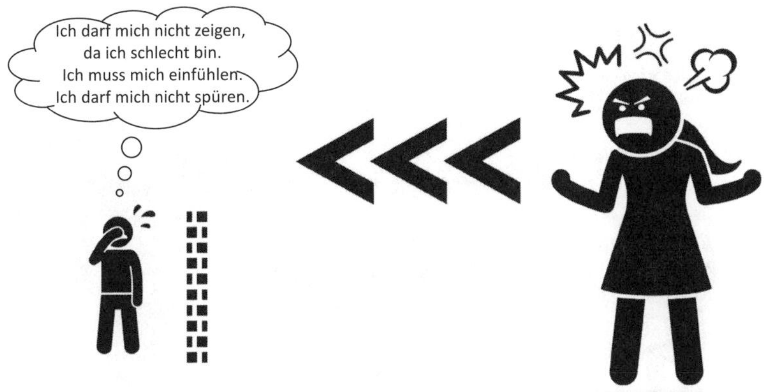

Abbildung 3.3: Selbstzerstörerische Selbstverachtung

Wenn ein Kind Nähe und Verbindung sucht, und die Bezugsperson erlebt dies als Grenzverletzung und Zurückweisung der eigenen Bedürfnisse nach Aufmerksamkeit, wird das Kind wegen der unterstellten und als unzumutbar empfundenen Absicht angegriffen, womöglich mit Schlägen oder mit aggressiver Zurückweisung. Das Kind gewinnt den Eindruck, es habe die Attacke verdient, da es ein „schlechtes" Kind ist. Ihm mag der Wunsch nach Verbindung berechtigt vorkommen, schließlich braucht es Schutz und Halt; weil es aber keine liebevolle Zuwendung bekommt, muss etwas falsch mit ihm sein.

Später wird diese Person sich selbst als schlecht ansehen. Sie wird nicht nur die eigenen Bedürfnisse zurückstellen, sondern wird sich sogar schlecht fühlen, weil sich diese Wünsche nicht zurückdrängen lassen. Sie wird Beziehungen eingehen, in denen sie schlecht behandelt wird, denn sie glaubt, Verachtung verdient zu haben. Wegen der unstillbaren Bedürfnisse wird diese Person sich selbst verachten und sich die Erfüllung der grundlegendsten Versorgung versagen. Zugleich führt der innere Groll zur Vermeidung von Nähe und zur absichtsvollen Sabotage eines stimmigen Lebens. Eingegangene Partnerschaften sind in der Regel geprägt von destruktiver Ausbeutung durch den / die Partner:in und gleichzeitig von einer hohen Abhängigkeit, herabgesetzt zu werden.

3.3.3 Isolierte Verachtung: Enttäuschte Abwendung wegen vorenthaltener Verbindung

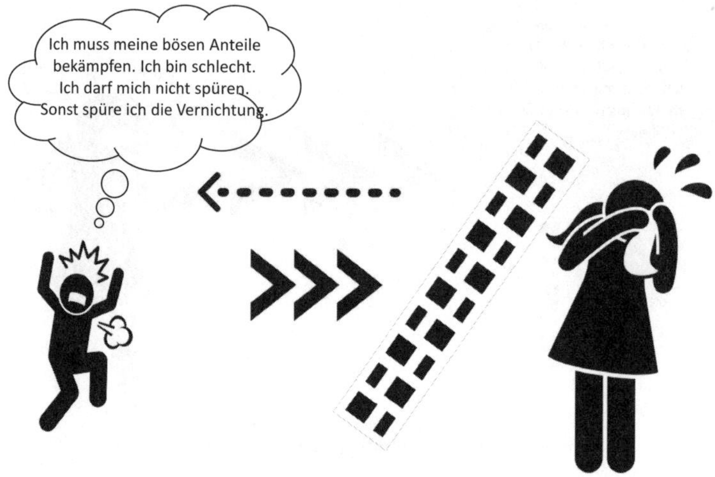
Ich muss meine bösen Anteile bekämpfen. Ich bin schlecht. Ich darf mich nicht spüren. Sonst spüre ich die Vernichtung.

Abbildung 3.4: Isolierte Verachtung

Ein Kind, das aufgrund der Labilität der Mutter keine Nähe bekommt, sich von dieser Labilität zur eigenen Rettung abgrenzt, um woanders Erfüllung zu finden, fantasiert, dass es die Mutter mit seinem Abgrenzungswunsch zerstören könnte. Womöglich zeigt sich die Mutter nicht erfreut, dass das Kind woanders Ansprache und Unterstützung bekommt; im Gegenteil, sie bestraft es für seine Abgrenzung oder bricht darüber erst recht zusammen.

In einer Partnerschaft sucht sich eine solche Person eher jemanden, der sie nicht daran hindert, anderweitig Erfüllung zu finden und zugleich keinen Halt bieten kann. Was auf der Strecke bleibt, ist das ursprüngliche nicht erfüllte Bedürfnis, Halt in der Beziehung zu bekommen. Wenn der / die Partner:in Rettung in die Eigenständigkeit klaglos hinnimmt, weil Halt und Verbindung unmöglich erscheinen, verliert die Person den Respekt vor dem anderen, der sie jederzeit gehen lassen würde, anstatt die Verbindung unterstützend zu gestalten. In der Partnerschaft gerät die Person so in eine isolierte Position und verliert infolgedessen die Wertschätzung gegenüber der Labilität des Partners / der Partnerin.

3.3.4 *Aufopfernde Selbstverachtung: Unterwürfiges Kümmern schürt herablassende Zurückweisung*

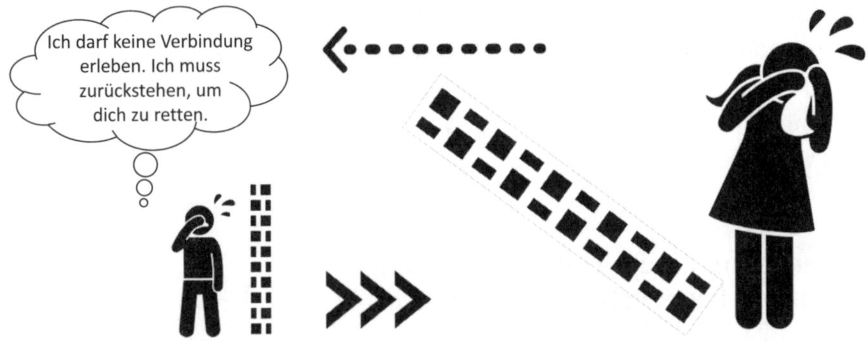
Ich darf keine Verbindung erleben. Ich muss zurückstehen, um dich zu retten.

Abbildung 3.5: Aufopfernde Selbstverachtung

Wenn ein Kind Nähe, Trost und Verbindung sucht und die Mutter signalisiert ihm, dass seine Bedürfnisse eine Zumutung sind, weil die Mutter labil, leidend und überfordert ist, dann gewinnt dieses Kind den Eindruck, seine Mutter aufbauen zu müssen. Erst wenn die Mutter Zuwendung, Trost und Nähe vom Kind bekommen hat (so seine Fantasie), kann sie sich genährt und erwachsen um das kleine Kind kümmern. Am nicht enden wollenden Leid der Mutter wird das Kind jedoch erkennen, dass es sie nicht aufbauen kann. Dieses Unvermögen verbindet es mit der abfälligen Klage der Mutter über die nicht akzeptable Bedürftigkeit des Kindes, und daraus entsteht sodann Selbstverachtung. Das Kind wird sich infolgedessen noch mehr anstrengen, keine Bedürfnisse zu haben und sich noch intensiver um die Mutter kümmern, um sich ihre Wertschätzung zu verdienen.

In einer Partnerschaft wird diese Person ihre Bedürfnisse zurückhalten und sich aufopfernd um den / die Partner:in kümmern. Da dieses Kümmern aus einem leeren Selbst heraus geschieht und vor allem dadurch motiviert ist, Wertschätzung und Belohnung zu erhalten, wird die Selbstverachtung geschürt, wann immer das Kümmern abgelehnt wird oder die Wertschätzung ausbleibt. So entsteht ein Teufelskreis aus unterwürfigem Dienen, Abgleiten in die Selbstverachtung und abschätziger Zurückweisung durch den / die Partner:in.

In allen vier Klassifizierungen bildet die Rollenumkehr zwischen Mutter und Kind die Grundlage des Konflikts zwischen Loyalität und Integrität. Dem Kind wird Loyalität abgenötigt, egal, ob es Abgrenzung oder Verbindung wünscht, egal, ob die Mutter darüber kollabiert oder das Kind attackiert. Entweder werden die Grenzen des Kindes überschritten oder die Mutter beharrt auf Einhaltung *ihrer* Grenzen. Hierdurch kann das Kind kaum Integrität entwickeln, weil es stets von der inkongruenten Interaktion mit der Mutter überflutet wird.

In der Fachliteratur wird immer wieder hervorgehoben, dass Menschen, die zu Interaktionsstörungen in einer Beziehung beitragen, sich schwer damit tun, zwischen sich und der anderen Person zu unterscheiden. Die wesentliche Fähigkeit der Mentalisierungskompetenz könnte wie folgt den vier Grenzverletzungsstilen gegenübergestellt werden.

Vier Grenzpaarstile, die in der Kombination zu unterschiedlichen Komplikationen führen:

1.	Verachtung:	Abwehr von Empathie	Das ICH bekämpft ein fantasiertes DU.
2.	Selbstverachtung:	Destruktive Abhängigkeit	Das ICH wird im fantasierten DU zerstört.
3.	Verachtung:	Enttäuschte Abwendung	Das ICH isoliert sich vom fantasierten DU.
4.	Selbstverachtung:	Unterwürfiges Kümmern	Das ICH überlebt im fantasierten DU.

Wenn wir den Aspekt der Mentalisierungskompetenz – ausgeführt von Rottländer (2020) in seinem Buch *Mentalisieren mit Paaren* – unseren Betrachtungen hinzufügen und den Ausführungen Fonagys et al. (2018) weiter folgen, führt die absichtsvolle Ignoranz gegenüber dem Abgrenzungswunsch eines Kindes oder die egozentrische Abwehr empathischer Verbindung einer narzisstisch auf sich selbst bezogenen Bezugsperson zu zwei zusätzlichen Grenzverletzungstypisierungen. Mit Peter Rottländer verbindet mich die Bezugnahme auf Fonagy et al. (2018) und der Wunsch, Auswirkungen inkongruenter Affektspiegelung auf die Beziehungsfähigkeit zu definieren. Rottländer beschreibt das Mentalisierungskonzept mit diesen Worten:

„Mentalisieren bezeichnet die imaginative Fähigkeit, eine möglichst angemessene Vorstellung von inneren Zuständen wie Gefühlen, Gedanken, Absichten und Motiven bei sich selbst und bei anderen zu entwickeln, um damit verbales wie nonverbales menschliches Verhalten zu interpretieren. Als explizites Mentalisieren bezeichnet es zudem die nachdenkliche, revisionsbereite Beschäftigung mit diesen Vorstellungen von inneren Zuständen, also eine Auseinandersetzung mit den unmittelbaren Mentalisierungen auf der Metaebene“ (Rottländer 2020, S. 21).

Der Paartherapeut Dr. Peter Rottländer hat das „Wie", also die „Art" der Mentalisierung in der Partnerschaft, näher untersucht. Angelehnt an seine Beobachtungen gibt es zwei weitere Ausprägungen inkongruenter Reaktionsmuster, die in der frühen Mutter-Kind-Interaktion ihren Anfang nehmen und zu speziellen Störungen der Beziehungsfähigkeit führen: die affektive versus kognitive Art der Mentalisierung und die Selbst- versus Fremd-Identifikation. Der Ursprung geht wiederum auf die Unfähigkeit der Bezugsperson zurück, adäquat zwischen einem ICH und einem DU zu unterscheiden, was – wie schon betont – zur Identitätsdiffussion beim Kind beiträgt.

Die affektive eher attackierende oder kollabierende inkongruente Affektspiegelung finden wir in den oben bereits definierten vier Grenzpaarstilen wieder. Die abweisende Reaktion einer Mutter auf die Abgrenzungswünsche eines Kindes deuten auf eine übertriebene Identifikation mit dem Kind, also auf eine „affektive Fremd-Identifikation", hin. Das Kind ist zwar nicht fremd, doch ein anderes DU mit gänzlich unterschiedenen Bedürfnissen im Vergleich zur Mutter. Die depressiv-emotionale Reaktion angesichts des kindlichen Bedürfnisses nach Verbindung wäre hiernach eine „affektive Selbst-Identifikation". Diese Art der inkongruenten Affektspiegelung unterstellt dem Kind, der Mutter schaden zu wollen. Dabei steht die selbstbezogene Reaktion der Mutter in keinem realen Bezug zur tatsächlichen Absicht des Kindes.

Eine weitere, eher kognitive, aber dennoch inkongruente Art der Affektspiegelung betrifft die absichtsvolle Ignoranz gegenüber den Abgrenzungsversuchen des Kindes. Für eine „kognitiv fremd-identifizierte" Mutter ist ein DU mit eigenen Wünschen oder Bedürfnissen inakzeptabel und wird dem Kind entsprechend in kalter und abschätziger Distanz vermittelt. Rottländer (2020) drückt diese Art der Störung so aus: „Eine überwertige Positionierung am Pol kognitiven Mentalisierens kann bedeuten, innere Zustände zwar kognitiv zu verstehen, aber keinen Zugang zum affektiven Kern des Erlebens zu finden" (S. 46). Die andere, auch eher kognitive Art der inkongruenten Mentalisierung liegt in der „kognitiven Selbst-Identifikation" der Bezugsperson, die so sehr von der eigenen Bedeutung absorbiert ist und Verbindung um jeden Preis abwehrt, dass kein Raum für ein eigenständiges DU bleibt. Diese beiden Reaktionen missachten jeweils in unterschiedlicher Weise die Bedürfnisse des Kindes und führen zu zwei weiteren Grenzverletzungsstilen mit wieder anderen Auswirkungen auf die Partnerschaft:

5.	Selbstverachtung:	Ohnmächtiger Selbstverlust	Das ICH rebelliert gegen ein kaltes DU.
6.	Verachtung:	autarke Nähe-Abstinenz	Das ICH muss ohne ein DU überleben.

3.3.5 Ohnmächtige Selbstverachtung: Konformität vereitelt Spontaneität

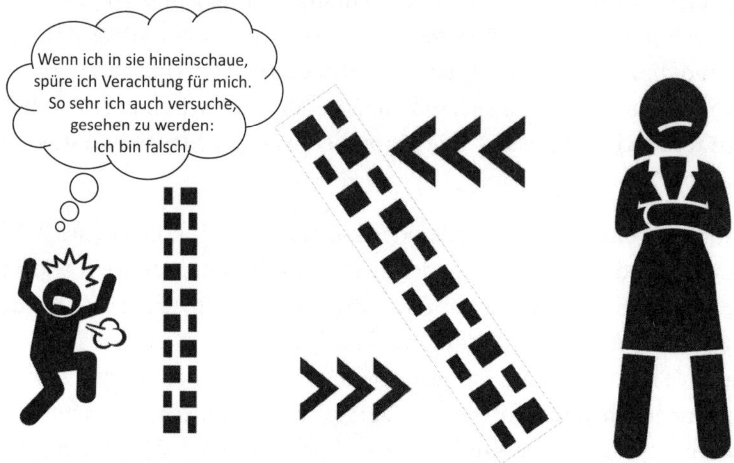
Wenn ich in sie hineinschaue, spüre ich Verachtung für mich. So sehr ich auch versuche, gesehen zu werden: Ich bin falsch.

Abbildung 3.6: Ohnmächtige Selbstverachtung

Wenn ein Kind sich eigenständig und abgegrenzt von der Mutter als ein Wesen mit speziellen Bedürfnissen und Absichten erleben möchte und hierfür nicht nur missachtet, sondern sogar demonstrativ ignoriert oder in ein Korsett von Normen gepresst wird, entsteht im Kind ohnmächtige Ausweglosigkeit. Die Wünsche des Kindes nach Autonomie werden kognitiv korrekt erfasst und dem Kind gespiegelt. Was fehlt, ist das emotionale Mitempfinden für die Frustration, wenn die Abgrenzungsbestrebungen als Angriff auf ein universal gültiges WIR angesehen werden. Im Kind entsteht der Eindruck, dass es zwischen den Vorschriften der Bezugsperson und dem eigenen ICH keinen Unterschied geben darf. Vernichtende Scham überschwemmt die in Entwicklung befindliche Persönlichkeit, und innere Leere vernebelt jedes eigene Bedürfnis. Das Kind beginnt, sich selbst für eigene Wünsche zu verachten, und erstarrt in Ausweglosigkeit und moralischen Konflikten.

In einer Partnerschaft muss sich diese Person durch überhebliche Distanzierung abgrenzen, denn jeder Kontakt zu Emotionen und Spontaneität wäre zu bedrohlich. Die Überzeugung von der Richtigkeit der eigenen Normen ist stark verinnerlicht. Jede Infragestellung muss vermieden werden, um die tiefe Selbstverachtung nicht zu spüren.

3.3.6 Projektive Verachtung: Reinszenierung von Distanz aus Angst vor unterstelltem Verrat

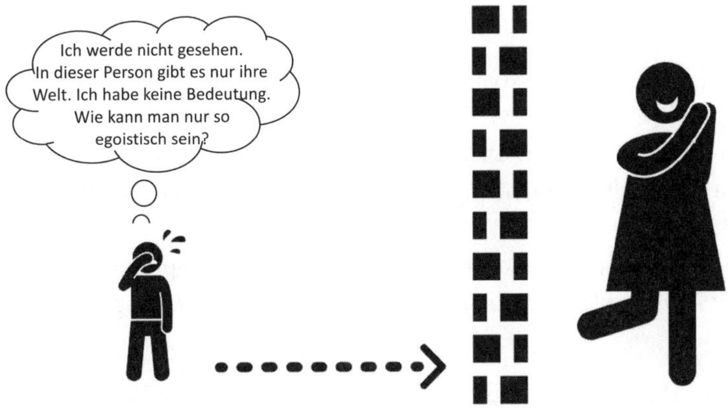
Ich werde nicht gesehen.
In dieser Person gibt es nur ihre Welt. Ich habe keine Bedeutung.
Wie kann man nur so egoistisch sein?

Abbildung 3.7: Projektive Verachtung

Wenn eine Mutter nicht empathisch mit ihrem Kind schwingen kann, weil sie zu sehr mit sich selbst beschäftigt und von ihrer besonderen Bedeutung absorbiert ist, wird sie aus lauter Selbstbezogenheit die Wichtigkeit von Verbindung leugnen. Damit bleibt das Kind leer und allein zurück. Sein Sehnen und seine Bedürfnisse bedrohen die Mutter, weil in ihrem Inneren eine Ahnung anklingen mag, dass für sie emotionale Nähe einstmals ebenfalls unerreichbar war. Ihr Kind wird schmerzlich begreifen: Wenn es etwas braucht, muss es sich das selbst beschaffen, und wird allzu früh nach Selbstständigkeit streben. Es sehnt sich zwar nach Verbindung, doch muss es erkennen, wie unwichtig es in den Augen der Mutter ist. In dieser Person entsteht die Überzeugung, dass es kein wirkliches Gegenüber gibt und Autarkie die einzige Art des Überlebens darstellt.

In einer Partnerschaft wird jede Bestrebung des Partners / der Partnerin nach einem eigenen Leben, insbesondere in einer persönlichen Notsituation, dahingehend gedeutet, dass man sich wirklich auf niemanden verlassen kann. Es kann sogar sein, dass ein selbst herbeigeführtes Missverständnis einem Verrat gleichgesetzt wird, wodurch der schmerzliche Beweis der eigenen Unwichtigkeit reinszeniert und stellvertretend für die Eltern der / die Partner:in bekämpft wird. Bei jeder sich bietenden Gelegenheit wird dann dem / der Partner:in dieser Vertrauensbruch vorwurfsvoll vorgehalten. Diese große Enttäuschung zeigt: Der Glaube in die Verlässlichkeit ist untergraben, und Nähe ist deswegen nicht mehr möglich. Wie man nur so egoistisch sein könne! Man selbst sei keinesfalls verantwortlich für die immer tiefere Kluft in der Beziehung.

Diese Unterscheidungen von Grenzverletzungsarten infolge inkongruenter Affektspiegelung in der Kindheit ermöglichen eine sinnvolle Klassifizierung von sechs Typisierungen, die zu jeweils anderen Partnerschaftskonstellationen führen.

1. Distanzierte Verachtung: Eine befürchtete Okkupierung führt zur Abwehr von Empathie
2. Selbstzerstörerische Selbstverachtung: Selbstsabotage führt zu destruktiver Abhängigkeit
3. Isolierte Verachtung: Enttäuschte Abwendung wegen vorenthaltener Verbindung
4. Aufopfernde Selbstverachtung: Unterwürfiges Kümmern schürt herablassende Zurückweisung
5. Ohnmächtige Selbstverachtung: Konformität vereitelt Spontaneität
6. Projektive Verachtung: Reinszenierung von Distanz aus Angst vor unterstelltem Verrat

Angewandt auf die Ehebeziehung der Eltern verdeutlicht die Kombination der sechs möglichen Grenzverletzungen, welchem Druck Paare ausgesetzt sind und wodurch sie die Persönlichkeitsentwicklung ihrer Kinder beeinflussen. Und damit schließt sich der Kreislauf von inkongruenter Affektspiegelung über die dysfunktionale Partnerschaft zur beeinträchtigten Elternschaft.

Ausgehend von der Rollenumkehr in der Mutter-Kind-Interaktion, der Tabuisierung der selbstwirksamen Nähe-Distanz-Regulation, der Missachtung der kindlichen Bedürfnisse und der nur wenig vorhandenen Unterscheidung zwischen einem ICH und einem DU, tragen diese Umstände zu unterschiedlichen Konstellationen der Grenzverletzung in einer Paarbeziehung bei. Hierzu haben wir zuerst den Begriff der Kongruenz definiert, um nachzuvollziehen, welche Auswirkungen inkongruente Interaktionen auf die Beziehungs- und Mentalisierungskompetenz haben. Die Kombination der Pole von Verbindung versus Grenzsetzung, kognitive versus affektive Identifikation mit dem Kind oder mit der eigenen Person ergeben sechs Grenzpaarkonstellationen:

1. Distanz
2. Selbstzerstörung
3. Isolation
4. Aufopferung
5. Ohnmacht
6. projektive Identifikation

Ungeklärt bleibt die Frage, was war zuerst da? Die fehlende Mentalisierungskompetenz der Mutter, die zu einer Persönlichkeitsstörung des Kindes führte und zu grenzverletzenden Interaktionsdynamiken in der späteren Paarbeziehung beiträgt? Oder die grenzverletzende Interaktionsdynamik eines Elternpaars? Eine verunsicherte und alleingelassene junge Mutter oder ein überforderter und verstörter junger Vater können schwerlich eine entwicklungsförderliche Triade für ihr Kind aufbauen.

Ich teile deswegen die Ansicht von Thea Bauriedl, die schon 1998 meinte, dass es keine Störungen gibt, die „ausschließlich aus der Mutter-Kind-Beziehung hinreichend verstanden werden können“ (S. 85).

3.4 Zermürbt zwischen Vater und Mutter: Die Trauma-Triaden-Methode

Wie schon mehrfach hervorgehoben: Eine selbstwirksame Nähe-Distanz-Regulation, die klare Unterscheidung zwischen zwei unterschiedlichen Wahrnehmungen (der der primären Bezugsperson und der des Kindes) sowie die korrekte Mentalisierung der Bedürfnisse, Wünsche und Absichten des Kindes sind die wesentlichen, wenn auch nicht einzigen Faktoren, die zu einer gesunden Persönlichkeitsentwicklung oder eben zu deren Störung beitragen. Zur Herausbildung dieser Fähigkeiten bedarf es außerdem der dritten Perspektive oder einer weiteren Person. In den Fachdiskussionen (Mahler 1990, Schon 1995, Bürgin 1998, Herzog 1998) zur frühen Triangulierung kommt diese Funktion in der Regel dem Vater zu. Dies sieht auch der Triangulierungsexperte Jürgen Grieser (2015) so, indem er meint, dass „das Kind den Vater benutzt, um Nähe und Distanz zur Mutter zu regulieren“ (S. 18). Erst mithilfe des väterlichen Blicks auf die Dyade können die Ablösung von der Mutter, die Individuation des Kindes und seine Beziehungsfähigkeit konsolidiert werden (siehe auch Metzger 2000).

Grundsätzlich durchläuft jedes Kind verschiedene Phasen der Triangulierung. Die dritte Person relativiert die Ausschließlichkeit der Beziehung zur Mutter und vermittelt zugleich Sicherheit und Stabilität. Die Tochter oder der Sohn lernt, die gemeinsame Nähe, die eigene Existenz oder Distanzierungswünsche durch die Augen einer anderen Person (Vater, Großeltern, Verwandte, Geschwister oder Freunde) zu betrachten und eine Metaebene der Reflexion einzunehmen. Eine gesunde Triangulierung ermöglicht dem Kind erst, ein kohärentes Selbstbild zu entwickeln und sich sowohl innerhalb als auch außerhalb einer Beziehung wahrzunehmen und wohlzufühlen. Außerdem werden durch die Begleitung einer dritten Person Ambivalenzen ertragen, Verlustgefühle gemindert, Frustration abgemildert und Hin- sowie Wegbewegungen konfliktarm durchgestanden.

Da Interaktionsstörungen gerade in der Elterngeneration der Klienten, die eine Paarberatung aufsuchen, häufig vorkommen, kann von gesunder Triangulierung kaum ausgegangen werden. In Familien, in denen Grenzen verletzt, Bündnisse gegen das Kind geschlossen, Streitallianzen die Ehebeziehung belasten, der Vater infolge der Mutter-Kind-Ausschließlichkeit an den Rand gedrängt wird oder Affären, Trennungen und berufliche Zwangslagen das familiale Miteinander bedrohen, ist eine verzerrte Triangulierung eher keine Seltenheit.

Jürgen Grieser (2015), psychoanalytischer Familientherapeut und Dozent aus Zürich, definiert eine Triangulierungsstörung mit diesen aufschlussreichen Worten: „Eine Triangulierungsstörung ist im Kern ein Identitäts- und Loyalitätskonflikt in einer Dreierkonstellation, der nicht gelöst werden kann, weil in der frühen Triangulierung nicht erlebt werden konnte, dass die Hinwendung zum Vater ohne Verlust der Beziehung zur Mutter möglich gewesen wäre, was auch die Ablösung von der Mutter verhinderte. Die Hinwendung zum einen Elternteil drohte die Beziehung zum anderen zu zerstören. Die daraus resultierende Fixierung auf den ungelösten Konflikt der früheren Triangulierung bewirkt heftige Ressentiments gegenüber der Mutter, die verdrängt werden, und einen verleugneten Hass gegenüber der festhaltenden Beziehung zur ihr. In dieser Konstellation entsteht, verbunden mit der Angst vor Liebesverlust, die Neigung, Bedürfnisse nach Selbständigkeit mit Schuldgefühlen zu beantworten“ (S. 80 f.).

Vor der Triangulierung zwischen Vater, Mutter und Kind und der Entstehung der so bedeutsamen Mutter-Kind-Dyade steht die Beziehung der Eltern als Paar. Die Partnerschaft der Eltern ist in der Generation der Herkunftsfamilien der Klientenpaare von der Tabuisierung der Kriegstraumatisierung, der Nazipädagogik sowie der Verherrlichung des Nachkriegsfamilienidylls überschattet. Diese Zusammenhänge habe ich in meinem Buch *Traumasensible Paartherapie* (Klees 2018) und in meiner Promotion *Partnerschaftliche Familien – Arbeitsteilung, Macht und Sexualität in Paarbeziehungen* (Klees 1991) ausführlich beschrieben. Selbst bei denjenigen Eltern, die ihre Kriegstraumata nicht gegen die Kinder richteten, entstanden zu 95 Prozent Beziehungskonflikte bei den ca. 3500 in die Untersuchung einbezogenen Paaren.

Wie häufig speziell die Grenzverletzungsdynamik in Paarbeziehungen vorkommt, darüber liegen bislang keine Forschungsergebnisse vor. Lediglich die Auswertung von ca. 2000 Beziehungstestergebnissen (Durchführungszeitraum: Herbst 2021 bis Frühjahr 2022) ergab, dass seit der Ergänzung des Liebestyptests im Aufwind-Institut um die Grundemotion der Verachtung (Grenzverletzung versus Selbsttreue) etwa zwei Drittel in diese Kategorie fielen.

Die sechs Grenzpaarkonstellationen, die ich oben herausgearbeitet habe, bilden eine gute Grundlage, um die Triangulierungserfahrungen der Klient:innen näher zu betrachten und damit zur Methode der „Trauma-Triade in der Grenzpaartherapie“ beizutragen. Hierfür ist es sinnvoll, beginnend bei der Mutter-Kind-Dyade aus der

Sicht der Klient:innen, vor allem auch die Ehebeziehung der Eltern einzubeziehen. Durch die jeweiligen Beziehungen des Kindes zu beiden Eltern, die Paarbeziehung der Eltern und die wechselseitige Einstellung der Eltern zur Beziehung zum Kind ergeben sich vielgestaltige Informationen. Diese Gegenüberstellungen wurden bereits in Abbildung 2.5 (Kapitel 2) verdeutlicht. Diese Abbildung der Triadenstruktur kann nun genutzt werden, um die sechs Grenzverletzungstypisierungen den Eltern zuzuordnen.

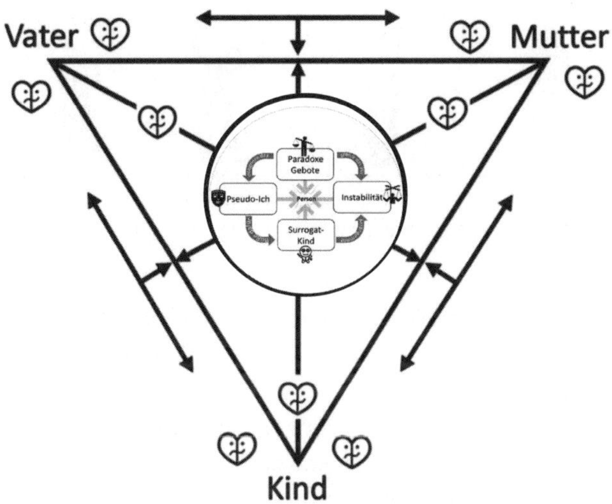

Abbildung 3.8: Grenzverletzungstypisierungen der Eltern

Grenzverletzungsfamilien sind durch starke Ambivalenzen in jeder dieser Beziehungskonstellationen der Trauma-Triade geprägt. In diesem verstörenden Spannungsfeld entwickelt ein Kind sein Beziehungsmuster, worauf die Mitte der Abbildung verweist. Zur Konkretisierung der erlebten Triangulierung eines Kindes sind die sechs Grenzverletzungsstile hilfreich, um durch eine einheitliche Darstellung die Komplexität zumindest ein wenig zu reduzieren. Hierbei wählt eine Person jeweils für den Vater, die Mutter und das ehemalige Kind aus der folgende Legende Figuren, die durch Beziehungssymbole ergänzt werden.

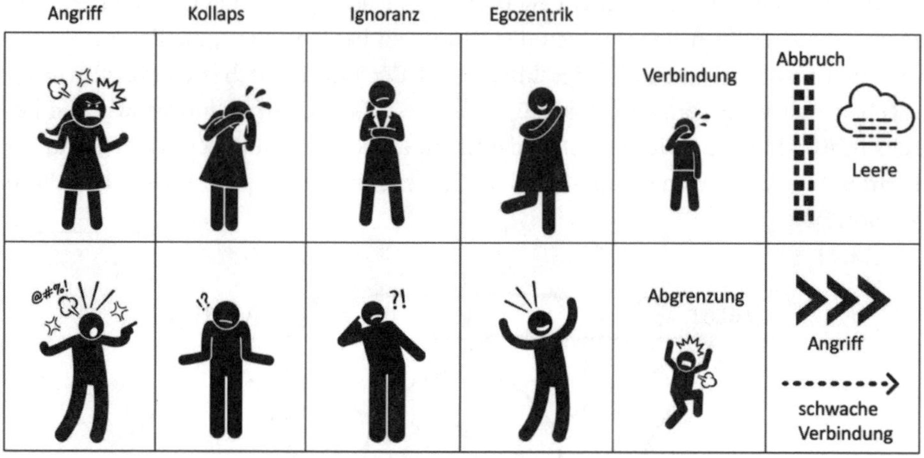

Abbildung 3.9: Legende zur Erstellung der Trauma-Triade

Um die Auswirkungen einer Triangulierungsstörung auf die Paarbeziehung besser zu verstehen, helfen reale Beispiele dabei, Erkenntnisse über die tatsächliche Dramatik von Grenzpaaren zu gewinnen. Die nachfolgenden Paarbeispiele zur Verdeutlichung der Bedeutung der Triangulierungsstörung in den Herkunftsfamilien der Grenzpaare sind so aufgebaut, dass für jede der sechs Grenzpaartyptisierungen eine Person aus dem Paarverbund ausgewählt und ihre Trauma-Triade betrachtet wird. Die unterschiedlichen Kombinationen zwischen den sechs Typen sind entsprechend vielfältiger, jedoch treffen gerne ein Verachtungstyp und ein Selbstverachtungstyp zusammen. Wichtig für die Lesbarkeit der Falldarstellungen ist, dass mit den vorgestellten Trauma-Triaden immer nur Ausschnitte aus dem gesamten Verlauf der Paarberatung aufgegriffen wurden.

Die Trauma-Triade wird in der Regel nach Erstellung des Krisen- und des Emotions-Skripts angegangen. Demnach ist dies die optimale Reihenfolge:

Krisen-Skript + Beziehungssatz + Trauma-Triade der Gegenwart
Emotions-Skript + Beziehungssatz + Trauma-Triade der Vergangenheit

Da Grenzpaare sich sehr häufig auch mittels dritter Aspekte (Personen, Eltern, Kinder, Arbeitsüberlastung, Therapierichtungen) quälen, ist die Gegenüberstellung dieser Triaden-Konstellation mit der Eltern-Kind-Triade ebenfalls sehr aufschlussreich. Die Reihenfolge der dargestellten Fallbespiele folgt den sechs Grenzpaartypisierungen.

3.4.1 Oliver und Dagmar: Distanzierte Verachtung

Dagmar hat Oliver dazu überredet, mit ihr eine Paartherapie aufzusuchen, weil sie sehr unter Olivers ständiger Abwesenheit und seiner inneren Distanz leidet. Entsprechend unmotiviert erscheint Oliver, der mit großem Aufwand seine geschäftlichen Projekte für diesen Termin umdisponieren musste. Dagmar schwärmt von der Kennenlernphase, während Oliver immer wieder nach seinem Handy greift und sogar wegen eines wichtigen Anrufs für etliche Minuten den Raum verlässt. „Oliver hat so gut wie nie Zeit, ständig sagt er unsere Treffen ab. Er macht ein Projekt nach dem anderen. Ich habe bei Verabredungen schon stundenlang auf ihn gewartet, bis er dann mit einer lapidaren SMS absagte." Bei mir entsteht der Eindruck, dass es allein um die Optimierung ihres unzuverlässigen Partners geht. Es wundert mich nicht sonderlich, aus Dagmars Kindheitsschilderungen herauszuhören, wie vernachlässigt sie sich im Geschäftshaushalt ihrer Eltern fühlte.

Zwischen Olivers Terminnöten widmen sich die beiden ihren Krisen-Skripten, und nachdem Dagmar einiges aufgeboten hat, um ihn zu überreden, ist Oliver sogar bereit, das Emotions-Skript einer Kindheitsszene zu gestalten. Bei ihm zeigt sich ein gewisser Unwille gegenüber Dagmars Bemühungen um eine bessere Beziehung. Dagmar setzt ihn massiv unter Druck, aber er lässt alles an sich abperlen. Als ich ihn jedoch ermutigte, die Eltern-Kind-Beziehung in der Triade darzustellen, kommt etwas Bewegung in das Ganze.

Insbesondere von seiner Mutter spricht Oliver sehr abfällig: „Sie hat den ganzen Tag an mir herumgebastelt. Ich solle dies tun und jenes lassen, ich müsse mehr hiervon und weniger davon tun. Es war wie eine ständige Bespitzelung rund um die Uhr. Ich hatte zwar ein eigenes Zimmer, aber sie marschierte hinein, wann immer es ihr passte. Mein Vater hat sich aus allem rausgehalten. Ich habe es dann wie er gemacht: Ohren auf Durchzug. Das hat meine Mutter fuchsteufelswild gemacht."

Dagmar sitzt neben ihm und ist kaum zu bändigen. Sie will unbedingt mitwirken und ihm die Zusammenhänge erklären. „Ein bisschen wie Ihre Mutter", werfe ich zaghaft ein. Das scheint Dagmar überhört zu haben, doch Oliver fährt sie an: „Jetzt halte dich doch bitte zurück. Wenn ich deine Meinung hören möchte, frage ich dich." Dagmar ist erstaunt und erstarrt. Olivers ungewohnte Abgrenzung wird dann zum ausführlichen Thema zwischen dem Paar, denn ich gehe nicht einfach darüber hinweg. Beide sind sich einig, dass Oliver sich sonst nie gegen Dagmar abgrenzt. „Ich habe Sorge, dass es dann nur noch schlimmer wird, so war es zumindest bei meiner Mutter. Deswegen gehe ich Dagmar lieber aus dem Weg." Dagmar hingegen wünscht sich, es könnte doch öfter so sein, dann habe sie endlich das Gegenüber, nachdem sie sich so sehr sehne. Sie beginnt zu weinen, und Oliver rollt mit den Augen.

Olivers Art der distanzierten Verachtung Dagmar gegenüber könnte seinem Schutz dienen, weil er es nicht wagt, Grenzen zu setzen. Die Verachtung für seine Mutter ist offensichtlich, die für Dagmar eher unterschwellig. Er fühlt sich in der Beziehung sicher, wenn Dagmar schimpft und tobt und ihn zu allerlei Unternehmungen drängt, die er dann absagt oder unwillig mitmacht.

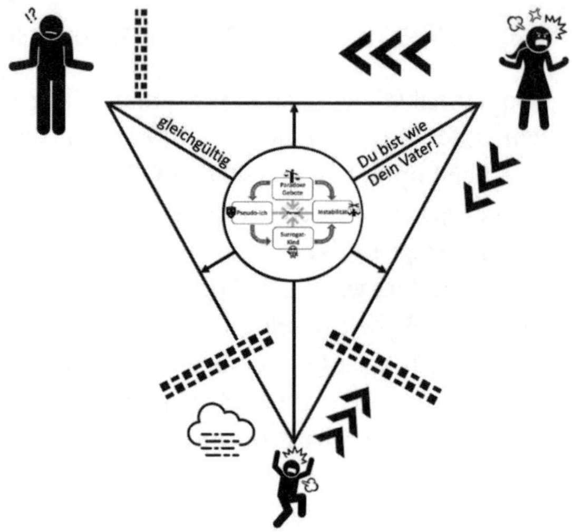

Abbildung 3.10

Wie ich es ihr empfohlen habe, fängt Dagmar schließlich an, ein eigenes Leben aufzubauen und sich sehr viel weniger um Oliver zu kümmern. Das bewirkt eine Wende in der festgefahrenen Beziehung. Plötzlich bemüht sich Oliver um Dagmar, der es unendlich schwerfällt, nicht wieder wie ein „Tanzbärchen" (ihre Worte) um seine Aufmerksamkeit zu buhlen.

Bei einem der folgenden Termine seufzt Dagmar abgrundtief und spricht von Olivers „innerer" Abwesenheit. „In letzter Zeit ist er viel zuverlässiger, aber er ist irgendwie nicht wirklich präsent, wenn wir zum Beispiel intim sind." Ich hatte mich gerade mit Jürgen Griesers Ausführungen zur Triangulierung beschäftigt, und aus Olivers Triaden-Abbildung weiß ich, dass sein Vater hauptsächlich abwesend war und in Oliver nur ein Empfinden von Leere hinterlassen haben könnte. Ich umschreibe das für ihn mit einem Grieser-Zitat, wonach gerade Söhne die „Bedeutung des abwesenden Elternteils herabsetzen, insgeheim aber doch mit diesem identifiziert sind, und zwar insbesondere mit dem Aspekt seiner Abwesenheit" (2015, S. 82). Oliver starrt mich verblüfft an: „Wie meinen Sie das? Mein Vater war mir schnurzegal." Ich erläutere: „Vielleicht haben Sie Ihren Vater mehr vermisst, als Sie vor sich selbst zugeben mögen. Es könnte doch sein, dass Sie Ihrem Vater innerlich immer dann nahe sind, wenn Sie sich mit seiner Abwesenheit verbinden." Und zu Dagmar gewandt werbe ich um Verständnis für Oliver: „Wenn er an Ihrer Seite gerade sehr abwesend wirkt, dann spürt er womöglich der vermissten Nähe zu seinem abwesenden Vater nach." Mit Olivers Reaktion hätte ich absolut nicht gerechnet. Er beginnt, haltlos zu schluchzen, und umklammert später sehr lange weinend eines der Sofakissen. Nach langem untröstlichem Trauern dürfen Dagmar und ich an der Bedeutung dieser Erkenntnis für ihn teilhaben. „Das hat es genau auf den Punkt getroffen. Es war wie eine Landung direkt in meine tiefste Wunde.“ Ein weicher, zugänglicherer Mann verlässt an Dagmars Seite meine Praxis.

3.4.2 *Ava und Sinah: Selbstzerstörerische Selbstverachtung*

Auf ausdrücklichen Wunsch von Ava hat Sinah ihre umfangreichen Freundschaften reduziert. Trotzdem ist Ava nach langer Depression und aus Protest wegen anhaltender Beziehungsprobleme in die Nähe ihrer alten, kranken Mutter gezogen. Eine sehr dünne, blasse, leicht derangiert wirkende Frau sitzt mir nun gegenüber, und daneben thront die entschlossene, ernste und unverhohlen wütende Sinah. „Ich habe den Eindruck, ein Kind geheiratet zu haben“, erbost diese sich. Ava legt ihre schlaffe Hand in Sinahs Schoß, und dort bleibt sie wie ein ungeliebtes Etwas liegen. „Aber ich leide doch so sehr, das kannst du mir doch nicht vorwerfen. Ich schlafe kaum noch, und essen kann ich auch nur wenig. Was kann ich denn dafür, wenn es mir so schlecht geht?“ Es folgt Avas lange Krankheitsgeschichte, die, angefangen beim Reizdarmsyndrom, über Herzrhythmusstörungen, bei Appetit- und Schlaflosigkeit längst noch nicht beendet ist. „Das Schlimmste sind die ewigen Gespräche zu nachtschlafender Zeit, die Ava mir aufdrängt. Da habe ich nur eine kleine Sache falsch ausgedrückt, und dann müssen wir das bis 3 Uhr nachts wiederkäuen.“ Sinah rückt von Ava ab, die ihre zitternde Hand zurückgezogen hat. Auf meine Fragen, ob Ava gut für sich sorgen könne, ob sie eine erfüllende Arbeit habe oder Freude am Leben empfände, ernte ich von ihr nur ein verbissenes Schweigen und einen erleichterten Blick von Sinah. Ava verlässt aufheulend den Raum und sitzt dann, nach ihrer Rückkehr, mit anklagender Opfermiene vor mir. Ich erfahre, dass sie aktuell in einer winzigen Mansardenwohnung haust, in der es – so Sinah – wie in einem „Saustall“ aussieht. Außerdem habe Ava noch nie einen Euro zum gemeinsamen Lebensunterhalt beigetragen. Auf jede Äußerung von Sinah folgt eine Erwiderung von Ava: „Aber ich habe ja Geld von meiner Mutter bekommen. Ich war krank, da konnte ich nicht aufräumen. Ich habe mich doch so sehr bemüht, mich selbstständig zu machen, das hat einfach nicht funktioniert. Da kann ich doch nichts dafür.“

Ich selbst wage es kaum, von Ava zu erwarten, dass sie sich an der weiteren Paararbeit beteiligt, immer in der Sorge, sie könne entkräftet zusammenbrechen oder eine Herzattacke erleiden. Wir widmen uns dennoch den Krisen- und Emotions-Skripten, immer darum bemüht, Avas zarte Konstitution nicht allzu sehr zu beanspruchen. Doch so langsam fällt auf, dass die Schwächeanfälle immer dann auftreten, wenn wir uns bedeutsamen Themen nähern oder Avas potenzielle Verantwortung in den Fokus rückt. Dann bekommt sie schwer Luft, braucht unbedingt eine Pause oder

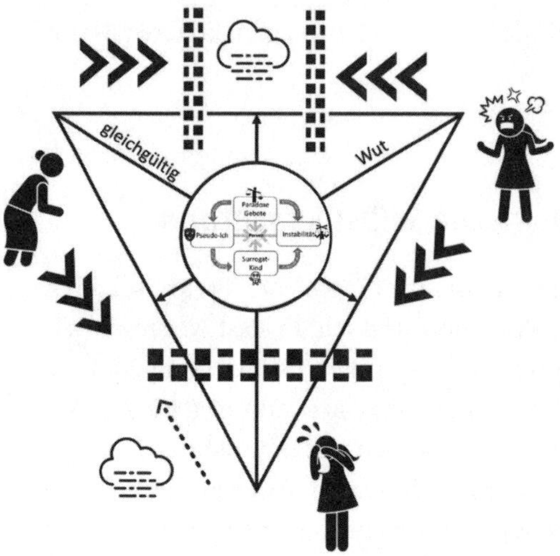

Abbildung 3.11

verlässt tief gekränkt die Praxis und schmollt im geparkten Auto. „So geht es zu Hause auch“, berichtet Sinah.

Der heikelste Punkt ist Avas kranke Mutter. Sinah leidet darunter, dass Avas Leben so sehr von der Pflege der alten Frau absorbiert ist. „Wie oft fallen unsere Paarzeiten ins Wasser, weil Avas Mutter die Butter im Kühlschrank nicht finden kann, oder weil Weihnachten ganz nach ihren Bedürfnissen gestaltet werden muss oder Ava der Pflegekraft nicht traut. Jetzt wohnt ihre Mutter sogar in einem Seniorenstift, und Ava rennt trotzdem bei jedem Pieps zu ihr. Ich ertrage das nicht mehr.“ Sinahs Tränen unterstreichen ihre Überforderung, während Ava eine gequälte Mine zur Schau stellt. Wir nehmen die Mutter-Paar-Konstellation zum Anlass, eine Trauma-Triade zu gestalten, bei der sich Ava nur unwillig einbringt. „Wieder eine Ihrer merkwürdigen Methoden, aber was mache ich nicht alles Sinah zuliebe“, betont sie mit Leichenbittermine.

Doch beim Zeichnen, bei der Auswahl der Abbildungen und meinen Fragen ist Ava wider Erwarten sehr präsent. Als ich hervorhebe, wie sich in den Skizzen Angriffe gegen sie häufen, weint sie ergreifend. Sie wirkt zum ersten Mal seit Beginn unseres Kontakts authentisch, und hinter ihrer Opferrolle zeigt sich ihre Not. Auch Sinahs Augen schwimmen mitfühlend in Tränen, und sie drückt ihre Liebste fest an sich. „Meine Mutter fordert, dass ich ständig abrufbereit bin. Sie missachtet meine Ehe mit Sinah, und Sinah hasst meine Mutter. Ich fühle mich wie ein Prügelknabe zwischen Sinah und Mutti.“ Sinah hört erschrocken zu. „Du solltest dich gegen deine Mutter wehren und zu mir stehen“, fordert sie lahm. Avas Augen suchen flehend nach Verständnis bei mir, was mich erstaunt, denn bis jetzt war mein Eindruck, Ava würde mich als Bedrohung für ihr schwaches Gleichgewicht ansehen. Als ich Avas erwachendes Vertrauen zur Sprache bringe, stürmt Sinah wütend aus dem Raum, und Ava bleibt hilflos weinend zurück. Das Blatt hat sich gewendet.

Anscheinend hat Sinah nicht vor, wieder zu uns zu stoßen. Ich frage deshalb Ava nach der Triangulierungs-Situation in ihrer Herkunftsfamilie, und wir gestalten die Trauma-Triade aus ihrer Kindheit. „Meine Eltern waren sich spinnefeind. Meine Mutter hat mich den lieben langen Tag gedemütigt, geschlagen und zur Hausarbeit gezwungen. Auch mein Vater hat mich verprügelt. Ich habe mich so allein und einsam gefühlt. Ich hatte keine andere Existenzberechtigung, als der Prügelknabe für jeden zu sein. Da waren sie sich einig. Egal, was ich sagte oder tat, es war immer falsch." Ava weint sich die Augen aus, sie zittert und bebt, während ihr Kummer wie eine Fontäne aus ihr hervorbricht. Irgendwann springt sie auf, ergreift die Sofakissen und donnert sie laut brüllend auf den Boden. Sie fällt auf die Knie und boxt bis zur völligen Erschöpfung auf ein Meditationskissen ein, das ich ihr ermutigend hinhalte und damit ihren Ausbruch bestärke und begrüße.

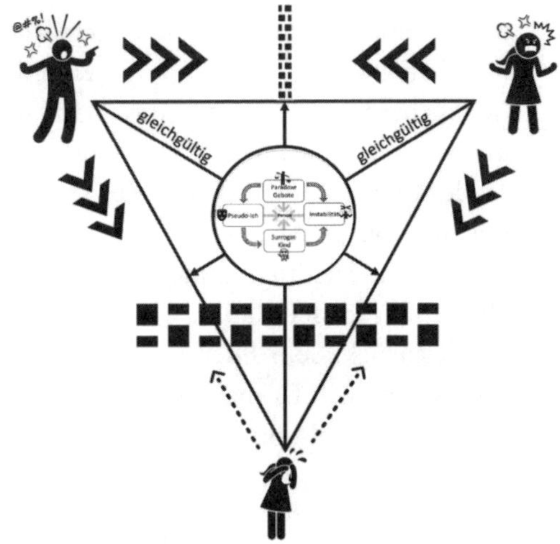

Abbildung 3.12

In dem Tumult fällt uns nicht auf, dass Sinah wieder da ist. Ava liegt am Boden und gibt Laute von sich wie ein verletztes Tier. Sinah kniet sich neben sie und zieht Ava in ihren Schoß, wo diese sich zusammenrollt. Halt gebend und Halt nehmend klammern sich die beiden aneinander. Nach einer gefühlten Ewigkeit blickt Ava auf, und ihr Gesicht strahlt voller Stärke, Kraft und Liebe. Sie nimmt Sinah in den Arm und flüstert: „Es tut mir so leid, aber ich liebe dich." Koseworte und Liebesbekundungen bringen dieses Paar zurück in die Verbindung.

3.4.3 *Nelly und Max: Isolierte Verachtung*

Nelly sitzt an einem Ende der Couch und Max am anderen. Zerknirscht und tief betrübt blickt er mehr oder weniger die ganze Zeit in seinen Schoß. Nelly spricht über die Eheprobleme. Max versinke immer mehr in seine Depressionen und liege teilnahmslos stundenlang auf der Couch. Sie würde nicht mehr an ihn herankommen und langsam verzweifeln. Sie erzählt von ihrem erfüllenden Beruf und von vielen Bekannten, mit denen sie sich trifft. Auf diese Liebe aber habe sie sich nicht eingelassen, um doch wieder alles allein machen zu müssen. Max seufzt tief und starrt mit glasigem Blick an die Wand.

Wir erstellen ein gemeinsames Krisen-Skript und besprechen anschließend den Inhalt. Beim Fernsehschauen hat Nelly eine Bemerkung gegenüber Max gemacht, und er hat „Verachtung" über ihr Strichmännchen geschrieben. Mit dem Stift weist Nelly auf das Bild und meint in höflichem Ton: „Ich habe keine Verachtung für dich, da irrst du dich.“ Max zuckt resigniert mit den Schultern und schweigt. Ich spiegele Nelly, dass in ihrer Stimme Geringschätzung schwingt. „Ich höre durchaus Verachtung in der Art, wie Sie über Max sprechen.“ Meine Rückmeldung kleide ich in wertschätzende Anerkennung für ihre Absicht, die Beziehung in einer Paartherapie und damit auch den eigenen Anteil anzuschauen. Nelly blickt irritiert zu Max und scheint bereit, seine Stellungnahme anzuhören, doch er steht unvermittelt auf und verlässt ohne ein Wort den Raum. Wir sind ratlos. Nach einer Weile kehrt ein verwandelter Mann zurück. Sein Blick ist klar, und zum ersten Mal spricht er mich direkt an. „Danke, endlich ist mal jemand bereit, zu bestätigen, was ich fühle.“ Nelly wendet abrupt den Kopf und sieht ihn erstaunt an. „Bin ich wirklich verachtend? Aber das möchte ich nicht sein.“

Nach den Emotions-Skripten nehmen wir uns Nellys Trauma-Triade vor. Ihre Mutter litt an einer schweren Depression. Wenn Nelly von der Schule nach Hause kam, wusste sie nie, ob es Mittagessen gab oder ob die Mutter noch immer apathisch im Bett lag. „Was ich nicht verstand, war, dass meine Mutter mich ganz häufig anschrie. Erst war sie nur ein Schatten ihrer Selbst, und dann, ganz plötzlich, gab es Prügel, Hausarrest oder ich wurde in mein Zimmer gesperrt.“

Ich gestalte mit Nelly die Trauma-Triade, und es entsteht diese Übersicht:

Erst mag Nelly sich nicht mit der Rolle ihres Vaters in der Familie beschäftigen. „Er war immer nur nett zu mir. Er war meine Rettung. Wenn es ihn nicht gegeben hätte, wäre ich heute selbst depressiv, wie meine unmögliche Mutter.“ Sie kann sich im weiteren Verlauf nur schwer auf die Methode einlassen. Schließlich wählt sie die ignorierende Figur für ihren Vater. „Er hat sich nie um meine Mutter gekümmert. Es war ihm egal, wie es ihr ging. Er hat sogar oft so getan, als fiele ihm nicht auf, wie schlecht sie sich fühlt.“ Erschrocken schlägt sich Nelly die Hand an den Mund. „Wie ging es Ihrer Mutter mit der guten Beziehung Ihres Vaters zu Ihnen? Ihr Vater war zu Ihnen freundlich, und seine Frau ignorierte er. Das muss doch verletzend für Ihre Mutter gewesen sein.“ Ich stelle diese Frage, während ich einen Pfeil von der Mutter zur Verbin-

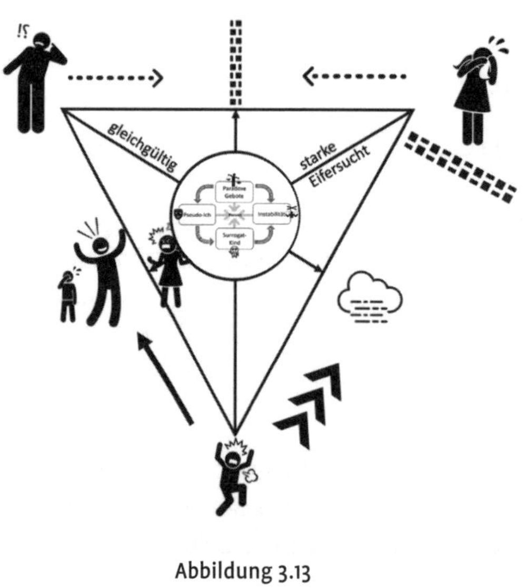

Abbildung 3.13

dung zwischen Vater und Tochter ziehe. „Meine Mutter war eifersüchtig, da ich von ihm Liebe bekam und sie nicht", stellt Nelly nach einer Zeit des Nachdenkens fest. Ich erkundige mich achtsam, da wir nun riskantes emotionales Gelände betreten: „Könnte es sein, dass Ihre Mutter sich Ihnen gegenüber deswegen strafend verhielt?" Nelly erstarrt, dann nickt sie, und schließlich kämpft sie mit den Tränen. „So habe ich das noch nie gesehen. Doch ..., das könnte stimmen. Sie hat oft verächtlich über meine Affenliebe zu meinem Vater gelästert. Aber von ihr kam ja nichts. Ich war so froh, dass wenigstens er mich beachtete. Warum konnte sie mir das nicht gönnen?" Nun weint Nelly. Ihr positives Bild vom Vater stürzt wie ein Kartenhaus in sich zusammen, als wir den Pfeil von ihm zur Mutter-Tochter-Beziehung ziehen. Nelly schluchzt nun: „Es war ihm egal, was sie mir antat. Sie war oft so grausam zu mir. Er hat völlig ignoriert, wie sie mit mir umging. Er hat mich nie beschützt." Ein erstickter Atemzug folgt: „Und ich dachte immer, er liebt mich. Dabei hat er mich nie in Schutz genommen. Ihm ging es immer nur darum, der Bessere zu sein. Das hat er ihr oft vorgeworfen. Sie sei eine Rabenmutter, und er sei ein toller Vater. Sie solle sich schämen. Oh, wie schrecklich. Ich habe die Verachtung meines Vaters für meine Mutter übernommen und seine Grausamkeit ihr gegenüber nie wahrhaben wollen."

Max sitzt präsent, erwachsen und unterstützend an Nellys Seite, während sie ihr Bild vom „rettenden" Vater einer Korrektur unterzieht. Seine Versunkenheit scheint sich in Luft aufgelöst zu haben. Im weiteren Verlauf erkennt Nelly, dass ihre Verachtung gegenüber der labilen Mutter auf Max übergegangen ist. Ihr Wunsch nach einem eigenständigen Leben steht im Konflikt zu der Nähe, von der sie nicht glaubt, dass sie sie von Max bekommen kann. Nach der Klärung von Nellys Grenzverletzungsstil stellt sich das als Irrtum heraus. Als Nelly ihre Verachtung, die ihn sehr an seine eigene Wunde erinnerte, zurückfahren kann, wird Max zum hingebungsvollen Partner.

In Nellys Geschichte zeigt sich die Grundfunktion der verzerrten Triade, über die Thea Bauriedl bereits 1998 schrieb: „Von drei Personen schließen sich zwei zusammen, der oder die Dritte wird ausgestoßen" (S. 131). In diesem Fall schloss der Vater seine Ehefrau aus, indem er sich mit seiner „Vaterliebe" gegenüber der Tochter hervortat und damit das Leid der eigenen Frau nicht nur ignorierte, sondern die Frau sogar aktiv verhöhnte und hierfür die Tochter benutzte. Diese Art der Unterbrechung der partnerschaftlichen Verbindung führt zur emotionalen Ausbeutung des Kindes, wie Grieser (2011) es auf den Punkt bringt: „Auch diese Konstellation stellt wieder eine Möglichkeit dar, wie ein Paarkonflikt der Eltern mithilfe des Kindes abgewehrt werden kann. Ein Elternteil lehnt den anderen ab oder beide bekämpfen sich. Ein Elternteil oder beide versuchen das Kind als Bundesgenossen für sich zu gewinnen" (S. 234).

3.4.4 *Martha und Ruben: Selbstaufopfernde Selbstverachtung*

Dieses Paar kommt mit einem fest umrissenen Auftrag zur Therapie. Die beiden wollen herausfinden, warum Martha so sehr an genitalen Schmerzen leidet. In seiner freundlichen Art begleitet Ruben seine gramgebeugte Partnerin. Seit der Geburt des letzten von drei Kindern hat der Schmerz Martha fest im Griff. Besonders die sexuelle Vereinigung bereitet ihr Probleme, doch das Brennen und Krampfen in ihrem Unterleib hat mittlerweile ein Eigenleben entwickelt und gönnt ihr nur selten eine Auszeit. Ich erfahre, dass Ruben und Martha sich den Haushalt und die Betreuung der Kinder teilen, die Hauptlast liegt jedoch auf Marthas Schultern.

Beide werden nicht müde zu betonen, wie gut ihre Beziehung sei, es gäbe niemals Streit, und von daher sei die Erstellung eines Krisen-Skripts unnötig. Dann einigen sich beide doch auf eine Szene, in der es eine „kleine" Unstimmigkeit gab: Wegen ihrer Schmerzen war Martha, sehr zu Rubens Leidwesen, wieder einmal gezwungen, das Bett zu hüten. Dennoch wird einiges deutlich. Martha lag allein im abgedunkelten Schlafzimmer, und Ruben kümmerte sich ausschließlich um die Kinder, ohne je nach ihr zu sehen. „Ist dies eine typische Szene", frage ich nach, „oder kommt es vor, dass Ruben sich hin und wieder an Ihre Seite setzt, mit Ihnen kuschelt oder Sie tröstet?" Zuerst sehen beide einander perplex an, dann hebt Martha ratlos die Arme. „Ich weiß nicht, was Sie meinen." Ich frage beharrlich nach, und Martha kann kaum eine Antwort geben. Es kommt schließlich heraus, dass es in den zehn Jahren Ehe so gut wie keine Nähe oder Zärtlichkeit zwischen dem Paar gegeben hat. Doch die beiden verstehen überhaupt nicht, was ich von ihnen will. Ich habe Mühe, ihnen nahezubringen, was emotionale Nähe zwischen Eheleuten heißt.

Mithilfe von Videos, die liebevolle Paare zeigen, versuchen wir, diese befremdliche unbekannte Größe in eine begreifbare Übersetzung zu transformieren. Betrübt schütteln beide ihre Köpfe. „Nein, das gibt es eher nicht bei uns." Ich erfahre zudem, wie sehr Martha sich für die Familie, ihre Gemeinde sowie für Elternarbeit an den Schulen und Kindergärten ihrer Kinder aufopfert. Nie würde sie auf die Idee kommen, auch nur einmal eine Bitte abzulehnen. „Das bin ich von zu Hause so gewohnt. Ich kümmere mich um alles und jeden. Niemand kümmert sich um mich. Aber das ist völlig in Ordnung so." Martha lächelt tapfer und gequält. Ruben geht dazwischen. „Wir kommen jetzt ja wohl vom Thema ab. Es geht um Marthas Schmerzen." Die ungewohnte Schärfe in seinem Ton lässt Martha zusammenzucken. Mir kommt es vor, als näherten wir uns einem Sperrgebiet, sollte Marthas grenzenlose Aufopferung auf den Prüfstand geraten.

Beide setzen sich mit ihren Emotions-Skripten auseinander, und speziell bei Martha wird deutlich, wie sie ihre selbstlose Kümmerposition erlangt hat. Marthas Mutter war eine überforderte, schwache und anklagende Frau. „Ich musste mich schon früh um meine labile Mutter kümmern, sonst hätte die gesamte Familie auf dem Kopf gestanden. Ich habe sie bemuttert, ihr zugehört, ihr gut zugesprochen und sie gegen meinen aggressiven Vater verteidigt. Doch für mich blieb nichts übrig. Ich dachte immer, wenn ich nur ein braves und folgsames Kind bin, wird meine Mutter mich lieben. Doch sie war nie zufrieden mit mir. Egal, was ich auch für sie tat."

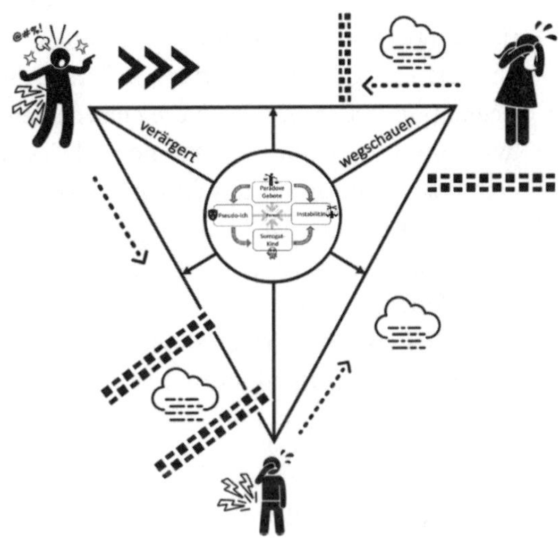

Abbildung 3.14

Dies scheint der richtige Zeitpunkt für die Gestaltung ihrer Trauma-Triade zu sein. Die Seite für ihre Mutter findet sich rasch, doch als ich nachfrage, welche Bedeutung ihr Vater hatte, gerät Martha ins Stocken. Sie erzählt tonlos: „Er hat sich abends öfters an mein Bett geschlichen, mich angefasst und gestreichelt." Sie zittert und presst die Hände in ihren Schoß. „Ich hatte als Kind ständig unerklärliche Bauchschmerzen", stößt Martha jetzt unter Tränen hervor. „Diese Bauchschmerzen waren wie eine Art Verbindung zu meinem Vater. Er lag ständig im Krankenhaus, und ich hatte elende Angst, er könne sterben. Mein Vater warf meiner Mutter vor, sie sei eine Rabenmutter, da sie sich nicht um mich kümmerte. Meine Mutter tat immer so, wenn nur diese mysteriösen Bauchschmerzen verschwinden würden, dann hinge der Haussegen nicht mehr so schief. Die Ehe meiner Eltern war eine Katastrophe. Mein Vater machte meine Mutter ständig klein. Er hatte andere Frauen, das vermutete zumindest meine Mutter. Ständig weinte sie, und ich musste den Haushalt führen. Ich hatte so große Angst, wenn mein Vater krank war."

Ich weise auf die beiden Mauern zwischen ihrem Vater und ihr und die Leere auf beiden Seiten: „Es sieht so aus, als hätte es für Sie keinen Ausweg gegeben. Die Mutter war labil und bürdete Ihnen zu viel auf, und der Vater sicherte sich des Nachts Ihre Zuneigung. Wie konnten Sie sich da ausruhen, an sich selbst denken oder entspannen? Das scheint in Ihrer Partnerschaft noch immer ähnlich zu sein." Martha wirft Ruben einen unsicheren Blick zu, der unzufrieden und nervös unserem Gespräch gefolgt ist. Ein Beziehungsarrangement steht hier auf dem Spiel.

„Sie meinen, der Schmerz in meinem Unterleib ist ein Zeichen für meine Überforderung? Ich soll mehr an mich denken?" Martha blickt erschöpft auf ihre krampfhaft verschlungenen Hände, und Ruben sieht sie betreten an. Genau diesen Weg beschreiten wir dann. Ich schlage Martha vor, mit ihrem Schmerz in schriftlichen Kontakt zu treten und diesem zu gestatten, seine Bedürfnisse in Briefform mitzuteilen. Ein langer Weg liegt vor uns, der zu einer Neuorganisation der Familie führen wird.

Tatsächlich gibt es bei Jürgen Grieser (2015, S. 96) ein ausführliches Kapitel zur Nottriangulierung eines Kindes durch ein körperliches Symptom. Wenn ein Elternteil für die notwendige Abgrenzung von einer allzu sehr vereinnahmenden Mutter nicht zur Verfügung steht, muss das Kind eine Alternative für die fehlende Nähe-Distanz-Regulation finden. Ich fasse die entscheiden Passagen für Martha zusammen: „Das Symptom (…) erfüllt (…) oft eine wichtige triangulierende Funktion und kann (…) eine Ersatzbildung für das fehlende Dritte darstellen." An dieser Stelle horcht Martha gespannt auf. „Der Patient muss sich mit seinem Symptom beschäftigen und kann damit beispielsweise Nähe und Distanz in einer Beziehung regulieren. Es kann seine Aufmerksamkeit auf sich ziehen, eine Grenze zu anderen markieren (…), es kann aber auch die Zuwendung der Anderen markieren." Da ich Ruben bereits instruiert habe, Martha öfter mal in den Arm zu nehmen, lächeln sich beide an dieser Stelle verliebt an.

Nun kommt eine Passage, durch die Martha tief erschüttert wird, weshalb im weiteren Verlauf der Begleitung etliche Halt gebende Interventionen nötig werden: „Das Körpersymptom kann eine Identifikation mit einer früh verstorbenen Bezugsperson darstellen; in der Angst, an der gleichen Krankheit wie diese zu sterben, steckt der Wunsch nach einer Beziehung zu ihr" (Grieser 2015, S. 96).

Das Leben von Marthas Vater war von ständigen Erkrankungen überschattet und hing permanent am seidenen Faden. Nach intensivem Nachspüren kommt Martha darauf, dass ihre Mutter sie für alles verantwortlich gemacht hatte, sogar für den möglichen Tod des Vaters.

3.4.5 *Lorenz und Anita: Ohnmächtige Selbstverachtung*

Lorenz und Anita kommen in die Paartherapie, weil sie sich furchtbar über die Erziehung ihrer beiden Kinder streiten. Lorenz schiebt jede Verantwortung an der Misere weit von sich. Alles liege an Anita, an ihrer völlig verkopften Art, mit den Kindern umzugehen. „Ich kam einmal von der Arbeit nach Hause, und beide Kinder brüllten wie am Spieß. Madam saß in der Küche und telefonierte in aller Selenruhe mit einer Freundin. Wer weiß, was sie den ganzen Tag mit unseren Kindern anstellt. Anita ist eine eiskalte Frau. Sie versorgt die Kinder mit Nahrung, Kleidung und pflegt sie, aber ansonsten hat sie null Einfühlungsvermögen. Wenn ich den Kindern am Abend vorlese, sitzen sie eng an mich gekuschelt auf meinem Schoß, und Anita schüttelt dann immer den Kopf. Ich würde ihr die Kinder entfremden."

Anita sitzt still und betroffen neben ihrem Mann und wirkt auf mich weder kühl noch unnahbar. Sie berichtet ausführlich und mit verhauchter Stimme über ihren anstrengenden Alltag mit den Kindern. Sie hat ein Fotoalbum dabei, in dem sich einige besonders innige Aufnahmen mit ihren beiden sehr aufgeweckten Zwillingen befinden. „Schau dir diese Bilder an, ich gehe auf die Kinder ein, und das weißt du auch." Lorenz unterbricht sie barsch. „Du kannst dich fein verstellen. Du weißt schließlich, wie eine gute Mutter zu sein hat. Doch wenn ich auf der Arbeit bin, bist du ihnen gegenüber gleichgültig und unnahbar."

Ich sitze also zwei vermeintlichen Lügner:innen gegenüber. Entweder ist das, was Lorenz erzählt, unwahr, und er ist unfähig, seine Partnerin realistisch einzuschätzen. Oder Anita spielt mir eine zu Unrecht beschuldigte, im Grunde liebevolle Ehefrau und Mutter vor.

Wir stellen eine Triade zu der Krisensituation zusammen, die Lorenz bereits erwähnt hat und zu der beide zuvor ein Krisen-Skript gezeichnet haben. Anita entscheidet sich für die Abbildung einer überforderten Mutter, und Lorenz will die Figur der ignorierenden Mutter einfügen. Beide wählen übereinstimmend einen wütenden und zugleich überheblichen Ehemann im Kontakt mit Anita und den übereifrigen Vater für die Belange der Kinder.

Als die Zeichnung fertig ist, frage ich Lorenz: „Wie mag es wohl auf Ihre Kinder wirken, wenn Sie Ihre Frau vor den Kindern beschämen?" Anitas Blick fliegt überrascht zu mir, und sie bricht unvermittelt in Tränen aus. Lorenz starrt mit eingefrorener Feindseligkeit auf das Bild. Schließlich sieht er auf, und plötzlich sitzt ein anderer Mensch vor mir. Er weint. „Darüber habe ich noch nie nachgedacht." Er ist sichtlich bemüht, seine „Schwäche" wieder in den Griff zu bekommen.

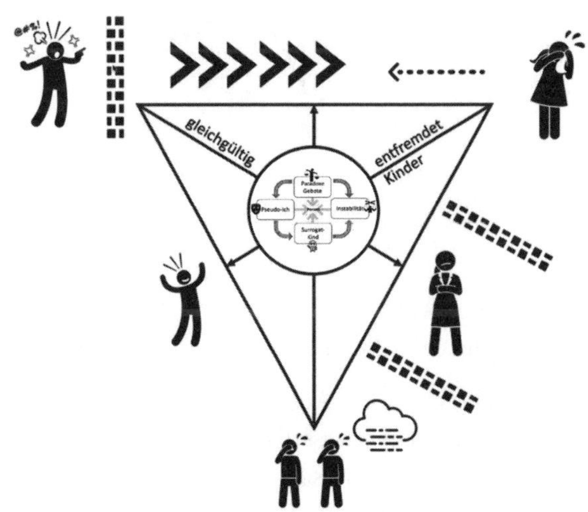

Abbildung 3.15

Mein Herz geht auf, und beim Abschied zeigt sich Lorenz für ein Emotions-Skript bereit – etwas, das er zuvor kategorisch abgelehnt hat. Mit vorbereiteten

Skripts kommen beide zum nächsten Termin. Lorenz steht unter enormem emotionalem Druck, und deswegen widmen wir uns zuerst seiner Darstellung. Sein Vater hatte Lorenz nahezu jeden Abend mit Kriegsberichten und Schilderungen über die Gräueltaten seines eigenen Vaters drangsaliert, während die Mutter ihm gegenüber völlig gleichgültig war. Des Nachts legte der Vater sich weinend in Lorenz' Schoß, und er musste den Vater streicheln, während dieser onanierte. Der starre junge Mann scheint fast an seinen Tränen zu ersticken. Die innige Umarmung seiner mitfühlenden Frau bringt ihn wieder ins Hier und Jetzt zurück.

Diese Erfahrungen fassen wir ebenfalls zu einer Triaden-Darstellung zusammen. Lorenz' Mutter war anscheinend so, wie er es heute seiner Frau vorwirft, kalt, gleichgültig und die Not des Sohnes ignorierend. Ich lege die beiden Triaden nebeneinander. „Es sieht so aus, als würde ich meine Frau genauso attackieren wie mein Vater mich. Ich sehe in Anita meine gleichgültige Mutter", stammelt Lorenz, um Beherrschung ringend.

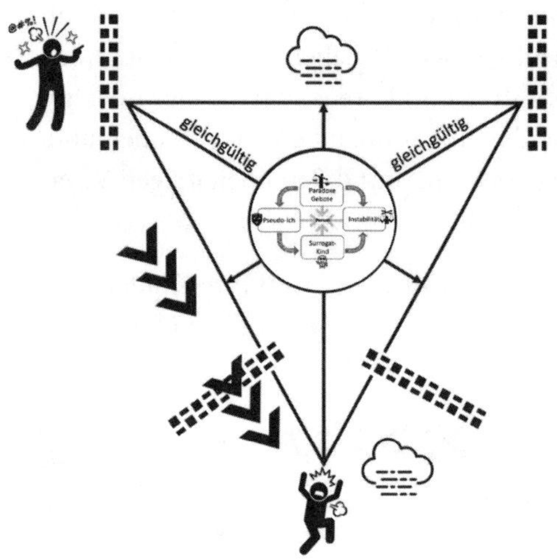

Abbildung 3.16

Anita und Lorenz sitzen dicht beieinander. Ich begreife an dieser Stelle den Segen der Trauma-Triaden-Erstellung und bin tief ergriffen von der Tiefe der Erkenntnis bei Lorenz.

Jürgen Grieser, der die Ausprägungen verschiedener Triangulierungsstörungen zusammengefasst hat, schreibt von der „abgeschlossenen Vater-Kind-Dyade", die zu Lorenz' Geschichte passt: „Hier wird das Kind völlig in die narzisstische Welt des Vaters hineingenommen, die Mutter tritt nicht als eigenständige Dritte oder nur als Anhängsel des Vaters in Erscheinung und kann keinen Einfluss auf die Situation in der Vater-Kind-Dyade nehmen. Diese Konstellation findet ihre extremste Ausformung im sexuellen Missbrauch des Kindes" (2015, S. 75).

Betrachten wir die Auswirkung dieser Triangulierungs-Störung unter dem Aspekt des Grenzverletzungsstils, dann entspricht Lorenz' Muster der ohnmächtigen Selbstverachtung. Er zieht sich vor Anita zurück und vermeidet auch die notwendigen Klärungen. Er meint: „Ich bin gemein zu Anita und fühle mich deswegen schuldig, aber ich bin innerlich wie erstarrt. Wenn wir streiten, fühle ich mich in totaler innerer Bedrängnis, aber ich darf es ihr nicht zeigen."

Fatalerweise kann die Unzulänglichkeit einer vernachlässigenden Mutter zu einer erhöhten Verletzlichkeit führen, die Lorenz das „Verhalten des Peinigers" (Fonagy 2018, S. 20) – seines Vaters – dahingehend hat empfinden lassen, er selbst trage Schuld an den Übergriffen. Diese Deutung kann dazu führen, dass Lorenz „die Demütigung in extremer Intensität erlebt" (ebenda). Die daraus entstehende Scham führt nach Fonagy et al. (2018) „zu Gewalt gegen sich selbst oder Andere", was bei Lorenz tatsächlich der Fall war. Er neigt zu Selbstverletzungen und „rastet" gegenüber seiner Frau aus.

Nach der Aufdeckung dieser Zusammenhänge ist es diesem Paar zumindest möglich, in ruhigerer Weise über die anstehenden Themen, in diesem Fall über die unterschiedlichen Erziehungsstile, zu reden.

3.4.6 *Uta und Josh: Projektive Verachtung*

Zu unserem ersten Termin kommt Uta allein, ihr Mann wünsche eine Vorsondierung. „Mir ist das ganz recht. Wenn Josh dabei wäre, dann würden Sie nur noch ihm glauben. Er kann so überzeugend sein." Uta sitzt wie ein kleines schüchternes Mädchen auf der Couch. Ihre Beine sittsam geschlossen, umklammert sie ihre Handtasche auf dem Schoß. Was ich in der nächsten halben Stunde über die Verachtung ihres Mannes zu hören bekomme, versetzt mich in Erstaunen. Beide würden nur noch über die zwölfjährige Tochter kommunizieren. „Wir haben eine ganz innige Beziehung, meine Tochter und ich. Aber mein Mann bedroht sie, schikaniert sie, putzt sie herunter, den lieben langen Tag. Ich muss meine Tochter vor ihm beschützen. Jessica leidet mittlerweile an einer Panikstörung. Sie verlässt das Haus nur noch in meiner Begleitung. Wir beide sind unzertrennlich." An dieser Stelle lächelt sie geschmeichelt.

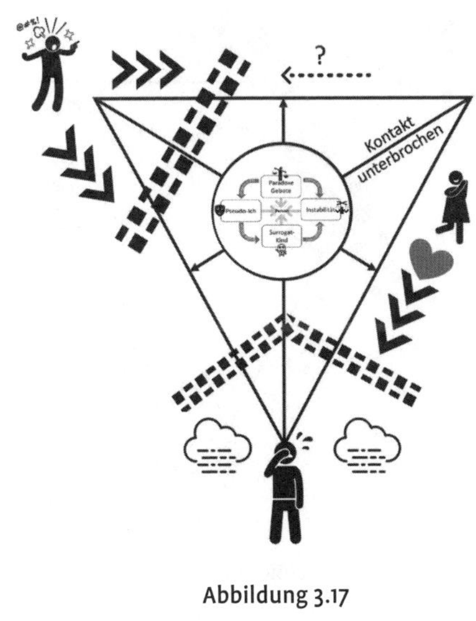

Abbildung 3.17

Utas Art der Schilderung wirkt überaus bizarr. Sie redet wie in Trance, geht fast gar nicht auf meine Fragen ein und wirkt von ihrer eigenen Welt völlig absorbiert. Ich schlage ihr bereits beim ersten Kontakt vor, die Dreierkonstellation zwischen ihrem Mann, ihr und der Tochter zu zeichnen. Unwirsch willigt Uta ein. „Wenn Sie unbedingt meinen, aber ich sehe da keinen Sinn darin."

Nach der Fertigstellung der Zeichnung teile ich ihr meinen Eindruck mit: „Es wirkt so, als würde Ihre Tochter sich gegen Sie und Ihren Mann abgrenzen und nicht wirklich glücklich in dieser Familie sein. Ihre Tochter scheint hier die Große zu sein, und Sie sind die Kleinen. Ihren Mann haben Sie so platziert, dass er ausgeschlossen ist und nur noch die Mutter-Tochter-Beziehung zählt." Uta reagiert irritiert. „Das könnte man tatsächlich so sehen. Meine Tochter hat uns ja sogar von sich aus vorgeschlagen, wir sollen eine Paartherapie machen, sonst würde sie verrückt werden."

Vorsichtig erkundige ich mich nach ihrer Herkunftsfamilie. Uta taucht kurz aus ihrer Selbstbezogenheit auf. Es bleibt jedoch eine echte Herausforderung, sie immer wieder an meine Fragen zu erinnern, da sie augenblicklich wieder bei ihrem unmöglichen Ehemann landet. „Sie müssen wissen, Frau Dr. Klees, mein Mann hat eine narzisstische Störung. Er macht damit unsere Tochter kaputt, und das kann ich schließlich nicht zulassen." Nach einiger Mühe und mehreren Anläufen fertigen wir die Trauma-Triade ihrer Kindheit an.

Die Zeichnung weist erstaunliche Parallelen zur Triade ihrer aktuellen Familie auf. „Meine Mutter war schrecklich überfürsorglich. Ich konnte keinen einzigen Schritt ohne sie tun. Und trotzdem fühlte ich mich sehr allein. Mein Vater arbeitete viel, aber letzten Endes hat meine Mutter mich vor ihm abgeschottet. Er wäre ein brutaler Mensch, meine Mutter wollte mich ständig vor ihm beschützen."

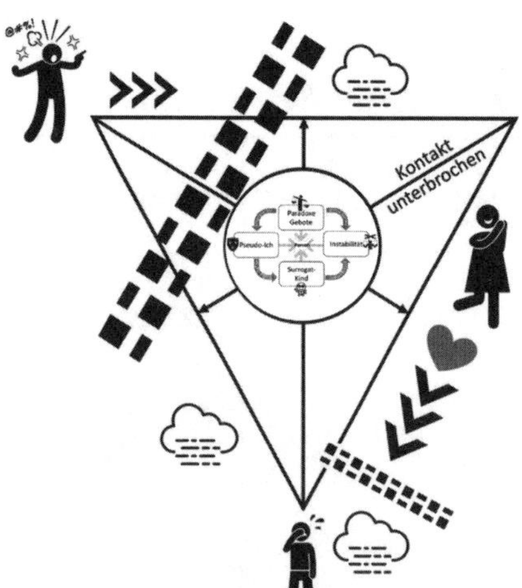

Abbildung 3.18

Offensichtlich nimmt Uta nicht wahr, dass sie ihrer Tochter ein ähnliches Arrangement bietet und ihren Ehemann ausgrenzt. Ich weise sie darauf hin, und sie empört sich: „Aber das ist doch etwas völlig anderes. Mein Mann hat eine psychiatrische Störung. Sie als Traumatherapeutin sollten so was aber wissen. Ich weiß nicht, ob ich meinem Mann empfehlen kann, dass wir beide zu Ihnen kommen."

Letztlich vereinbaren wir doch eine Therapieeinheit zu dritt, zu der Josh aufgekratzt die Praxis betritt und den Therapieraum gut gelaunt in Beschlag nimmt. Wie selbstverständlich lässt er sich auf meinem Sessel nieder und bietet mir und seiner Frau großzügig die Therapiecouch an. Nachdem ich die Sitzordnung korrigiert habe und er grummelnd an die Seite seiner Frau gewechselt hat, höre ich mir seine Version an. „Uta unterbindet jeden Kontakt zwischen mir und meiner Tochter. Noch nicht einmal beim Essen darf ich das Wort an Jessica richten. Im Moment halte ich mich dementsprechend eher aus allem raus."

Uta beginnt zu weinen. „Sehen Sie es jetzt, Frau Dr. Klees. Dieser Mann ist eine einzige Enttäuschung für mich. Er lässt mich und das Kind völlig allein." Dann werde ich Zeuge einer erbitterten Auseinandersetzung. Uta beharrt darauf, dass Josh ihr Vertrauen verspielt habe. „Aber du hast mich doch selbst aus dem Schlafzimmer verbannt", braust Josh auf. „Das tut hier nichts zu Sache", weist Uta ihn brüsk zurecht.

Die weitere Arbeit dreht sich um die Lösung der allzu engen Mutter-Tochter-Beziehung und der Intensivierung der Paarebene. Dabei durchschreitet Uta tapfer ein tiefes Tal der Tränen, als sie nach dem Emotions-Skript ihre damalige Einsamkeit spürt. Nachdem auch Josh sein eigenes Dilemma näher betrachtet hat, kann er Frau und Tochter ein immer präsenteres Gegenüber sein. Utas Geschichte zeigt, wie die projizierte Verachtung einer egozentrischen Mutter-Kind-Beziehung erst durch die Ausgrenzung des Vaters voll zum Tragen kommt. Die Verachtung von Utas Mutter für den eigenen Ehemann ging auf Uta über, die ihrerseits ihren Ehemann ausgrenzt. Eine Schlüsselszene betrachteten wir ganz genau, und dabei wird deutlich, dass Uta den Vertrauensbruch selbst herbeigeführt hat. Seit der Geburt von Jessica wirft sie Josh vor, sie im Stich gelassen und sich viel zu schnell zurückgezogen zu haben. Bei genauerer Betrachtung stellt sich jedoch heraus, wie Uta Missverständnis um Missverständnis inszeniert hat, um die innere Überzeugung „auf niemanden ist Verlass" Realität werden zu lassen. In Notsituationen ist sie ihrem Mann jedes Mal zuvorgekommen und hat die Dinge ohne Absprache geregelt und unumkehrbare Entscheidungen getroffen.

Grieser (2015) erklärt, wie bei einer fehlenden Triangulierung durch die Ausgrenzung oder Abwesenheit des Vaters in einer späteren Beziehung das eigene Kind herhalten muss, um Nähe und Distanz zum Ehepartner zu regulieren. „Der triangulierte Dritte ist häufig das Kind, das als Symptomträger oder Sündenbock die Beziehung der Eltern stabilisiert. Seine Probleme sind Lebensinhalt eines oder beider Elternteile" (S. 92).

Uta konnte so ihre Angst vor der Verbundenheit in einer erwachsenen, reifen Liebe vermeiden. Sie erkennt, dass sie ihre Tochter als Ausweg benutzt hat, um ihre Triangulierungswunde nicht spüren zu müssen. Zugleich setzt Josh sich mit seiner Ausgrenzung im eigenen Elternhaus auseinander. Ihm wird klar, dass er der desinteressierte Part einer emotional leeren, distanzierten oder lieblosen Beziehung ist und Uta tatsächlich zu sehr allein gelassen hat.

3.5 Die kongruente Affektspiegelung in der Paartherapie-Triade

Wie wir anhand der sechs exemplarischen Fallbeispiele nachverfolgen konnten, führt eine dysfunktionale Triangulierung in der bestehenden Partnerschaft zu vielfältigen Beziehungsstörungen, wie die Sehnsucht nach einer anderen, besseren, idealisierten Liebe oder eine Fixierung auf eine äußere Ablenkung bei gleichzeitiger Ambivalenz gegenüber dem / der realen Partner:in. Eine weitere Hauptproblematik von Menschen, die in einer Grenzpartnerschaft leben, besteht darin, sich kaum in die Empfindungen eines nahestehenden Menschen hineinversetzen zu können und auch wenig Zugang zur eigenen Wahrnehmung zu haben. Das zentrale Symptom einer Triangulierungsstörung beschreibt Jürgen Grieser folgendermaßen: „Emotionale Inhalte und Handlungsimpulse können nicht symbolisch repräsentiert, das heißt gedacht, vorgestellt oder ausgesprochen werden. Ohne diesen triangulierenden Abstand, den die Symbolisierung schafft, ist keine Mentalisierung möglich und damit kann sich das Subjekt nicht seiner eigenen psychischen Situation bewusstwerden und auf seine Impulse nicht verändernd einwirken“ (2015, S. 74).

Bei der Behandlung psychischer Krisen gilt laut Grieser die „Suche nach dem Dritten als Universalschlüssel“ (2015, S. 13) – und dies gilt erst recht für die Betrachtung von Grenzverletzungen in der Paarbeziehung. Wie bereits zu Beginn dieses Kapitels erwähnt, kommt der Fachperson hier eine Schlüsselfunktion zu. Bei Interaktionsstörungen ist deswegen die Paartherapie der Einzeltherapie überlegen, wenn es darum geht, die verzerrte Trauma-Triade der beiden Partner:innen wieder ins Lot zu bringen. Fachpersonen, die Grenzpaare begleiten und ihnen helfen möchten, benötigen deshalb die wesentlichen Kompetenzen, die, wie in diesem Kapitel nachgewiesen, Menschen mit Grenzverletzungserfahrungen fehlen.

Die wichtigsten Fähigkeiten einer Fachperson für die Unterstützung von Grenzpaaren:

- Mentalisierungskompetenz
- Nähe-Distanz-Regulation
- klare Rollenbilder zwischen Versorgung versus Versorgtwerden
- kohärente Ich-Du-Unterscheidung
- kongruente Affektspiegelung
- Verständnis von Integrität versus Loyalität
- Triangulierungskompetenz

Diese Qualifikationen sind notwendige Bedingung, um Wegweiser, Vorbild und Bote für Paare zu sein, die schlimme Grenzverletzungen erleben mussten und entsprechend destruktive Partnerschaften leben. Wenn ein Paar Kinder hat, wachsen sie in diesem Umfeld auf, und deshalb ist eine kompetente, fachspezifische Paartherapie zudem ein wirksamer Schutz gegen Kindeswohlgefährdung.

Die Korrektur der schiefen Triangulierung ist der wesentliche Faktor, um Grenzpaaren mithilfe der bereits vorgestellten Methoden mehr als nur klug durchdachte Interpretationen anzubieten. Von der Fachperson geht eine potenzielle Bedrohung aus, denn es könnte wieder zu verletzenden Bündnissen, Loyalitätskonflikten, Grenzüberschreitungen oder Ausgrenzungen kommen. Indem die Fachperson hinter die Methoden zurücktritt, wird diese Gefahr abgemildert. Hierzu Jürgen Griesers (von mir ergänzte) eindringliche Worte: „Es gilt also, sich dem kränkbaren, narzisstisch gestörten (…) Patienten nicht in der Position eines wissenden Dritten anzubieten, sondern erst einmal eine Beziehung entstehen zu lassen, die die fragilen Selbstgrenzen des Patienten stützt, und eher die Position des Nichtwissens einzunehmen (…). Deshalb muss sich der Therapeut zunächst einmal darauf beschränken, einfach da zu sein, den Raum (und die Methoden, K.K.) mit dem Patienten zu teilen und nur das Ziel verfolgen, dass der Patient die Stunde (die Methoden, K.K.) aushält und zur nächsten Therapiestunde wiederkommen kann (und will, K.K.)“ (2015, S. 110).

Die Fachperson sollte integer mit dem Druck der Partner:innen nach Bestätigung ihrer verzerrten Triadenstruktur umgehen können. Damit wird das Spannungsfeld in der Grenzpaartherapie nutzbar für die korrigierende Erfahrung und den Aufbau neuer Beziehungsqualitäten. Die folgende Abbildung zeigt, welche Voraussetzungen und Komponenten die Fachperson-Grenzpaar-Triade enthalten muss, um aus Grenzverletzungen Schutzfaktoren werden zu lassen.

Zwei Pseudo-Ichs leben inkongruente, quälende Beziehungen und sind für die Heilung ihrer Grenzverletzungen auf ein integres Gegenüber angewiesen und interessanterweise auch hypersensibel für dessen Inkongruenzen. Wenn wir also die destruktiven Beziehungsbilder, verstörenden inneren Überzeugen und unproduktiven Projektionen verändern, ausgleichen oder geraderücken wollen, brauchen wir subtile, an die Klient:innen und deren Tempo und Verletzungen angepasste Korrekturmanöver. Bei den Paaren sollte der Eindruck entstehen, dass sie es allein bewältigt haben, jederzeit das Ruder in der Hand halten sowie Ziel, Tempo und Prozesse steuern dürfen.

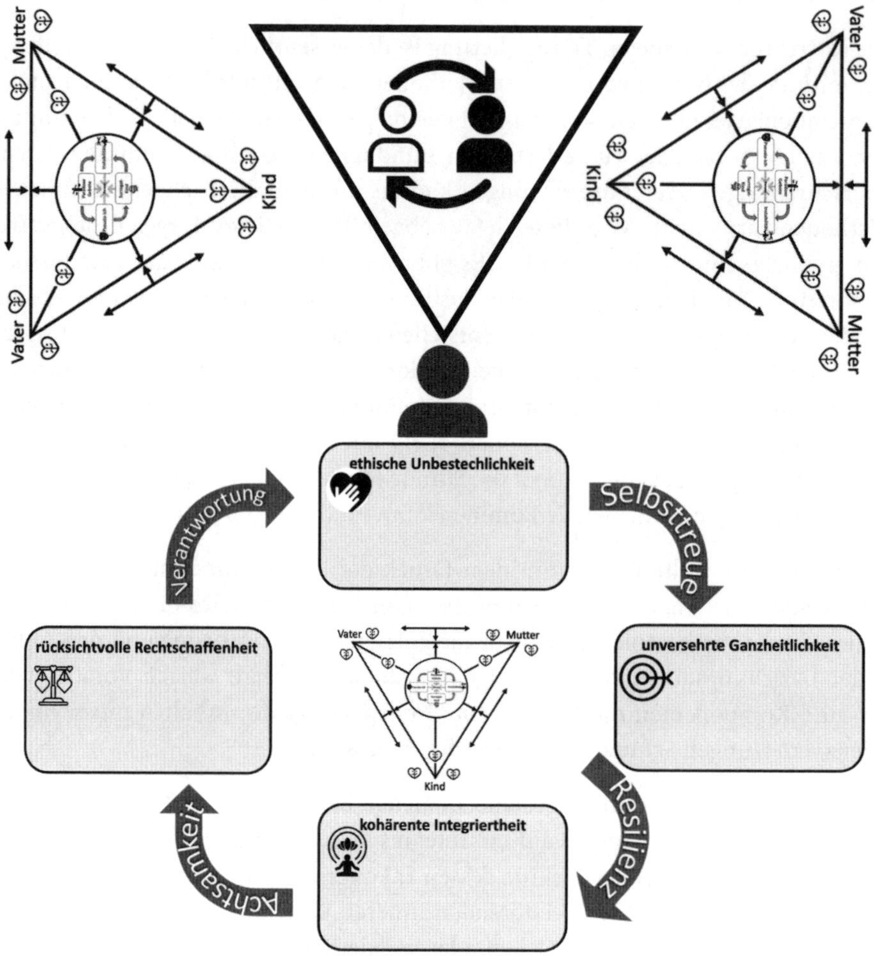

Abbildung 3.19: Fachperson-Grenzpaar-Triade

4. Das Beziehungsmodell der vier Grenzverletzungswunden

„Personen, die in bestimmter Weise und mit bestimmten Strategien eine Selbstdarstellung ihrer Person so betreiben, dass sie beim Interaktionspartner ein bestimmtes Bild ihrer Person entstehen lassen (...), kontrollieren damit indirekt auch das Verhalten dieser Personen, indem man sie veranlasst, sich gemäß diesem Bild der Person gegenüber zu verhalten." (Sachse 2019, S. 32)

Nach der allgemeinen Diagnostik mithilfe von Fragebögen, Interviews mit dem Paar und der Erstellung eines Therapievertrags zu den notwendigen Bedingungen für eine gute Arbeitsatmosphäre (Kapitel 1) erfolgte in Kapitel 2 die Darstellung der individuellen Diagnostik. Die Erstellung der Krisen- und Emotions-Skripte mit den Beziehungssätzen verdeutlicht dem Paar die eigene Krisendynamik und ermöglicht vertiefende Einblicke in die erlebten Grenzverletzungen der Herkunftsfamilien. Ausgehend von der Affektspiegelung und den Theorien zur Mentalisierungskompetenz wurden in Kapitel 3 sechs verschiedene Grenzverletzungsstile einander gegenübergestellt, und es wurde nachgewiesen, in welcher Weise sich diese Ausprägungen durch die Dreierkonstellation Vater – Mutter – Kind potenzieren. Die Methode der Trauma-Triade zeigt den Klientenpaaren, in welcher Zwickmühle sie sich als Kinder befunden haben. Dadurch entsteht die notwendige Bereitschaft, die Konfliktenergie in sich selbst zu lokalisieren, anstatt den / die Partner:in dafür verantwortlich zu machen.

Das aus den ersten drei Kapiteln hergeleitete Beziehungsmodell der Grenzpaardynamik zeigt auf, in welcher Weise Probleme aus Loyalitätskonflikten mit den Eltern in der aktuellen Partnerschaft reinszeniert werden. Die fehlende Metaperspektive, die kaum vorhandene Reflexionsfähigkeit und die schwach oder verzerrt ausgebildete Mentalisierungskompetenz tragen nicht unbedingt dazu bei, ein Verständnis über die innere Struktur der eigenen Persönlichkeit zu erlangen. Dabei entspringt der Leidendruck grenzverletzter Menschen vor allem der mangelnden Orientierung, was in dem verzweifelten Ausruf gipfelt: „Niemand sieht mich, niemand versteht mich!" Ein einfaches und selbsterklärendes Beziehungsmodell ist deshalb der wesentliche Wirkfaktor einer gelingenden Paarberatung.

4.1 Gelingende Grenzpaarbegleitung: Wirkfaktor „Beziehungsmodell"

Die Professorinnen Babette Renneberg (Psychologie) und Sabine C. Herpertz (Humanmedizin) haben in ihren Gegenüberstellungen verschiedener Persönlichkeitsstörungen – angelehnt an die diagnostischen Kriterien der ICD-11 – Wirkfaktoren für eine gelingende Begleitung in den Blick genommen. Dabei zeigt sich, wie wichtig die Analyse der Problemsituation mit den Patient:innen ist und wie wenig effektiv im Vergleich dazu ein unspezifisches Sprechen über Probleme (Renneberg & Herpertz 2021, S. 11). Die Autorinnen halten es für unabdingbar, dass in „der Therapie gemeinsam mit der Patientin ein individuelles Störungs- bzw. Erklärungsmodell entwickelt" wird. „Ziel ist, dass die Patientin sich selbst erklären kann, warum (…) das Vermeidungsverhalten so stark ausgeprägt (ist, sie) sich dafür nicht verurteilt und von der Therapeutin angenommen fühlt" (ebenda, S. 39).

Auch Wolfgang Wöller (2014) und Rainer Sachse (2019) heben die Notwendigkeit eines einfachen selbsterklärenden Modells für die Behandlung einer Persönlichkeitsstörung hervor. Diese fachlichen Stellungnahmen über den entscheidenden Erfolgsfaktor bei der Begleitung von Menschen mit Grenzverletzungserfahrungen zeigen, wie folgerichtig die bisher vorgestellten Methoden für die Grenzpaartherapie sind. Problematisch ist aus meiner Sicht, speziell für die Beratung von Grenzpaaren, von einer Persönlichkeitsstörung auszugehen, so sehr dieser Terminus auch den diagnostischen Kriterien der klinischen Psychologie entsprechen mag. Ich tendiere zu einer anderen Begriffsbestimmung, die weniger von der Störung einer Person oder ihrer Persönlichkeit, sondern eher von einer Schädigung der Interaktionsstruktur einer Person durch ein bestimmtes Milieu innerhalb der Familie ausgeht. Wenn wir den Begriff der „Persönlichkeitsstörung" durch den Begriff der „Interaktionsstruktur einer Person" ersetzen, fokussieren wir auf die Ursache der Störung sowie auf den Kontext, in welchem diese Störung als Überlebensmechanismus herausgebildet wurde. Damit fühlen sich die ohnehin schwer traumatisierten Klientenpaare eher entlastet als stigmatisiert. Zugleich haben wir damit einen Referenzwert geschaffen für einen heilsamen Kontext und zum Aufbau einer besseren Partnerschaft. Wenn wir also davon ausgehen, dass der entscheidende Wirkfaktor für die Arbeit mit Grenzpaaren darin besteht, ein einfaches selbsterklärendes Modell für die Beziehungsstruktur zu haben, welches gemeinsam mit den betroffenen Klientenpaaren angegangen, erstellt und analysiert werden kann, muss dieses Beziehungsmodell mehrere Anforderungen zugleich abdecken.

Sinn und Nutzen des Beziehungsmodells der vier inneren Grenzverletzungsanteile

- Es bietet Orientierung und Ordnung für die Klientenpaare.
- Die Klientenpaare erkennen unmittelbar, welche Art von Interaktionsstörung durch die Grenzverletzungen der Eltern entstanden ist und was davon sich in der Partnerschaft wiederholt.
- Die eigene inkongruente Beziehungsstruktur wird erkennbar.
- Das Beziehungsmodell stellt eine klare Diagnostik unterschiedlicher Grenzverletzungserfahrungen zur Verfügung. Darin sind zugleich die Ansätze zur Überwindung der Grenzverletzungsstruktur enthalten.
- Die Fachperson erhält Hinweise, auf welche Loyalitäts- und Verstrickungsfallen zu achten ist.
- Das Beziehungsmodell eignet sich zur Analyse der Krisen- und Emotions-Skripte und für die Zuordnung der daraus abgeleiteten Beziehungssätze im speziellen Grenzverletzungskontext.
- Nach der Gegenüberstellung von vier Integritätsfaktoren und vier inneren grenzverletzten Selbstanteilen wird durch den Integritätskompass (siehe Kapitel 1 und 5) integres versus grenzverletzendes Handeln und Verhalten unterscheidbar.
- Der Grenzverletzungszirkel kann wirkungsvoll unterbrochen werden und zu einer integren Beziehungsgestaltung beitragen.

Das Beziehungsmodell einer Person entspringt dem Umfeld der Beziehungen zu den ersten wichtigen Bezugspersonen. Sie entwickelt aufgrund dessen ein Überlebensmuster, das im Gehirn fest im limbischen System verankert ist. Die Entstehungsbedingungen hierfür sind so unterschiedlich wie die Vielfalt der Familienkonstellationen. Zugleich durchläuft jedes Kind die gleichen körperlichen, emotionalen und kognitiven Entwicklungsphasen. Die Reaktion der Eltern auf diese Entwicklung führt zu speziellen Interaktionsstrukturen, die später zu den sogenannten Störungen der Persönlichkeit beitragen können.

Auch wenn sich die Aussagen über die Klassifikationen der verschiedenen Persönlichkeitsstörungen nicht auf die Paarberatung beziehen und auch den Kontext der Störungsentstehung oftmals außer Acht lassen, eignen sich dennoch die Definitionen gut für die Zuordnung der Grenzverletzungsstile und die Anwendung auf die sechs Basisemotionen. Demnach lässt sich die Ätiologie von Persönlichkeitsstörungen mit den Entwicklungsphasen der frühen Kindheit verbinden – und genau das ist das Ziel dieses Kapitels. Eine Fachperson braucht ein möglichst exaktes Wissen über die Unterschiede der Interaktionsstrukturen grenzverletzter Personen, da jede der Strukturen durch jeweils andere Reaktionen der Eltern auf die unterschiedlichen Emotionen des Kindes in den verschiedenen Phasen seiner Entwicklung entstanden sind. Jede

Interaktionsstruktur einer grenzverletzten Person ist demnach in spezifischer Weise unterschiedlich und führt zu jeweils anderen dysfunktionalen Beziehungsmustern. Die Komplexität lässt sich jedoch reduzieren, wenn die sechs Grenzverletzungsstile auf die sechs Basisemotionen bezogen und verschiedenen Persönlichkeitsstörungen zugeordnet werden. Die allen entwicklungsbedingten Grenzverletzungstraumata eigenen Gemeinsamkeiten und die Einordnung in das Beziehungsmodell der vier inneren Anteile verhelfen zu einer besseren Übersicht.

1. **Paradoxe Gebote:** internalisierte Werte und Überzeugungen über nahe Beziehungen
2. **Pseudo-Ich:** kompensatorische ich-syntone Überlebensmuster
3. **Surrogat-Kind:** Vermeidungsmotive nach Basisemotionen
4. **Instabilität:** dysfunktionale Reaktion

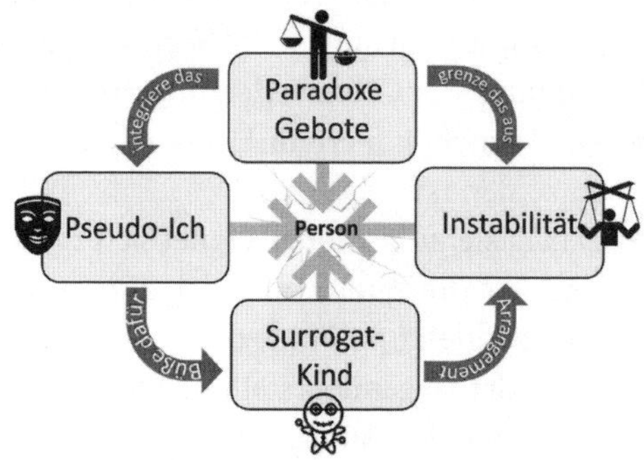

Abbildung 4.1

Bevor wir uns mit diesen Zuordnungen beschäftigen, orientieren wir uns an einer allgemeinen Definition der Interaktionsstruktur einer Person, die in der Kindheit traumatisierenden Grenzverletzungserfahrungen ausgesetzt war. Hierbei beziehe ich mich auf die Ausführungen aus den Beilageblättern von Renneberg und Herpertz (2021).

Interaktionsstruktur einer Person bei traumatischen Grenzverletzungserfahrungen

Diese Person neigt zu negativen Stimmungen, emotionaler Labilität, geringem Selbstwertempfinden und erhöhtem Misstrauen gegenüber anderen Menschen. Der Hang zu negativen Überzeugungen ist ausgeprägt und die Angst vor Herabsetzung, Ausgrenzung oder Kritik groß. Diese Person vermeidet entsprechend ihrer Grenzverletzungserfahrung bestimmte Situationen, Beziehungen, Nähe oder Autonomiebestrebungen. Ein höheres Level von Verbitterung, Neid und Missgunst führt zu negativen Erwartungen in Beziehungen und Berufen, auch gegenüber Menschen, dem Schicksal oder der eigenen Person. Diese Person zeigt insbesondere in nahen Beziehungen verstärkt manipulatives Verhalten, da in der Kindheit ihre Bedürfnisse nicht direkt erfüllt werden konnten und sie nicht unter überlebens- und entwicklungsförderlichen Bedingungen aufwuchs. In ihren Emotionen und Handlungen zeichnet sich diese Person durch eine erhöhte Impulsivität aus und kann sich von daher nur schwer auf ein konkretes Ziel konzentrieren. Sie kann nur schlecht Entscheidungen treffen, Beschlüsse fassen und sich später an sie halten oder Planungen angehen.

Zugleich beschäftigt sich diese Person intensiv mit Regeln, Normen, Meinungen oder Erwartungen anderer Menschen, entweder durch Abwehr, Abhängigkeit oder Ambivalenz gegenüber den inneren Überzeugungen und den unterstellten Absichten anderer Menschen. Die eigenen Ansichten, authentische Empfindungen, Grenzen, Bedürfnisse oder Körperwahrnehmungen unterliegen einer starken inneren Kontrolle und werden vor sich oder / und anderen verborgen. Der Alltag unterliegt häufig einer unflexiblen Routine, um Risiken oder Herausforderungen aus dem Wege zu gehen (Renneberg & Herpertz 2021, vgl. orange Beilage).

Eine günstige Prognose für den Erfolg einer Paartherapie ist sicherlich dann gegeben, wenn die folgenden Kompetenzen, zumindest einige davon, vorhanden sind:

- ein stabiles Identitätsempfinden
- in der Lage sein, ein positives Selbstwertgefühl aufrechtzuerhalten
- die Grenzen und Stärken der eigenen Person einschätzen können
- sich selbst steuern, motivieren und regulieren können
- in einer verlässlichen Beziehung leben
- die Perspektive einer anderen Person nachvollziehen können
- Nähe und Distanz in einer Beziehung wechselseitig regulieren können
- Konflikte konstruktiv und wertschätzend lösen können
- die Bandbreite aller Emotionen ohne Überwältigung oder Unterdrückung erleben können
- auch unter Stress in der Lage sein, Situationen und Menschen korrekt einzuschätzen
- stabil und flexibel mit neuen Herausforderungen zurechtkommen
- Konsequenzen des eigenen Handelns vorausschauend einschätzen und bewältigen können
- angemessene Reaktionen in stressigen Situationen aufrechterhalten (Renneberg & Herpertz 2021, vgl. gelbe Beilage)

Wenn diese Funktionen eher mehr als weniger beeinträchtigt sind, wirkt sich dies nicht nur nachteilig auf eine Liebesbeziehung aus, sondern es werden auch die Kompetenz und das Durchhaltevermögen der Fachperson in besonderer Weise herausgefordert.

In diesem Kapitel wird jeder der sechs Grenzverletzungstypen anhand der vier inneren Grenzverletzungsanteile auf sechs hierzu passende Interaktionsstrukturen bezogen. Daraus lässt sich ein übersichtliches Abbild des speziellen Beziehungsmodells erstellen, mit dem die Fachperson die Krisen- und Emotions-Skripte abgleichen und das Klientenpaar in diesen Prozess einbeziehen kann. Später werden in Kapitel 5 den vier inneren Grenzverletzungsanteilen zu deren Überwindung vier Integritätsfaktoren gegenübergestellt. So wird außerdem die Bedeutsamkeit von Integrität ausführlicher hergeleitet. Sowohl die Fachperson als auch das Paar haben auf diese Weise stets vor Augen, welcher Weg zu mehr Stabilität und Integrität beitragen würde.

4.2 Das Beziehungsmodell der Grenzverletzung

Im Zentrum der Grenzpaartherapie stehen die dysfunktionalen Überzeugungen der Klientenpaare über Beziehungen, deren Entstehung wir in Kapitel 3 beleuchtet haben. Verzerrte Ansichten über den / die Partner:in bestimmen in hohem Maße die Art der Beziehungsgestaltung, die sich im Hier und Jetzt der Partnerschaft und in der Paarberatungspraxis zeigt. Die unterschiedlichen Vermeidungsmotive einer Person führen, je nach Art der Grenzverletzungserfahrung, zu intransparenten Handlungsregulationen, die unmittelbar manipulativ auf die Beziehung einwirken und auch die Fachperson nicht verschonen. Obwohl die Arbeit mit den Krisen- und Emotions-Skripten und die daraus abgeleitete Paardynamik die dysfunktionalen Muster treffend verdeutlichen, gerät der Fokus für die eigene Verantwortung und die Bereitschaft zur Mitwirkung immer wieder aus dem Blick. Allein deshalb ist es wichtig, ein klares Abbild der eigenen Interaktionsstruktur anschauen zu können, statt nur darüber zu sprechen oder nachzugrübeln.

Die Interaktionsstrukturen entwickeln wir aus den vier Komponenten des Beziehungsmodells:

1. Verinnerlichte Beziehungserfahrungen, die aus den paradoxen Geboten der Eltern entstanden sind,
2. das spezielle Überlebensmuster, welches für das Pseudo-Ich steht,
3. unterschiedliche Vermeidungsmotive, je nach Art der Grenzverletzung,
4. dysfunktionale Reaktion, die in instabilem Verhalten ihren Ausdruck findet.

Die Ausführungen von Rainer Sachse (2019) zu den Manipulationsstrategien verschiedener Interaktionsstile sind hier sehr hilfreich, wenn auch für unseren Zweck zu umfangreich. Um dem Klientenpaar und der Fachperson eine deutlichere Übersicht zu bieten, konzentrieren sich die nachfolgenden Ausführungen zu den sechs Basisemotionen nur auf vier zentrale Aspekte, zuerst allgemein formuliert und danach bezogen auf die sechs Grenzverletzungskonstellationen.

1. Beziehungserfahrungen – paradoxe Gebote
2. Überlebensmuster – Pseudo-Ich
3. Vermeidung – Surrogat-Kind
4. dysfunktionale Reaktion – Instabilität

4.2.1 Beziehungserfahrungen durch paradoxe Gebote

Was jemand von einem Interaktionspartner erwartet, hängt eng mit dem eigenen Selbstkonzept zusammen, das sich im Lauf des eigenen Lebens, vor allem in den frühen Jahren mit den Eltern, herausgebildet hat. Alle Annahmen über Beziehungen, wie diese funktionieren, was möglich oder unmöglich ist, wurden zu verinnerlichten Überzeugungen verdichtet. Wenn diese Gewissheiten in der Partnerschaft zu negativen Interpretationen führen, werden die frühen Überlebensstrategien des ehemals verachteten, ausgegrenzten, ignorierten oder ausgebeuteten Kindes aktiviert. Der unselige Kreislauf von Manipulation, Vermeidung und Instabilität beginnt. Eine verzerrte Deutung von Situationen oder des Verhaltens einer geliebten Person geht auf frühe Erfahrungen mit wichtigen primären Bezugspersonen zurück. Diese Muster sind tief im limbischen System verankert und einer willentlichen Steuerung, gerade bei Krisen oder Stress, kaum mehr zugänglich.

Prägende Beziehungserfahrungen schlagen sich in Glaubensmustern nieder, etwa in Überzeugungen darüber, wie jemand erwartet, behandelt zu werden. Oder in inneren abwertenden Sätzen oder plakativ urteilenden Aussagen. Logik, Stimmigkeit, Wohlbehagen, Überprüfbarkeit oder Revidierbarkeit sind nicht gewollt, Zweifel nicht zugelassen. Selbst „Gegenbeweise“ werden hartnäckig uminterpretiert, bis die Erwartungen „Ich werde verlassen, missachtet, kritisiert, ausgegrenzt, belogen oder betrogen“ sich scheinbar bestätigen oder zur bitteren Realität werden. Eigene negative Reaktionen werden auf Fremdverschulden und reines Reagieren geschoben. „Ich bin nur deswegen so misstrauisch, ärgerlich, zurückgezogen, abweisend, ausweichend oder verschwiegen, weil du so gemein, überempfindlich, verlogen, furchtbar und dominant oder unterwürfig bist.“ Laut Rainer Sachse ergibt sich in Grenzverletzungsbeziehungen daraus die Notwendigkeit zur Manipulation: „Es sind vor allem diese Regel-Schemata und das daraus resultierende Handeln, das Personen mit PD[15] massive interaktionelle Probleme einbringt: Denn Interaktionspartner sehen über kurz oder lang nicht wirklich ein, dass sie sich nach den Regeln des Partners verhalten müssen“ (2019, S. 29).

15 Er meint damit Persönlichkeitsstörungen, ich bevorzuge, wie schon betont, den Begriff der Interaktionsstruktur einer Person.

Der gegenseitigen Manipulation sind damit Tür und Tor geöffnet, erst recht, wenn der Widerspruch sich ebenfalls aus einer dysfunktionalen Überzeugung speist oder einem instabilen Selbstkonzept entstammt und mitnichten der integren Reaktion eines psychisch gesunden Gegenübers.

4.2.2 *Überlebensmuster des Pseudo-Ich*

Wenn Eltern bedingungslose Loyalität, Gehorsam und Unterordnung erwarten und beim Kind authentische Gefühlsäußerungen ignorieren, bestrafen oder falsch verstehen, führt das beim Kind zu einer zentralen Lernerfahrung: Ich muss mich verbergen und die Erfüllung wichtiger Wünsche und Bedürfnisse oder die Lösung von Problemen auf indirektem Wege erreichen. In einer späteren Partnerschaft befeuert ein solches ehemals funktionales Verhalten – Täuschung, Betrug, die Verdrehung oder das Vorenthalten von Wahrheit und das Erschleichen von Vorteilen – vielfältige Konflikte. Was einst der einzige Ausweg aus Grenzverletzung, Ausgrenzung und Verachtung war und als Schutzschild vor Kritik, Ohnmacht, Überforderung oder Gewalt gute Dienste leistete, richtet nun die Beziehung zugrunde. Zumindest wird ein/e Partner:in das so sehen, selbst wenn er/sie ebenso unauthentisch und täuschend auf die Beeinflussung reagiert.

Auch wenn beide Partner:innen sich gegenseitig manipulieren und damit ein gewisser Ausgleich geschaffen wird, trägt dieses Arrangement nicht zur Zufriedenheit bei. Rainer Sachse definiert den Aspekt der Manipulation in Grenzverletzungsbeziehungen folgendermaßen: „Die Person verfolgt Ziele, die ein Interaktionspartner eben nicht erkennen und durchschauen soll; stattdessen gibt die Person andere Ziele vor, die sie aber (primär) nicht verfolgt. Auch die Strategien, die die Person verwendet, sollen nicht durchschaut werden. Der Interaktionspartner soll nicht merken, was die Person tut oder warum sie es tut. (…) Wesentlich an der Manipulation ist, dass die Person egoistische Ziele verfolgt. Sie will, dass der Interaktionspartner etwas für sie tut; damit gibt sie aber (zumindest in dieser Aktion) dem Interaktionspartner nichts zurück. Sie nutzt ihn also aus“ (2019, S. 36)

Die verfolgten Absichten mögen unterschiedlich sein, ob es um Zuwendung geht oder darum, von Pflichten entbunden zu werden, Kontrolle auszuüben oder unfreiwilligen Sex zu bekommen, das Denken zu steuern, als schwach oder stark, dumm oder besonders klug dazustehen, in der Opferrolle Bestätigung zu erfahren, versorgt oder in Ruhe gelassen zu werden; die manipulierte Person wird zu einer Marionette degradiert und merkt dies unter Umständen nicht einmal. Selbst wenn die Unzufriedenheit wächst, die Verwirrung zunimmt und Schuld- oder Wutgefühle überhandnehmen, darf das vorgetäuschte Pseudo-Ich nicht infrage gestellt werden. Mutige Konfrontation, Vorschläge zu alternativen Verhaltensweisen oder optimaleren Handlungen werden abgewehrt, mit Trennungsdrohungen beantwortet oder mit gezielter Verachtung vereitelt. Die Abhängigkeit voneinander wird billigend in Kauf genommen, um Versorgungsleistungen zu sichern und Bestätigung zu bekommen. Die Manipulationsstrategien sind auf der einen Seite so vielfältig, wie sie auf der anderen Seite ich-synton sind. Niemals käme die beeinflussende Person auf die Idee, dass die schlechte Beziehung eine Folge der inneren Einstellung und des eigenen Handelns sein könnte. Die Vermeidung authentischer Selbstreflexion geschieht vermeintlich zum Schutz des grenzverletzten Kindes vor erneuter Ausbeutung.

4.2.3 *Vermeidung der Surrogat-Funktion*

Paare mit dysfunktionalen Interaktionsstrukturen neigen dazu, zwar wegen der eskalierenden Beziehungsprobleme eine Paarberatung aufzusuchen, doch nur selten sind sie bereit, den wahren Ursachen für diese Krisen und Konflikte auf den Grund zu gehen. Rainer Sachse stellt sogar fest, dass häufig eine Paartherapie aufgesucht wird, um das Paarsystem, so wie es ist oder sein sollte, zu stabilisieren. Die Klient:innen seien „nicht motiviert, an der Veränderung ihrer Annahmen, Motive, Ziele usw. zu arbeiten. Strebt der Therapeut eine solche Bearbeitung an, wird er vom Klienten oft blockiert“ (2019, S. 12), indem zum Beispiel die vorgeschlagene Intervention gar nicht erst ausprobiert, relevante Themen nicht eingebracht oder die Expertise und Qualifikation der Fachperson infrage gestellt werden.

In meiner Praxis oder von den in traumasensibler Paartherapie ausgebildeten Fachpersonen werden von Grenzpaaren oftmals Begründungen für die vorenthaltene Mitwirkungsbereitschaft vorgebracht, die unmittelbar an Verweigerung erinnern:

- „Ich bin nur hier, weil sie / er es wollte.“
- „Ich hatte eine schöne Kindheit und lass mir hier kein Trauma andichten.“
- „Ich habe keine Probleme. Wenn er / sie mit meiner Art nicht klarkommt, was kann ich dafür?“
- „Ich habe keinerlei Erinnerungen an meine Kindheit und bin auch nicht bereit, hier Seelen-Striptease zu betreiben.“
- „Mein:e Partner:in stochert schon ständig in meiner Kindheit herum und will mich umerziehen, bitte hier nicht auch noch.“

Speziell die Beteuerung, die Probleme in der Beziehung hätten nichts mit der Kindheit zu tun, und man wolle niemand Fremden Einblick nehmen lassen, wird regelmäßig vorgebracht. Eine Interaktionsstörung, die schlimmstenfalls zur Diagnose eine Persönlichkeitsstörung führen kann, wird nach Betrachtung der Forschungslage demgegenüber besonders häufig durch schlimme Traumata in der Kindheit verursacht.

Wolfgang Wöller fasste verschiedene Studien über den Zusammenhang zwischen „Trauma und Persönlichkeitsstörung" zusammen. Ihm zufolge stehen hinter der Störung der Beziehungsfähigkeit von Menschen mit Persönlichkeitsstörungen eklatant häufig körperliche und sexuelle Traumatisierungen, Gewalt in der Familie, emotional instabile Eltern, frühkindliche Erlebnisse von Misshandlung, Verlust und Vernachlässigung, beziehungstraumatisierende Erfahrungen wie die Instrumentalisierung des Kindes für die Selbstwertregulation der Eltern, die Ausbeutung für emotionale Defizite, das ständige Einfordern von Liebe bei gleichzeitigem Hass und Zurückweisung (vgl. Wöller 2006, S. 5 f.).

Viele Therapieansätze zur Behandlung von Persönlichkeitsstörungen[16] kommen ohne Rückbezug auf frühkindliche Traumata aus. Die aktuellen Traumatherapieansätze warnen sogar vor den retraumatisierenden Folgen einer allzu raschen Traumakonfrontation. Die Klientenpaare in der Grenzpaartherapie widmen sich in den Emotions-Skripten sehr vorsichtig einer emotional bedeutsamen Situation zu einer Krise mit den Eltern. Bei der Betrachtung geht es um die Interaktionsangebote der Eltern auf die Emotionen des Kindes, um anhand der daraus entstehenden Strukturen zu analysieren, inwieweit sich dieses Beziehungsmuster negativ auf die Partnerschaft auswirkt. Wenn die Grenzpaare dies erfassen, sind sie bereit, sich auf Kindheitserinnerungen einzulassen, zumal die Methode des Emotions-Skripts ein hohes Maß an Kontrolle und Selbstwirksamkeit bietet.

4.2.4 *Instabile und dysfunktionale Reaktionen*

Über inkongruente Handlungen und Beeinflussungen des Partner/der Partnerin kann keine wahrhafte Befriedigung von Bedürfnissen erreicht werden, kann auch keine Nähe hergestellt oder der Wunsch nach Autonomie erreicht werden. Deshalb stellt sich auch keine echte Zufriedenheit ein. Auch der/die verwirrte oder ernüchterte Partner:in wird womöglich immer frustrierter, anklammernder, fordernder oder distanzierter. Das eigene So-tun-als-Ob ist nicht nur unauthentisch, sondern vor allem aufreibend und anstrengend, selbst wenn das Täuschungsmanöver seit Jahren in Fleisch und Blut übergegangen ist. Die Person, die manipulative Strategien

---

16 Z. B. Übertragungsfokussierte Psychotherapie (Kernberg et. al.), Psychodynamisch-integrative Therapie (Wöller), klärungsorientierte Psychotherapie (Sachse), Dialektisch-behaviorale Psychotherapie (Linehan u. a.).

entwickeln musste und noch immer nutzt, wird nicht um ihrer selbst willen geliebt, das führt zu Enttäuschung, Ärger und Resignation. Damit das Überlebensmuster nicht entlarvt wird, wird die Kontrolle verschärft, um nicht bloßgestellt oder verlassen zu werden. Wenn der / die Partner:in sich abwendet oder weiterentwickelt, belasten außerdem Neid und Missgunst das ohnehin ausgehöhlte Miteinander.

Vermehrt brechen die mühsam in Schach gehaltenen negativen Affekte hervor, und die eigene Emotionskontrolle gelingt immer weniger, braucht mehr Geschick, Kraft oder Kalkül. Die zugrunde liegende Interaktionsstruktur der Person wird zunehmend deutlich, mit all den Defiziten, die ein grenzverletztes Kind in einem traumatisierenden Elternhaus hinnehmen musste. Die typischen Merkmale einer sich anbahnenden Interaktionsstörung verfestigen sich. Es werden keine Entscheidungen mehr getroffen, Lebenspläne werden umgangen, Empathie wird vorenthalten und destruktive Impulse lenken vermehrt das eigene Handeln. Sobald der / die Partner:in nicht mehr zur Selbstwertregulation zur Verfügung steht, werden die wankenden Emotionen extern zur Ruhe gebracht: durch eine Affäre, übermäßigen Konsum von Drogen, Alkohol, Shopping-Events, Sex- oder Spielsucht, Unterordnungsbereitschaft oder Selbstaufgabe. Der Sinn des Lebens war einst die Beziehung, und nun gerät die eigene Identität mit dem Untergang der Liebe aus den Fugen. Die wichtigsten Funktionsstörungen fasst Wolfgang Wöller (2014) zusammen als Defizite der Emotionsregulation, als kaum vorhandene Mentalisierungsfähigkeit, als Unfähigkeit zur Ich-Integration und als Unvermögen, eine stabile Partnerschaft aufzubauen.

Dieser eher zusammenfassende Überblick über Beziehungserfahrungen, Überlebensmuster, Vermeidung und dysfunktionale Reaktion hilft der Fachperson, die gemeinsamen Ausprägungen jeder Interaktionsstruktur im Auge zu behalten. Das Beziehungsmodell der Grenzverletzung wird jedoch erst dann zu einem diagnostischen Instrument, wenn es die Polarisierung zwischen Täter und Opfer aufhebt. Es gibt weit mehr Ausprägungen unterschiedlicher Arten von Grenzverletzungen, je nach Entwicklungsphase eines Kindes, der Familienkonstellation, der möglichen Traumata der Eltern und der Weitergabe an die Nachfolgegeneration. Der Trend in der psychologischen Diagnostik und Evaluation geht noch immer in Richtung individueller Störung und effektiver Intervention zur Behebung einer Normabweichung. Wenn wir stattdessen ein Modell dysfunktionaler Beziehung als zentralen Wirkfaktor für die Paarbegleitung auswählen, hat das den Vorteil, dass wir die Ursache der Partnerschaftskonflikte an der misslingenden Interaktion ausrichten und nicht an der Gestörtheit einer Person. Zugleich kann ein Modell gelingender Interaktion im Umkehrschluss die korrigierende Beziehungserfahrung während der Paartherapie in den Mittelpunkt stellen.

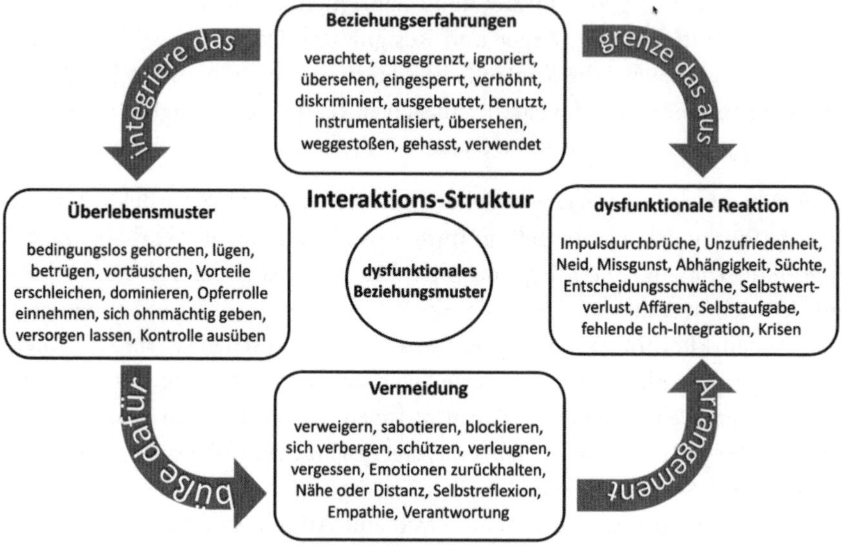

Abbildung 4.2: Das allgemeine Beziehungsmodell der grenzverletzten Interaktionsstruktur

4.3 Sechs Interaktionsstrukturen bei Grenzverletzungserfahrungen

Durch eine Differenzierung von Grenzverletzungserfahrungen erhalten Paartherapeut:innen und -berater:innen eine angepasste Übersicht zu sechs unterschiedlichen Interaktionsstrukturen, die mit den Klientenpaaren besprochen und analysiert werden können. Ein möglichst exaktes Verständnis der Auswirkungen traumatisierender Erlebnisse auf die Beziehungsgestaltung entlastet die Paare von Schuldgefühlen, Krankheitszuschreibungen und falschen Verantwortungszuweisungen.

Die im Folgenden beschriebenen sechs Interaktionsstrukturen leiten sich aus verschiedenen Quellen her. Das ist einmal das von mir im Jahr 2000 entwickelte Beziehungsmodell der vier inneren Anteile (Klees 2020b), bezogen auf die fünf Basisemotionen Angst, Trauer, Ärger, Schuld und Scham (Klees 2018). Die sich daraus ergebenden Beziehungsdynamiken habe ich in meinem Buch zur traumasensiblen Paartherapie – belegt durch Fachliteratur zur Ich-Psychologie und Objektbeziehungstheorie – zu fünf Traumatypen zusammengefasst. Für die Begleitung von Grenzpaaren kommt hier die Grundemotion der Verachtung hinzu, da diese in vielen grenzverletzenden Herkunftsfamilien eine große Rolle spielt. Für die sechs unterschiedlichen Interaktionsstrukturen grenzverletzender Erfahrungen werden die nachstehenden Ausführungen durch die Fachliteratur zu Traumafolgestörungen und Persönlichkeitsstörungen konkretisiert.

Hierbei helfen die Zuordnungen zu den Basisemotionen und der Bezug zu den kindlichen Entwicklungsphasen. Ein mit Gewalt, Hass und Vernachlässigung konfrontierter Säugling wird psychisch anders verwundet als ein dreijähriges Kind, dessen Willen mit Gewalt oder Ignoranz gebeugt wird. Jede Grenzverletzung, Eingrenzung, Ignoranz oder Ausbeutung eines Kindes führt, je nach Alter und emotionaler sowie kognitiver Reife, zu gänzlich anderen Verarbeitungs- oder Überforderungsmechanismen.

Zur besseren Orientierung finden Klientenpaare auf der Website der Dr. Klees Akademie einen Beziehungstest, der alle sechs Grenzverletzungsstile nach Basisemotionen und Entwicklungsphasen umfasst. Fachpersonen können ihren Klientenpaaren den folgenden Link oder QR-Code weitergeben. Er führt direkt zum Test, dessen Ergebnis direkt per E-Mail zugesandt wird.

↗ https://www.aufwindinstitut.com/welcher-beziehungs-typ-sind-sie/

Die normale Persönlichkeitsentwicklung in der frühen Kindheit ist ein stufen- bzw. phasenförmiger Reifungsprozess, in dessen Verlauf Ich-Stärke, Durchsetzungsfähigkeit, Selbstsicherheit und Autonomie herausgebildet werden. Dabei geht es zum einem um die individuelle Einzigartigkeit, zum anderen um die Anpassung an die Umwelt und soziale Systeme. Die einzelnen Entwicklungsphasen werden jeweils von den körperlichen und intellektuellen Fähigkeiten eines Kindes begleitet. In jeder Phase ist ein maßgebender Konflikt zu lösen. Gleichzeitig ist dieser Prozess an grundlegende menschliche Rechte geknüpft.

Das Recht, …
- willkommen zu sein;
- verlässlich gebunden zu sein;
- klein und abhängig zu sein;
- einen eigenen Willen zu entwickeln;
- Liebe und Sexualität zu entdecken;
- respektvolles und achtsames Verständnis zu finden.

Wenn die Eltern nicht in der Lage sind, adäquat auf die Bedürfnisse und Äußerungen des Kindes zu reagieren, können auf jeder Entwicklungsstufe Störungen auftreten.

Wir alle müssen in jedem Stadium unserer Entwicklung Krisen bewältigen. Das sind unsere Entwicklungsaufgaben, deren Erfüllung Voraussetzung der Persönlichkeitsbildung sind. Jeder muss diese Aufgaben bewältigen; wenn nicht als Kind, dann mühsam als Erwachsener. Ganz entscheidend sind hier die frühen Beziehungserfahrungen und die wichtigen Bezugspersonen. Sie gehen in das Selbstkonzept eines Menschen ein und sind maßgeblich für seine Fähigkeit, Kontakt herzustellen, Situationen zu meistern, Konflikte zu bewältigen, Entscheidungen zu treffen und Ziele zu erreichen.

Die sechs speziellen Interaktionsstrukturen beziehen sich auf die Entwicklungsphasen in der frühen Kindheit, die möglichen Grenzverletzungserfahrungen in den Herkunftsfamilien, die Basisemotionen und die Zuordnung zu den diagnostischen Kriterien verschiedener Persönlichkeitsstörungen. Jede Interaktionsstruktur orientiert sich an dem Beziehungsmodell der vier Grenzverletzungsanteile von Beziehungserfahrungen, Überlebensmustern, Vermeidungsstrategien und dysfunktionalen Reaktionen. Diese vier Anteile entsprechen zugleich den vier Wunden der Grenzverletzung, den paradoxen Geboten durch die ICH- / DU-Vermischung, dem Loyalitätszwang der Eltern, der Rollenumkehr zwischen Versorgung und Versorgtwerden und der dem Kind verbotenen Nähe-Distanz-Regulation.

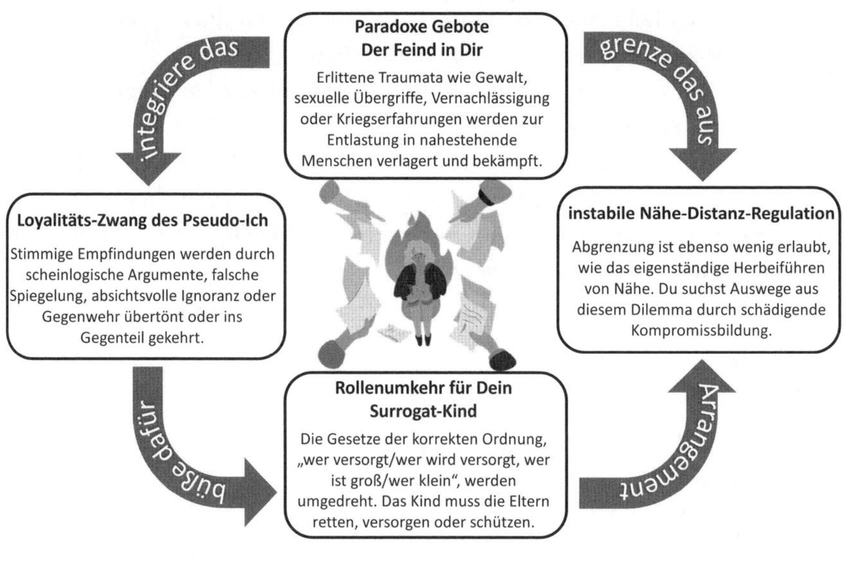

Abbildung 4.3: Die vier Wunden der Grenzverletzung

4.3.1 *Grenzverletzte Angststruktur – selbstzerstörerische Selbstverachtung*

Vermeidend-selbstunsichere Persönlichkeitsstörung

Die „Hauptmerkmale dieser Störung sind: 1) ein sehr negatives Selbstbild, 2) extreme Angst vor Kritik, 3) eine ebenso ausgeprägte Angst vor Zurückweisung. Diese Merkmale führen dazu, dass Betroffene häufig sozial sehr isoliert leben, wenn überhaupt, nur sehr wenige Freundschaften haben, oft in ihrem beruflichen Leben stark eingeschränkt sind (…) und Zurückhaltung selbst in vertrauten Beziehungen zeigen" (Renneberg & Herpertz 2021, S. 34 und S. 37).

Beziehungserfahrungen

Ein nicht erwünschtes Kind erlebt eine frühe latente oder offene Feindseligkeit, die Ablehnung im Elternhaus und das Nicht-Aufgehobensein als existenzbedrohend. Es zieht sich aus dem Körper nach innen in seinen Geist zurück, fühlt sich in der Kälte der Welt allein gelassen und durch die Gleichgültigkeit der Eltern nicht angenommen. Es tötet seine Bedürfnisse und seine Lebendigkeit ab. Vielleicht gibt es in der Beziehung der Eltern häufig Krisen. Beide sind überfordert, vom alltäglichen Stress, von den Anforderungen der Existenzsicherung und davon, auf die Erfüllung eigener Sehnsüchte zu verzichten. Wenn Eltern kaum mit sich selbst oder ihrem Leben zurechtkommen, sind da keine Kapazitäten mehr für einen anspruchsvollen, womöglich ständig schreienden oder quengelnden Säugling. Nicht selten erlebt das abgelehnte oder gar gehasste Kind eine leere Kindheit, in der es wenig Aufmerksamkeit erhält. Die Eltern verstoßen es emotional oder misshandeln es vielleicht sogar. Paradoxerweise entwickeln diese Kinder starke Selbstzweifel, als seien sie verantwortlich für das Leid und die Vernachlässigung, die ihnen zuteilwurden.

Überlebensmuster

In einer Beziehung erwartet eine Person mit solchen Hintergründen, kritisiert, abgelehnt und zurückgewiesen zu werden. Sie empfindet sich selbst als abstoßend und widerwärtig und glaubt deshalb nicht daran, Zuwendung erhalten zu dürfen. Manchmal kann sie ihren Wunsch nach Nähe und Geborgenheit kaum noch wahrnehmen. Unsichtbar zu sein oder besser nicht zu existieren erscheint ihr als Ausweg aus dem Dilemma. Die abgelehnte Person zieht sich von anderen Menschen zurück, von ihren Gefühlen, sogar aus ihrem Körper. Sie vermeidet die Wärme des Kontakts, verzichtet auf ihre Bedürfnisse und lebt auf kleinster Lebensflamme. Es fällt ihr schwer, auf andere Menschen zuzugehen, als habe sie Angst davor, wieder abgelehnt und ignoriert zu werden. Dabei sehnt sie sich nach Wärme, Fürsorge, Behutsamkeit, Halt, Schutz und Zugehörigkeit. Sie hegt heftige Selbstzweifel, da sie sich diese Bedürfnisse sehr übel nimmt. Eigentlich braucht eine derart selbstunsichere Person eher eine Eltern-Kind-Beziehung als eine Partnerschaft, und tatsächlich lebt sie oft als Kind des Partners in einer Beziehung. Nicht selten erfährt sie dort wieder eine menschenunwürdige Behandlung und ist dennoch überzeugt davon, nichts Besseres verdient zu haben. Wegen ihrer Fehler und Schwächen verdammt sich diese Person zutiefst. Sie lehnt sich selbst ab, übt vernichtende Selbstkritik und ist zu sich streng und unbarmherzig wie sonst zu keinem anderen Menschen.

Ein Mensch mit diesen Hintergründen kann sich in der Sexualität nicht wirklich hingeben, da die krampfhaft aufrechterhaltene Kontrolle Angst und Panik in Schach halten muss. Auch körperlich ist er so gar nicht auf Lust eingestellt: eingezogener, verkrampfter Bauch, ein häufig kleines, zusammengezogenes und nicht zur vollen Genialität entwickeltes Becken. Der Weg zur Lust ginge idealerweise erst einmal über eine Hinwendung zur eigenen Bedürftigkeit. Auch das Eingestehen der Sehnsucht nach Nähe wäre hilfreich, um die sexuelle Entwicklung zu fördern.

Vermeidung

Der Hinweis in der Paarberatung, dass eine grausame Beziehungserfahrung nicht durch noch mehr Anstrengung zu überwinden ist, wird überhört oder nicht geglaubt. Selbstunsichere Personen neigen dazu, sich wenig zu zeigen, kaum etwas von sich preiszugeben und können sogar sehr schroff Fragen nach dem eigenen Erleben zurückweisen. Davon sollte eine Fachperson sich ebenso wenig beeindrucken lassen wie von der Beteuerung, eine unterkühlte Partnerschaft wäre durchaus in Ordnung. Die vorgebrachte Überzeugung, Nähe und Intimität seien nicht so wichtig und man wolle lieber seine Ruhe haben, brauche viel Rückzug und sei gerne allein, sind Deckbehauptungen eines Menschen, der sich selbst verachtet und die Sorge hat: Wenn das Innenleben streng verborgen bleibt, müssen andere ihn auch nicht verachten. Nähe, Kontakt und Aufmerksamkeit werden vermieden, insgeheim aber ersehnt und mit der Einstellung, eben nicht liebenswert zu sein, abgetan.

Dysfunktionale Reaktion

Diese Hintergründe machen es einem Menschen nicht gerade leicht, mutig ins Leben zu schreiten, sich Herausforderungen zu stellen oder Risiken einzugehen. Unsicher, schüchtern und introvertiert wirkt diese Person in der Paarberatung. Sie ist voller Angst, hat Horrorfantasien und nimmt schlimmste Zumutungen hin. Die selbstunsichere Person kann nicht gut für sich sorgen und vernachlässigt oftmals die lebensnotwendigen Alltagserfordernisse. Sie schläft nicht genug, isst nicht ausreichend, pflegt sich nicht; sie kümmert sich nicht um eine gemütlich gestaltete Wohnung, ihr Auskommen oder die Gesunderhaltung des Körpers. Übergriffigen Menschen Grenzen zu setzen liegt außerhalb des eigenen Vorstellungsvermögens. In steter Anspannung, oft sogar mit körperlichen Schmerzen (vorzugsweise Kopfschmerzen und Migräne), wirkt diese Person starr, mit wenig Mimik und leerem Blick.

Überwindung der grenzverletzten Angststruktur

Dieses Selbstkonzept ist sehr resistent, und zugleich ist diese Person in der Therapie oder Beratung in hohem Maße veränderungsmotiviert. Allerdings zielt der Wille zur Entwicklung in eine eher störungsorientierte Richtung. „Wenn ich mich nur noch mehr unterordne, alles besser mache, alle Erwartungen erfülle und noch mehr Verantwortung für das Misslingen der Beziehung übernehme, dann bekomme ich vielleicht doch ein Quäntchen an Wertschätzung und Liebe.“ Diese Person möchte bedeutsam und wichtig sein, sie wünscht sich Beachtung und lehnt zugleich Anerkennung und Kontaktangebote schroff ab. Sie ist vom eigenen Unwert überzeugt und würde ihr eklatantes Selbstwertproblem niemals infrage stellen. Die verzerrte negative Selbsteinschätzung ist zugleich auch das hartnäckigste Problem bei der Bewusstwerdung der Grenzverletzungsproblematik.

In der Paarberatung setzen Sie als Fachperson Zeichen, die sich an das früh traumatisierte Kind und auch an eine eher herzlose Partner-Person richten, indem Sie voller Respekt, Geduld und Wärme auf die selbstunsichere Person eingehen und versichern, wirklich verstehen zu wollen. Es darf kein Druck ausgeübt werden, Themen der Selbstfürsorge und der Aktivierung von Ressourcen sollten favorisiert werden. Sie könnten vermitteln, wie wichtig Ihnen die Klientin / der Klient ist. Zeigen Sie Verständnis und bieten Sie Präsenz an. Hilfreich ist für die selbstunsichere Person in jedem Fall, das eigene Beziehungsmuster zu verstehen und die Ursprünge herleiten zu können. Speziell für die selbstunsichere Persönlichkeitsstruktur weist Rainer Sachse (2019) ausdrücklich darauf hin, wie schwach Worte oder ein Gespräch auf früh traumatisierte Menschen wirken: „Da Klienten ihre Schemata zum Teil nicht präsent haben, können sie sie auf die Fragen des Therapeuten hin auch nicht benennen. Therapeuten müssen von daher die implizit angesprochenen, erschließbaren Schemata explizit machen, müssen diese für den Klienten benennen, in Worte fassen, auf den Punkt bringen. Damit helfen sie dem Klienten, seine Schemata zu kennen, zu verstehen, zu repräsentieren. Diese Repräsentationsbildung der relevanten Schemata ist eine zentrale Voraussetzung für ihre therapeutische Bearbeitung“ (S. 236).

Aus diesem Grund ist es sinnvoll, mit Menschen, die in selbstzerstörerischer Weise verachtend mit sich selbst umgehen, das Abbild der eigenen Interaktionsstruktur herzuleiten, anzuschauen und dieses gemeinsam im Hinblick auf eigene Erfahrungen zu analysieren.

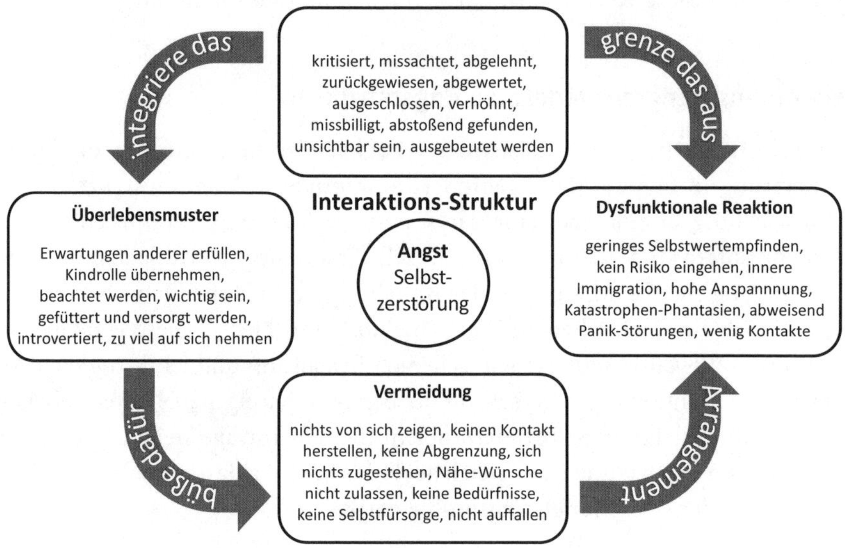

Abbildung 4.4: Grenzverletzte Angststruktur

4.3.2 *Grenzverletzte Trauerstruktur – selbstaufopfernde Selbstverachtung*

Dependente Persönlichkeitsstörung

„Das Kernmerkmal der dependenten PS ist, dass sich Betroffene komplett von anderen Menschen abhängig fühlen, diese als stark und kompetent wahrnehmen, sich selbst als unfähig und hilflos. Personen mit einer dependenten PS sind bereits bei kleinen Lebensentscheidungen auf den Rat anderer Menschen angewiesen. Ohne Nachfragen und Rückversicherung durch andere ist es ihnen kaum möglich, Entscheidungen zu treffen. Charakteristische Denkmuster (…) lauten: Ich bin hilflos, wenn ich auf mich allein gestellt bin. Das Schlimmste für mich wäre, verlassen zu werden“ (Renneberg & Herpertz 2021, S. 73).

Beziehungserfahrungen

Wenn die Eltern wenig Zeit für ihr Kind haben, es viel allein lassen oder seine emotionalen Bedürfnisse nicht stillen, muss das Kind auf sich aufmerksam machen, um die lebensnotwendige Zuwendung zu erhalten. Das verlassene Kind hat oft Eltern, die viel mit sich selbst beschäftigt sind und kaum noch Energie aufbringen oder keine fürsorgliche Haltung einnehmen können. Das Kind greift ins Leere, fühlt sich einsam und vergessen. Die Eltern wirken unerreichbar und sind auch durch Tränen, Betteln oder Protest nicht zu gewinnen. Oft muss das Kind Verluste hinnehmen, etwa durch längere Krankenhausaufenthalte, die Trennung der Eltern, die körperliche oder psychische Erkrankung eines Elternteils, oder es wird wegen seiner Bedürfnisse geschlagen oder missachtet.

In einer solchen Konstellation entwickelt sich ein Mensch, der wenig belastbar ist, der sich immer wieder aus Kontakten zurückzieht, seine eigenen Bedürfnisse zurückhält oder wenig für seine Wünsche eintritt und Konflikten aus dem Weg geht.

Überlebensmuster

Ein Mensch, der verlassen und ignoriert wurde oder dessen Bedürfnisse nie wirklich zählten, hat, eine unstillbare Sehnsucht nach zuverlässigen Beziehungen. Die Angst, wieder fallen gelassen oder im Stich gelassen zu werden, bewältigt er durch unterwürfige Abhängigkeit in Beziehungen. Die eigenen Wünsche werden für die Beziehung geopfert, und die Zweisamkeit steht für ihn in der Partnerschaft deshalb an erster Stelle. Allein zu sein, ein eigenständiges Leben aufzubauen oder eigene Ziele zu verfolgen ist für den verlassenen und verratenen Menschen eine nicht zu bewältigende Herausforderung. Diese umgeht er, indem er sich für den / die Partner:in aufopfert, sich hingebungsvoll kümmert und sich unentbehrlich macht. Das Gegenüber fühlt sich bald gelangweilt und unfrei, wegen der fehlenden eigenen Meinung des / der anderen und der Maßgabe, alles gemeinsam machen zu müssen. Der dependente Teil des Paars erfüllt zudem nicht die wahren Bedürfnisse der Partnerin / des Partners, sondern die ihr / ihm unterstellten, und ist tief betrübt sowie vom eigenen Versagen zerknirscht, wenn das Bemühen nicht gewürdigt wird. Es entsteht der Eindruck, allein nicht überlebensfähig zu sein, und er wird gerne aufrechterhalten oder sogar bezweckt. Im Gegenzug verspürt das Gegenüber ein schlechtes Gewissen, weil er / sie sich nicht auch für die Beziehung aufopfern will. So kommt es nicht selten vor, dass der befürchtete Verlust zur selbsterfüllenden Prophezeiung wird und dieser Mensch trotz Aufopferung und Unterordnung verlassen oder übergangen wird.

Die Sexualität ist von der immensen Bedürftigkeit nach Halt, Geborgenheit und dem unstillbaren emotionalen Hunger geprägt und weniger genital oder lustbetont.

Der/die Partner:in fühlt sich eher ausgenutzt und von den kaum erfüllbaren Nähewünschen belästigt. So, wie das Verlangen nach passivem Umsorgtwerden kaum realisierbar erscheint, so darbt ein Mensch mit dieser Interaktionsstruktur resigniert mangels intimer Begegnungen. Echte und tiefe Berührung, offenes oder gar aggressives Zugehen kann der verlassene und dependente Mensch kaum umsetzen. Die zurückgehaltene Enttäuschung und die körperliche Kraftlosigkeit führen zu einer schwachen inneren Spannkraft und infolgedessen zu wenig erfüllenden Orgasmen. Nahezu monate- oder gar jahrelange Abstinenz werden nicht selten stoisch und tatenlos durchlitten.

Vermeidung

Entscheidungen werden gerne umgangen, dem/der Partner:in zugeschoben oder aufgeschoben, da eine eigene Meinung zu Konflikten führen könnte. Das Risiko, verlassen oder ignoriert zu werden, ist zu groß. Die Durchsetzung von Grenzen ist ebenfalls zu gefährlich, weil Wut und Ärger zu zeigen den befürchteten Verlust unnötig vorantreiben könnte. Der Ausdruck eigener Bedürfnisse oder das Austragen von klaren Auseinandersetzungen ist aus dem gleichen Grund nicht erstrebenswert. Die Suche nach dem eigenen Selbst, die Reflexion über Wünsche und Bestrebungen sind von daher streng tabuisiert, und sollte in der Paarberatung die Sprache hierauf gelenkt werden, stößt das auf passiven Widerstand. Mit dem Hinweis, eigene Bedürfnisse wären für eine Beziehung nicht wirklich relevant, wird die Erforschung des Innenlebens weit von sich gewiesen.

Dysfunktionale Reaktion

Der Verzicht auf die eigene Persönlichkeit führt nicht selten zu Magen-Darm-Beschwerden, denn wegen des Drucks, nicht um seiner selbst willen geliebt zu werden, sondern nur, weil man sein Selbst aufopfert, wird die Körperresonanz nicht beachtet. Oft wird diese Person aufgrund ihrer Unterwürfigkeit, ihres Pessimismus, ihrer Versagenserwartungen und eines fehlenden eigenen Standpunkts von vielen Menschen abgelehnt, ausgebeutet oder sogar gemobbt. Seine unverbindliche Art, die Vermeidung echter Nähe oder Grenzsetzung und sein blasser Charakters führen oft dazu, dass der grenzverletzte Trauer-Typ alsbald allein dasteht. Aufgeschobene, umgangene oder nicht getroffene Entscheidungen können für die Beziehung zu einer argen Belastung werden und sogar ins berufliche oder finanzielle Aus führen. Die Selbsttäuschung, eine Beziehung durch Aufopferung aufrechterhalten zu können oder um die Aufgabe der Selbstfindung herumzukommen, kann bis zur weltfremden Illusion vorangetrieben werden.

Überwindung der grenzverletzten Trauerstruktur

Druck, Forderungen oder Erwartungen sollten in jedem Fall vermieden werden, selbst wenn die dependente Person nicht offen dagegen opponieren würde. Für diese Person ist es hilf- und erkenntnisreich, das eigene Interaktionsmuster gut zu kennen und die Ursachen der Interaktionsstruktur auf die ignorierten Bedürfnisse in der Kindheit zurückzuführen. Sobald einem verlassenen und missachteten Menschen klar geworden ist, dass Zuverlässigkeit nicht bei anderen Menschen, sondern vor allem im eigenen Selbst zu finden ist, sollte der Blick auf eigene Begabungen und Ressourcen gelenkt werden. Die Zusicherung, sich wirklich für diesen Menschen und seine Wünsche zu interessieren und sich nicht abzuwenden, kann hier wahre Wunder bewirken. Ratschläge und Empfehlungen führen nicht weiter, da die Neigung zur Abhängigkeit damit nicht abgebaut, sondern eher aufrechterhalten würde. Hilfe zur Selbsthilfe ist hier sinnvoller, ebenso die Konfrontation mit den Schäden der Selbstaufopferung für die Partnerschaft und die eigene Person.

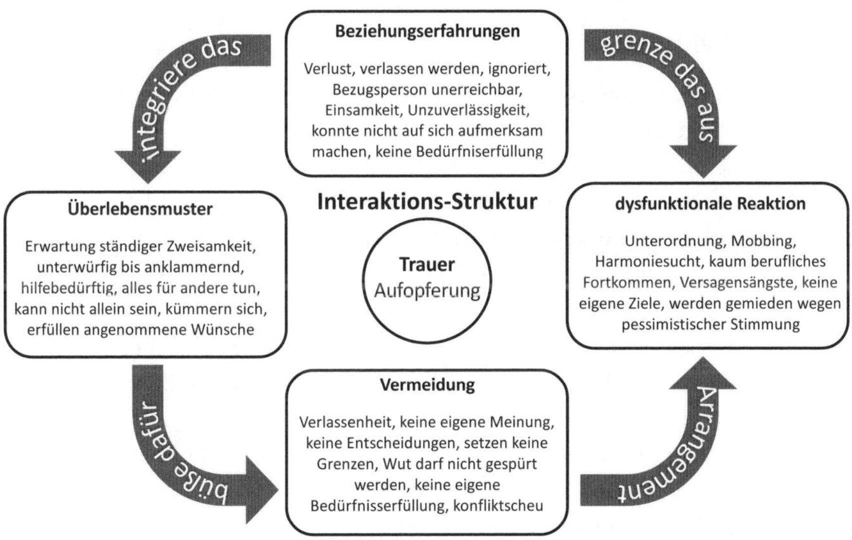

Abbildung 4.5: Grenzverletzte Trauerstruktur

4.3.3 *Grenzverletzte Ärgerstruktur – distanzierte Verachtung*

Narzisstische Persönlichkeitsstörung

„Das Kernmerkmal der narzisstischen PS ist ein instabiles, brüchiges und äußerst verletzliches Selbstwertgefühl, das durch ein rastloses Streben nach Aufmerksamkeit und Anerkennung versucht wird, zu stabilisieren. Patientinnen mit narzisstischer PS zeigen eine offene oder versteckte Grandiosität mit Anspruchsdenken und Streben nach Bewunderung. Sie zeichnen sich durch übermäßige Ausrichtung auf andere zur eigenen Selbstwertregulation mit extremen Schwankungen zwischen Selbstüber- und Selbstunterschätzung aus; damit einher gehen erhebliche emotionale Schwankungen und eine eingeschränkte Fähigkeit, die Gefühle und Bedürfnisse anderer Personen zu erkennen und im eigenen Verhalten zu berücksichtigen. Ihre zwischenmenschlichen Beziehungen lassen an Gegenseitigkeit vermissen und sind auf persönlichen Gewinn ausgerichtet“ (Renneberg & Herpertz 2021, S. 55).

Beziehungserfahrungen

Wenn der Vater häufig abwesend, emotional unzugänglich oder schwach ist und die Mutter sich infolgedessen vom Ehemann enttäuscht ab- und ihrem Kind zuwendet, wird das Kind als Partnerersatz überhöht oder als narzisstisches Idealobjekt funktionalisiert. Hierdurch geht dem Sohn der Vater, den er als Identifikationsobjekt braucht, verloren, und das Mädchen wird womöglich vom Vater als Verbündete gegen die Mutter überhöht. Häufig benutzen rivalisierende Eltern ihre Kinder im Kampf gegeneinander und missbrauchen diese für ihre Interessen. Das Kind wird durch diese Zuweisung das eine Mal überschätzt, das andere Mal fallen gelassen und weggestoßen. Es fühlt sich in seinen kindlichen Belangen übersehen, durch die Zurückweisung ausgeliefert oder sieht sich durch die Idealisierung, Retter der Eltern oder Konkurrent um Liebe und Aufmerksamkeit zu sein, auf ein Podest gehoben. Ein Kind ist immer überfordert, wenn es in die Ehekonflikte eingeweiht wird oder zur Ersatzbefriedigung herhalten soll. Wenn es wieder einigermaßen zwischen den Eltern läuft und seine unzulänglichen Dienste nun verhöhnt werden, ist es halt- und schutzlos der schmerzlichen Kränkung ausgeliefert. So sehr es auch versucht, dem Bild zu entsprechen, welches sich die Eltern von ihm machen, erlebt es doch immer wieder, dass seine vermeintlichen Fähigkeiten nicht zu echter Anerkennung führen. Irgendwann dreht das Kind den Spieß womöglich um und trickst die Eltern aus; es schwört sich, sich von nichts und niemandem kleinkriegen zu lassen. Auf der Strecke bleiben seine Bedürfnisse nach Schutz und Unterstützung. Es will dem Gefängnis entkommen, in welches die Vorstellungen der Eltern es eingesperrt haben.

Überlebensmuster

Die Angst, erneut kontrolliert, vereinnahmt oder instrumentalisiert zu werden, führt dazu, dass die eigene Autonomie in einer Beziehung oberste Priorität hat. In der Partnerschaft dominiert ein Mensch mit narzisstischer Interaktionsstruktur durch Regelanweisungen. Auseinandersetzungen arten zu Diskussionsforen, Machtkämpfen oder aggressiven Impulsdurchbrüchen aus. Gleichzeitig werden hinter diesem Gebaren Selbstzweifel und empfindliche Verletzlichkeit verborgen. Einzig durch die Fantasie, großartig zu sein, bewundert und anerkannt zu werden, kann eine solche Person Partnerschaft überhaupt ertragen. Eine Auseinandersetzung auf Augenhöhe, der gemeinsame Austausch oder gerechte Entscheidungen müssen unterbunden werden, denn damit würden die vorgestellte Besonderheit und Vorzugsbehandlung infrage gestellt. Diesem Menschen fällt es schwer, Empathie zu zeigen oder mitfühlend zuzuhören. Selbst wenn er die Sichtweise des Partners / der Partnerin versteht, nutzt er dieses Wissen eher zum Angriff. In der Partnerschaft sind die Stimmungsschwankungen, die Illusionen über die eigene Größe und die Jagd nach Erfolgen und Bestätigung schwer auszuhalten. Deswegen wird der / die Partner:in lieber zustimmen, folgen, bewundern und nicht widersprechen, um einem Donnerwetter zu entkommen. Die narzisstische Person reguliert, in welchem Ausmaß Nähe möglich ist, und hält den / die Partner:in auf Abstand. Affärenneigung, sexuelle Ausschweifungen oder risikoreiche Hobbys dienen der Selbstwerterhöhung und entziehen der Paarbeziehung zusätzlich Energie.

Die Selbstbefriedigung oder die Befriedigung des Selbst steht noch sehr im Vordergrund. Wenn Sex stattfindet, dann eher zum Zweck der Unterwerfung und für die eigene Bestätigung. Der grenzverletzte Ärger-Typ will gefallen, und dies gilt auch für die Sexualität. Das Herz muss verborgen bleiben, und so kann kaum Kontakt oder Offenheit entstehen. Sex wird vor allem ohne Augenkontakt vollzogen, damit keine Emotionen ins Spiel kommen. Wahre Empfindungen könnten die Vorstellung, genialer Liebhaber oder verführerische Liebhaberin zu sein, zerstören. Das Becken steht unter starker Anspannung. In der Fantasie ist diese Person stets ein Held oder eine Erlöserin, tatsächlich jedoch grob und unsensibel.

Vermeidung

Unter keinen Umständen dürfen die eigene Schwäche, die Selbstzweifel oder die Ohnmachtsempfindungen bewusst oder bekannt werden. Eine Konfrontation mit dem tatsächlichen Empfinden würde die zutiefst gefürchtete Kleinheit auf den Plan rufen. Auch Nähe und echte Bindung würden zu sehr an der kaum ertragbaren Angst vor Ausbeutung und Instrumentalisierung rütteln. Deswegen wird die Bedeutung von Liebe und Hingabe bagatellisiert oder weit von sich gewiesen. Sich Unvollkommenheiten einzugestehen würde die gefürchtete Angst vor Hohn und Versagen allzu sehr aktivieren. Aus diesem Grunde kann dieser Mensch kaum aus Fehlern lernen. Verbesserungen, Belehrungen oder einem Klügeren folgen fallen in die gleiche Kategorie. Es kommt nicht infrage, Schüler, Klient oder Lernender zu sein, was die Entwicklung weiter erschwert. Sich anzustrengen, einzugliedern, mitzuschwingen oder diszipliniert an etwas dranzubleiben entsprechen in keiner Weise der gehegten Größenfantasie, alles schon zu wissen oder besser zu können.

Dysfunktionale Reaktion

Der Drang zum Erfolg, der Hang zum Prahlen mit Statussymbolen, das teure Outfit und der riskante Lebensstil haben einen Preis, der sich nicht selten in Herz-Kreislauf-Problemen und Burnout-Symptomen äußert. Die oberflächliche Partnerschaftsgestaltung bei gleichzeitigem Liebäugeln mit bewunderungssichernden Seitenbeziehungen höhlen die Persönlichkeit des grenzverletzten Ärger-Typs aus. Um sich nicht mit der fehlenden Zuverlässigkeit oder mangelnden Verbindlichkeit konfrontieren zu müssen, wird auch gerne gelogen oder zumindest die Wahrheit verdreht. Tricksereien nimmt dieser Mensch in Kauf und setzt sie sogar bewusst ein, um das Bild des tollen Hechts oder der attraktiven Erscheinung aufrechtzuerhalten. Da auch riskante Entscheidungen ohne Absprache umgesetzt werden, kommt es in der Partnerschaft zu unschönen Wortgefechten, zur Umkehrung der Verantwortung und zur Verschleierung von absichtsvollem Hintergehen oder Verrat. Oftmals hat diese Person die Loslösung von der primären Bezugsperson (in der Regel der vereinnahmenden Mutter) nicht vollzogen, und der / die Partner:in muss sich mit der Macht dieses Zweiergespanns leidvoll auseinandersetzen. Wegen der Maßgabe, immer auf der Überholspur des Lebens dahinzurasen, ist es undenkbar, sich entspannen oder anlehnen zu können. Zugleich ist da die Hoffnung auf Rettung: Dass man trotz der Flucht in die Autonomie von der inneren Anspannung erlöst wird.

Überwindung der grenzverletzten Ärgerstruktur

Auch wenn der grenzverletzte Ärger-Typ gerne mit seinen Erfolgen angibt und sich über jeden Zweifel erhaben zeigt, ist das Gegenteil der Fall. Die tiefe Verunsicherung, in Beziehungen doch wieder nur funktionalisiert zu werden, führt bei anzugehenden Entwicklungsaufgaben zu einem hohen Maß an Widerstand, der sich auch in der Paartherapie zeigt. Machtkämpfe oder fachliche Diskussionen über die (Un-)Wirksamkeit dieser oder jener Methode sind unbedingt zu vermeiden. Rainer Sachse (2019) empfiehlt bei dieser Persönlichkeitsstruktur, erst einmal oberflächlich anmutende Arbeitsaufträge anzunehmen und dann im weiteren Verlauf der Behandlung auf die therapeutisch wirklich relevanten Themen überzuleiten. Jede aktive Mitwirkung, sogar Angriffe auf die Qualifikation der Fachperson, sollten mit Lob und Anerkennung beantwortet werden. Hierzu könnten die Integritätsaspekte herausgefiltert und hervorgehoben werden. Die Herausarbeitung des Beziehungsmusters, entstanden durch die Instrumentalisierung in der Kindheit, ist für diesen Menschen so immens wichtig wie schwierig. Verhöhnte, abgewertete und ohnmächtige innere Anteile möchte der grenzverletzte Ärger-Typ nicht wahrhaben oder anschauen. Umso wichtiger ist für diesen Menschen, sein Bedürfnis nach Kontrolle und eigenen Regeln zu Beginn der gemeinsamen Arbeit zu akzeptieren. Kaum eine Interaktionsstruktur sperrt sich so sehr gegen die Methode des Emotions-Skripts, und keine andere profitiert so sehr von der liebevollen, wertschätzenden und akzeptierenden Haltung der Fachperson. Hierzu die aufschlussreichen Schilderungen von Rainer Sachse (2019): „Ein narzisstischer Klient, der ein Problem im therapeutischen Gespräch angetastet hat, muss dem Therapeuten ganz schnell klarmachen, dass er keineswegs nur aus diesem Problem besteht, also defizitär, sondern eigentlich ganz toll (ist). Wenn man mit Narzissten therapeutisch arbeiten will, muss man für jeden Aspekt der therapeutischen Arbeit, jedes Ziel, usw. Compliance schaffen. (…) Gegen den Klienten und gegen seine Reaktanz kann man nicht arbeiten" (S. 149).

Durch dieses Bündnis entsteht jenes Vertrauen, was später dabei helfen wird, auch musterüberwindende Konfrontationen zu wagen; dass zum Beispiel neben dem Streben nach Erfolg auch der Wunsch nach authentischer Nähe, Zuverlässigkeit und echter Anerkennung bestehen mag.

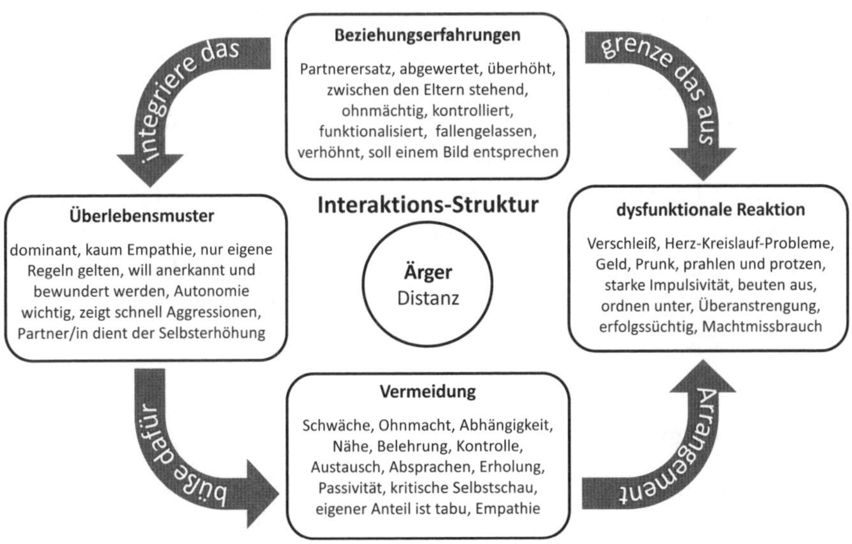

Abbildung 4.6: Grenzverletzte Ärgerstruktur

4.3.4 *Grenzverletzte Schuldstruktur – isolierte Verachtung*

Paranoide Persönlichkeitsstörung

„Hauptmerkmal der paranoiden PS ist ein durchgängig vorhandenes Muster von Misstrauen und die Neigung, auch neutral oder positiv intendierte Verhaltensweisen anderer als feindselig, verletzend oder kränkend zu interpretieren. Diese Denk- und Überlebensmuster zeigen sich in allen Bereichen der zwischenmenschlichen Interaktion. (...) Interaktionen mit anderen sind gewöhnlich emotional negativ getönt und distanziert, da Angriffe der anderen erwartet werden und oft schon eine aggressive präventive Abwehr eines erwarteten Angriffs erfolgt, obwohl dies von der anderen Seite nicht stattfand und auch nicht intendiert war. Nicht selten verfolgen sie rigide oder gar fanatisch vermeintlich erlebte Ungerechtigkeit und Zurücksetzungen" (Renneberg & Herpertz 2021, S. 55).

Beziehungserfahrungen

Ein Kind mit einer einengenden, bevormunden Mutter, die alles besser weiß und Entscheidungen für oder auch gegen das Kind trifft und mit einem schwachen unreifen, wenig präsenten Vater, kann oder darf sich nicht abgrenzen. Die Mutter ist emotional überpräsent und mit dem Kind überidentifiziert, verhängt Strafen, unterdrückt mit Schlägen oder ahndet den eigenen Willen des Kindes mit Freiheitsentzug. Die Eltern unterstützen das Kind nicht dabei, autonom zu werden, eigene Ziele zu verfolgen oder sein Territorium abzustecken. Will das Kind eigene Wege gehen, wird es bestraft, eingesperrt, geschlagen, gezwungen und kontrolliert. Seine Wünsche werden gedeckelt, ein „Nein" wird nicht geduldet, ein Aufmucken schnell unterdrückt. Einzig die Normen der Eltern gelten, das Kind darf kein autonomes Selbst entwickeln. Es muss den Vorstellungen der Eltern folgen, deren Regeln einhalten, und es darf die unfaire Behandlung auf keinen Fall monieren. Beziehung bedeutet Gehorsam und Gefolgschaft. Loyalität bedeutet, nichts Eigenes oder anderes zu wollen. Die Mutter übernimmt die Regelanweisungen, auch die des Vaters, sieht das Kind als ihren rechtmäßigen Besitz an, walzt jeden Widerspruch nieder und erwartet dafür Akzeptanz und bedingungslose Unterordnung.

Überlebensmuster

Eine Person, die in einer solchen Familie aufgewachsen ist, unterstellt verständlicherweise, dass sie auch in der Partnerschaft unfair behandelt, übergangen, eingeschränkt oder bedrängt wird. Sie durfte in der Kindheit keine Grenzen setzen, und nun ahndet sie jede noch so banale Grenzübertretung, ohne vorher mitgeteilt zu haben, wo ihre Grenzen liegen. Oft ist sie gar nicht überzeugt, sich überhaupt abgrenzen zu dürfen. Ihre unerbittliche Anklage wird zum einen gespeist aus der kindlichen Empörung, die nie geäußert werden durfte, und zum anderen getragen von der Identifikation mit der verfolgenden und strafenden Instanz aus Kindertagen. Diese paradoxe Inszenierung, bei gleichzeitiger Rollenübernahme von Täter und Opfer, kann sich so weit von der Realität entfernen, dass ein Gegenüber in Rage gerät und ebenfalls mit Wutanfällen auf die aggressiven und selbstgerechten Anschuldigungen reagiert. Dies bestätigt das Misstrauen und wird mit weiteren Klagen über die ungerechte Behandlung und mit emotionaler Erpressung beantwortet. Der / die Partner:in wird bald vor lauter schlechtem Gewissen jeden Protest unterlassen, um nicht wiederholt von folgendem Ausruf ausgebremst zu werden: „Soll ich nun an all dem auch noch selbst schuld sein?! Ich bin immer an allem schuld. Das war von vornherein klar." Der grenzverletzte Schuld-Typ wird sein „Jein" zu der Beziehung damit rechtfertigen, dass man sich nachweislich nicht auf die Loyalität des anderen verlassen könne. Damit weist er jeden eigenen Anteil an der Beziehungskrise weit von sich, und gleichzeitig dient es ihm zur Begründung seiner großen Ambivalenz hinsichtlich einer tieferen Verbindung.

Diese Person hält sexuelle Impulse eher zurück, hin- und hergerissen zwischen Lust und Abscheu. Als Ausweg lässt sie sich eher bedrängen und zeigt sich ablehnend oder gibt nach und grollt dafür anschließend. Die Funktionen des Beckens sind oftmals mit Ekel besetzt. Erregung wird schuldhaft wahrgenommen und um die eigene Befriedigung oder Vorlieben ein großes Geheimnis gemacht. Fantasien kreisen um Schuld, Scham und Qual. Der Orgasmus wird eher „herbeigequetscht" oder erzwungen als hingebungsvoll zugelassen.

Vermeidung

Wegen drohender erneuter Kontrolle und der Möglichkeit der Freiheitsberaubung wird dieser Typus es tunlichst vermeiden, sich auf eine Beziehung einzulassen. Selbst wenn gerechte Grenzen in der Wertehierarchie an oberster Stelle stehen, wird er es dennoch niemals wagen, welche zu setzen. Entscheidungen werden vertagt oder wegen der Ambivalenz gegenüber jeder möglichen Alternative hinausgeschoben. Die eigene Verantwortung für das Beziehungs- oder Lebensdilemma wird negiert. Letztlich fürchtet er Nähe und Abhängigkeit und umgeht Verbindlichkeit. Es erscheint dieser Person undenkbar, die Initiative für ihr Leben, ihre Wünsche oder Bedürfnisse zu ergreifen oder diese überhaupt erst einmal zu äußern. Zu groß ist die Angst, doch nur überhört oder zum genauen Gegenteil gezwungen zu werden.

Dysfunktionale Reaktion

Wegen der pessimistischen Einstellung zu Partnerschaft und Liebe isoliert sich ein Mensch mit dieser Problematik immer mehr und stagniert in seiner Entwicklung. So nach und nach verwandelt sich jeder in einen Feind oder Gegner. Es wird geschimpft und geklagt, rebelliert und Schuld zugeschoben. Das Verharren in der Opferrolle und die Überzeugung, unverstanden und von niemandem wirklich ernst genommen zu werden, machen diese Person zu einem schwierigen Gegenüber. Immer sind die anderen schuld, das Schicksal ungerecht und die Umstände unmöglich. Man schmort gekränkt im eigenen Morast und hadert mit Gott und der Welt. Die Unzufriedenheit über das fehlende eigene Leben, wegen der nicht getroffenen Entscheidungen und einem allzu langweiligen Leben ohne Plan oder Ziel wird dem / der Partner:in angekreidet. Kaum jemand wird gegen derart absurde Überzeugungen und irrationale Interpretationen, einem geschehe grundsätzlich unrecht, ankommen. Weder mit guten Argumenten noch mit liebevoller Ermutigung und erst recht nicht mit Widerspruch oder Ärger. Irgendwann gibt es keinen Ausweg, kein Entkommen, keine Lösungen mehr.

Überwindung der grenzverletzten Schuldstruktur

Der grenzverletzte Schuld-Typ ist misstrauisch und kann kaum daran glauben, nicht auch von der Fachperson hinters Licht geführt zu werden, was die Erarbeitung der Paardynamik nicht gerade einfach macht. Im Mittelpunkt stehen die Klagen und Beschwerden über den / die Partner:in und die Erwartung, hier bestätigt zu werden. Wenn die Fachperson nicht sehr darum bemüht ist, keine Partei zu ergreifen, wird die Person mit der grenzverletzten Schuldthematik die Arbeit boykottieren, wenn nicht sogar die Behandlung abbrechen. Eine Solidarisierung festigt das Beziehungsmuster dieser Struktur und verletzt die begleitende Person. Sich ungeduldig und ärgerlich wegen der irrationalen Ansichten zu zeigen bestärkt die bittere Überzeugung, wieder nicht verstanden zu werden. Somit landet die Fachperson in einer ähnlichen Zwickmühle wie das damalige Kind. Der Ausweg liegt darin, die Sichtweise als Sichtweise des Klienten nachzuvollziehen, ohne zuzustimmen. Bedeutsam ist, immer wieder auf die Selbstwirksamkeit, die Kompetenzen und die Fähigkeiten zu selbstbestimmtem Handeln hinzuweisen und es zu unterlassen, die Nachteile des Beziehungsmusters zu thematisieren oder zur Einsicht bewegen zu wollen. Die Identifikation mit den inneren Stimmen der Abwertung durch die Eltern ist zu stark. Deswegen hilft hier allein die Zusicherung, an die / den Klienten:in zu glauben, zu einem selbstbestimmten Leben zu ermutigen und Grenzsetzung zu unterstützen. Rainer Sachse (2019) schlägt vor, sich von der Beschwerlichkeit der Arbeit mit dieser Persönlichkeitsstruktur nicht entmutigen oder von der negativen Sicht anstecken zu lassen. Das wesentliche Ziel zur Überwindung der grenzverletzen Schuldstruktur besteht darin, an den Ressourcen zu arbeiten: „Der Klient sollte seine Möglichkeiten, Stärken, Kompetenzen etc. auf dem Schirm haben, um so stärker den Eindruck zu haben, sich den Gefahren stellen zu können. Eine solche Einschätzung könnte auch sein, Vermeidungsverhalten zu reduzieren und ihn in die Lage zu versetzen, sich zumindest einigen persönlichen Problemen zu stellen" (S. 312).

Vor allem ist es wichtig, nicht an der eigenen Kompetenz zu zweifeln. Der Glaube in die Wirksamkeit der Grenzpaartherapie-Methoden wird speziell vom grenzverletzten Schuld-Typ sehr in Mitleidenschaft gezogen.

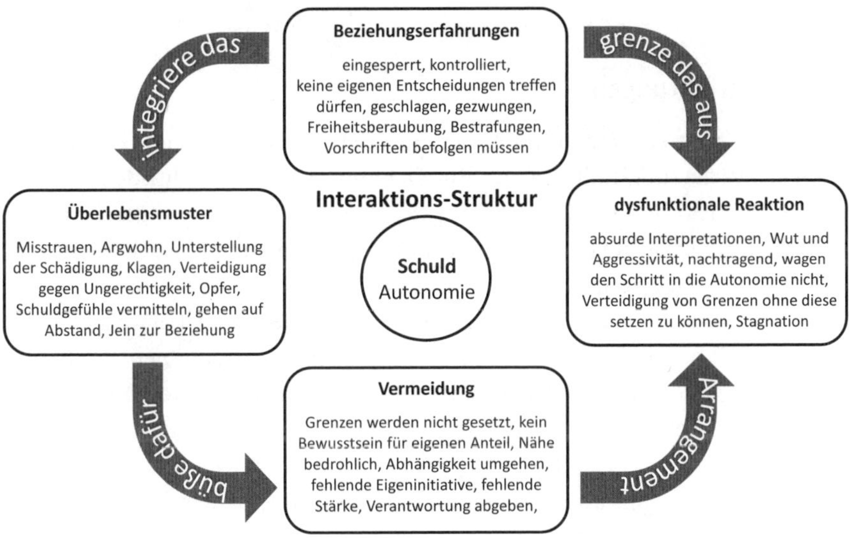

Abbildung 4.7: Grenzverletzte Schuldstruktur

4.3.5 Grenzverletzte Schamstruktur – ohnmächtige Selbstverachtung

Zwanghafte Persönlichkeitsstörung

„Verlässlichkeit und Gewissenhaftigkeit gepaart mit hohen Leistungsstandards sind Persönlichkeitszüge, die in der Gesellschaft sehr geschätzt (…) werden." Diese Personen „gelten als rigide, gewissenhaft, perfektionistisch, sind extrem an Regeln und Normen orientiert und in hohem Maße sicherheitsbedürftig. Sie haben große Schwierigkeiten oder Angst davor, die eigenen Gefühle wahrzunehmen und mitzuteilen. Daher können sie auf andere distanziert und unnahbar wirken" (Renneberg & Herpertz 2021, S. 48 f.).

Beziehungserfahrungen

Dieser Mensch ist ein vom Herzen her im Stich gelassenes Kind. Der Zeitpunkt der tiefsten Verletzung fällt mit der Entwicklung der Geschlechtsidentität zusammen. Zugleich ist die intellektuelle Reife des Kindes so weit vorangeschritten, dass es die Bedeutung von Regeln, Normen und den Konformitätsdruck gesellschaftlicher Werte verstehen kann. Diese Eltern sind oftmals emotional sehr gehemmt und unterwerfen das Kind einer rigiden Kontrolle, die nahezu an Überwachung grenzt. Das oberste Gebot gilt der Einhaltung von Regeln und Konventionen, um nicht ausgestoßen oder beschämt zu werden. Die starren Normen verbieten oft die lustvolle Hinwendung in der Paarbeziehung, und so zeigen sich die Eltern eher nicht als zusammengehöriges Paar; ein idealer Nährboden für ödipale Konflikte, Hemmungen, zwanghafte Fixierungen und verbotene Vorstellungen. Das Kind empfindet wegen seiner Gefühle und Bedürfnisse Peinlichkeit bis hin zur Pein, die es durch extreme Kontrolle, perfektes Verhalten und äußerste Überwachung des eigenen Verhaltens in den Griff bekommen will. Es wächst zu einem Menschen heran, der jede Spontaneität zurückhält, der mit seinen inniglichen Gefühlen nicht in Verbindung steht und sein Herz in einen Safe sperrt und fortan ein Leben wie in einer Zwangsjacke führt.

Überlebensmuster

Wegen der starken Beschäftigung mit Regeln, Ordnung, Normen und Konventionen ist diese Person kein Gegenüber, mit dem sich Freude, Spaß oder Spontaneität teilen ließen. Gefühlvolle oder gar emotional heftig reagierende Partner:innen werden lernen müssen, mit der überheblichen Zurechtweisung dieser Person zu leben. Es kann sogar passieren, dass man das gleiche Korsett missionarisch verpasst bekommt, nach dem der grenzverletzte Scham-Typ das eigene freudlose Leben diszipliniert ausrichtet. Eine große Herausforderung ist die absolute Zurückhaltung jedweder Emotion oder die Versagung eigener Bedürfnisse. Gefühle erfüllen keinen Zweck, erst Denken, dann Handeln und niemals die Kontrolle verlieren. Vergeblich lädt der/die Partner:in zur Reflexion ein, denn für diesen Menschen ist allein der richtige Weg entscheidend und nicht, ob sich dieser womöglich falsch anfühlen könnte. Spontane, authentische oder freudvolle Reaktionen sind nicht zu erwarten, denn sie könnten gegen wichtige Regeln verstoßen. Diese Person gestaltet sich ein perfektes Leben, hält gewissenhaft alle Pflichten ein und verfolgt diszipliniert „gesellschaftliche" Vorgaben. Eine Partnerschaft, Liebe oder Romantik haben da kaum Platz, und kreative Ideen bleiben durch langatmige Planungen und durch die Beschäftigung mit allzu vielen Details auf der Strecke.

Der Leistungsgedanke der Person im Scham-Konflikt beherrscht auch die Sexualität. Liebe und Sex werden abgeleistet. Erregung kann verspürt werden, doch das Herz ist nur selten beteiligt. Orgasmen werden erlebt, und die sexuelle Begegnung wird auch gesucht, doch Aspekte von Liebe und Hingabe, Emotion und Leidenschaft bleiben außen vor. Eine innige und voll befriedigende Verbindung ist so kaum möglich. Im Sex wird Funktion angestrebt, wodurch die heilsame Herzöffnung inniger und beständiger Verbindung vermieden wird.

Vermeidung

Unter keinen Umständen darf irgendeine lebendige oder spontane Gefühlsäußerung die Mauer der Abwehr durchbrechen oder dürfen Selbstzweifel gespürt werden. Vor allem Emotionen, die schwer zu kontrollieren sind, wie Freude, Angst oder Scham, gilt es zu umgehen und zu vermeiden. Deswegen wird auch das Hineinspüren ins eigene Innere als unsinnig angesehen. Jede Tätigkeit, Situation oder Handlung, die auch nur in die Nähe eines Kontrollverlusts führen könnte, wird abgelehnt. Das gilt u. a. für romantische Begebenheiten, emotionale Filme, herzergreifende Musik oder ausgelassene Feste. Nur nie wieder diese Ohnmacht, Angst oder Scham spüren, einen Fehler gemacht, etwas Peinliches getan oder gesagt zu haben und deswegen ausgestoßen zu werden. Rainer Sachse (2019) beschreibt dieses innere Gefängnis der absoluten Ausweglosigkeit: „Einer diffusen, unbegreiflichen Angst ist man noch stärker ausgeliefert als einer konkreten begreifbaren Angst. Und damit verstößt diese Angst auch massiv gegen das starke Kontrollbedürfnis und muss wiederum auf alle Fälle vermieden werden. (…) Das System ist damit abgeschottet, und es ist selbststabilisierend" (S. 281).

Dieser Mensch darf sich nicht gehen lassen, sich nicht zeigen, sich nicht entspannen, keine Freude haben und keine Freizeit genießen. Lust, Lebendigkeit, Unsinniges, Abenteuer oder über die Stränge zu schlagen: All das ist tabu.

Dysfunktionale Reaktion

Die Leistungsorientierung, der vorauseilende Gehorsam und der Konformitätsdruck, um einer möglichen Beschämung, Entwürdigung oder Ausgrenzung entgegenzuwirken, führen zu einem engen Lebensraum und zu steifen Beziehungen. Derjenige, der allein weiß, wie die korrekte Art des Umgangs zu sein hat, was die rechte Moral ist und worin die einzig gültigen Regeln bestehen, wird bei Begegnungen kaum eine entspannte Gemeinsamkeit herbeiführen. Kaum jemand fühlt sich wohl, wenn Moralappelle jede Freude dämpfen, spontane Idee durch Zahlen und Fakten ad absurdum geführt oder Predigten über die einzig wahre Lebensanschauung deklamiert werden. Diese Person ist davon überzeugt, hochinteger zu sein und jederzeit korrekt und richtig zu handeln. Ein/e Liebespartner:in wird an diesen Maßstäben gemessen, analysiert, kategorisiert und bewertet. Entscheidungen dürfen nicht von emotionalen Aspekten beeinflusst werden. Damit übt der grenzverletzte Scham-Typ eine hohe Dominanz aus. An diesen Menschen heranzukommen ist kaum möglich, da der Charakter wie eine schwer einzunehmende Festung wirkt und sogar zu zwanghaften Verhaltensweisen führen kann.

Überwindung der grenzverletzten Schamstruktur

Respekt, Akzeptanz und der Wunsch, diesen Menschen und seine Motive verstehen zu wollen – all das gilt im Prinzip für jede der grenzverletzten Interaktionsstrukturen und so auch für diesen Menschen im grenzverletzten Scham-Konflikt. Sollte es auch noch so schwierig sein, eine Beziehung mit jemandem einzugehen, der so distanziert und emotionsfern ist: Lindernd ist der Gedanke, dass das einengende Muster das ehemals beschämte Kind schützen sollte. Die Einladung zur Diskussion über Normen sollte man jedoch unbedingt ausschlagen, da hiermit das Muster nur verfestigt würde. Wenn Sie als Fachperson die vorgebrachten Normen nicht infrage stellen, führt dies zu einem heilsamen Umdenken bei solchen Klient:innen. Jederzeit dürfen sie entscheiden, inwieweit sie sich einbringen, ob womöglich zu Beginn lieber über weniger relevante Themen gesprochen wird. Auch wenn der/die begleitende Partner:in hier ungeduldig intervenieren wird, können Sie auf die Notwendigkeit des Beziehungsaufbaus hinweisen. Allgemeine Anschauungen, wie jeder oder die Gesellschaft eine bestimmte Sache beurteilen würde, sollten Sie tunlichst meiden und darauf verweisen, dass Sie mehr Interesse am Erleben des/der Klient:in haben. Der Hinweis, wie anstrengend es wohl sein muss, stets ausgerichtet nach bestimmten Normen und an den eigenen Bedürfnissen vorbei leben zu müssen, zeigt die Möglichkeit von Alternativen auf. Rainer Sachse (2019) schlägt vor, den Zusammenhang von Angst und Normerfüllung stets vor Augen zu halten. Tiefer geht nach meiner Ansicht die Scham, sich zu blamieren und ausgegrenzt oder verhöhnt zu werden.

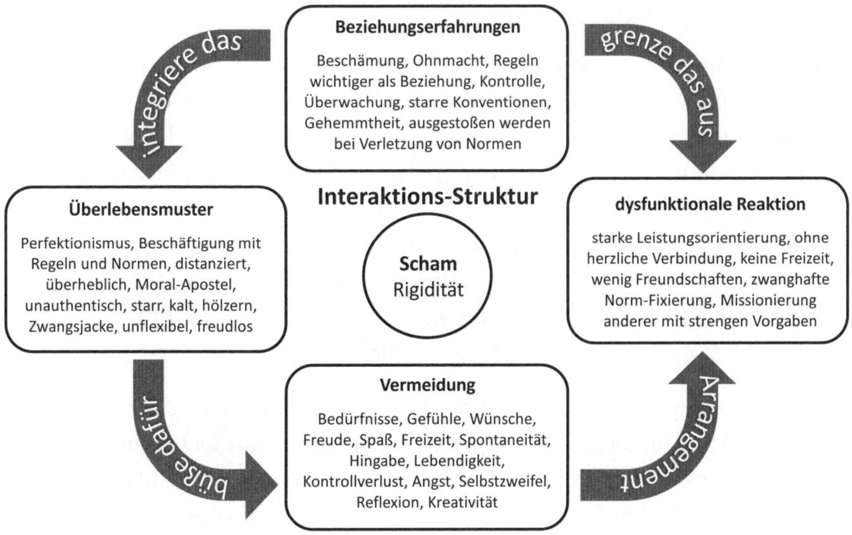

Abbildung 4.8: Grenzverletzte Schamstruktur

4.3.6 *Grenzverletzte Verachtungsstruktur – projektive Verachtung*

Es gibt kaum eine traumabedingte Störung, zu der so auffallend viele fach- wie betroffenenbezogene Publikationen, Forschungsberichte und Ratgeber veröffentlicht wurden und werden. Ich gehe deshalb davon aus, dass die Borderline-Persönlichkeitsorganisation (BPO) lange Zeit als die Persönlichkeitsstörung überhaupt angesehen wurde und die Beschreibung zur BPO die Verachtungsstrukturen in vielen grenzverletzenden Familien passend wiedergibt.

Borderline-Persönlichkeitsstruktur

Menschen mit einer Borderline-Persönlichkeitsorganisation zeichnen sich aus durch „Identitätsdiffussion, den Einsatz primitiver Abwehrmechanismen, eine grundsätzlich funktionierende, jedoch brüchige Realitätsprüfung, Beeinträchtigungen in der Regulation von Affekten sowie sexueller und aggressiver Gefühle, inkonsistente internalisierte Werte sowie gestörte Beziehungen zu anderen" (Clarkin, Yeomans & Kernberg 2018, S. 13).

Beziehungserfahrungen

Ein Mensch mit grenzverletzter Verachtungsstruktur hat in der Kindheit kaum je die Erfahrung liebevoller Versorgung durch eine zugewandte Bezugsperson gemacht. Im Gegenteil. Oft waren die Eltern feindselig, wütend und negativ gegen das Kind eingestellt. Die Vernachlässigung grenzte an Deprivation, und diese schlug abrupt in bedrohliche Attacken gegen Leib und Seele des Kindes um. Wolfgang Wöller, Experte für diese Art der Interaktionsstörung, beschreibt das schreckliche Dilemma dieser Kinder: „Die paradoxe Information der Bezugsperson, Präsenz anzubieten, um sie unmittelbar danach zu entziehen, macht dem Kind die Entwicklung eines kohärenten Bildes seines Gegenübers unmöglich" (2014, S. 20).

Sollte das Kind den Wunsch nach Nähe zum Ausdruck bringen oder Grenzen zum Schutz vor Einengung setzen wollen, wird es gewaltsam, mit Liebesentzug oder Ein- bzw. Ausgrenzung daran gehindert. Die Eltern bedrohen es mit Misshandlungen, sexuellen Übergriffen, verbaler Gewalt, emotionaler Erpressung und schweren Formen von Missachtung, Ausbeutung und Geringschätzung. All dies aktiviert chronisch das Bindungssystem des Kindes, doch es kann kaum von seinen Verfolgern zugleich gerettet oder beschützt werden. Die Ängste nehmen eine selbstvernichtende Form an, das Kind fühlt sich verstoßen, nicht gemeint, missverstanden und ausgeliefert. Die heftigen Affekte bleiben unbegleitet und damit dysreguliert und werden im Wechsel mal angeheizt, dann wieder unterbunden und beeinträchtigen auf diese Weise die „für die Emotionsregulierung zuständigen präfrontalen Regionen" (Wöller 2014, S. 18). So kann kein innerer Kompass authentischer Nähe oder regulierter Abgrenzung und folglich auch kein kongruentes Selbstkonzept entwickelt werden.

Überlebensmuster

Der Zwiespalt zwischen intensiver Vereinnahmung bis hin zur Bedrohung und dem Liebesentzug bis hin zur Ausgrenzung wiederholt sich in Partnerschaften in der Reinszenierung zwischen Idealisierung und Ablehnung sowie in der Tendenz zu On-off-Beziehungen. Eine Person mit grenzverletzter Verachtungsstruktur ist kaum in der Lage, Empathie zu zeigen, so sehr ist sie mit der Abwehr eines befürchteten Verlusts und der Angst vor Selbstaufgabe beschäftigt. Diese Person kann nicht um Hilfe bitten oder Wünsche äußern und sorgt damit in Beziehungen für eskalierende Dramen. Heftige Wutausbrüche werden gegen den / die Partner:in gerichtet, wenn diese/r die Bedürfnisse nicht errät oder ihm / ihr wird in prophylaktischer Enttäuschung die unterstellte Ablehnung vorgehalten. Der / die Partner:in wird mit Verschmelzungswünschen auf der einen und mit unberechenbaren Kontaktabbrüchen auf der anderen Seite konfrontiert. Die Emotionen gleichen einem Tanz auf dem Vulkan, einem Drahtseilakt oder dem Wechsel zwischen Himmel und Hölle. Mal ist der Partner ein Ungeheuer oder die Partnerin eine Hexe, und mal wird die Rettung aus allen Nöten erhofft, um dann wieder in den Abgrund der Verachtung gestoßen zu werden. Intensivstes Merkmal der grenzverletzten Verachtungsstruktur ist die projektive Identifikation. Dies bedeutet: Ein innerer Konflikt wird abgewehrt, indem die entsprechenden Emotionen dem Gegenüber angelastet und regelrecht dort platziert werden, bis die erwartete Reaktion erfolgt. Dorthin kann dann die Verantwortung verschoben werden. So entdeckt jemand plötzlich wesensfremde Eigenheiten an sich. Friedliebende, einfühlsame Menschen werden zu Monstern degradiert, verwandeln sich in Teufel oder eiskalte Egoisten, was die Person im Verachtungskonflikt dazu berechtigt, wiederum kontrollierend, verachtend oder zornig zu reagieren.

In der Sexualität sucht diese Person das, was ihr ansonsten unmöglich erscheint: Entspannung, Trost, Sicherheit und Abreaktion. Damit wird der intime Kontakt zu einem Surrogat für Verbindung. Die sexuelle Verführung sichert die Verfügbarkeit. Partner:innen hadern mit der unklaren Bedeutung des Körperkontakts und fühlen sich nicht gemeint, benutzt oder sogar missbraucht.

Vermeidung

Einer Person mit grenzverletzter Verachtungsstruktur ist es kaum möglich, eigene Bedürfnisse zurückzustellen. Zugleich werden die Bedürfnisse gar nicht erst ausgedrückt. Grenzen werden nicht gesetzt, Absprachen nicht getroffen und Konflikte nicht bereinigt. Diese Person kann nicht allein sein, da die unbewältigten Gefühle sie zu überschwemmen drohen. Zugleich wird echte und authentische Nähe wegen der Angst, sich selbst in einer anderen Person zu verlieren, gefürchtet und abgewehrt. Sich selbst kennenzulernen, um herauszufinden, was im Inneren so sehr quält, wird umgangen und mit oberflächlichen bis suchtartigen Ablenkungen kompensiert. Eine innere Orientierung, ein klares Wertesystem, der Zugang zur Intuition sind nicht möglich, sind nicht gewollt und werden auch nicht für erstrebenswert gehalten. Diese Person wird von Selbstzweifeln gepeinigt, weiß nicht, wer sie ist, was sie will oder wohin das eigene Leben gehen könnte, und zugleich umgeht sie die Suche nach der eigenen Identität.

Dysfunktionale Reaktion

Impulsive, unkontrollierte Handlungen und Beziehungsdramen belasten das Leben bis an den Rand des kaum noch Erträglichen. Schwermütige Gedanken ziehen die Betroffenen in dunkle Negativspiralen hinab, und depressive Episoden sind die Folge. Passive Ohnmacht in Konflikten und destruktive Wut treiben den / die Partner:in regelrecht in den Wahnsinn, und oftmals wird die panische Angst vor dem Verlassenwerden zur befürchteten Realität. Chaos und Verschwendung, finanzielle Sorgen und fehlende Berufsperspektiven, unauthentische Bekanntschaften und oberflächliche, ständig wechselnde Werte treiben mal hier- und mal dorthin. Beständigkeit ist nichts, was man / frau an der Seite dieser Person finden wird. Mal strebt ein solcher Mensch in diese Richtung, mal wird einer anderen verlockenden Idee gefolgt, und wieder löst sich alles auf, und zurück bleibt ein Scherbenhaufen. Das tief empfundene Unglück kann ein mächtiger Motor für den Wunsch nach Veränderung sein. Lösungen werden mal bei diesem und mal bei jenem neuen Angebot gesucht. Der Weg ins eigene Innere findet sich jedoch kaum in der Breite und Vielfalt therapeutischer Angebote, sondern allein in der Tiefe, Verbindlichkeit und ausdauernden Konfrontation mit den Schrecken der inneren Dämonen.

Überwindung der grenzverletzten Verachtungsstruktur

Ihnen als Fachperson wird kaum eine Interaktionsdynamik so sehr unter die Haut gehen wie die der grenzverletzen Person im Verachtungskonflikt und Ihre Aufmerksamkeit so sehr beanspruchen. Diese Menschen haben die Kunst des Überlebens akribisch verfeinert, sodass die volle Präsenz, Kompetenz und das gesamte therapeutische Geschick vonnöten sind, um sich nicht in der Widerspruchsfalle der Paradoxie der Klient:innen zu verfangen. Da die Beziehungsmuster dieser Interaktionsstruktur wie Karikaturen wirken und die Bilder vom eigenen Selbst wie vom Gegenüber an Ungeheuer und magische Gruselkreaturen erinnern, schlägt Wolfgang Wöller (2014) vor, diese spezielle Welt in der Therapie zu berücksichtigen. Die Arbeit mit inneren Anteilen hat sich für diese grenzverletzten Klient:innen ganz besonders bewährt. Wolfgang Wöller betont, im Einklang mit Renneberg und Herpertz (2021) und Rainer Sachse (2010), wie wichtig es ist, eine „möglichst einfache, plausible und auch den Patienten vermittelbare Modellvorstellung zu entwickeln“ (Wöller 2014, S. 56). Dies ist aus meiner Sicht durch die Gegenüberstellung der inneren grenzverletzenden Interaktionsstruktur in den vier Begriffen Beziehungserfahrungen, Überlebensmuster, Vermeidung und dysfunktionale Reaktion in besonderer Weise gelungen. Um den Klient:innen noch besser in ihrer eigenen Erlebenswelt zu begegnen, eröffnen gerade Menschen mit diesen Interaktionshintergründen magische Welten, die allen anderen grenzverletzten Interaktionsstrukturen helfen und die Grenzpaartherapie bereichern.

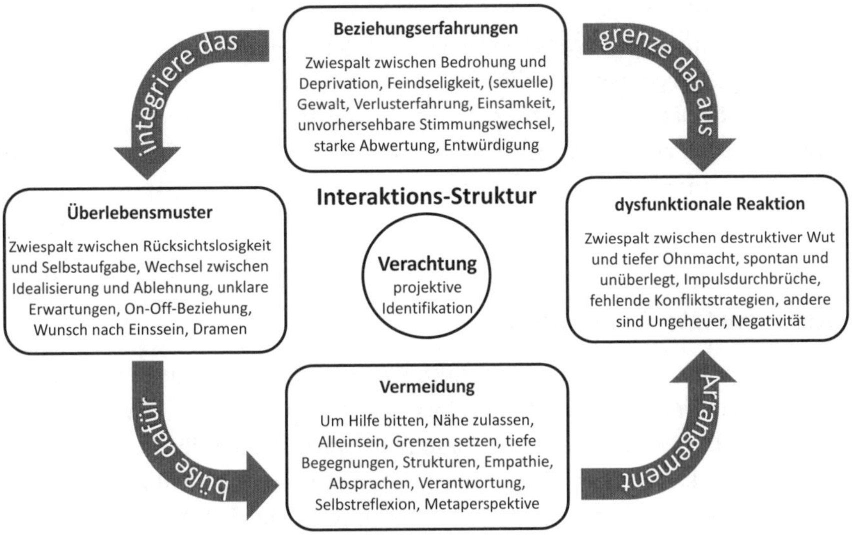

Abbildung 4.9: Grenzverletzte Verachtungsstruktur

4.4 Potenzierende Problematiken ausbalancieren

Jeder der sechs Grenzverletzungsstile bringt andere Manipulationsstrategien mit sich, die sich in der Zweierbeziehung eher noch verstärken. Als Therapeut:in und Berater:in sollten Sie darauf achten, nicht zu früh zu intervenieren, um zuerst einmal eine Vertrauensbasis zu den Klientenpaaren aufzubauen. Außerdem dürfen die ich-syntonen Ansichten nicht vorschnell konfrontiert werden und es sollte dennoch sanft in Richtung Musterüberwindung gelenkt werden. Dies sind hohe Anforderungen, die je nach Interaktionsstruktur zu anderen Konsequenzen führen und allzu oft auch die Partner:innen vor den Kopf stoßen.

Die grenzverletzte Angststruktur

Menschen mit einer grenzverletzten Angststruktur binden sich häufig an Partner:innen, die das Muster der Selbstablehnung vertiefen und zu grausamen Handlungen neigen. Wenn die grenzverletzte Person von der Fachperson liebevoll in Schutz genommen wird, gerät das fragliche Gleichgewicht der Partnerschaft ins Wanken. Auf dem Prüfstand stehen dann nicht nur der Fortbestand der Beziehung, sondern auch die Zwangsloyalität zu den Eltern, die für die destruktive Partnerwahl verantwortlich war. Fraglich ist, ob sich die grenzverletzte Angststruktur überwinden lässt und damit ein gleichberechtigterer Umgang des Paares möglich wird, oder ob der beteiligte Gegenpart auf die Geringschätzung angewiesen ist, die die selbstzerstörerische Selbstverachtung hervorruft. Wenn das Paar es nicht wagt, sich mit den Konsequenzen zu konfrontieren und deshalb das Beziehungsmuster nicht aufgeben kann, muss man wohl oder übel als begleitende Fachperson damit zurechtkommen und die Entscheidung zu einem eher wachstumshemmenden Weg akzeptieren.

Die grenzverletzte Trauerstruktur

Personen mit grenzverletzter Trauerstruktur reagieren häufig mit Rückzug auf Veränderungsdruck, den die Konsultation einer Paartherapie nun einmal mit sich bringt. Das ist erst recht der Fall, wenn der / dem beteiligten Partner:in der Geduldsfaden reißt wegen der kaum noch ertragbaren Selbstaufopferung, Anhänglichkeit und Unselbständigkeit der „besseren" Hälfte. Hier müssen Sie als Fachperson für kleine Schritte werben und behutsam die Hintergründe dieser Grenzverletzung vermitteln. Zugleich wird bei zunehmender Ressourcenaktivierung die Frage aufkommen, wie stabilisierend die Anklammerungstendenzen für den Gegenpart bislang waren. Oft sind es gerade die Partner:innen, die einen Menschen mit hoher Selbstaufopferung und starkem Kümmersyndrom brauchen, um die Verantwortung für die gemeinsame Alltagsbewältigung von sich zu weisen. Das entscheidende Thema wird sein, dass auf der einen Seite die Unselbstständigkeit des / der Liebsten aufgehoben werden soll, um nicht mehr alleiniger Lebensinhalt zu sein, und zum anderen muss sich ein:e Partner:in mit der eigenen Tendenz zur Ausnutzung auseinandersetzen.

Die grenzverletzte Ärgerstruktur

Menschen mit grenzverletzter Ärgerstruktur verwickeln Paartherapeut:innen und Berater:innen gerne in einen Machtkampf, um einer erneuten Erniedrigung Vorschub zu leisten. Das trägt nicht unbedingt zur Sympathie bei. Zudem wird dem leidenden Gegenpart oft viel mehr Verständnis entgegengebracht. Geraten Sie als Fachperson in diese Falle, werden Sie der Grenzverletzung der Ärgerstruktur nicht gerecht. Wer als kompetente Paartherapeut:in hingegen den verdeckten Auftrag zur Spiegelung der Größe oder Erniedrigung des Selbst aufgreift, um überhaupt eine Arbeitsbasis zu dieser Person zu schaffen, handelt gegen die offensichtliche Not des begleitenden Partners / der begleitenden Partnerin. Dieses Dilemma lässt sich nur lösen, wenn Integrität vor Loyalität gestellt wird und Authentizität vor Allparteilichkeit. Zugleich muss dieser Unterschied dem Klientenpaar verdeutlicht und das

Wagnis eingegangen werden, dass die Behandlung bei kongruenter Konfrontation abgebrochen werden könnte, wenn diese nicht ertragen wird.

Die grenzverletzte Schuldstruktur

Eine Zerreißprobe besonderer Art bringt die Paarbegleitung bei grenzverletzter Schuldstruktur mit sich. Stets wird die Verantwortung für das Unglück in der Beziehung allein bei dem / der Partner:in gesehen und größter Wert auf die Solidarität der Fachperson gelegt. Dass ein gelingendes Bündnis gegen den / die Liebste:n das gemeinsame Bemühen ad absurdum führen würde und zudem den / die Partner:in in die Flucht schlagen könnte, muss von daher ein vorsichtig anzugehendes Ziel der Begleitung sein. Wiederholt gelingt es jedoch der grenzverletzten Schuldstruktur, die Fachperson von den schrecklichen Eigenschaften des Partners / der Partnerin zu überzeugen und damit die eigene Partnerschaft zu kompromittieren. Gelingt dieses fragliche Ansinnen nicht und bleibt die Fachperson integer, könnte vielleicht der vorgebrachte Zweifel über die Wirksamkeit der Methoden das Blatt in Richtung Untergang wenden. Auf ablenkende Kurswechsel sollten Sie sich als Paartherapeut:in nicht einlassen. Die in Ihnen entstehenden Selbstzweifel sollten als Hinweis auf eine Gegenübertragung betrachtet werden.

Die grenzverletzte Schamstruktur

Vor uns sitzt ein Paar, und eine:r von beiden verzweifelt an der emotionalen Kühle in der Partnerschaft, und der / die andere ist eine äußerst reservierte, förmliche Person mit grenzverletzter Schamstruktur. Für Menschen mit dieser Art von Grenzverletzung ist es schwierig, sich auf die eher kreative Art der Grenzpaartherapie einzulassen, während der / die Partner:in hoffnungsfroh aufatmet. Als Fachperson stehen Sie vor der Schwierigkeit, emotionale Verbindung aufzubauen, um ein Arbeitsbündnis herzustellen. Leider gelingt es kaum, der Person mit grenzverletzter Schamstruktur zu erklären, was eine emotionale Verbindung auszeichnet. Der Kontakt bleibt deshalb eher förmlich, und die anfängliche Zuversicht der / des anderen fällt in sich zusammen. Die Gefahr besteht, bei der Person mit Schamstruktur die Kindheitswunde der Ausgrenzung zu aktivieren, sobald sich der Austausch mit dem lebendigeren Part des Paares angenehmer gestaltet. Oft genug sieht man die Lösung des Dilemmas in der Versuchung, die Beratung ohne die sperrige, auf Regeln pochende Person fortzusetzen. Leider verliert damit das Paar die Grundlage für Wachstum und Entwicklung. Stattdessen sollte die Betrachtung der schädigenden Loyalität zu den introjizierten Eltern Gegenstand eines gemeinsamen nachzuvollziehenden Bemühens sein.

Die grenzverletzte Verachtungsstruktur

Ein:e Klient:in mit grenzverletzter Verachtungsstruktur zeichnet sich dadurch aus, dass er / sie kaum in der Lage ist, sich hintanzustellen. Hierdurch wird dem / der begleitenden Partner:in die Aufmerksamkeit, die für eine sorgfältige Betrachtung der Paardynamik erforderlich ist, entzogen. Der begeisterte anfängliche Einsatz für das „gemeinsame" Bemühen angestrebter Ziele büßt sehr bald an Glanz ein, da die tatsächlichen Bedürfnisse der Person mit Verachtungsstruktur nicht thematisiert werden dürfen. Diese sind – so der häufig verdeckte Auftrag – von der Fachperson zu erahnen. Da weder der / die Partner:in noch die Fachperson diese Aufgabe erfüllen kann, wendet sich die Person mit Verachtungsstruktur nach abfälliger Verurteilung Erfolg versprechenderen Wegen zu. Ärger, Verwirrung und Ratlosigkeit werden zum verbindenden Moment zwischen Partner:in und Fachperson. Um dieser speziellen Grenzverletzung beizukommen, bedarf es einer erhöhten Toleranz gegenüber unvorhersehbarer Modifikationen des Beratungssettings. Die wichtigsten Aufgaben werden stets sein, die unterstellte Feindseligkeit und die Rollenkonfusion zu beleuchten sowie die Vermeidungstaktiken und die Grenzverletzungen zu thematisieren.

Es wird deutlich: In der Grenzpaarbegleitung ist mit einer großen Bandbreite an Problemen zu rechnen, die gelöst und angegangen werden wollen:

- Die schädigende Loyalitätsverpflichtung gegenüber den Eltern lässt häufig eine Bearbeitung der Paardynamik kaum zu.
- Die Täter-Opfer-Polarisierung ist oftmals nur schwer aufzulösen.
- Es entstehen während der Arbeit unheilvolle Bündnisse, die die Trauma-Triangulierungs-Thematiken spiegeln.
- Wird nur bei einem Part des Paares die zugrunde liegende Grenzverletzung angegangen, weil die andere Person sich von der Entwicklung bedroht fühlt, könnte die Beziehung zerbrechen oder die Paarbegleitung zu früh beendet werden.
- Solange noch kein Verständnis für Integritätsfaktoren aufgebaut werden konnte, ist die notwendige Metaperspektive nur schwer herbeizuführen.
- Widerstände des Paars, die gegen die Methoden, die Kompetenz der Fachperson, den Fortbestand der Partnerschaft oder die Paarbegleitung gerichtet sind, sind zu überwinden.
- Rückschläge sind ein Anzeichen für die Angst, ein Überlebensmuster aufgeben zu müssen, das bisher Halt und Orientierung bot. Oft sieht es so aus, als würde man mit den verinnerlichten Mustern ringen und konkurrieren.
- Unabwägbar ist stets, ob beide Parts des Paares die Unsicherheit aushalten, die eine Musterüberwindung mit sich bringt, und ob die Fachperson in der Lage ist, hier eine Balance herbeizuführen.

- Paradoxe und unvereinbare Aufträge, ich-syntone Vorstellungen und musterkonsistente Ansichten erschweren das Arbeitsbündnis.
- Ein hohes Maß an Projektionen, Inszenierungen, Eskalationen und Abbruchtendenzen führen zu Wiederholungen und Retraumatisierungen der Grenzverletzungen.

Diese Herausforderungen verdeutlichen zwei wesentliche Aspekte: Zum einen zeigt sich daran, welchen Verwirrungen, Zwickmühlen und Loyalitätskonflikten diese Menschen in ihren Kindheiten ausgesetzt waren. Zum anderen wird die Dringlichkeit einer Orientierung bietenden Beziehungsstruktur offensichtlich, die das Klientenpaar und die Fachperson dabei unterstützt, das Labyrinth der Grenzverletzungserfahrungen hinter sich zu lassen.

Die Paare brauchen eine schuldentlastende Methode und ein sinnstiftendes Abbild für die Verzerrung ihrer Beziehungsvorstellungen. Die Grenzverletzungswunden, die infolge des introjizierten Feindbilds der Eltern, der daraus resultierenden Manipulationsstrategien, der Vermeidung von Authentizität und der dysfunktionalen Affektdurchbrüche entstanden sind, können diesen Menschen nicht angelastet werden. Sehr viel eher zeugen die bizarren Verhaltensweisen von der Kunst, in unvorstellbaren Situationen überlebt zu haben.

Die Konzentration der sechs Interaktionsstrukturen auf die vier Aspekte der Beziehungserfahrung, des Überlebensmusters, der Vermeidung und der dysfunktionalen Reaktion weist auf vier zentrale Grenzverletzungswunden hin, die in jeder der sechs Interaktionsstörungen zu finden sind.

1. **Die paradoxen Gebote der Eltern, die zur Feindbildintrojektion oder -projektionen im Kind beitragen:** Erlittene Traumata wie Gewalt, sexuelle Übergriffe, Vernachlässigung oder Kriegserfahrungen werden zur Entlastung in das eigene Kind verlagert und dort bekämpft.
2. **Die Nötigung der Eltern zur Loyalität, die im Kind die Herausbildung einer Pseudopersönlichkeit bewirkt:** Stimmige Empfindungen werden durch scheinlogische Argumente, falsche Spiegelung, absichtsvolle Ignoranz oder Gegenwehr übertönt oder ins Gegenteil gekehrt.
3. **Die Rollenkonfusion, die Triangulierungsstörungen und die Degradierung des Kindes zu einem Surrogat:** Die Gesetze der korrekten Ordnung („Wer versorgt? Wer wird versorgt?“ / „Wer ist groß? Wer ist klein?“) werden umgedreht. Das Kind muss die Eltern retten, versorgen oder schützen.
4. **Das dem Kind auferlegte Verbot, Autonomie und Verbindung eigenständig zu regulieren:** Abgrenzung ist ebenso wenig erlaubt wie das eigenständige Herbeiführen von Nähe. Das Kind sucht Auswege aus diesem Dilemma durch schädigende Kompromissbildung.

Da diese Zusammenhänge den Klientenpaaren erst im Verlauf der Grenzpaartherapie schonend nahegebracht werden, helfen Fachtermini, Störungsdiagnostiken oder theoretische Klassifizierungen nicht weiter. Hierfür ist eine angepasste Metapher sinnvoller, die das erlebte Grauen in Bilder übersetzt, die dem verwirrten Paar eingängiger ist. Mehr dazu im folgenden Kapitel.

4.5 Geisterbahn und Traum(a)-Schloss – Metaphern für die Grenzpaardynamik

Infolge unbewältigter Kriegserfahrungen leiden grenzverletzende Eltern häufig an einer nicht verarbeiteten Posttraumatischen Belastungsstörung (PTBS), die an den eigenen Kindern unreflektiert ausagiert wird. Angela Moré, Professorin für Soziologie, bringt Licht in dieses Phänomen. Ihre Erklärungen für die transgenerationale Weitergabe von Traumata sind sehr aufschlussreich, damit aber Grenzpaare dieses komplexe Übertragungsgeschehen nachvollziehen können, brauchen wir zugleich eine Metapher. Hier eignet sich der Vergleich mit einer Geisterbahn und die Vorstellung, dort aufgewachsen zu sein. Im nächsten Abschnitt werden wir bei einer Fallbeschreibung sehen, dass dieses Gleichnis die emotionalen Belastungserfahrungen von Menschen in grenzverletzenden Herkunftsfamilien stimmig abbildet. Sie empfinden es als entlastend von der ihnen irrtümlich zugewiesenen Verantwortung für das empfundene Grauen. Mithilfe der Metapher können sie das schlimme Erleben womöglich zum ersten Mal externalisieren.

Treffend schreibt Angela Moré (2013) zur „unbewussten Weitergabe von Traumata und Schuldverstrickungen an nachfolgende Generationen", dass in den psychischen Erkrankungen der Eltern eigene Missbrauchs-, Gewalt-, Misshandlungs- und Kriegserfahrungen zum Ausdruck kommen. Diese Zusammenhänge würden vermehrt in den Traumatherapien der Hilfe suchenden erwachsenen Kinder oder Enkelkinder aufgedeckt, was ich durch meine Erfahrungen bei der Begleitung von Grenzpaaren bestätigen kann. Diese Menschen identifizierten sich im Verlauf ihrer Entwicklung mit den zerstörerischen Täterintrojekten ihrer wichtigen Bezugspersonen. Angela Moré erklärt, wie die Übertragung traumatisierender Erfahrungen der Eltern auf nachfolgende Generation vonstattengeht und warum sich die Kinder ihren Eltern gegenüber wie Täter fühlen und von diesen auch wie Verbrecher behandelt werden.

„Diese schuldverstrickten Eltern verfolgten alle abgewehrten eigenen Anteile in den Kindern hartnäckig und mehr oder weniger auch sadistisch. So kam (...) oft eine aggressiv-feindselige, Leistung und Gehorsam fordernde Einstellung den eigenen Kindern gegenüber zum Tragen. (...) Die Formen und Strategien der Abwehr selbst verweisen indirekt auf das Verschwiegene oder Verheimlichte und legen die oft intuitiv aufgenommene Spur zu traumatischen Ereignissen oder peinlich gehüteten Geheimnissen in der Familie. Sie sind die ‚Wegweiser' der unbewussten und ungewollten Übermittlungen zwischen den Generationen. Bei den Kindern (...) finden sich dementsprechend andere Elemente unbewusster oder halbbewusster Mitteilungen durch die Eltern, die als Ahnungen von etwas nicht Fassbarem und Dunklem auftauchen. Nachkommen (...) fühlen sich als aggressive Verfolger und Ankläger der Eltern, die diesen ein Unrecht tun, wenn sie nach ihrer Geschichte fragen" (Moré 2013).

Angela Moré weist darauf hin, dass die erlebten Grenzverletzungserfahrungen in den Herkunftsfamilien auf Kriegstraumata wie Verfolgung, Folter, Isolation und Vertreibung zurückzuführen sind. Die Angst, das Entsetzen, die innere Leere, die Konfrontation mit Toten und Verletzten sowie Vergewaltigungserfahrungen führten zu Extremtraumatisierungen bei den Eltern und Großeltern. Als Bezugspersonen wirken sie infolgedessen unberechenbar und bedrohlich. Im Kind bilden sich implizite Vorstellungen über die traumatischen Erlebnisse der Eltern oder Großeltern durch Gegenübertragungsgefühle, die übermittelt werden durch Affekte, Geschichten, Geheimnisse, Unterstellungen oder Projektionen. Diese tragen im späteren Leben zu Bindungs- und Beziehungsstörungen bei.

„Die Traumatisierung der Bezugsperson führt bei dieser zeitweise zu einem verängstigten und für das Kind zugleich beängstigenden Verhalten, da sie in plötzlich auftretenden Zuständen von Verwirrtheit, Panikattacken, innerer Absorbiertheit und affektiven Durchbrüchen für das Kind nicht mehr emotional erreichbar ist. In ihrem akuten emotionalen Zustand signalisiert diese Bezugsperson eine Gefahr, vor der sie das Kind nicht zu schützen vermag. Das Kind erlebt dadurch eine paradoxe Situation: Die Person, die normalerweise für die Lösung von beängstigenden Situationen aufgesucht wird, wird selbst zur Quelle der Angst" (Moré 2013). Diese bizarren Zusammenhänge führen laut Moré zum „zeitweisen Zusammenbruch" der „Beziehungs- und Kommunikationsfähigkeit" und können ohne den Rückbezug auf diese Verkettungen kaum nachvollzogen werden.

Wenn wir das in die Metapher der Geisterbahn bringen, dann verwandeln sich Eltern unvermittelt in Monster und bedrohen das Kind. Diese Entwicklung ist für das Kind weder nachvollziehbar noch vorauszusehen. Zum eigenen Schutz entwickelt es eine erhöhte Sensibilität für mögliche „Monster"-Signale und betrachtet seine Welt zunehmend durch die selektive Wahrnehmung einer „Monster"-Brille. In einer späteren Partnerschaft wird jede Erschütterung mit seismografischer Präzision mit den Schreckenserfahrungen der Vergangenheit abgeglichen und ein inneres Abbild über potenzielle Monsterqualitäten des / der Liebsten erzeugt. Im weiteren Verlauf der Paarbeziehung wird allmählich jede Krise auf diese „Monster"-Projektionen reduziert.

4.5.1 *Die Monsterübung für die Paarbeziehung*

Um dem Grenzpaar zuerst die Parallelen zwischen der Interaktionsstörung aus dem Elternhaus und den Konflikten in der Partnerschaft zu verdeutlichen, wird aus der damaligen Übertragung der Täterintrojekte der Eltern auf das Kind die heutige Projektion auf den / die Partner:in. Diesen Aspekt erschließen sich Klient:innen mithilfe des „Monsters", das sie im anderen sehen. Aus in der Kindheit notwendigen Überlebensmechanismen werden die „Monsterbesänftigungsqualitäten", die sich in der aktuellen Partnerschaft als Manipulationsstrategien manifestieren. Das intensive Bemühen, von dem / der Partner:in nicht wie von den eigenen Eltern als Täter:in angesehen oder behandelt zu werden, bildet sich in „deinem Monsterbild von mir" ab. Die instabile Reaktion infolge der traumatischen Erfahrungen im Elternhaus wird zur „dysfunktionalen Anpassung" an die unterstellte Verfolgung durch den / die Partner:in.

Eine grenzverletzte Person mit kaum ausgebildeter Metaperspektive kann sich diesem Bild leichter öffnen als tiefenpsychologischen Erklärungen zu abgespaltenen Kindheitserfahrungen und deren Reinszenierung in der Partnerschaft. Wie wir aus der bisherigen Analyse der Grenzpaardynamik gesehen haben, werden die Erfahrungen mit den eigenen Eltern oftmals unreflektiert in der Partnerschaft wiederholt und hier beklagt. „Es liegt alles nur an dir. Wenn du nicht so wärst, wie du bist, würde ich niemals so reagieren. Du machst aus mir ein Monster, obwohl eigentlich du das Monster in unserer Beziehung bist, und nicht ich."

Für einen besseren Überblick sind hier Kindheitserfahrungen, die Projektionen in der Partnerschaft und die Geisterbahnmetapher einander gegenübergestellt und auf die vier Grenzverletzungsanteile des Beziehungsmodells angewandt:

Kindheit	Partnerschaft	Geisterbahnmetapher
Die Eltern übertragen ihre Täterintrojekte auf das Kind.	Die Person überträgt die Täterintrojekte der Eltern auf den / die Partner:in.	Das Monster in dir
Das Kind entwickelt eine Überlebensstrategie, um mit den Grenzverletzungen der Eltern zurechtzukommen.	Die Person wendet das frühere Überlebensmuster auch in der Partnerschaft an, was vom Gegenüber als manipulativ empfunden wird.	Monsterbesänftigungs-strategie

Kindheit	Partnerschaft	Geisterbahnmetapher
Um sich vor den bedrohlichen Eltern zu schützen, verbirgt das Kind seine Gefühle und vermeidet bestimmte Aspekte seines Selbst.	Die Person verbirgt bestimmte Gefühle und vermeidet spezielle Handlungen oder Wahrnehmungen, weil sie sich sonst wie ein Monster fühlt.	Dein Monsterbild von mir
Das Kind zeigt bizarre Symptome und merkwürdige Reaktionen, weil die Grenzverletzungen es überfordern.	In der Partnerschaft zeigen sich instabile Verhaltensweisen, Handlungen, Eigenschaften oder Symptome einer Interaktionsstörung.	Dysfunktionale Anpassung

Das Paar wird eingeladen, sich vorzustellen, dass insbesondere in Krisenzeiten das Elternhaus dem Aufwachsen in einer Geisterbahn glich. Zum Schutz vor erneuten Grenzverletzungen würde deshalb der / die Partner:in durch eine Monsterbrille betrachtet. Danach erhält das Paar Abbildung 4.10 mit den vier entscheidenden Fragen, verbunden mit der Aufforderung, für jeden Anteil eine Gestalt, ein Adjektiv und eine typische Aussage zu finden.

1. Welche Anteile von dir kommen mir manchmal regelrecht ungeheuerlich vor und bringen mich in Not und Bedrängnis?
2. Wie verhalte ich mich deinem Monsteranteil gegenüber, damit du mir nicht gefährlich werden kannst oder um dich in Sicherheit zu wiegen?
3. Wie komme ich mir manchmal vor, wenn ich mich durch deine Monsteraugen betrachte?
4. Wie reagiere ich manchmal, obwohl ich mich so sehr bemühe, dem Monster in dir oder dem Monster, das du in mir siehst, zu entkommen oder dich in Sicherheit zu wiegen?

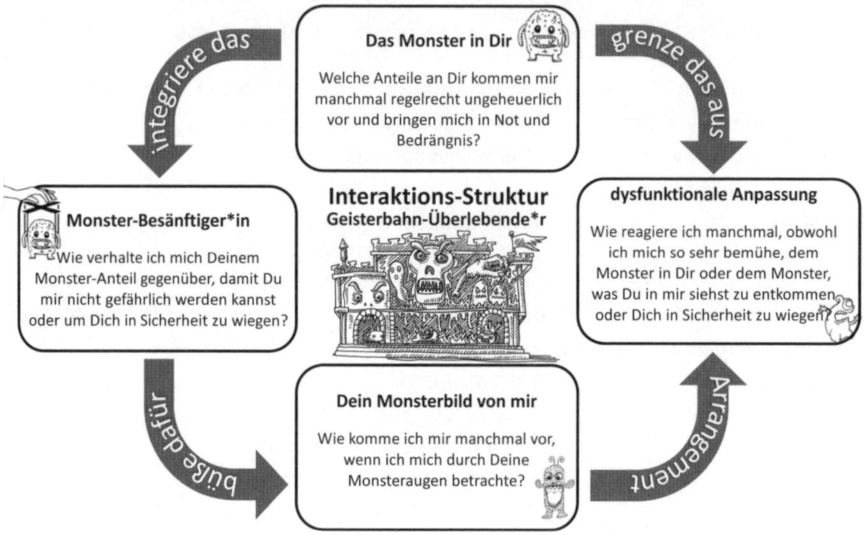

Abbildung 4.10: Interaktionsstruktur Geisterbahnüberlebender – Monster in einem selbst

Nachdem das Paar Bilder für die vier Gestalten, einen Namen, ein Adjektiv und eine Aussage gefunden hat, wird nach dieser Schablone ein Beziehungssatz gebildet:

> Ich gehe als Monsterbändiger*in so mit dir um,
>
> ……………………………………
>
> um mit diesen Monsteranteilen in dir zurechtkommen.
>
> ……………………………………
>
> Ich meine, dafür büßen zu müssen, womöglich doch ein Monster zu sein,
>
> ……………………………………
>
> und zeige schon mal das eine oder andere Geisterbahnüberlebensmuster, das dir und auch mir merkwürdig vorkommt.
>
> ……………………………………

Hieraus wird in Absprache mit dem Paar für jede:n Partner:in ein stimmiger Beziehungssatz gebildet. Bei den Grenzpaaren löst dieser Satz oft eine starke Betroffenheit aus, weil damit die Projektionen aufgedeckt und erkannt werden. In der Regel sind viele Grenzpaare gerührt, geschockt, ergriffen oder erleichtert. Der Wunsch, die Zusammenhänge besser zu verstehen, leitet zum nächsten Schritt über.

4.5.2 *Die Monsterübung für die Herkunftsfamilie*

Traumatische Erfahrungen mit grenzverletzenden Eltern und von Letzteren weitergegebene irritierende Botschaften konnten nicht aufgelöst werden, und beides trägt in aktuellen Beziehungen zu weiteren traumatischen Partnerschaftsdynamiken bei. Deshalb brauchen Grenzpaare eine wirksame Methode zur Integration, Transformation und Gefühlsverarbeitung. Solange eine Beratung jedoch allein auf die Paarebene fokussiert, kann das „unauflösbare Band zu den Eltern oder / und Großeltern und deren Geheimnissen" weiterhin „wie ein Fremdkörper" wirken und zu rätselhaften Konflikten führen. Dies gibt Angela Moré (2013) zu bedenken. Auch an dem nachfolgenden Fallbeispiel (siehe 4.7) wird nachvollziehbar, wie wichtig dem Paar die Auflösung der Verstrickungen und wie heikel die Infragestellung der Loyalität zu den Eltern ist.

Bei vielen Paaren mit traumatisierenden Grenzverletzungshintergründen kann man feststellen: Die Schrecken des Krieges wurden von den Eltern entweder verschwiegen, oder den Kindern durch Erzählungen aufgedrängt oder sie wurden durch Affekte und Handlungen reinszeniert. Mithilfe der Geisterbahnmetapher wagen die Klient:innen, das Wahrnehmungstabu zu durchbrechen, und können so die Wurzel ihrer Schwierigkeiten verorten.

Die Eltern spalten ihre traumatisierenden Kriegserfahrungen oder erlittene Demütigungen, Gewalt und Missachtung ab. Die introjizierten Täter:innen oder eigenes Verschulden verlagern sie später in das eigene Kind und bekämpfen dort die abgelehnten Aspekte. Selbst den Eltern gegenüber loyalste Klient:innen können sich der Idee öffnen, den Eltern Monsteranteile zuzuordnen. Das Bild der Geisterbahnkindheit hilft ihnen, zielsicher zu erkennen, welche Überlebensmuster sie entwickeln mussten, um mit den Grenzverletzungen zurechtzukommen. Die Vorstellung, sich durch die Augen der wichtigen Bezugspersonen als Monster zu sehen, sorgt einerseits für große Betroffenheit, andererseits aber auch für enorme Entlastung. Dieses innere Monsterkind ist den Klient:innen meist diffus bekannt, oft muss erst eine treffende Gestalt gefunden werden. Die ungeliebten instabilen Reaktionen auf die Monsteranteile der Eltern werden dann sehr viel freimütiger offenbart. Letzteres wäre viel schwieriger, würde man gegenüber den Klienten von einer Verhaltensstörung oder von Traumafolgesymptomen sprechen.

Zur Gestaltung der vier Grenzverletzungsanteile aus der Kindheit erhält das Paar wieder vier Fragen und die zugehörige Abbildung, um die Zusammenhänge der Grenzverletzungsdynamiken aufzudecken.

1. Meine Eltern kamen mir manchmal wie solche Monster vor. Welche Anteile deiner Eltern kamen dir manchmal regelrecht ungeheuerlich vor und brachten dich in Not und Bedrängnis?
2. Geisterbahnüberlebensmuster: Wie musstest du dich diesen Monster-Eltern-Anteilen gegenüber verhalten, damit du überleben oder einigermaßen zurechtkommen konntest?
3. Das Monsterbild meiner Eltern von mir: Wie kam ich mir vor, wenn ich mich heute durch die Monsteraugen meiner Eltern betrachte?
4. Dysfunktionale Anpassung: Wie reagierte ich manchmal, um den Monster-Eltern-Anteilen zu entkommen oder dem Bild, das sie von mir hatten, nicht zu entsprechen?

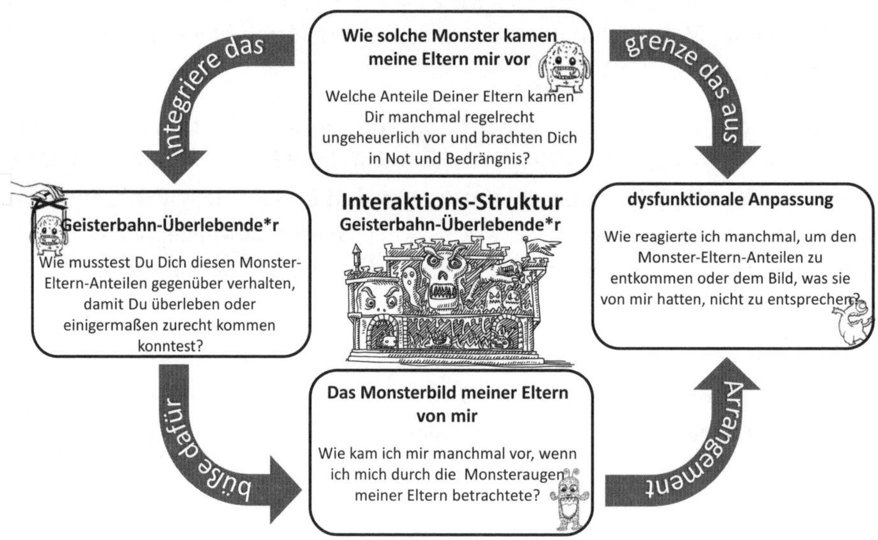

Abbildung 4.11: Interaktionsstruktur Geisterbahnüberlebender – Monsteranteile in den Eltern

Aus den vier Grenzverletzungsanteilen wird ein Satz zur darin enthaltenen Beziehungsdynamik gebildet und in den Lückentext eingetragen. Bei der Formulierung eines schlüssigen Satzes, der auch die aktuelle Partnerschaft beschreibt, brauchen die Klient:innen oft Unterstützung.

Ich habe mich den Monsteranteilen meiner Eltern gegenüber so gezeigt,

....

um mit diesem paradoxen Gebot der Monsteranteile meiner Eltern zurechtkommen.

....

Ich meinte, dafür büßen oder herhalten zu müssen, weil ich sie mich ansahen als

....

und wenn ich nicht mit den Monsteranteilen meiner Eltern zurechtkam, reagierte ich manchmal

....

Häufig sind während der Aufarbeitung und zur korrigierenden Erfahrung der biografischen Zusammenhänge körper- und affektbezogene Traumatherapiemethoden sowie die Begleitung durch den/die Partner:in notwendig. Dieser Prozess setzt in der Regel intensive und verbannte Emotionen frei. Wenn beide Partner:innen durch ihn hindurch begleitet wurden, hilft die Zuordnung zu den Interaktionsstrukturen, um das Erlebte zu integrieren. Hilfreich sind hier die zusammenfassenden Abbilder der sechs Interaktionsstrukturen, die man dem Paar (in Folie laminiert) zeigen kann.

Nach Bildung der beiden inneren Beziehungsmodelle aus der Kindheit und nach der Herausarbeitung beider Partnerschaftsdynamiken mit den jeweiligen vier Monsteranteilen und den Beziehungssätzen lernt das Grenzpaar die Metapher des Traum(a)-Schlosses kennen.

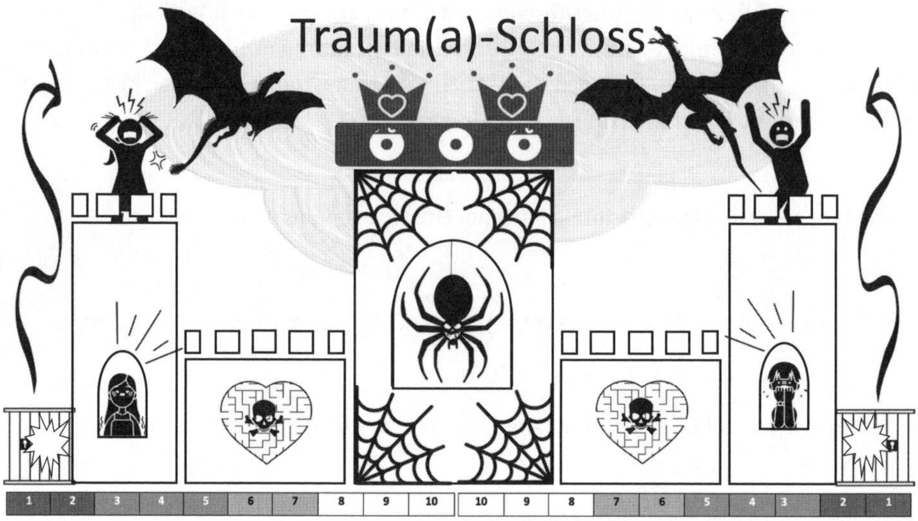

Abbildung 4.12: Das Traum(a)-Schloss

Aus der Geisterbahn der Kindheit wird das Traum(a)-Schloss der Partnerschaft, in dem es nicht minder spukt und gruselig zugeht. In der Mitte des Schlosses befindet sich der Beziehungstrakt des Paars, der jedoch von der Spinne der inkongruenten Affektspiegelung bewacht wird und damit unbewohnbar geworden ist. Die Spinne steht für die primäre Mutter-Kind-Dyade, die das Paar voneinander abhängig macht, es einwickelt und beiden die Liebe aus den Herzen saugt. Die Spinnwebenecken sollen an die vier Grenzverletzungswunden der Feindbildintrojektion, der Loyalitätsfalle, der Surrogatfunktion und der instabilen Reaktion erinnern.

Als Fachperson sollte man sich bei der Begleitung von Grenzpaaren nicht im toxischen Labyrinth der Herzen verirren, wo, je nach Grenzverletzungs-Typ, verschiedene Monsterkreaturen für Verwirrung oder Täuschung sorgen. Mit den vier Ausrichtungen der Grenzverletzungsstrukturen wird in diesen zwei Flügeln des Schlosses für Ordnung gesorgt. Auf diese Weise können die Türen zum Verlies der ein- oder ausgesperrten inneren Kinder entdeckt und geöffnet werden. Die Gefängnistürme zu beiden Seiten des Schlosses isolieren die Liebenden voneinander und verbarrikadieren zugleich den Zugang zu den Qualen der Grenzverletzungswunden. So steht jede Person hilflos, wütend oder panisch schreiend auf den Zinnen des eigenen Turmes, schutzlos den Trauma-Drachen ausgeliefert. Beide sitzen fest, finden nicht hinaus und nicht zueinander. Sie können die Drachen nicht bändigen, die verletzten inneren Kinder nicht retten und verlieren die Kontrolle über die Emotionen und damit auch über die Beziehung.

Der Weisheit folgend, dass Gefängnisse nur von außen zu öffnen sind, begibt sich die Fachperson in das Geister-Traum(a)-Schloss, um dort für Wohnlichkeit zu sorgen. Die beiden Kronen über dem Mitteltrakt des Schlosses deuten an, wie wunderbar die Beziehung zwischen zwei Personen werden kann, wenn diese die Stärke aufbringen, ihre traumatisierenden Verletzungen zu überwinden. Kaum ein starker Charakter hatte eine leichte Vergangenheit.

Der Trauma-Drache wird beherrschbar und kleiner, sobald die kongruente Resonanzabstimmung die aufgebrachten Emotionen beruhigt hat. Der Schlüssel zur Befreiung ist der Kontakt zur inneren Stimmigkeit: auf sie zu vertrauen und sich von ihr leiten zu lassen. Aus dem Grenzpaar kann im übertragenen Sinne ein Königspaar werden.

Wie aufschlussreich diese Schlossinventur für ein Paar sein kann, zeigt die nachfolgende Fallanalyse.

4.6 Bella und Brutus: Monster sucht Dompteuse – Dompteuse sucht Monster

Dieses Klientenpaar hatte die Methoden der Krisen- und Emotions-Skripte mit den jeweiligen Beziehungssätzen durchlaufen und eine Reihe von Erkenntnissen gewonnen. Der aufstrebende Firmenchef Brutus konfrontierte sich mit seiner Unzuverlässigkeit, Hauptkritikpunkt von Bella, Managerin im gemeinsamen Unternehmen. Im Krisen-Skript ging es um Brutus' Entscheidungen, die er oft im Alleingang traf, und Bellas Bemühen um mehr Abstimmung. Dies hatten beide im Verlauf der Begleitung gelöst, und es war eine gewisse Ruhe eingekehrt. Brutus' Emotions-Skript handelte von der Überängstlichkeit beider Eltern. Die von ihm ausgewählte, eher unverfängliche Kindheitsszene bildete kaum die hohen Grenzverletzungswerte seiner Testergebnisse ab. Bella war eher in die Tiefe gegangen. Erinnerungen an die abgestumpften Gefühle ihrer Eltern brachten die kühle, reservierte Frau viel zum Weinen.

Trotz dieser Fortschritte war es immer wieder zu Eskalationen gekommen, die viel Kraft kosteten und die Beziehung aushöhlten. Beide nahmen z. B. an einem Coaching-Seminar teil, und Brutus' Flirts mit den Teilnehmerinnen strapazierten Bellas Geduld über Gebühr. Jetzt sitzen beide frustriert im Therapieraum. „So kann es nicht weitergehen", schimpft Bella. „Wie kann ich mich auf dieses wichtige Seminar und meine Arbeit konzentrieren, wenn Brutus nur herumtingelt, sich von Frauen anhimmeln lässt, und ich muss dann, völlig neben mir stehend, den Arbeitsalltag bewältigen. Brutus ist und bleibt ein notorischer Schürzenjäger, dem völlig egal ist, wie ich mich damit fühle." Bella funkelt ihren Mann wütend an, der gerade die wundervollen Methoden und die erreichten Erfolge hervorhebt: „Wir haben hier so viel gelernt. Wir kommen gut ohne weitere Paartherapie zurecht." Bella hebt warnend eine Hand, und Brutus schiebt hinterher: „Jetzt geh. Entspann dich mal, Bella." Und an mich gewandt: „Bella ist so verkniffen. Sie kann an nichts Spaß haben, und wenn es nach ihr ginge, bliebe ich am besten auf ihrem Schoß sitzen."

Ich stoppe den Disput, der im Anschluss wieder entbrennen will, und fasse zusammen: „Wenn ich Sie recht verstehe, Brutus, ist Bella eine verkniffene, angespannte, anklammernde Spaßbremse." Erst nickt er zustimmend, doch dann stutzt er. Meine provokante Überzeichnung kam vermutlich verzögert bei ihm an. Doch ich rede weiter, an Bella gewandt: „Und wenn ich Sie verstanden habe, dann ist Brutus ein verantwortungsloser, empathieunfähiger Schürzenjäger, der ungeachtet aller Verbindlichkeiten Ihre Beziehung aufs Spiel setzt." Hier stimmt Bella betrübt zu. Zur Demonstration hebe ich beide Hände und wiege wie auf einer Waagschale die überzogenen Darstellungen. Meine konfrontative Verzerrung schwäche ich durch eine ratlose Mimik ab und ergänze: „Ich sehe vor mir einen bemühten Mann, der seine Beziehung wichtig nimmt und eine kreative Frau, die sich für das Gemeinsame einsetzt. Was stimmt denn nun? Sind Sie ein rücksichtsloser Egoist oder ein verantwortungsvoller Ehemann, Brutus? Sind Sie eine kontrollsüchtige Spaßbremse, Bella, oder eine selbstbewusste Geschäftsfrau?" Erst nicken beide, dann schüttelt sie vehement den Kopf, dann sehen sie einander unsicher an.

„Kann es sein, dass Sie, Brutus, in Bella eine Spaßbremse sehen wollen, und Sie, Bella, in Brutus vor allem einen Egoisten?" Betroffenes Schweigen.

Wie soll ich beginnen, um diesen beiden ihre Projektionen zu verdeutlichen und sie dafür sensibilisieren, dass die gegenseitigen Zuschreibungen Zerrbilder vergangener Beziehungserfahrungen mit den Eltern sein könnten? Ich versuche es mit der Geisterbahnmetapher: „Wenn Sie Ihre Kindheit womöglich phasenweise in einer Geisterbahn verbracht hätten, vielleicht in den schlimmsten Krisenzeiten Ihrer Herkunftsfamilien, dann sind Sie sicherlich regelrecht darauf geeicht, Monstereigenschaften aneinander auszumachen." Bellas Augen schwimmen sofort in Tränen, und auch Brutus' Nase färbt sich rot. „Manchmal ist Brutus wirklich ein Monster", gibt Bella zu bedenken, und auch Brutus sieht dies bei Bella so. Offensichtlich habe ich beide mit diesem Bild erreicht. Bella lässt sich auf das Gedankenspiel ein und schon ist das Paar, halb im Spaß, halb ernsthaft-schauerlich in Überlegungen vertieft, welche Monster oder Schreckgestalten in ihren Kindheits-Geisterbahnen gespukt und für Grauen gesorgt haben könnten.

Ich frage beide, ob Sie einander womöglich durch eine Art Monsterbrille anschauen. Das könnte früher in der Geisterbahn überlebenswichtig gewesen sein, um eine einigermaßen normale Kindheit zu erleben. Sie stimmen zu und sind bereit, sich damit zu beschäftigen, welches Monster sie durch diese Geisterbahnbrille im Gegenüber erblicken. Ich zeigte beiden das mögliche Beziehungsmuster von Geisterbahnüberlebenden und erklärte den Zusammenhang und welche Anteile sie finden sollen:

1. Das Monster, das man im / in der Partner:in manchmal sieht;
2. die Art, wie jemand mit diesem unterstellten Monsteranteil optimalerweise umzugehen pflegt;
3. die widersprüchlichen Gefühle, von denen ein innerer kindlicher Anteil überfordert ist, da dieser Anteil sich oft als Monster gesehen fühlt, und
4. die Monsterreaktion, die so manches Mal durchbricht, auch wenn ein zivilisierter Umgang besser wäre.

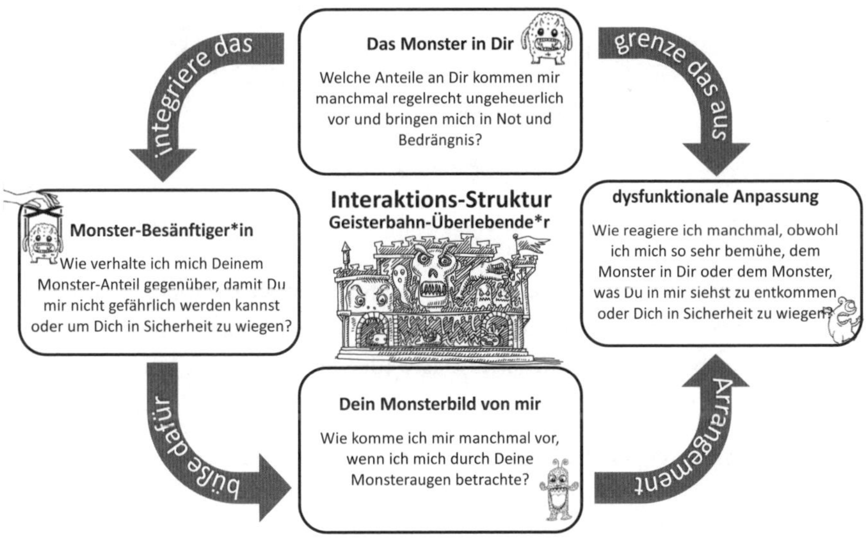

Abbildung 4.13

Beide studieren intensiv das Schaubild und sind bald damit beschäftigt, stimmige Monster zu finden. Bereitwillig widmen sie sich der Aufgabe, die Vorlage mit passenden Gestalten zum Leben zu erwecken. Bella und Brutus finden für jeden ihrer vier eigenen Grenzverletzungsanteile eine Abbildung[17], einen Namen für die Gestalten, treffende Eigenschaften und typische Aussagen. Grundsätzlich ist es natürlich möglich, eigene Zeichnungen zu erstellen, doch dieses Paar ist sehr dankbar für die wertvollen Anregungen und Grafikvorlagen.

17 Hier helfe ich mit den Monsterbildern in Canva nach (↗ http://www.canva.com).

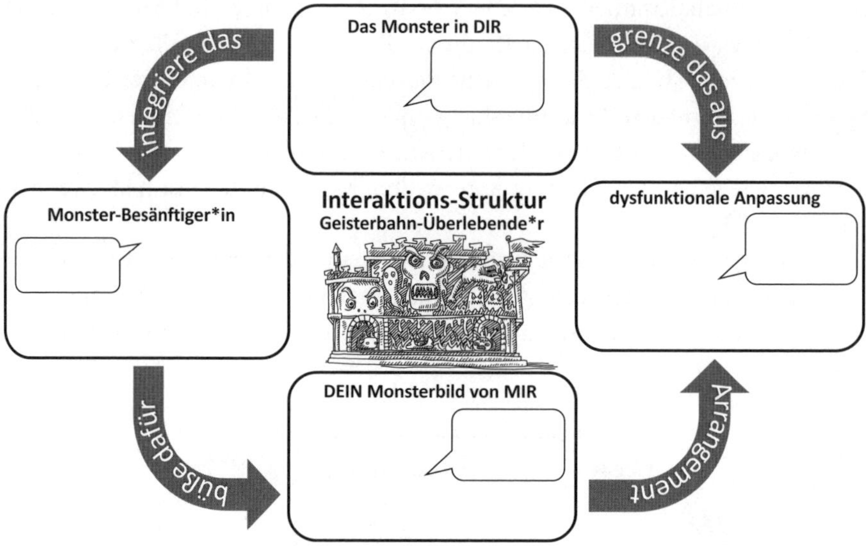

Abbildung 4.14

Zwischendrin kommen immer wieder Kommentare wie: „Und ich darf wirklich ein Bild von einem Monster für meinen Mann wählen? Muss ich nicht moderat oder höflich sein?" Das sind Fragen von Bella. Auch Brutus ist augenscheinlich sehr erleichtert: „Geisterbahn … Was für eine klasse Idee. Endlich muss ich nicht krampfhaft den Gentleman mimen."

Nachdem alle Monstergestalten gefunden sind, schauen wir zuerst Brutus' Kunstwerk an.

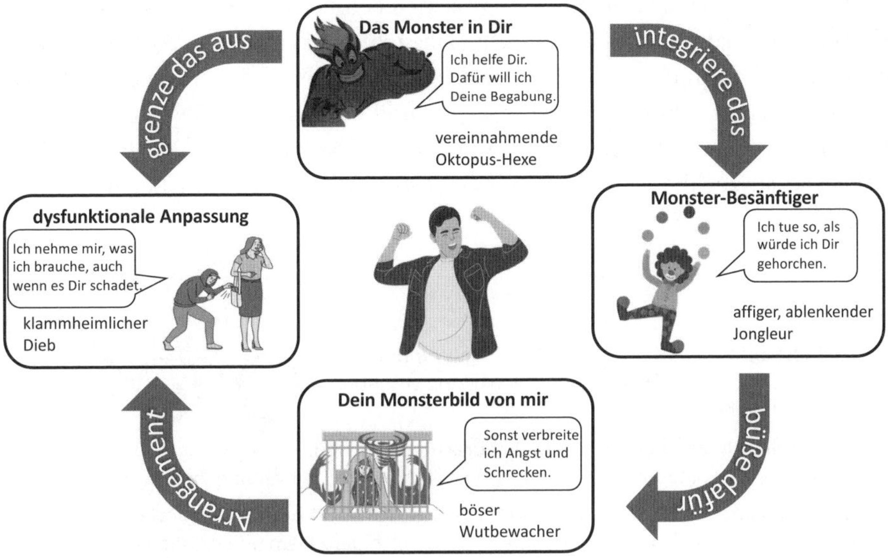

Abbildung 4.15: Monster von Brutus

Er erklärte die Bedeutung seiner ausgewählten Bilder, und Bella hat deutlich Mühe, es nicht allzu persönlich zu nehmen. Immer wieder muss ich versichern: „Es geht hier um die inneren Bilder, die aus dem Beziehungsmuster herrühren, das Brutus sich als kleiner Junge aneignen musste, um seine Geisterbahnerfahrungen zu bewältigen." Tapfer, doch auch gequält lächelt sie. Brutus erläutert, woran ihn die Meerhexe Ursula erinnerte. „Manchmal ist Bella mit ihren klugen Ratschlägen wie diese vereinnahmende Oktopus-Hexe. Ich kenne den Film *Arielle* von unseren Töchtern. Mich gruselt es jedes Mal, wenn ich diese süßlich niederträchtige Stimme höre, wenn sie sagt, sie meine es doch nur gut. Und doch erinnern mich die Schlangenarme an eine Riesenkrake, die mich in die Tiefen des Ozeans zieht. Wie Bella sagt die Hexe, sie wolle mir nur helfen. Dabei will sie von meinem Können und meinem Erfolg profitieren." Brutus schüttelt sich unbehaglich. Mit seinem Stift zeigt er auf den ablenkenden Jongleur. „Der sieht zwar aus wie ein Löwe, aber das täuscht. Der ist wie ein schnatternder Affe, der auf gute Stimmung macht, eine Show abzieht und davon ablenken will, wie viel Angst ich vor dieser Wut in mir habe und wie groß die Angst vor unbekannten Geistern in mir ist." Brutus deutet dann auf den kleinen Jungen im Käfig, der vor dubiosen Wutmonstern zu Tode erschrocken ist. Seine Miene verwandelt sich in die eines verängstigten kleinen Jungen, und ein Schluchzer erschüttert ihn.

Bella schweigt betroffen. Anscheinend lernt sie diesen Part von Brutus gerade erst kennen. Liebevoll streicht sie ihm durchs Haar und flüstert zärtliche Trostworte.

Ein heiliger Augenblick. Brutus drängt seinen Schmerz wieder zurück und spricht nun von dem klammheimlichen Dieb: „Ich stehle mir von Bella Vorteile, Zeit und Aufmerksamkeit und schade ihr damit und uns. Warum tue ich das? Es bereitet mir sogar Genuss. Ich umgehe Absprachen und finde das geil. Wie konnte ich nur so ein A… werden?“ Bevor Bella hierzu etwas sagen kann, bitte ich Brutus, einen Lückentext auszufüllen, um darin weitere Botschaften zu seinem Überlebensmuster zu finden

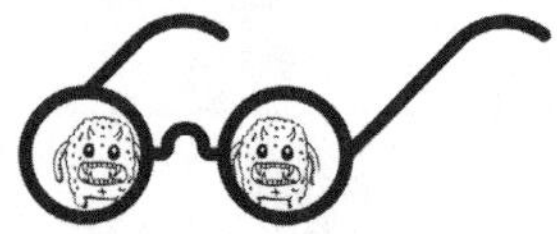

Ich gehe als Monsterbändiger lieber so mit dir um,
indem ich dich mit affigem Getue ablenke und vorgebe,
dir zu gehorchen,

um mit diesen Monsteranteilen in dir zurechtzukommen.
Du tust so, als wolltest du mir helfen, dabei willst du mich nur vereinnahmen.

Da ich womöglich doch ein Monster bin, meine ich dafür büßen zu müssen, dass ich meine Wut gegen dich richten könnte, weil ich mich ganz klein und hässlich fühle.

Und ich zeige schon mal das eine oder andere Geisterbahnüberlebensmuster, was dir und auch mir merkwürdig vorkommt. Weil ich mir nehmen möchte, was ich haben will, klaue ich dir klammheimlich Dinge, was dir schadet.

Abbildung 4.16

Nachdem Brutus seine Ergänzungen in den Lückentext eingefügt hat, bilden wir die folgende Zusammenfassung:

Indem Brutus vorgaukelt, er würde Bella gehorchen, lenkt er davon ab, dass er besorgt ist, Bella könnte ihr Hilfeangebot nur vortäuschen und ihn in Wahrheit vereinnahmen wollen. Er befürchtet, seine Wut nicht mehr beherrschen zu können, da er sich durch Bellas Art klein und ängstlich fühlt. Statt mit ihr Absprachen zu treffen, hintergeht er Bella, da er nicht wagt, für das, was ihm wichtig ist, einzustehen.

Wir passen den Satz wieder und wieder an und überprüfen ihn auf seine Stimmigkeit. Unvermittelt schmeißt Brutus nun seinen Stift auf das Blatt. „Das ist ungeheuerlich! Da steckt echte Magie drin. Genau so ist es. Ich fühle mich gesehen, erkannt und regelrecht ertappt.“ Er reibt sein Gesicht, kramt nach einem Taschentuch, streicht sich hektisch über die Beine und wirkt überaus nervös. „Warum bin ich so?! So will ich nicht sein. Woher kommt das alles?“ Ich stelle zu seiner Beruhigung in Aussicht, die Ursprünge später genauer zu untersuchen. Doch zuvor solle auch Bella den Raum für die Beschreibung ihrer Monsterbilder erhalten. Immer wieder muss ich sie um Nachsicht bitten, dass wir Antworten auf ihre bekümmerten Fragen finden werden:

„Aber wie kommst du denn darauf, dass ich dich vereinnahmen will? Mir geht es um etwas völlig anderes. Warum kannst du das nicht sehen? Ich fühle mich falsch verstanden!" Sie ist ziemlich beunruhigt. Erst als ich zu bedenken gebe, dass diese Aufregung mit ihrer „Geisterbahngeschichte" zu tun haben könnte, können wir eine Pause einlegen.

Danach widmen wir uns Bellas Monsterbildern. Es hat sie sichtlich Mühe gekostet, Brutus während der kleinen Auszeit entspannen zu lassen. Umso dankbarer ist sie, dass endlich ihre Sichtweise gewürdigt wird.

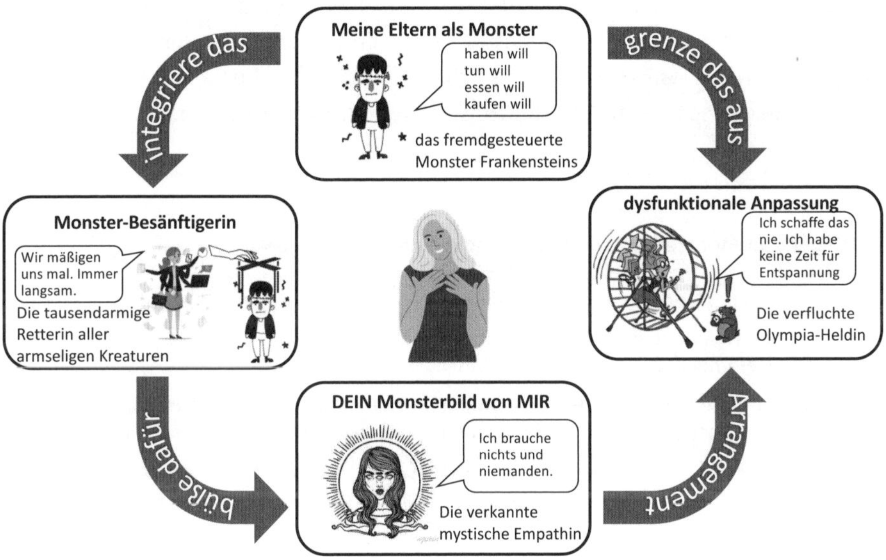

Abbildung 4.17: Monster von Bella

Bella legt los: „Brutus stolpert durchs Leben wie Frankensteins Monster. Immer auf der Suche nach Ablenkung, Gaudi, Spaß und Abenteuer. Deswegen habe ich mich für Frankensteins Monster entschieden. Frankenstein hatte irgendwann keine Macht mehr über sein Geschöpf. Wie eine Art Zombie lief dieser Grusel-Typ jedem Reiz hinterher. Ich selbst sehe mich wie die Dompteuse dieses völlig aus dem Ruder laufenden Monsters. Ich muss hinter ihm herräumen, alles im Griff haben und die Steuerung übernehmen. Sonst wäre unsere Firma längst den Bach runter gegangen." Bella deutet nach diesem Stoßseufzer auf das Abbild der mystischen Empathin. „Sehen Sie, die hat ein drittes Auge auf der Stirn. Brutus wirft mir das immer vor. Ich würde in seinem Kopf lesen, und er könne kein Geheimnis vor mir haben. Dabei ist das eher eine Begabung von mir. Ich fühle mich in andere Menschen ein, bis ich fast in ihnen aufgehen könnte. Die verkannte Empathin ist auf Gedankenlesen angewiesen, da sie für nichts und niemanden eine Zumutung sein möchte." Tränen laufen über Bellas Wangen, die sie hastig fortwischt. „Manchmal komme ich mir vor wie eine verfluchte Heldin aus der griechischen Sagenwelt. Wie dieser Sisyphus. Der kam auch nie ans Ziel. Nur bei mir ist es das Hamsterrad der tausend Erledigungen für unsere Firma. Auf Brutus ist kein Verlass. Würde ich mich nicht doppelt und dreifach überschlagen, würde bald alles zusammenbrechen. Ich fühle mich total überfordert. Bevor ich es jedoch zur Sprache bringe, erledige ich lieber alles selbst und sofort."

„Das musst du aber gar nicht", schaltet Brutus sich ein. Wieder bitte ich um Geduld, weil wir Bellas Beziehungsmuster besser verstehen wollen und jeder Einwand davon ablenken könnte. Deshalb überreiche ich auch Bella den Lückentext und bitte sie, diesen mit den Angaben aus ihren Monsterdarstellungen zu ergänzen.

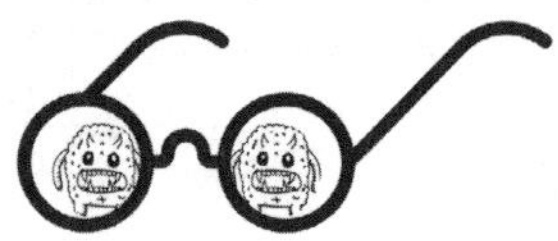

Ich gehe als Monsterbändigerin lieber so mit dir um, indem ich sage: „Du armselige Kreatur, bändige dich mal. Immer langsam …",

um mit diesen Monsteranteilen in dir zurechtzukommen, mit deiner Fremdsteuerung und mangelnden Disziplin.

Da ich womöglich doch ein Monster bin, meine ich dafür büßen zu müssen, dass ich vielleicht doch zu überempfindlich bin und meinem Gespür nicht trauen kann.

Und ich zeige schon mal das eine oder andere Geisterbahnüberlebensmuster, was dir und auch mir merkwürdig vorkommt. Ich überanstrenge mich, kann nicht entspannen und bin dazu verflucht, niemals etwas zu erreichen.

Abbildung 4.18

Bella grübelt, schreibt und verwirft, bis sie mir ihren Text übergibt. Umso schneller arbeiten wir danach den Beziehungssatz heraus.

Bella bremst Brutus aus, um mit seiner mangelnden Disziplin und Fremdsteuerung zurechtzukommen. Dennoch zweifelt sie an ihrer inneren Stimme und glaubt, zu überempfindlich zu sein. Deshalb setzt sie sich nicht konsequent genug für Entlastung ein und überfordert sich stattdessen, ohne jemals ans Ziel zu kommen.

„So ist es wohl. Ich könnte Brutus zur Rede stellen, das Gespräch suchen, doch wenn er mir meinen Standpunkt ausreden will, bleibe ich nicht bei meiner Meinung."

Wir legen die beiden Monster-Beziehungsmuster einander gegenüber.

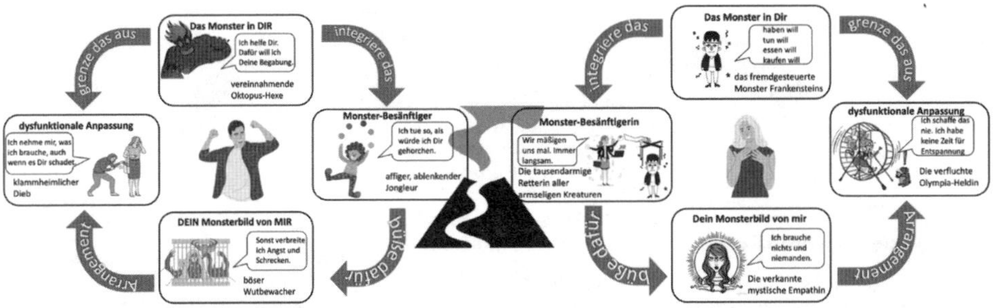

Abbildung 4.19 (siehe Abb. 4.15 und 4.17)

Erschüttert starren beide die Gemeinschaftsproduktion an. „Ja …, so ungefähr sieht unser Drama aus. So kann das nicht gelingen“, ergreift Bella das Wort. Brutus deutete auf Bellas Vielarmigkeit. „Das mit den Fangarmen stimmt schon mal.“ Bella schießt sofort zurück: „Wenn du nicht wie ein trunkener Schmetterling von einer Attraktion zur nächsten torkeln würdest, müsste ich dich nicht immerzu einfangen.“ Schließlich blicken mich beide erwartungsvoll an. „Und was machen wir nun damit?“, ist in ihren betroffenen Minen zu lesen.

Wir hatten zuvor vereinbart, mehrere Stunden an einem Stück zu arbeiten. Deshalb einigen wir uns darauf, die Ursprünge dieser Muster nach der Mittagspause näher zu beleuchten.

Gut gelaunt und sichtlich aufgeräumt kehrt das Paar in die Praxis zurück. Es wird viel gelacht, Erleichterung und Entspannung kommen auf. „Was immer das Monsterkabinett bewirken sollte, wir haben beim Mittagessen Tränen gelacht. Es fühlt sich auf einmal so unkompliziert an.“ Brutus fasst so das Erleben des Paars zusammen.

Fast tut es mir leid, der allgemeinen Hochstimmung mit dem nächsten Arbeitsauftrag ein Ende zu setzen.

„Stellen Sie sich bitte wieder vor, Ihre jeweiligen Elternhäuser wären Geisterbahnen gewesen und Sie mussten als Kinder dort überleben“:

1. Wie kamen Ihnen die Monsteranteile in Ihren Eltern manchmal vor?
2. Wie mussten Sie sich als Kind verhalten, um in dieser Geisterbahn zu überleben?
3. Welches Monsterbild von Ihnen, das Ihre Eltern in Ihnen sahen, kommt Ihnen in den Sinn?
4. Wie reagierten Sie auf diese Monsterbilder oder -ansichten Ihrer Eltern, um dem zu entkommen oder das Gegenteil zu bewirken?

Ich lege die folgende Folie vor dem Paar aus:

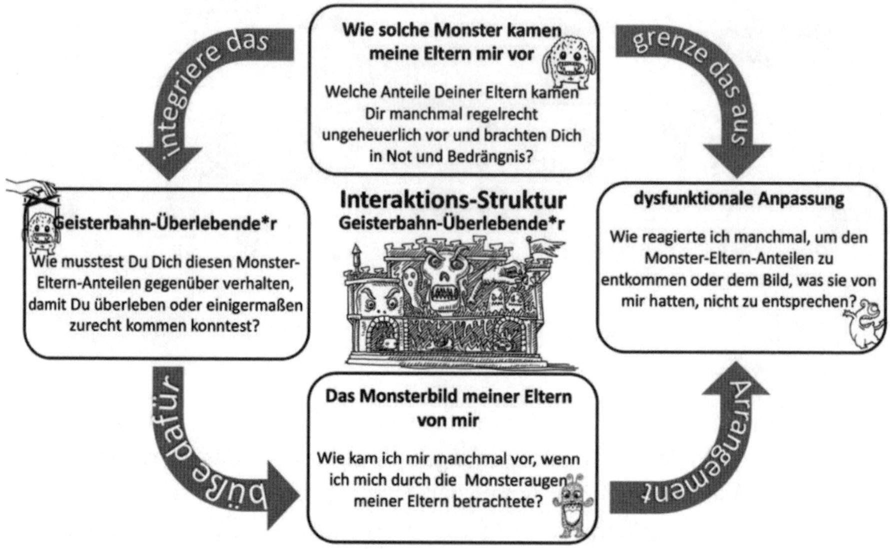
Wie solche Monster kamen meine Eltern mir vor
Welche Anteile Deiner Eltern kamen Dir manchmal regelrecht ungeheuerlich vor und brachten Dich in Not und Bedrängnis?
grenze das aus
dysfunktionale Anpassung
Wie reagierte ich manchmal, um den Monster-Eltern-Anteilen zu entkommen oder dem Bild, was sie von mir hatten, nicht zu entsprechen?
Arrangement
Das Monsterbild meiner Eltern von mir
Wie kam ich mir manchmal vor, wenn ich mich durch die Monsteraugen meiner Eltern betrachtete?
büße dafür
Geisterbahn-Überlebende*r
Wie musstest Du Dich diesen Monster-Eltern-Anteilen gegenüber verhalten, damit Du überleben oder einigermaßen zurecht kommen konntest?
integriere das
Interaktions-Struktur
Geisterbahn-Überlebende*r

Abbildung 4.20

„Oh nein", stöhnt Brutus, „schon wieder in die Gruselkammer meiner Kindheit? Nimmt das denn nie ein Ende?" Bella legt beschwichtigend eine Hand auf sein Knie: „Komm, das schaffen wir auch noch." Schweren Herzens machen sich beide an die Monsterfindung, recherchieren im Internet, durchforsten etliche Bilder und stellen ein schlüssiges Kindheitsmuster zusammen. Schon während der Arbeit wird es totenstill im Raum; das Grauen und der Horror sind mit Händen zu greifen, selbst durch die absichtsvolle Überzeichnung oder gerade deswegen. Dieses Mal macht Bella den Anfang.

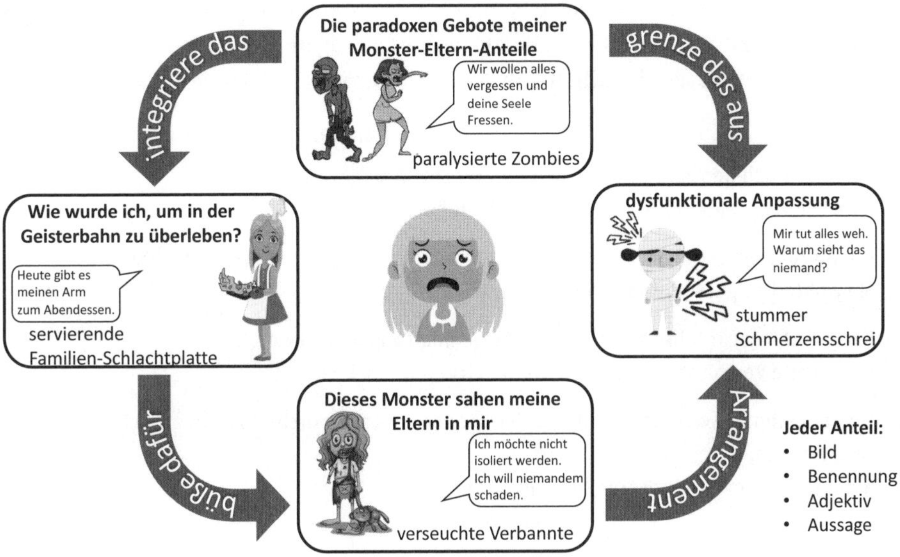

Abbildung 4.21

Während Bella ihre Darstellung kommentiert, weint sie so sehr, dass sie fast an ihrem Kummer zu ersticken droht. „Meine Eltern haben beide den Krieg in ihrer Jugend miterlebt. Sie kamen mir immer wie Zombies in unserem schuldenüberladenen Eigenheim vor. Es wurde auf lustig und locker gemacht. Dabei war mein Vater Alkoholiker und meine Mutter schwer depressiv. Sie hat sich mehr als einmal das Leben nehmen wollen. Ich hatte immer den Eindruck, das war alles meine Schuld. Mein Vater ging ständig fremd oder beleidigte meine Mutter. Sie heulte sich bei mir aus, und danach gab es mich nicht mehr. Wenn mein Vater nicht zu Hause war, hätte ich verhungern oder sterben können, so gleichgültig war ich meiner Mutter. Wenn er zu Hause war, bediente er sich an meinem Körper. Er quälte mich, er würgte mich, er fügte mir Schmerzen zu, und er geilte sich daran auf. Ich hatte panische Angst vor ihm. Doch meine Schmerzen wurden ignoriert. Ich kam mir vor wie die Seuche in Person, die meine Eltern erst zu diesen Zombies gemacht hat."

Bella hat ein Kissen auf ihren Schoß genommen. Sie hält es sich nun vor den Mund und brüllt voller Qual und Wut hinein. Sie lässt das Kissen sinken und haucht: „Ich habe meine Eltern versorgt, mich um sie gekümmert, mich aufgeopfert, meine Mutter ermutigt und meinen Vater getröstet. Ich war ihre Stütze. Als ich mit 18 Jahren auszog, brachen meine Eltern den Kontakt zu mir ab, sie enterbten mich, und ich war nicht mehr ihre Tochter." Wie ein Häuflein Elend sitzt Bella kraftlos auf der vordersten Ecke der Coach. Brutus blickt sie erschrocken an. Schließlich nimmt er sie in seine Arme. Wieder weint sie, diesmal eng an ihren Mann geschmiegt. Brutus wiegt sie sacht auf seinem Schoß, ohne ein einziges Wort zu sagen. Es dauert eine ganze Weile, bis wir auch zu diesem Kindheitsmuster einen Beziehungssatz gestalten können:

Ich habe mich den Monsteranteilen meiner Eltern so gezeigt,
dass ich mich sogar selbst zur Zerstörung anbot,

um mit diesem paradoxen Gebot der Monsteranteile meiner Eltern zurechtkommen.
Sie wollten vergessen und haben mich dafür benutzt.

Ich meinte, dafür büßen zu müssen, da sie mich ansahen als
verseuchte Verbannte, die isoliert werden muss.

Und manchmal, wenn ich nicht mit den Monsteranteilen meiner Eltern zurechtkam, reagierte ich,
indem ich stumm Schmerzen litt und viel krank war.

Auf die heutige Beziehung zu Brutus angewandt, würde dies bedeuten:

Bella bietet sich Brutus an, damit er sie für seine eigene Ablenkung benutzen kann, während Bella sich verseucht, verbannt und isoliert fühlt und stumm Schmerzen leidet.

Bella blickt erschüttert auf diesen Satz: „Das drückt es noch sehr viel krasser aus, wie ich mich in dieser Beziehung immer wieder fühle. Das mit den Schmerzen stimmt auch. Ich habe noch gar nicht von meinen Migräneattacken gesprochen. So möchte ich wirklich nicht weitermachen." Sie hat sich aus Brutus' Armen gelöst und sitzt ihm nun aufrecht und entschlossen gegenüber. „Das bringe ich alles aus meiner Kindheit mit, aber das will ich jetzt ändern." Brutus nickt gedankenverloren. Er ergreift ihre Hand und ist sehr ernst: „Das machen wir jetzt gemeinsam anders."

Für die letzte Etappe unserer Reise in die Geisterbahnkindheiten legt Brutus sein eindrucksvolles Kindheitsmonstermuster in unsere Mitte und beginnt zu erzählen:

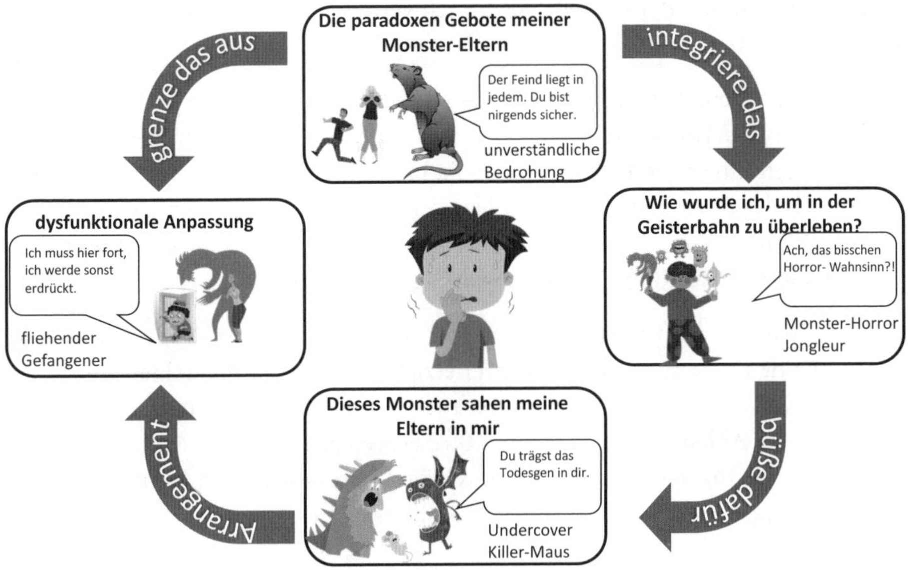
Die paradoxen Gebote meiner Monster-Eltern
Der Feind liegt in jedem. Du bist nirgends sicher.
unverständliche Bedrohung
integriere das
Wie wurde ich, um in der Geisterbahn zu überleben?
Ach, das bisschen Horror- Wahnsinn?!
Monster-Horror Jongleur
büße dafür
Dieses Monster sahen meine Eltern in mir
Du trägst das Todesgen in dir.
Undercover Killer-Maus
Arrangement
dysfunktionale Anpassung
Ich muss hier fort, ich werde sonst erdrückt.
fliehender Gefangener
grenze das aus

Abbildung 4.22

„Meine beiden Eltern waren ständig im Ausnahmezustand. Irgendwo lauerte immer eine Gefahr. Am Mittagstisch gab mein Vater Kriegsgeschichten zum Besten. Mit der Suppe sog ich den Schrecken der Bombardierung in mich auf. Ich habe mir ein dickes Fell zulegen müssen, denn mein Vater redete wie von einem inneren Zwang getrieben. Meine Mutter saß immer leichenblass daneben. Gefahren gab es überall. Ich vermutete wohl, auch ich könne so eine Bedrohung sein oder diese Gefahr in unser Haus schleppen. Ich habe immer so getan, als wäre das alles halb so schlimm. Ich kam mir vor wie dieser Horror-Jongleur, um meinen Eltern zu demonstrieren, dass ich alles im Griff habe. Ich selbst hatte manchmal den Eindruck, als gruselte es meine Eltern sogar vor mir. Woher sollte ich denn wissen, ob ich nicht dazu beitrug, dass sie so verschreckt waren? Meine Mutter hat mich mit ihren Horrorvorstellungen von der Welt und ihrer Fürsorge erdrückt. Wenn ich mich nicht bei jeder Gelegenheit davongeschlichen hätte, wäre ich verrückt geworden."

Der eher stattliche und imposante Kerl sitzt wie ein schockiertes Mäuschen auf der Couch und blickt erschrocken um sich. „Ich habe mir tatsächlich angewöhnt, alles zu bagatellisieren, und dies tue ich noch heute so. Dabei lebt in meinem Inneren noch immer dieser vor Schreck erstarrte kleine Brutus." Plötzlich sauste Brutus' Faust krachend auf den stabilen Beistelltisch. „Ich bin verdammt noch mal kein Monster. In mir ist diese Todesangst. Himmel Herrgott noch mal!" Er steht auf und verlässt weinend den Raum. Bella sieht mich verblüfft an. Ich nickte ihr zu, und sie geht ihm hinterher.

Nach einer ganzen Weile nimmt das Paar wieder mir gegenüber Platz. Brutus ergreift das Wort: „Warum ist das so? Wieso kann ich mich nicht von diesem Horror, der in meinen Eltern tobte, befreien?“ Bella hält seine Hand, legt ihre andere Hand auf seine und gibt zu bedenken: „Du lenkst dich ab und jagst jeder sich bietenden Zerstreuung hinterher.“ Ich will schon intervenieren, doch Brutus schaut seine Frau an und nickt nachdenklich. „So ist es wohl“, gibt er ihr recht.

Als Erstes wollen wir Brutus’ Mustersatz formulieren, und anschließend würde ich mit den beiden ihre speziellen Grenzverletzungsstrukturen betrachten und ihnen dann die Zusammenhänge der vier Grenzverletzungsanteile erläutern. „Was halten Sie von diesem Ablauf? Danach dürften Ihre Fragen beantwortet sein.“ Wir schauen auf die Zeit, die uns bleibt, und darauf, welche Interessen es gibt. Schließlich bildet Brutus mithilfe des Lückentexts seinen Kindheitsmustersatz:

Ich habe mich den Monsteranteilen meiner Eltern so gezeigt,
indem ich den Horror herunterspielte,

um mit diesem paradoxen Gebot der Monsteranteile meiner Eltern zurechtkommen,
dass von mir eine Bedrohung ausgeht, da niemand vor niemandem sicher sein konnte.

Ich meinte, dafür büßen zu müssen, da sie mich ansahen,
als könne oder wolle ich sie beide töten.

Und manchmal, wenn ich nicht mit den Monsteranteilen meiner Eltern zurechtkam, reagierte ich,
indem ich entkommen wollte, damit aber meine Eltern im Stich ließ.

Nach dieser Zusammenstellung hat Brutus das dringende Bedürfnis, das große Meditationskissen in meiner Praxis in Grund und Boden zu boxen, bis er sich schließlich zusammenkrümmt und haltlos weint. Ich ermutige ihn, und Bella fängt ihn nach diesem befreienden Ausbruch auf, indem sie ihm Trost anbietet. Wie ein Ertrinkender, der ans rettende Ufer kriecht, gräbt er sich in Bellas Schoß. Nach dieser emotionalen Abreaktion sitzt er wieder stark und groß auf dem Sofa. Ich biete ihm die Parallele zu seiner heutigen Beziehung an:

„Sie spielen Bellas und Ihren eigenen inneren Horror herunter, weil Sie glauben, die Bedrohung ginge von Ihnen aus und Ihre Gefühle könnten Bella vernichten. Deswegen versuchen Sie, der Partnerschaft zu entkommen und haben obendrein ein schlechtes Gewissen, Bella im Stich zu lassen.“

Bella schlägt beide Hände vor den Mund und nickt erschrocken. Brutus' kurzer Kommentar erschöpft sich in zwei prägnanten Worten: „Der Hammer!"

Ich stellte Brutus und Bella die sechs laminierten Folien zu den Grenzverletzungsstrukturen (die Abbildungen in 4.3.1 bis 4.3.6) zur Verfügung, und Bella tippt sofort auf die Angststruktur: „Das bin ich. Nein, so war ich. Ganz klar. Selbstzerstörerische Selbstverachtung." Aufmerksam geht sie die Stichpunkte zu den Beziehungserfahrungen, dem Überlebensmuster, der Vermeidung, der dysfunktionalen Reaktion und der Überwindung der Angststruktur durch.

„Sie haben sich all Ihren Themen mutig gestellt und viel davon bereits überwunden", fasse ich die Ergebnisse unseres zurückgelegten Wegs zusammen. Bella strahlt glücklich und stolz. Brutus studiert seine Folien. „Ich hänge da wohl zwischen der Ärger- und der Schuldstruktur", sinniert er. „Na, es klingt zwar nicht wirklich schick, aber es ist wohl hauptsächlich diese Struktur." Er legte die Folie zur grenzverletzten Ärgerstruktur auf den Tisch zwischen uns. „Wenn Sie mir früher damit gekommen wären, Sie hätten von mir nur noch eine Staubwolke gesehen." Alle lachen wir befreit.

Zum Abschluss sehen wir uns gemeinsam das Traum(a)-Schloss an. Hierzu zeige ich Bella und Brutus das Erklärvideo[18], das ich zu dieser Metapher erstellt habe. Aufmerksam und schweigend sehen beide auf den Monitor. Nach dem Abspann kommt von Bella ein Stoßseufzer. „Genau so fühlt sich das an. Wir waren in diese Gefängnistürme eingesperrt und kamen nicht mehr zueinander und auch nicht hinaus." Brutus nickt bestätigend.

---

18 ↗ https://youtu.be/qZFBE3XPjVA

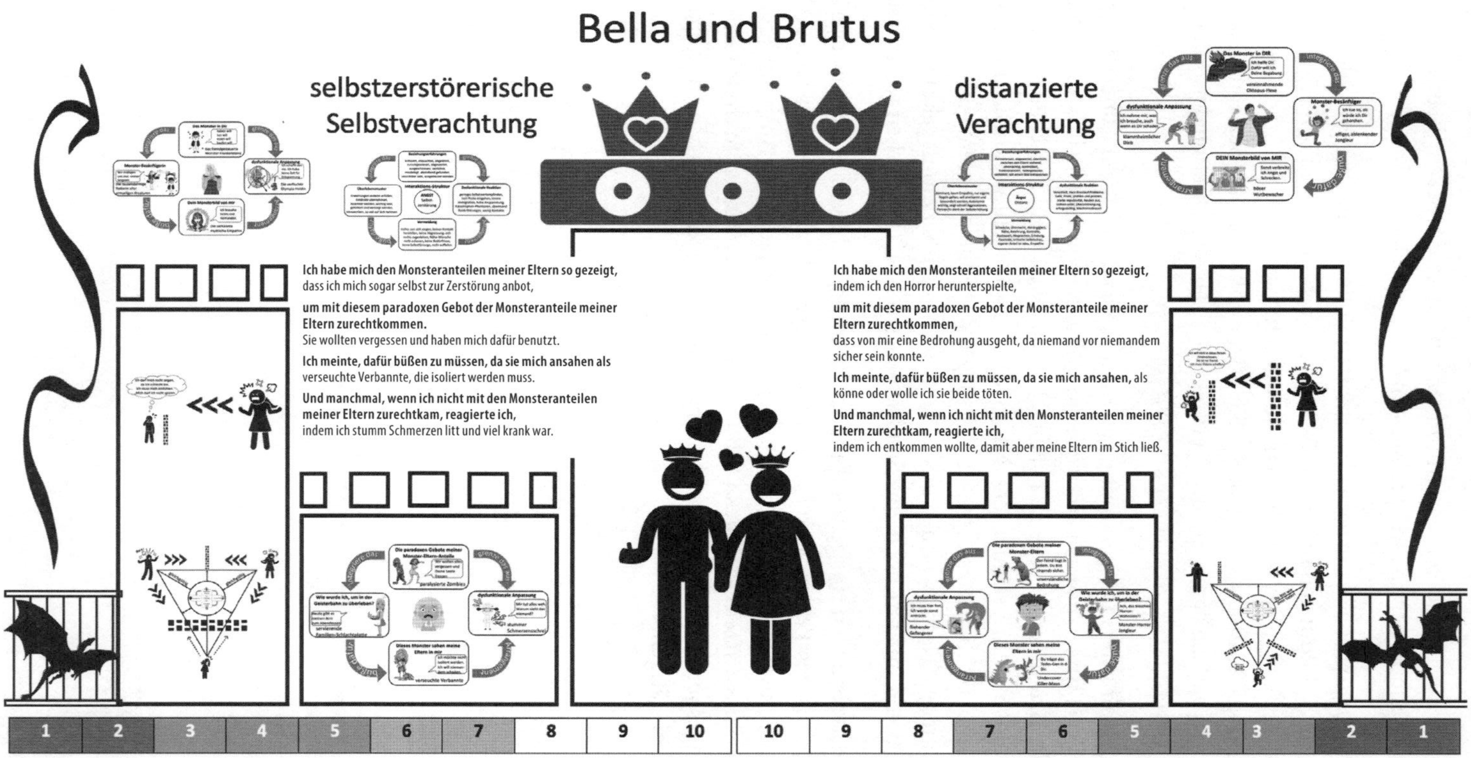

Abbildung 4.23

Um unsere Arbeit abzuschließen, sortieren sie die Bilder, Methoden, Sätze und Erkenntnisse zu einer Traum(a)-Schloss-Collage, die sie voller Stolz mit nach Hause nehmen.

4.7 Vom Wahrnehmungstabu der Grenzverletzung zur Wirkung auf das Paar

Der Schlüssel zum Verständnis der Manipulationsstrategien in grenzverletzenden Paarbeziehungen sind die unverarbeiteten Traumata der Eltern. Vergleichsweise eindimensional bliebe es hier, bei Klient:innen eine Persönlichkeitsstörung zu diagnostizieren. Wenn man, vor allem in der Einzeltherapie, ein Beziehungs- oder Störungsmodell als Wirkfaktor zugrunde legt, manifestiert sich das Wahrnehmungsverbot der Grenzverletzung durch traumatisierte Eltern. Erst in der Paarbeziehung wird die spezifische Ausprägung der gestörten Interaktion deutlich.

Ich wage deshalb die Hypothese: Selbst versierte Fachpersonen trauen sich kaum, das internalisierte Loyalitätsgebot gegenüber der Eltern- und Großelterngeneration zu hinterfragen. Wie ließe sich sonst erklären, dass die betroffenen oder mitverursachenden Partner:innen kaum oder nur am Rande in die Behandlung einbezogen werden und ein Rückbezug auf die Kindheit eher außen vor bleibt? Wenn wir jedoch die Basisemotion Verachtung einbeziehen, mit ihren Ausprägungen Ignoranz, Ausgrenzung, Distanzierung oder Grenzverletzung, können wir nachvollziehen, warum die schuldhafte Irritation und die toxischen Fremdkörper im Inneren grenzverletzter Menschen nicht thematisiert werden. Es liegt daran, dass das Wahrnehmungsverbot der Traumatisierung durch Grenzverletzungen mit dem Wahrnehmungstabu der Basisemotion Verachtung zu tun hat. Die Symptome einer Persönlichkeitsstörung erinnern durchaus an die Wirkung von Grenzverletzungen durch wichtige Bezugspersonen. Wir werden jedoch kaum weiterkommen, wenn wir lediglich die Manipulationsstrategien in der aktuellen Partnerschaft betrachten, selbst wenn diese der Ausgangspunkt zur Konsultation einer Paartherapie sind. In diesem 4. Kapitel haben wir uns mit Verknüpfungen beschäftigt, die es sowohl leidenden Grenzpaaren als auch begleitenden Fachpersonen ermöglichen, die Paradoxien aufzulösen. Die Metapher der Geisterbahn und die Anleitungen zu den beiden Monsterübungen, für die aktuelle Partnerschaft und die frühere Beziehung zu den Eltern, helfen der Fachperson und dem Paar, sich nicht von Widersprüchen, Verwirrungen und Wahrnehmungsabstürzen ablenken zu lassen. Vor allem durch den Fokus auf den Kontext, in dem eine Interaktionsstörung entsteht, werden die Grenzpaarstrukturen überwunden.

Sobald dem Paar deutlich wird, dass die gegenseitigen Projektionen aus den Gefühlserbschaften der Eltern resultieren, wird der Fachperson die Begleitung gelingen, weg von der Schuldverschiebung hin zur Verantwortungsübernahme zu gelangen. Um die vielfältigen Ausprägungen von Interaktionsstörungen zu unterscheiden und sich nicht von den verzerrten Beziehungsvorstellungen der Grenzpaare leiten zu lassen, bieten die sechs Beziehungsmodelle, ausgehend von den vier Grenzverletzungswunden, zusätzlich Orientierung.

In der Fallanalyse von Bella und Brutus wird deutlich, wie beide die Feindbildintrojekte aus der Kindheit auf den / die Partner:in projizieren: Beide fühlen sich schuldig am Leid der Eltern und damit zugleich an den ihnen zugefügten Grenzverletzungen. Mit dem Bild der Geisterbahn gelingt die absichtsvolle Distanzierung vom Grauen in den Herkunftsfamilien und schließlich die Umgestaltung des Traum(a)-Schlosses. Dies wiederum führt zur Aufhebung des Loyalitätsgebotes. Verbannte Emotionen, die infolge der Surrogat-Funktion der damaligen Kinder im Untergrund geschwelt haben, brechen nun hervor. Die wichtigste Herausforderung und zentrale Aufgabe in der Grenzpaartherapie besteht darin, die Eruption der Gefühle auszuhalten und sie nicht durch eigene innere Verbote erneut zurückzudrängen. Ekel, Abscheu und der Zusammensturz von Welt- und Familienbild müssen ertragen werden, damit nach dem Ausspeien des Gifts Raum entsteht für die auftauchenden Fragen nach gesunden Beziehungsstrukturen und integrer Partnerschaft.

5. Der Integritätskompass: Allianz der Hoffnung

„Um Integrität vorweisen zu können, bedarf es nicht nur einer Reihe von Voraussetzungen, Eigenschaften und Fähigkeiten. Personen müssen in der Lage sein, diese auch tatsächlich realisieren zu können. Personale Integrität wird demnach als Chance zu begreifen sein, die sich nicht allen Menschen bietet. Aber alle Menschen besitzen das gleiche Recht auf Schutz eines Freiraums, in dem allein sich ein integres Leben entfalten vermag.“ (Arnd Pollmann 2005, S. 17)

Arnd Pollmann (2005) bezeichnet in seiner umfassenden Abhandlung zur Integrität den „Schutz auf einen Freiraum“ als die zentrale Voraussetzung, um ein integres Leben überhaupt aufbauen zu können. Einen Schutzraum sollten idealerweise zuallererst die Eltern ihren Kindern bieten. Grenzpaare jedoch haben diesen Schutz in ihren Herkunftsfamilien eher nicht erfahren. Auch die Partnerschaft bietet offensichtlich keine optimale Sicherheit, sonst würde kaum eine Paartherapie aufgesucht werden. Wenn der Ort, an dem die Paartherapie stattfindet, ebenfalls keinen Schutz bietet, sinkt die oftmals letzte Hoffnung auf Halt und Orientierung.

Grundlage für die Hoffnung sind das Konzept der Humanität und zugleich das empfundene Recht auf Unterstützung, wie dies im kontextuellen Metamodell (Wampold et al. 2018, S. 84) hervorgehoben wird. Wenn wir die Hoffnung auf Hilfe und Unterstützung als berechtigt ansehen, dann ist die Schaffung eines Schutzraums oberstes Ziel für die Begleitung von Grenzpaaren. Der Ansatz des kontextuellen Metamodells definiert ein allgemeines, theorienübergreifendes Modell für die Psychotherapie und benennt hierfür wesentliche Komponenten, die in gewisser Weise alle Klient:innen oder Patient:innen einen. Ganz vorne stehen hier die „echten Beziehungen“, die Therapeut:innen anbieten sollten sowie die dysfunktionalen Vorstellungen über Beziehungen aufseiten der Hilfesuchenden (Wampold et al. 2018, S. 95).

1. Die wichtigsten Basiskomponenten für ein allgemeines Modell der Paartherapie:

- echte Beziehung zwischen Fachperson und Klient:in
- Korrektur dysfunktionaler Beziehungsvorstellungen

2. Weitere aufbauende Komponenten des kontextuellen Metamodells:

- Kompetenz der Fachperson, gute wissenschaftlich orientierte Ausbildung
- Aktivierung der Emotionen
- korrigierende Erfahrungen im therapeutischen Setting

- theoriegestützte Interventionen
- spezifischen Methoden, die sich aus dem Behandlungsplan ergeben
- Erhöhung der Selbstwirksamkeit

Wenn eine „echte Beziehung“ als wesentlicher Wirkfaktor für den Erfolg einer Therapie gilt, um das wichtigste Problem der Klientenpaare zu lösen, nämlich die Korrektur ihrer dysfunktionalen Beziehungsvorstellungen, dann kommen wir nicht umhin zu definieren, was eine „echte“ Beziehung ausmacht und worin die Unterschiede im Vergleich zu einer dysfunktionalen Beziehung liegen.

Wie dysfunktionale Vorstellungen über Beziehungen entstehen, wie sich diese Überzeugungen auf die Partnerschaft auswirken, mit welchen Problematiken die Paare in der Paartherapie aufwarten und wie die Verstrickung der Paardynamik den Klientenpaaren bewusst gemacht werden kann, wurde ausführlich in den Kapiteln 1 bis 4 behandelt. Auch die Hinweise auf das Beziehungsmodell der gesunden integren Persönlichkeit (Kapitel 1), die wichtigsten Kompetenzen einer integren Fachperson für die Begleitung von Grenzpaaren und der hierzu eingeführte Begriff der Kongruenz (Kapitel 3) gaben bereits Aufschluss über das mögliche Ziel der Grenzpaartherapie.

Wenn wir das Beziehungsmodell der vier Grenzverletzungswunden um vier Faktoren zur Heilung dieser Wunden erweitern, entsteht daraus ein „Integritätsmodell“, das Orientierung bietet für die herausfordernde Arbeit mit Grenzpaaren. Die limbische Reaktion auf eine Grenzverletzung findet ihre Entsprechung in der Basisemotion Verachtung, die im Kontext einer Beziehung dazu dient, die eigenen Grenzen zu wahren und auf Distanz zu gehen oder einer verachtenden Ausgrenzung entgegenzuwirken. Interessanterweise unterteilt der Integritätsexperte Arnd Pollmann in seiner sozialphilosophischen Doktorarbeit Integrität in vier Faktoren, die die vier Grenzverletzungswunden aufgreifen. In ihrer Kombination tragen die vier Tugenden außerdem zur Entwicklung eines Metamodells integrer Beziehung bei. Arnd Pollmann geht sogar so weit, Persönlichkeitsstörungen als „fundamentale Integritätsstörungen“ zu bezeichnen (Pollmann 2005, S. 21).

Auch vor diesem Hintergrund sind die vier von Arnd Pollmann definierten ethischen, moralischen, psychologischen und sozialphilosophischen Ausprägungen der Integrität geeignet, um die vier Entsprechungen von Verachtung versus Integrität zu ergänzen.

Modell der vier Grenzverletzungswunden (Klees 2023)	Modell der vier Integritätsfaktoren (nach Pollmann 2005, S. 83 ff.)
Schuldumkehr Die grenzverletzende Person verlagert die Verantwortung für die von ihr zugefügte Grenzverletzung auf die verletzte Person.	**Ethische Unbestechlichkeit** Eine integre Person handelt konsequent nach eigenen Werten, die ihrem substanziellen Selbstbild entspringen, und verfolgt ihren eigenen sinngebenden Masterplan.
Loyalitätszwang Die grenzverletzende Person verschleiert ihre manipulativen Strategien, indem sie die kongruenten Empfindungen der verletzten Person negiert.	**Rücksichtsvolle Rechtschaffenheit** Eine integre Person nimmt bei ihren Entscheidungen durch einen Wechsel der Perspektiven Rücksicht auf andere Personen, ist stets bereit zur Selbstüberprüfung und zum respektvollen Austausch über ihren Beitrag zum Gelingen der Gemeinschaft.
Rollenkonfusion Schutz- und Versorgungsaufgaben werden von der verantwortungstragenden Person auf die zu schützende Person verschoben.	**Kohärente Integriertheit** Eine integre Person stellt sich der existenziellen Fassungslosigkeit, die eine Auseinandersetzung mit der eigenen Biografie mit sich bringt, um die widerstrebenden Überzeugungen in einen größeren sinnstiftenden Zusammenhang zu bringen.
Eigenständigkeitstabu Wenn die grenzverletzte Person nach Schutz oder Freiräumen sucht, wird dieses Bestreben von der grenzverletzenden Person aktiv oder passiv unterbunden.	**Unversehrte Ganzheit** Eine integre Person schützt sich und andere durch eine aktive Grenzsetzung vor Angriffen, strebt nach Selbstverwirklichung, Freude und Glück mittels der Umsetzung klarer Lebensziele zum Wohl der Gemeinschaft.

Abbildung 5.1: Der Integritätskompass zur Überwindung des Beziehungsmodells der Grenzverletzung

Es wird deutlich, wie wesentlich ein klar umrissenes Verständnis von Integrität und gesunder Beziehungsfähigkeit für die Grenzpaartherapie ist, da grenzverletzte Menschen keine Vorstellung hiervon haben. Ihnen wurde stets vermittelt, dass Ausbeutung, Ausgrenzung, Eingrenzung, Hohn, Ignoranz und Verachtung normale Reaktionen auf ihre „unmöglichen" Bedürfnisse und Wünsche seien. Selbst Therapeut:innen sind nicht im Paradies aufgewachsen. Auch sie mussten sich mit der inkongruenten Affektspiegelung durch die eigenen Eltern auseinandersetzen und diese Erfahrungen mühsam aufarbeiten. Bei Weiterbildungen zur traumasensiblen Paartherapie musste ich feststellen, dass gerade die Fachpersonen hier besonders eklatante Erfahrungen gemacht haben. Dieser Umstand macht gut ausgebildete Fachpersonen zur idealen Begleitung für Paare mit Grenzverletzungsproblematiken, denn wer die Geisterbahnen von innen kennt, kann auch Auswege aufzeigen und Unterstützung anbieten. Eine tiefgehende Auseinandersetzung mit der eigenen Geschichte und eine theoretisch fundierte Aufarbeitung sind hier sicherlich Bedingungen, und wenn wir dem Integritätskompass folgen, sind sie der erste Schritt, der aus dem Grenzverletzungszirkel dysfunktionaler Paardynamiken hinausführt.

5.1 Integrität – die vier Faktoren der Hoffnung

In der Fachliteratur steht der Begriff der Integrität nur selten im Mittelpunkt. Zu nennen wären hier Schriften der Sozialphilosophie, mit wichtigen Vertretern wie Jürgen Habermas oder Bernard Williams (und auch Immanuel Kant, als „Urvater"), dann die berufsethischen Überlegungen von Anne Glöggler und Peter Hügelmeyer (2020) zur Optimierung des Arbeitslebens und nicht zuletzt die pädagogischen Überzeugungen Jesper Juuls (2012) zum respektvollen Umgang von Eltern mit ihren Kindern. Da die Abhandlung von Arnd Pollmann (2005) auf ein beziehungsrelevantes Verständnis von Integrität fokussiert, ist dieser Ansatz für die Grenzpaartherapie in besonderer Weise geeignet.

Pollmann geht davon aus, dass sich Integrität in „alltäglichen moralischen Konfliktsituationen" zeigt, um „zu Entscheidungen zu gelangen" (2005, S. 77). Sie stelle nicht in erster Linie eine Verpflichtung gegenüber einer abstrakten Allgemeinheit dar, wie dies von den Sozialphilosophen diskutiert wird. Integrität beweist sich vor allem im Kontext von „Fürsorge-, Liebes- oder Sozialbeziehungen" und sei deswegen „immer auch parteilich gegenüber einzelnen, d. h. je besonderen Mitmenschen" (S. 79). Pollmann grenzt Integrität von Normen ab. Diese seien von der Tendenz her restriktive Regeln, die „ein normenkonformes Zusammenleben" bestimmen, in Form von „Verhaltenserwartungen, die Menschen im Alltag faktisch aneinander herantragen" (S. 79).

Zusammenfassend definiert hat laut Pollmann ein integrer Mensch „ein von äußerlichen Übergriffen unversehrtes Selbst- und Weltverständnis", sodass dieser Mensch „aus den Dispositionen und Motiven heraus handelt, die in tiefgreifender Weise die seinigen" (S. 80 ff.) seien. Er bleibe „sich in den eigenen Lebensvollzügen treu" und lebe in „Übereinstimmung mit dem, was ihm wirklich wertvoll ist" (S. 83).

Den daraus abgeleiteten vier Bedeutungsdimensionen (ethische Unbestechlichkeit, rücksichtsvolle Rechtschaffenheit, kohärente Integriertheit und unversehrte Ganzheit) stellt Pollmann Grenzverletzungserfahrungen gegenüber: entfremdende Bestechlichkeit, moralisch verwerfliche Scheinheiligkeit, desintegrierte Inkohärenz und entzweiende Verletztheit (S. 83). In Übereinstimmung mit Pollmann können wir davon ausgehen, dass in dieser Weise grenzverletzte Menschen Opfer der „fundamentalen Integritätsstörungen" ihrer Eltern sind und aller Voraussicht nach an der gleichen Störung leiden. Im Gegenzug ist die Hypothese schlüssig, dass die Probleme von Grenzpaaren zwar symptomatisch auf diese Störung zurückzuführen sind, dass darin aber zugleich das Verlangen nach Integrität zum Ausdruck kommt.

Grenzverletzte Personen überwinden ihre Opferfixierung, die sie in einer Endlosschleife zwischen Schuldumkehr, Loyalitätszwang, Rollenkonfusion und Eigenständigkeitstabu gefangen hält, im ersten Schritt durch die kohärente Integration der biografischen Grenzverletzungserfahrungen. Sobald die Opferidentifikation abgelöst wird von Akzeptanz, Verantwortungsübernahme und Selbstwirksamkeit, kündet dies von der entscheidenden und mutigen Hinwendung in Richtung Resilienz (Morel 2021). Sobald eine grenzverletzte Person Unzuverlässigkeit, Verweigerung und Negativität überwindet, entsteht die Chance, die eigene von Grenzverletzungen geprägte Geschichte in einen größeren Zusammenhang zu stellen. Aus diesem Grund beginnt die Reise zu den vier Integritätstugenden an den Wurzeln, am Ursprung der Grenzverletzung.

5.2 Kohärente Integriertheit

Ausgangspunkt personaler Integrität ist der Wunsch einer Person, zu verstehen, was zu ihrer Charakterbildung und ihren Beziehungsvorstellungen geführt hat. Wie ist jemand zu der Persönlichkeit geworden, die sie in ihren Interaktionen zeigt? Pollmann (2005) geht davon aus, dass ohne die Rückbesinnung auf die eigene Vergangenheit kaum eine bewusste Entscheidung für eine weitere Entwicklung der Persönlichkeit getroffen werden kann, nämlich darüber, wie jemand im Hier und Jetzt und in der Zukunft sein möchte. „Wenn Integriertheit bedeutet, dass die betreffende Person in etwa weiß, wer sie ist und sein möchte, dann muss eine hinreichend integrierte Lebensgeschichte als notwendige Bedingung für den Vollzug eines Lebens in Übereinstimmung mit den eigenen Selbstverpflichtungen und überdies in sozialverträglichen Bahnen aufgefasst werden" (S. 109 f.).

Hierzu zählt vor allem die Reflexion der eigenen Lebensgeschichte mit ihren Schicksalsschlägen, Brüchen, Widersprüchen, Konflikten, Krisen, Grenzverletzungserfahrungen und dem Streben nach Selbsttreue und Rechtschaffenheit. Danach kann eine Sondierung erfolgen, „mit welcher der widerstreitenden Überzeugungen oder Bestrebungen sich die Person von ganzem Herzen identifizieren kann und mit welcher nicht" (Pollmann 2005, S. 111). Im Unterschied hierzu beschreibt Pollmann die unintegre Person, die unliebsames Wissen und Erinnerungen abspaltet, ausblendet oder nur oberflächlich aufrichtig lebt und damit ein inkongruentes Selbstbild nach außen trägt.

Gerade eine Partnerschaft einzugehen, sich ganz und gar auf die geliebte Person einzulassen gleicht dem Wagnis, sich bis ins tiefste Innere erschüttern zu lassen, das eigene Selbstbild infrage zu stellen und sogar schwere Zusammenbrüche zu riskieren. Kommt es in aktuellen Krisen zu einem Rückbezug auf die eigene Biografie, also zu einer Verknüpfung von Gegenwart und Vergangenheit, birgt das laut Pollmann die „Gefahr existenzieller Fassungslosigkeit" (2005, S. 110). Den Mut hierfür aufzubringen gleicht einer Liebeserklärung an sich selbst und an die geliebte Person. „Personale Integrität ist von dem Vermögen getragen, die eigenen Grundvorhaben und Selbstverpflichtungen sowie die Erinnerung an deren lebensgeschichtliche Entwicklung in eine Ordnung existenzieller Wichtigkeit und Dringlichkeit zu bringen. Nicht nur die Person selbst, auch ihre Bezugspersonen wollen erfahren, welche Persönlichkeitsanteile für das Handeln der betreffenden Person maßgeblich sind und auch zukünftig maßgeblich sein werden" (ebenda).

Dieser Aspekt der Integrität beschreibt das Bedürfnis nach Integration auch der unvermeidlichen Konfusionen im Leben, der Widersprüche und schamvollen Erfahrungen, da die Frage nach integren Entscheidungen vor allem dann relevant wird, wenn es im Leben einer Peron zu „gravierenden ethisch-existentiellen Konflikten" (Pollmann 2005, S. 113) kommt. Die Überwindung von Krisen und lebensgeschichtlichen Katastrophen, die Chance, daraus zu lernen, daran zu wachsen und eine weisere Wahl zu treffen, daran kann sich die Integrität einer Person messen lassen.

5.2.1 Die Timeline der Seelenreise

Die Auflistung der wichtigsten Lebenserfahrungen auf einer horizontalen Achse mit Veränderungen, Brüchen, Konflikten und Lernerfahrungen würde laut Pollmann durch eine reflektierende Perspektive für Ordnung und Überblick sorgen. Hierzu eignet sich die Methode der Seelenreise in Form einer Timeline, die den Blickwinkel einer integritätsfördernden Weisheit erfordert. Im Verlauf der Bearbeitung der „Seelenreise-Timeline" werden „die Unstimmigkeiten im eigenen Leben auf höherer narrativer Stufe aufgehoben und in einen insgesamt stimmigen lebensgeschichtlichen Gesamtzusammenhang eingegliedert" (Pollmann 2005, S. 109). Grenzpaare sollten sich der Timeline jedoch erst nach Überwindung ihres Grenzverletzungszirkels widmen, da diese Form der Selbstreflexion bereits ein gewisses Verständnis von Integrität voraussetzt.

Bei dieser Methode geht es darum, die wesentlichen Stationen des Erwachsenwerdens, des Lernens, der Beziehungserfahrungen und der Krisen mit einem weiseren Blick auf das eigene Leben zu durchlaufen. Die Übung beginnt mit einem Gedankenexperiment. Man könnte sich vorstellen, die eigenen Eltern würden aus einer reiferen, friedlichen und abgeklärten Ebene ihr ehemaliges, heute erwachsenes Kind an die Hand nehmen und ihm den tieferen Sinn seiner Seelenreise erklären. Diese Seelen-Eltern sind frei von Anforderungen, Wünschen oder Erwartungen sowie voller Liebe und gewährender Erlaubnis. Es ist ein wenig so, als würde ein Kind auf diese Welt kommen, um eine ganz besondere Aufgabe zu erfüllen, für die es besondere Kenntnisse braucht und sich hierzu spezielle Eltern aussucht. Für diese Aussöhnung mit dem eigenen Schicksal hat Neale Donald Walsch das Buch *Ich bin das Licht* (1999) geschrieben. Auch Brandon Bays erreichte mit der Methode *The Journey* (2020) durch ihren Vergebungsdialog mit den Seelenanteilen der Eltern viele Menschen. Ich habe schon oft erlebt, dass auch eher weltlich orientierte Menschen weinend aus einer Trance zurückkehrten, in der es um solch eine mentale Aussprache mit den Eltern ging. Wenn Klient:innen mit der spirituellen Sicht Schwierigkeiten haben, hilft der Hinweis auf die „Heldenreise", die in fast allen bewegenden Geschichten wie Büchern, Filmen oder Sagen steckt und deren Stationen von Joseph Campbell (2011) herausgearbeitet wurden.

In der Seelenreise-Timeline finden sich acht Stationen der Heldenreise nach Campbell (2011). Den Zustand, die eigene Kindheit zu beklagen oder sich als Opfer einer konflikthaften Partnerschaft zu sehen, wollen wir hinter uns lassen, wobei uns die Metapher hilft, das innere Kind und später die grenzverletzte erwachsene Person in den Held:innenstatus zu erheben. Auch Walter Seyffer hat in seinem Buch *Helden für ein Leben* (2019) die biografische Reise mit Campbells Heldenreise verbunden, und auch hierauf nehmen die acht Stationen der Seelenreise-Timeline Bezug.

Therapeut:innen können die Fragen zu den 8 Stationen der weiter unten beschriebenen Seelenreise-Timeline für sich oder mit den Klientenpaaren für die Erstellung der Timeline nutzen, um in ihrem Leidens- oder Beziehungsweg den höheren Sinn zu entdecken. Zugleich finden sich in den acht Fragen die vier Grenzverletzungswunden wieder, ebenso die vier Integritätsfaktoren, die von den Beziehungserfahrungen in der Kindheit zur Partnerschaft überleiten, wo Erstere zu Prüfungen, Kämpfen, Siegen oder Niederlagen führten. Jede:r Partner:in erhält einen großen Packpapierbogen, viele bunte Stifte und eine Auflistung der acht Stationen mit den entscheidenden Herausforderungen.

Wichtig! Bevor die/der Paartherapeut:in diese Methode bei Paaren einsetzt, sollte er/sie sich der eigenen Seelenreise stellen und sie zur Selbsterkenntnis nutzen. Es ist oft so, dass Paartherapeut:innen schamvoll ihre eigenen Beziehungswunden verbergen und sich dennoch berufen fühlen, die Wunden anderer zu heilen, obwohl sie selbst noch bluten. Wenn wir darin das Herzblut der Bestimmung entdecken, kann diese Energie der Heilung dienen.

Die acht Stationen der heldenhaften Seelenreise zum integren Kern des inneren Kindes

1. **Der Kampf um Nähe und Freiräume**
   Erinnern Sie sich an die Dramen in Ihrem Elternhaus: Wie wurde um Nähe und Freiräume gekämpft, um Energie von außen zu bekommen, anstatt selbst Verantwortung zu übernehmen?
2. **Was war Ihr Seelenauftrag?**
   Welchen inneren Auftrag haben Sie möglicherweise als Kind in sich gespürt? Einen Auftrag, der vielleicht im Widerspruch zu dem stand, wie Sie sein oder werden sollten. Was hat Ihnen Ihre Intuition oder innere Stimmigkeit gezeigt?
3. **Welche wichtigen emotionalen Ereignisse wiesen auf Ihren Seelenauftrag hin?**
   Wenn Sie an Ihre ersten Lebensjahre zurückdenken, welche wichtigen Ereignisse, Vorkommnisse oder unerwarteten Wendungen wollten Sie auf Ihren Seelenauftrag hinweisen?
4. **Verweigerung Ihres Auftrags**
   Mit welchen Zweifeln, Überforderungen oder mit welcher inneren Weigerung haben Sie gekämpft, um der Herausforderung zu entgehen, die mit der Erfüllung Ihres Auftrags in Konflikt geraten wäre?
5. **Ein Mentor/eine Mentorin deutet auf Ihre Begabung hin**
   Erinnern Sie sich daran, welche Personen es in Ihrem Leben gab, die Ihnen einen anderen Blick auf Ihr Leben, Ihre Beziehungen und auf Ihre besonderen Begabungen ermöglichten?
6. **Der Aufbruch in eine neue Welt**
   Erinnern Sie sich, welche andere neue Welt sich Ihnen zeigte, die Sie lockte und die Sie tatsächlich betreten haben? Und das, obwohl sich diese Welt sehr von Ihrer vertrauten Welt unterschied und auch das Risiko in sich barg, dass damit alles infrage gestellt wurde.
7. **Die Prüfung des inneren Kampfes**
   In dieser anderen Welt mussten Sie schwierige Prüfungen bewältigen. Welche inneren und äußeren Kämpfe führten Sie zu wesentlichen Erkenntnissen, ließen Sie Erfahrungen der Größe und des Sieges machen?

8. **Der Schatz der Erkenntnis**
   Welch wunderbarer Schatz steht für die gesammelten Erfahrungen in dieser anderen Welt? Er ist eine Art Weisheit, die wie ein Heilmittel Ihnen und den Menschen in Ihrem Leben helfen könnte.

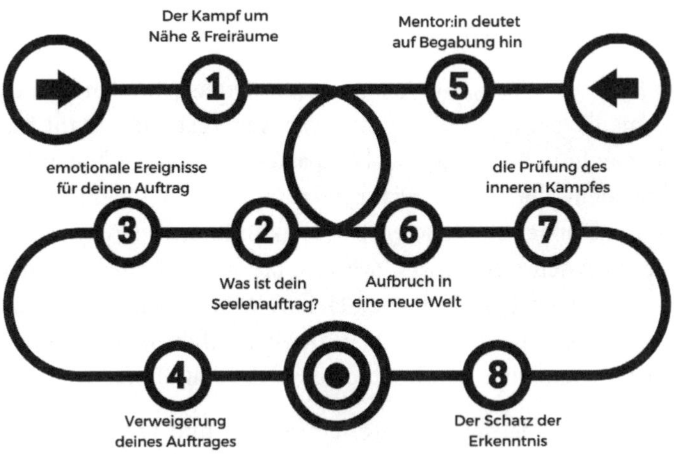
Der Kampf um Nähe & Freiräume
Mentor:in deutet auf Begabung hin
1
5
emotionale Ereignisse für deinen Auftrag
die Prüfung des inneren Kampfes
3
2
6
7
Was ist dein Seelenauftrag?
Aufbruch in eine neue Welt
4
8
Verweigerung deines Auftrages
Der Schatz der Erkenntnis

Abbildung 5.2: Stationen der Seelenreise

Zur Auswertung werden den Ereignissen auf der Timeline die acht Symbole des Integritätskompasses zugewiesen, um später eine ordnende Übersicht zu erstellen.

Grenzverletzung		Integrität	
Schuldumkehr paradoxe Gebote		**ethische Unbestechlichkeit** integre Ethik	
Loyalitätszwang Pseudo-Ich		**rücksichtsvolle Rechtschaffenheit** kongruentes Selbst	
Rollenkonfusion Surrogat-Kind		**kohärente Integriertheit** emotionale Stabilität	
Eigenständigkeitstabu dysfunktionale Reaktion		**unversehrte Ganzheit** klare Lebensziele	

Abbildung 5.3: Symbole und Zuordnung zum Integritätskompass

5.2.2 *Lore begleitet Utas sexuelle Seelenreise*

Mit einem dicken, bis zum Rand gefüllten Aktenordner lassen sich Lore und Uta auf der Therapiecouch nieder. Meinen neugierigen Blick richtig interpretierend, erklärt Uta: „Hier haben wir alle verfügbaren Dateien von deiner Website gesammelt und zusammen mit unserem Grenzverletzungszirkel und den Monsteranteilen eingeheftet." Beeindruckt blättert Uta die vielen Seiten durch.

Dann ergreift Lore das Wort: „Wir haben ja jetzt herausgefunden, woran unsere sexuellen Probleme liegen, und das hat uns sehr weitergeholfen. Danke auch für die tolle Gegenüberstellung des Integritätskompasses. Doch dazu haben wir noch viele Fragen." Vor allem Uta schaut mich erwartungsvoll an. Offensichtlich ist dieses sympathische Frauenpaar zu weiteren Selbsterkundungen bereit. „Wir wollen unsere Integritätstugenden schärfen." Uta und Lore nickten einander zu. Zusätzlich zur Grenzpaartherapie haben die beiden Heilpraktikerinnen das Seminar zur traumasensiblen Sexualtherapie besucht. Wir arbeiten schon länger miteinander, und deshalb weiß ich einiges über die Geschichte von Uta und Lore.

Ich erläutere die Methode der Seelenreise-Timeline und zeige die acht Stationen. Lore erklärt, sie wolle gerne Uta dabei unterstützen, ihr selbst sei diese Methode eher zu abgehoben. Uta jedoch ist Feuer und Flamme und schreitet sofort zur Tat. Trotz anfänglicher Skepsis hilft Lore ihr, die richtigen Ereignisse auf der Timeline einzutragen. Beide machen es sich auf dem Fußboden mit einem großen Packpapierbogen bequem. Uta schreibt und malt. Lore beugt sich eifrig mit über die Linien, Zeichnungen, Symbole und Abzweigungen. Schließlich stellt Uta ihre Timeline vor.

Im nächsten Schritt nimmt Uta die Zuordnung der Symbole für die vier Grenzverletzungsanteile und die vier Integritätsfaktoren vor. Beide Frauen rätseln, kennzeichnen, verschieben und verwerfen, bis alles stimmig ist. Für jede der acht Richtungen des Integritätszirkels finden sie zusammenfassende Überschriften, und schließlich entsteht diese Übersicht.

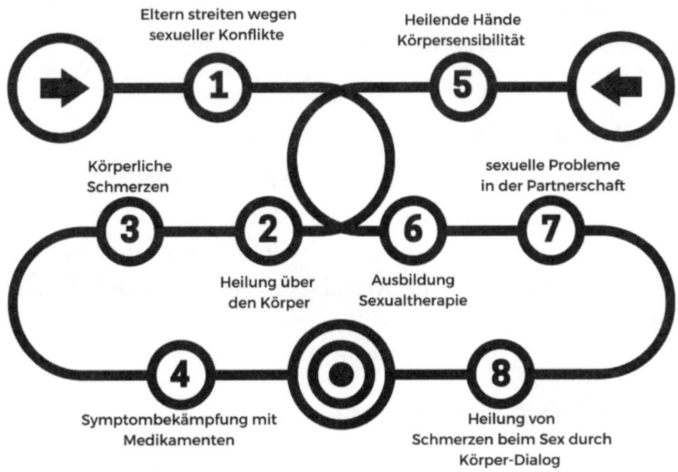

Abbildung 5.4

Uta fiebert regelrecht der nächsten Aufgabe entgegen. In der Grafiksoftware Canva finden wir für die acht Stationen passende Icons, die wir zu ihrem Integritätskompass zusammenfügen.

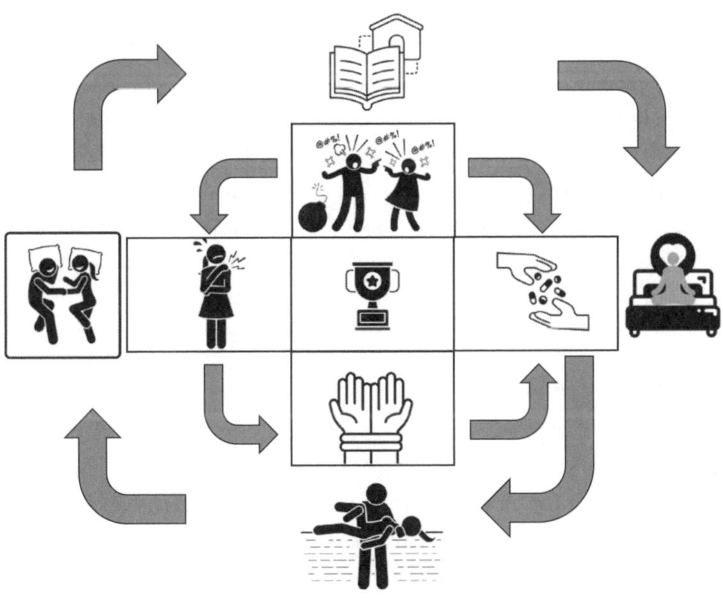

Abbildung 5.5

Zugleich weinend und lachend sitzt Uta vor ihrem Seelenkompass. Später verfasst sie noch den folgenden Text zu ihrer biografischen Timeline:

Der Kampf um Nähe und Freiräume

Meine Eltern stritten ohne Unterlass über ihre sexuellen Probleme vor uns Kindern. Jeder wies dem anderen die Schuld zu. Meine Mutter hatte wohl Schmerzen beim Sex und warf meinem Vater vor, er wolle ihr absichtlich wehtun. Mein Vater war ein Grobian und schickte sie ständig zum Arzt. Das ist mir erst durch die Arbeit an der Timeline aufgefallen.

Was könnte mein Seelenauftrag gewesen sein?

Ich habe körperlich gespürt, dass die Auseinandersetzungen meiner Eltern von Verzweiflung, Angst und Enttäuschung geprägt waren. Die Sprache ihrer Gefühle kam direkt in meinem Körper an. Schon damals habe ich die Weisheit meines Körpers gespürt.

Welche wichtigen emotionalen Ereignisse wiesen auf meinen Seelenauftrag hin?

Ich fühlte mich schuldig an den Problemen meiner Eltern. Ich litt körperlich sehr darunter. Es gibt eine Unzahl an Ereignissen in meiner Kindheit, wo ich wegen körperlicher Schmerzen zum Arzt oder ins Krankenhaus musste. Meine Mutter vermittelte mir, dass es ein medizinisches Problem sei. Die Ärzte wiesen schon damals darauf hin, dass ich psychische Probleme haben könnte. Mich überzeugten die Erklärungen zu den seelischen Ursachen, doch das kam bei meiner Mutter gar nicht gut an. Ich weiß noch, wie eine Ärztin zu ihr sagte, ich sei ein sehr feinfühliges Kind. Es kam mir vor, als wolle sie andeuten, wie ich den Strick um meine gefesselten Hände lösen könnte. Die Arbeit mit der Trauma-Triade hat mir klargemacht, dass mein Schmerz eine Art Zuflucht vor den Streitigkeiten meiner Eltern war und ich dadurch wenigstens etwas Aufmerksamkeit von meiner Mutter erhielt.

Verweigerung meines Auftrags

Ich weiß noch wie heute, wie meine Mutter meinte, was ich denn da Unsinniges spüren würde. Es tat mir so leid, ihr nicht helfen zu können. Ich habe deswegen wohl auch geahnt, dass ich ihr etwas antue, wenn ich auf meinen Körper vertraue. Wenn meine Eltern nicht stritten, dann wurde es ja sofort besser. Doch um meiner Mutter nicht noch mehr Kummer zu bereiten, habe ich mich selbst davon überzeugt, dass es nur ein medizinisches Problem sein konnte. Durch die vielen Medikamente wurde ich dann später tablettenabhängig.

Eine Mentorin deutet auf meine Begabung hin

Das war wohl diese Ärztin, zu der ich auch alleine ging, obwohl ich noch so jung war. Sie wohnte nur zwei Straßen weiter. Meine Schmerzen seien die Sprache meiner Seele, erklärte mir diese Frau. Ich hätte da eine ganz besondere Körperintelligenz, und das sei eine Begabung. Ich erinnere mich noch genau an ihr weises Lächeln und wie warm es mir dabei im Bauch wurde. Sie gab mir ein Buch. Es handelte von der Sprache der Seele und wie sich diese auf Krankheiten auswirken kann. Das habe ich vor meinen Eltern versteckt. Ganz entscheidend war auch dieser Bewegungstherapeut, der mir den Dialog mit meinem Körper während der Wasserarbeit nahebrachte, und dann verstand ich endlich die Botschaft des Buchs.

Der Aufbruch in eine neue Welt

Die neue Welt kam dann erst viel später mit meiner Entscheidung, Heilpraktikerin zu werden. Meine Eltern waren beide absolut dagegen. Doch ich setzte mich durch. Dort lernte ich ein ganz anderes Verständnis von körperlicher Schmerzen und Symptomen kennen. Es war wie ein Halleluja. Die Abschlussprüfung war elend schwer, doch ich habe als Beste abgeschlossen. Meine Eltern haben meine Ausbildung ignoriert und totgeschwiegen. Nach meinem Auszug hatte ich kaum noch Kontakt zu ihnen. Das erleichterte mir, meine Liebe zu Lore vorerst geheim zu halten.

Die Prüfung des inneren Kampfes

Doch dann wurde es erst richtig furchtbar. Wie meine Mutter hatte ich Schmerzen beim Sex. Jahrelang hat mich das gequält. Ich habe jede Methode ausprobiert, nach jedem Strohhalm gegriffen, Bücher gelesen, Ausbildungen gemacht, bis ich mich endlich wieder an den Körperdialog erinnert habe. Dann haben Lore und ich das Seminar zur traumasensiblen Sexualtherapie besucht. Dort fiel es mir wie Schuppen von den Augen. Die Reise zu den Ursprüngen meines Traumas hat alles wieder hochgeholt. Seither lassen die Schmerzen immer mehr nach. Sogar der Kontakt zu meinen Eltern wurde wieder besser. Der größte Sieg war wohl für mich, als ich endlich gemeinsam mit Lore unsere eigene Praxis eröffnete.

Der Schatz der Erkenntnis

Ich verbinde nun die vielen Erkenntnisse, die ich auf meinem eigenen Weg des Suchens und Lernens gewonnen habe, zu einem Konzept des sexuellen Körperdialogs. Damit habe ich mir und Lore und schon so vielen Menschen geholfen.

Zusammenfassung

Ich habe mich immer als Opfer meines schmerzenden Körpers gesehen, der sogar meine Beziehung zu Lore auf den Prüfstand stellte. Nach der Arbeit mit der Timeline ist mir nun klar geworden, dass mein Weg absolut schlüssig war. Ohne die körperlichen Schmerzen hätte ich mich nie auf die Suche nach meinem Trauma gemacht, und bei dieser Suche habe ich sogar meine Berufung entdeckt.

Mithilfe dieser ordnenden Rückschau auf ihr Leben kann Uta ihre Schmerzen als Wegweiser begreifen. Die Triangulierungsfunktion ihrer Erkrankung ermöglichte es ihr, sich von den Ehekonflikten der Eltern abzugrenzen. Durch ihr Leiden hat sie die Sprache des Körpers entdeckt. So wurde der Schmerz zu einer Art Entwicklungsmotor für die Suche nach ihrem wahren Ich. Auf ihrer Selbstfindungsreise fand sie mit der Methode des Körperdialogs Antworten, und nun ist sie in der Lage, auch anderen Menschen zu helfen.

Mit ihrem lebensgeschichtlichen Rückblick dient diese erste Integritätstugend der kohärenten Integriertheit zur Vorbereitung darauf, künftig bewusste Entscheidungen treffen zu können. Die Reflexion des eigenen bisherigen Lebenslaufs aus dem Blickwinkel integrer Weisheit führt über die Erschütterung durch den ordnenden Überblick zur Selbsttreue. Wenn eine Person mithilfe der Held:innenreise die vier Stationen der Grenzverletzung und die vier Stationen der Integrität zu einem Gesamtbild zusammengefügt hat, werden die Widersprüche, Krisen, Siege und Erkenntnisse in einen sinngebenden Zusammenhang gebracht.

5.3 Rücksichtsvolle Rechtschaffenheit

Die zweite Integritätstugend baut auf der ersten auf, darauf, dass die psychischen Konflikte einer Person überwunden sind und die Opferidentifikation während der Beschäftigung mit der kohärenten Integriertheit verabschiedet wurde. In Abgrenzung zur „Scheinheiligkeit“ (Pollmann 2005, S. 104) eines nicht integren Menschen, der keine Absprachen trifft, trotzdem gut dastehen möchte und die Schädigung anderer in Kauf nimmt, geht es laut Arnd Pollmann bei der rücksichtsvollen Rechtschaffenheit um die kritisch reflektierte und zugleich verhandlungswillige Entscheidungskompetenz einer Person.

Für die moralische Integrität führt Pollmann eine Reihe von Voraussetzungen an, allen voran die absichtsvolle Reflexion der eigenen Beweggründe, die Rückbesinnung auf die Belange nahestehender Menschen, die grundsätzliche Offenheit für sinnvolle Perspektiven und sogar Kurswechsel sowie die Orientierung an moralisch-ethischen Werten der Gemeinschaft. Bei all dem gilt es, die Handlungsfähigkeit im Blick zu behalten. Es geht um alltägliche Entscheidungssituationen im Kontext naher Beziehungen. Hierbei muss ausgelotet werden zwischen dem Eigeninteresse einer Person und der Rücksichtnahme auf andere Menschen, was auch Konflikte beinhaltet. Die Rechtschaffenheit, die eine integer entscheidende Person auszeichnet, liegt gerade in der bewussten Realisierung dieses Zwiespalts: „Wer sich um die soziale Verträglichkeit der eigenen Lebensvollzüge sorgt, wer darüber hinaus gar zum moralischen Gelingen seiner Gemeinschaft aktiv beitragen will, folgt dem Bedürfnis, sich im Rahmen seiner Lebensvollzüge als ein nicht nur Rechte genießendes, sondern auch als ein Rechte schaffendes Mitglied der Gemeinschaft erfahren zu können. Wer hingegen nicht zur Rechtfertigung seiner Lebensvollzüge bereit ist, wird moralische Integrität von vornherein vermissen lassen“ (Pollmann 2005, S. 98). Wichtig ist die Wirkung einer Entscheidung, dass diese zum Guten, zum Wachstum führt, gemeinsamen Zielen dient und Schaden abwenden soll.

Neben der Überwindung psychischer Konflikte, die zu unreflektiertem Handeln führen können, gibt es ein weiteres Integritätskriterium für kritisch reflektierte Entscheidungen: die Übereinstimmung von Fremd- und Selbstbild. Unintegre Menschen fallen durch ihre neidvollen, ärgerlich emotionalen oder berechnenden Motive auf, zumal, wenn sie nicht bereit sind, die Konsequenzen für ihr rücksichtsloses Verhalten oder die zugefügten Verletzungen zu tragen. Ihr selbstgerechtes Selbstbild hält der Fremdeinschätzung durch andere Personen nicht stand. Bei einer integren Person stimmen jedoch Fremd- und Selbstbild überein und fügen sich zu einem kongruenten Gesamteindruck zusammen. Hilfreich für die Überprüfung einer Entscheidung, die alle vorgenannten Aspekte umfasst und zudem bereits auf die im Anschluss vorgestellte Methode der integren Entscheidungsfindung verweist, sind die folgenden 15 Einschätzungen. Sie helfen, die eigene Entscheidungen und die des Partners / der Partnerin einem Integritäts-Check zu unterziehen und bei Zustimmung einen Haken zu hinterlassen.

Kriterien für die integre Entscheidung	ICH	DU
1. Fand eine Reflexion zu den eigenen Beweggründen statt, und wurden diese vermittelt?	☐	☐
2. Wurde Rücksicht auf die Belange des Partners / der Partnerin genommen?	☐	☐
3. Gab es eine Aushandlung, die der Entscheidung vorausging?	☐	☐
4. Wurde die Perspektive des Partners / der Partnerin einbezogen?	☐	☐
5. Gab es die grundsätzliche Offenheit, Alternativen in Betracht zu ziehen?	☐	☐
6. Wurde die Entscheidung unter dem Aspekt moralisch-ethischer Werte betrachtet?	☐	☐
7. War die Handlungsfähigkeit beider Personen nach der Aushandlung noch gegeben?	☐	☐
8. Gab es eine Auslotung zwischen den eigenen und den Interessen des Partners / der Partnerin?	☐	☐
9. War die Entscheidung daran orientiert, dass beide Partner:innen daran wachsen können?	☐	☐
10. Wurde bei der Entscheidung bedacht, die Konsequenzen unvorhergesehener Wirkungen gemeinsam zutragen und die Voraussetzungen hierfür zu prüfen?	☐	☐
11. Berücksichtigt die Entscheidung gemeinsame Ziele?	☐	☐
12. Trägt die Entscheidung zum Gelingen der Partnerschaft bei?	☐	☐
13. Wendet die Entscheidung Schaden von der Partnerschaft / von beiden Personen ab?	☐	☐
14. Entspricht die Entscheidung limbischer Stimmigkeit (Resonanzskala)?	☐	☐
15. Wurde zwischen Absprache und Entscheidung Raum zu weiterer Reflexion gelassen (darüber schlafen)?	☐	☐
Anzahl der Zustimmungen für die reflektierenden Personen		

5.3.1 Die integre Entscheidungsfindung

Will man abgestimmte Entscheidungen treffen, setzt das verschiedene Fertigkeiten voraus, die für die Methode der integren Entscheidungsfindungen hier zu einem Gesamtkonzept verbunden werden. Ohne den Referenzwert der Kongruenz (siehe Kapitel 3) kann die Metatugend der rücksichtsvollen Rechtschaffenheit, die der integren Entscheidungskompetenz zugrunde liegt, kaum erfüllt werden. Hierzu eignen sich der Abgleich zwischen Fremd- und Selbstbild sowie die Unterscheidung der wahrgenommenen Charaktereigenschaften zwischen den vier Grenzverletzungswunden und den vier Integritätsfaktoren. Die kritische Reflexion, der Perspektivwechsel und der Blick auf verbindende Ziele decken sich mit den grundsätzlichen Fähigkeiten der Mentalisierungskompetenz, die ebenfalls in die Vorbereitung der anstehenden Verhandlung einfließen sollten.

Zur Bestimmung der gemeinsamen Interessen und zur Aushandlungen von Lösungen eignet sich die Methode der Konfliktentscheidung. Wird sie mit einer Resonanzskala-Abstimmung kombiniert und werden objektive Kriterien hinzugezogen, führt sie zu wachstumsorientierten Beschlüssen.

Eine integre Entscheidungsfindung umfasst diese drei Komponenten:

1. **Kongruenzabgleich**
   - Abgleich zwischen Fremd- und Selbstbild
   - Einordnung in den Integritätskompass
2. **Mentalisierungsüberprüfung**
   - Reflexion
   - Empathie
   - Interaktion
   - Wirkungscheck
3. **Konfliktentscheidung**
   - Gemeinsame Interessen
   - Lösungsvorschläge
   - Abstimmung mit der Resonanzskala
   - Objektive Kriterien
   - Aushandlung

Der Kongruenzabgleich (1)

Stimmen inneres Erleben und die Wahrnehmung von außen überein, besteht Kongruenz. Inkongruenz hingegen bedeutet: Andere Menschen stimmen nicht damit überein, wie eine Person sich selbst, eine Situation oder eine andere Person beschreibt bzw. empfindet. Grenzverletzende Eltern zerschlagen mit Hohn, Spott und Demütigung das noch im Entstehen begriffene Selbstkonzept ihrer Kinder, wodurch diese später kaum eine Vorstellung entwickeln können von „So bin ich in Beziehung zu anderen". Ein derart fragiles Selbstkonzept bricht in Krisen vollständig zusammen. Gerade Menschen mit grenzverletzenden Kindheitserfahrungen können positive Erlebnisse nicht halten, auf Erlerntes nicht zurückgreifen oder konstruktive Coping-Strategien nicht einsetzen. Wenn wir hingegen ein kongruentes Selbst in Beziehung zu anderen Menschen neu etablieren und den Begriff der Kongruenz erklären, kann ein neues Verständnis für diese Zusammenhänge entwickelt werden.

Bei der Arbeit mit Paaren haben wir einen Vorteil: Wir können die Selbsteinschätzung mit der Einschätzung des Partners / der Partnerin abgleichen und somit die Kongruenz einer Person überprüfen. Beide Partner:innen schreiben hierfür auf, wie sie sich selbst sehen und wie sie den / die Partner:in einschätzen. Dazu werden alle Eigenschaften, Stärken, Schwächen oder typischen Verhaltensweisen notiert und in eine Liste eingetragen:

So sehe ich mich	So sehe ich dich

Für jeden Eintrag wird geprüft, ob der / die Partner:in die gleiche Einschätzung hat (= erste Kongruenzeinschätzung). Danach wird jeder Begriff in den Integritätskompass übertragen, um eine Unterscheidung zwischen Grenzverletzung und Integrität vornehmen zu können.

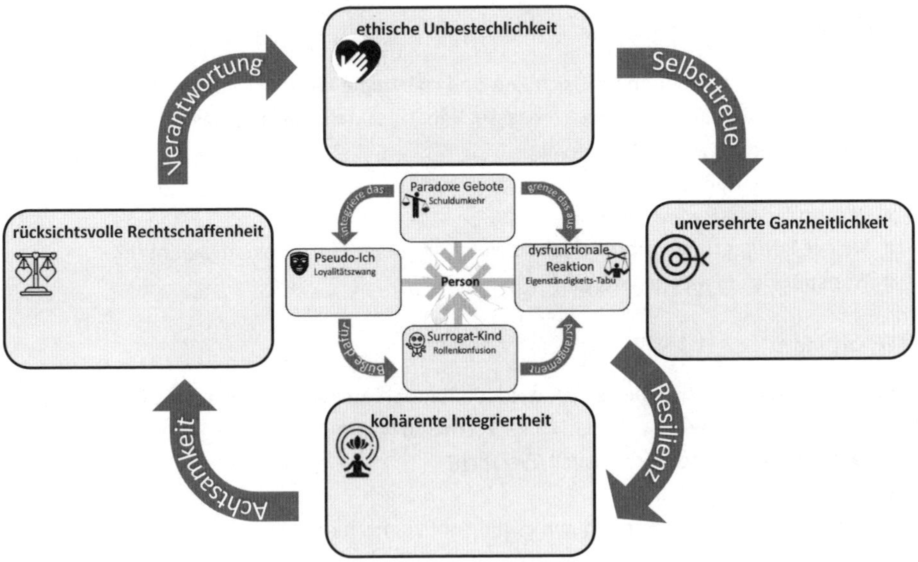

Abbildung 5.6: Der Integritätskompass

Die Mentalisierungsüberprüfung (2)

Unter Mentalisierungskompetenz versteht man die grundsätzliche Fähigkeit, bei sich selbst und beim Partner / bei der Partnerin innere Zustände wie Emotionen, Motive, Bedürfnisse, Wünsche und Erregungszustände angemessen zu erspüren, sie mental zu repräsentieren und zu reflektieren. Es ist zudem die Fähigkeit, einen anderen Menschen aus dessen innerer Erlebnisperspektive heraus wahrzunehmen, einen Unterschied zwischen der eigenen Welt und der des anderen anzuerkennen sowie sich in Gefühle und Motive empathisch einzufühlen und diese nachvollzuziehen.

Für die Mentalisierungsüberprüfung eignet sich eine Kombination aus meditativem Nachspüren, der schriftlichen Beantwortung von Fragen und dem anschließenden Abgleich mit der / dem Partner:in.

Innere Reflexion

Die reflektierende Person nimmt sich Zeit und spürt eine Weile in sich hinein, schließt die Augen und lauscht auf die inneren Prozesse. Danach schreibt sie auf, was sie in sich zu den folgenden Fragen wahrgenommen hat:
- Wie fühle ich mich aktuell?
- Was sind meine Bedürfnisse?
- Welche Beweggründe führen mich zu einem speziellen Entscheidungswunsch?
- Was spüre ich in meinem Körper?

Erwartungen

Danach konzentriert sich die Person, wieder mit geschlossenen Augen, auf die Erwartungen und Einstellungen, die sie zu ihrem / ihrer Partner:in wahrnimmt:
- Wie denke oder urteile ich aktuell über dich?
- Was erwarte ich von dir?
- Wie meine ich sein zu müssen, um es dir recht zu machen?
- Was kann oder möchte ich (nicht) erfüllen?

Empathische Einfühlung

Im nächsten Schritt versenkt sich die Person in die Motive, Absichten und Gefühle des Partners / der Partnerin. Sie stellt sich dafür die nachfolgenden Fragen und notiert schriftlich ihre Antworten, um später nachzufragen, ob die empathische Erfassung der / dem Partner:in entspricht:
- Was magst du zu der speziellen Problematik und der zu treffenden Entscheidung fühlen?
- Was mögen deine Wünsche, Bedürfnisse und Motive sein?
- Welche Sorgen mögen dich gerade beschäftigen?
- Was weiß ich von der inneren Dynamik deiner Kindheit, die die Entscheidung beeinflussen könnte?

Wirkungs-Check

Im letzten Schritt fragt sich die reflektierende Person nach den Auswirkungen der zu treffenden Entscheidung auf die partnerschaftliche Interaktion:
- Welche Wirkung mag mein Entscheidungsanliegen auf unsere Beziehung haben?
- Welche Reaktionen werden aller Voraussicht nach durch die Aushandlung der verschiedenen Interessen hervorgerufen?
- Wie will ich sein, um für uns beide die bestmögliche Entscheidung zu treffen, die ins Gute führt, uns wachsen lässt und jeden von uns dennoch handlungsfähig macht?
- Welche Konsequenzen werden auf uns zukommen, wenn die erwartete konstruktive Wirkung ausbleibt? Sind wir beide in der Lage, diese Konsequenzen zu tragen?

Die Konfliktentscheidung (3)

Die Fähigkeit, stimmige Entscheidungen zu treffen, wächst mit dem Abgleich zwischen Selbst- und Fremdbild, der Aneignung von Mentalisierungskompetenzen und der Regulation der Affekte. Diese drei wesentlichen Fertigkeiten können in Herkunftsfamilien mit grenzverletzenden Eltern nur unter erschwerten Bedingungen entwickelt werden. In der Folge sind Grenzpaare kaum in der Lage, Entscheidungen zu treffen, die den Kriterien der Integrität entsprechen.

Wenn die Handlungsfähigkeit einer Person eingeschränkt wird, etwa durch die Verweigerung von Wachstum und Entwicklung, aus Angst vor den befürchteten Konsequenzen, vollzogen durch die andere Person, werden Abstimmung, Verhandlung und Rücksichtnahme zu größeren Herausforderungen. Diese Situation tritt speziell in der Grenzpaartherapie auf, wenn die Veränderungsschritte nicht synchron verlaufen. Diesen Integritätskonflikt auszuhalten und keine unüberlegten Beschlüsse im Alleingang zu treffen kommt einer Geduldsprobe gleich. Wenn der innere Konflikt, der zu Lösungen drängt, mit dem äußeren Konflikt, eine gemeinsam getragene Entscheidung zu treffen, ausgehalten und trotz Kollision zwischen Innen und Außen angegangen wird, wachsen beide Partner:innen.

Wenn man weder der progressiveren Person die Handlungshoheit überlassen will noch die regressivere Person darin unterstützen möchte, jede mögliche Alternative durch allzu viele Bedenken zu blockieren, bietet sich die Methode der Konfliktentscheidung an. Diese Art der Aushandlung verläuft nach einem strukturierten Ablauf:

1. Beide Personen notieren, jede für sich, die eigene Position.
2. Das eigene Interesse hinter jeder Position wird herausgefiltert.
3. Die gemeinsamen Interessen werden bestimmt.
4. Beide notieren, jede:r für sich, Lösungsvorschläge, die im gemeinsamen Interesse liegen.
5. Diese Lösungen werden auf Stimmigkeit mit der Resonanzskala geprüft.
6. Für die unterschiedlichen Interessen werden objektive Kriterien hinzugezogen.
7. Jede:r definiert für sich die optimale und die minimale Lösung.
8. Für die minimale Lösung notiert sich jede:r Grenzen und Konsequenzen.

Für die Konfliktentscheidung werden drei Ansätze miteinander kombiniert:

1. das Harvard-Konzept für Verhandlungen (Fisher & Ury 2015)
2. das strukturierte Beziehungsgespräch (Klees 2018) aus der traumasensiblen Paartherapie
3. die Entscheidungsfindung nach dem K-I-E-Ansatz von Richard Graf (2018)

Beim Harvard-Konzept geht es um sachbezogene schwierige Entscheidungen, die oft zu Streit und Kampf führen. Im Mittelpunkt stehen der konstruktive Umgang mit Konflikten und die Vermeidung fauler Kompromisse. Diese Übersichtstabelle strukturiert die Konfliktentscheidung:

Nachdem beide Personen aus ihren jeweiligen Positionen die Interessen herausgefiltert haben, werden diese in die Tabelle übertragen.

	Ich	**Du**
Interessen		
gemeinsame Interessen		
unterschiedliche Interessen		

Es werden zuerst Lösungsvorschläge für die gemeinsamen Interessen gefunden und diese im Vorfeld mit der Resonanzskala abgestimmt.

	Ich	**Du**	**Resonanzwert**	
			Ich	**Du**
Lösungsvorschläge für die gemeinsamen Interessen				

Danach geht es um die unterschiedlichen oder sogar unvereinbaren Interessen. Hierfür findet jede:r in einer Auszeit auf Grundlage eines zuvor bestimmten objektiven Kriteriums eigene Lösungsideen. Die optimale Lösung wird in der anschließenden Verhandlung zunächst zurückgehalten. Zuerst sollen die beiden unterschiedlichen Sichtweisen verstanden werden.

Objektives Kriterium			Nach Festlegung der unvereinbaren Interessen führt jede Person diesen Prozess für sich allein durch und überlegt sich nach einer Pause die optimalen Schritte.
Optimallösung Diese wird in der Aushandlung vorerst nicht offengelegt			
Minimallösung Grenzen und Konsequenzen			

In die Konfliktentscheidung fließt noch etwas Besonderes ein: der Resonanzwert jeder Person für jeden der Lösungsvorschläge. Dieser Ansatz entstammt dem K-I-E-Konzept von Richard Graf, mit dem ich mich über mehrere Jahre hinweg ausgetauscht habe.

Richard Graf (2018) unterscheidet zwei Entscheidungssysteme in unserem Gehirn: Das Emotionssystem und das Kognitionssystem. Das Emotionssystem entscheidet schnell, mühelos und autonom, nachdem es eine Information aus dem Thalamus erhalten hat, in etwa 0,3 Sekunden. Wenn die gleiche Information vom Thalamus an das Kognitionssystem geht, dauert es jedoch eine Sekunde, bis diese dort ankommt. Die Entscheidung aus dem Emotionssystem führt, wenn auch dem Bewusstsein nicht direkt zugänglich, immer zu einem Handlungsimpuls. Das Kognitionssystem kann diesen Handlungsimpuls aus dem Emotionssystem ignorieren.

Wenn man weiß, wie diese beiden Entscheidungssysteme zusammenspielen, gelangt man zu wichtigen Erkenntnissen, die insbesondre bei der Arbeit mit Grenzpaaren von hoher Relevanz sind. Beide Systeme können gegeneinander oder im Einklang miteinander, vom Affekt dominiert oder mithilfe des Kognitionssystems zur Bestätigung eines dysfunktionalen Beziehungsmusters genutzt werden. Was wir erreichen wollen, ist die vom Paar gemeinsam getragene Entscheidung im Einklang zwischen Emotions- und Kognitionssystem beider Beteiligter.

Diese Art der Entscheidung ist für Menschen mit Grenzverletzungserfahrungen nicht einfach. Wenn beide Entscheidungssysteme mit unterschiedlichen Ergebnissen aufwarten und diese nicht vom Kognitionssystem überformt, sondern ins Bewusstsein gelassen werden, muss sich eine Person dem stellen, was die paradoxe Botschaft in der Person einst zerrissen hat. Die Stimmigkeit des Emotionssystems beim Kind wurde stets von Botschaften überlagert, die im Kind Angst, Trauer, Ärger, Schuld,

Scham und Verachtung bewirkten, ohne die Motivation jeder dieser Emotionen zu beachten. Das Kind wurde ohne Sicherheit, Verbindung, Einfluss, Ausgleich, Würdigung und Empathie allein gelassen. Womöglich wurde ihm eine nachträgliche Begründung für die Impulse seiner Emotionen zugemutet und damit ein zwar einigermaßen schlüssiges Weltbild aufgenötigt, allerdings bestand keine Übereinstimmung zwischen diesem Weltbild und der Wirklichkeit.

Wenn der Handlungsimpuls aus dem Emotionssystem Beachtung findet, indem er mithilfe der **Resonanzskala** dem Bewusstsein zugänglich gemacht wird, kann die Motivation der Emotion berücksichtigt werden, bevor das Kognitionssystem das im Elternhaus übernommene Weltbild oder das dysfunktionale Beziehungsmuster verteidigen kann. Dies geschieht, indem eine vorgeschlagene Lösung mit einem Wert auf der Resonanzskala versehen wird.

grausam		nicht gut			riskant		gut		
1	2	3	4	5	6	7	8	9	10

Wenn die Widersprüche ausgehalten, die Affekte beruhigt und die Fassungslosigkeit gewagt wurde, entstehen beim Paar Übereinkünfte jenseits fauler Kompromisse, innerer Diskrepanz, krank machender Ignoranz, dominantem Machtgebaren oder besänftigender Scheinharmonie.
Richard Graf bringt den Wert einer gemeinsam getragenen Entscheidung im Einklang beider Entscheidungssysteme auf den Punkt: „Unterschiedliches zusammenzubringen, das sich widerspricht, geht über Bestehendes hinaus. Es zwingt den Menschen, die bestehenden Grenzen des einen, aber auch des anderen zu verlassen und etwas Übergreifendes zu finden, das gleichzeitig beides enthält. Die Prüfung des Neuen auf Funktionalität im einen, wie im anderen System bringt die erste Sicherheit. Der anschließende Transfer auf weitere Bereiche sichert immer wieder Innovation, die über das Bestehende hinausgeht“ (2018, S. 92).

Die Unterschiedlichkeit kann hier zwischen dem Emotions- und dem Kognitionssystem gesehen werden, aber auch zwischen zwei Personen, dem Damals und dem Heute, der Emotion oder der Motivation oder sogar zwischen zwei voneinander abweichenden Weltbildern. Der Transfer geht über das dysfunktionale Beziehungsmuster des Grenzpaars hinaus und kann deshalb Heilung, Wachstum und Entwicklung anstoßen.

5.3.2 Jellas und Pascals Bemühen um eine integre Entscheidung

Die komplexe Entscheidungsfindung ist in der Grenzpaartherapie auf mehrere Einheiten verteilt. Sie nimmt einen organischen Verlauf, indem das Paar durch alle Stationen begleitet wird. Am Beispiel von Jella und Pascal lässt sich nachverfolgen, wie dieses Paar von den schlimmsten Krisen über die Methoden der Grenzpaartherapie an einen Scheideweg gelangt: zur Trennung oder in die Verbindung.

Nach wichtigen Erkenntnissen aus dem Grenzverletzungszirkel wartet Pascal zu Beginn einer Therapiestunde mit einem Ultimatum auf. Er sei nicht mehr bereit, die Fernbeziehung weiterzuführen. „Ich möchte, dass Jella wieder in mein Haus einzieht. Dieses ständige Reisen, die Zeit des Alleinseins, die nächtlichen Telefonate, das Abschiednehmen und das Fremdeln am Anfang eines gemeinsamen Wochenendes, ich halte das einfach nicht mehr aus. Entweder, Jella, du ziehst wieder in mein Haus ein, oder ich beende die Beziehung. Ich kann nicht mehr. Du zögerst und haderst. Wir haben hier so viel über uns gelernt. Aber du weißt immer noch nicht, ob wir jemals zusammenwohnen werden."

Jella sitzt blass, aber entschlossen neben Pascal: „Ich werde nicht wieder in dein Haus einziehen", verkündet sie stoisch. Mir ist klar, dass wir an den Anfang ihres Zerwürfnisses zurückkehren. In einer Nacht-und-Nebel-Aktion war Jella aus Pascals Haus ausgezogen und in ihre kleine Wohnung zurückgekehrt, die sie wegen der Nähe zu den erwachsenen Kindern nicht aufgeben wollte. Sie hatte sechs Monate bei Pascal gelebt. Nach etlichen Wochen des Schweigens und nach einem furchtbaren Zerwürfnis sah Jella keinen anderen Ausweg, als ihre wenigen Habseligkeiten einzupacken und zu fliehen. Erst in der Paartherapie ist die Hoffnung auf eine gemeinsame Zukunft wieder erwacht.

Jella erklärt gefasst: „Ich möchte nicht schon wieder über dein Haus streiten." Dabei wirft sie Pascal einen bohrenden Blick zu. „Wenn, dann gehen wir das hier an und treffen eine Entscheidung. Ich werde jedoch nicht in dein Haus einziehen. Dort fühle ich mich wie eine Gefangene."

Bevor der Streit vom Beginn der Paararbeit erneut aufbranden kann, stelle ich Jella und Pascal die Abfolge der integren Entscheidungsfindung vor. Pascal schnauft nicht mehr so aufgebracht, und auch Jella entspannt sich zusehends. Pascals Frustration entzündete sich vor allem daran, dass Jella ohne Ankündigung sein Haus verlassen hatte. Jella verteidigt ihre Zwangslage und wiederholt erneut, keine andere Wahl gehabt zu haben. Mit der Kriterienliste zu einer integren Entscheidung lenke ich den hitzigen Disput in eine neue Richtung. Beide lesen sich die 15 Punkte durch. Ohne eine einzige Zustimmung angekreuzt zu haben, wirft Jella die Liste auf den Beistelltisch vor dem Therapiesofa. „Da gibt es 15-mal ein Nein. Aber wer entscheidet denn so?" Selbstgerecht funkelt sie Pascal an, der unsicher seinen Kopf eingezogen hat. Ich spiegele vorsichtig ihre verachtende Reaktion gegenüber Pascal, der erleichtert zu weinen beginnt. „Endlich fühle ich mich gesehen", schnieft er. Durch meine Rückmeldung kann Jella sich von außen betrachten. „Gehen wir es an", verkündet sie in ihrer unnachahmlichen Stringenz.

Im ersten Schritt geht das Paar den Kongruenzabgleich an. Hierfür sammeln beide für sich und für den/die Partner:in Charaktereigenschaften, Schwächen, Stärken und Eigenheiten. Ich leite beide an, die notierten Wörter vorzulesen und sie auf Übereinstimmung oder Abweichung zu überprüfen. Etliche Ungereimtheiten ergeben sich für Jella, die tapfer jede Rückmeldung von Pascals entgegennimmt. Ich ermutige den eher verzagten Pascal, aufrichtig zu bleiben. Insbesondere Jellas Selbstbild, eine ausgewogene Persönlichkeit zu sein, gerät sehr ins Wanken. Bei Pascal ist es fast umgekehrt. Sein Selbstbild, schwach und unfähig zu sein, findet bei Jella keine Bestätigung. Es kommen am Ende neun bis zehn Begriffe zusammen, die wir dem Integritätskompass zuordnen. Die Felder für Integrität bleiben dabei weitgehend leer. Nachdem alle Eigenschaften ihren Platz gefunden haben, sitzen eine erschütterte Jella und ein etwas stolzerer Pascal vor mir. Wir überprüften die Ergebnisse mit den Grenzverletzungsstrukturen (siehe Kapitel 4). Jella legt die Schuldstruktur neben ihren Kompass, und Pascal entscheidet sich für die Angststruktur. Fassungslos vergleichen sie den Integritätskompass mit den Abbildungen zur Grenzverletzung. „Dass das so passt, das ist doch der Wahnsinn", äußert sich Pascal, und Jella lässt zu, dass ihr Selbstbild ins Wanken gerät. „Ja, wenn ich ehrlich bin, bin ich so."

In der nachfolgenden Zeit befasst sich das Paar intensiv mit den Ergebnissen dieser Arbeit. Jella besorgt sich sogar eine Bilderrahmenvorlage und findet für jeden ihrer Anteile Fotos. Diese sehr ansprechende Nachbearbeitung bringt sie mit. Sie hat auch bunte Zeichnungen für die äußeren, noch zu entwickelnden Anteile eingefügt.

Für die Mentalisierungsübung habe ich den beiden eine von mir gesprochene Trance zur Verfügung gestellt. In einer der nächsten Therapieeinheiten sitzen eine etwas weichere Jella und ein klarerer Pascal mit mehreren beschriebenen Blättern vor mir. Ich leite Jella an, denn sie will beginnen und Pascal mitteilen, was ihr durch die Reflexion mit der Trance klar geworden ist. Beide sitzen auf Meditationskissen, einander zugewandt. Jellas Hände zittern so sehr, dass das Papier mit ihren Notizen leise raschelt. „Ich fühlte mich in die Enge getrieben und hatte Angst, keine eigenen Entscheidungen mehr treffen zu können. Ich kam mir in diesem großen Haus wie eine Gefangene vor. Ich hatte das Gefühl, dass du mich zu etwas zwingen wolltest, was ich nicht will. Ich dachte ständig, dass du kein Recht hast, mich derart einzuschränken. Ich habe erkannt, dass du es gut meintest. Du sahst in meinem Einzug eine gute Lösung, die mir Geld spart, da ich im Moment nicht so flüssig bin. Ich vermute, dass du Angst hast, dass ich niemals mit dir zusammenleben will. Du wurdest als Kind so oft allein gelassen." An dieser Stelle bricht Jellas Stimme, und sie ringt mit ihren Gefühlen. Pascal schaut sie unverwandt und ruhig an, während die Tränen über seine Wangen rinnen. Jella lehnt sich ihm entgegen, und beide weinen eine ganze Weile. Als die Nasen geputzt sind, richtet Jella sich wieder auf. „Trotzdem hat mein überstürzter Auszug dich aufgerüttelt. Du warst bereit für eine Paartherapie. Doch ich bin mir nicht sicher, ob ich dein Vertrauen nicht für immer zerstört habe." Hier bricht Jella in Tränen aus, während Pascal vehement den Kopf schüttelt und flüstert: „Nein, das hast du nicht."

„Du warst zu keinem Gespräch bereit, doch ich habe auch viel zu früh aufgegeben", fährt Jella fort. Die letzten Sätze haucht sie unter Zittern und Tränen: „Wenn wir zusammenziehen, muss ich mich ganz und gar für dich entscheiden. Davor habe ich eine Heidenangst. Werde ich dann jemals noch frei sein können?" Ich lasse das schluchzende Paar eine Weile allein, da mir das innige Streicheln, die vielen Küsse, die umschlungene Nähe so heilig erscheinen und ich den beiden ihre Privatsphäre lassen will.

Beide sind sehr dankbar für die Zeit allein im Praxisraum. Sie rufen nach mir, damit ich sie begleiten kann, während Pascal seinen Part Jella vorliest. Wieder nehmen sie einander gegenüber auf den Kissen Platz. Pascal kramt seine Mitschriften zusammen und legt los:

„Liebe Jella, ich fühle mich voller Angst. Ich möchte mit dir zusammenwohnen. Das Leben ist mit dir so viel schöner. Wenn du bei mir bist, fühle ich mich sicherer. Ich habe oft über dich gedacht, du seist egoistisch und habe von dir erwartet, dass du für mich sorgst. Und zugleich habe ich immer gedacht, ich müsse mich zurückstellen, damit du bleibst. Irgendwann kam dann der Trotz in mir hoch. Das hat zu diesem verbissenen Schweigen bei mir geführt. Mir ist bei diesen Mentalisierungsfragen klar geworden, dass ich dich überfordert habe. Du brauchst dein eigenständiges Leben und keinen Sohn an deiner Seite. Du willst nicht meine Mutter sein. Ich habe dich mit meiner ganzen Bedürftigkeit überfordert und dich dazu gedrängt, in meinem Haus zu wohnen. Genau genommen habe ich dich nie gefragt, was du willst. Wenn du nicht in mein Haus einziehen willst, dann verkaufe ich es. Ich habe sogar überlegt, dann in deine Nähe zu ziehen. Wenn unsere Beziehung scheitern sollte, dann muss ich eben damit leben."

Pascal hat während seiner Ansprache immer wieder seine Haare zurückgestrichen und macht nun einen etwas derangierten Eindruck. Jella sitzt ihm stumm und lächelnd gegenüber. Nach einer langen Zeit der Stille ergreift sie das Wort: „Pascal, ich will mit dir zusammenleben, nur eben nicht in deinem Haus." Er starrt sie wie vom

Donner gerührt an. Offensichtlich hat er damit nicht gerechnet. „Und deine Mutter will ich wirklich nicht sein. Das hast du gut erkannt."

Sie steigen in eine Diskussion ein, wie ihr Leben nun aussehen könnte, und sehr bald wird Pascals Blick wieder abwesend, und Jellas Mine verhärtet sich. Mit der Tabelle für die Methode der Konfliktentscheidung gehe ich dazwischen. Beide nehmen sich je ein Exemplar mit nach Hause, um für unser nächstes Treffen gut vorbereitet zu sein.

In der nächsten Einheit sitzen beide gespannt und gefasst mit ihren ausgefüllten Tabellen auf mitgebrachten Zeichenblöcken vor mir auf der Couch. Pascal geht auf den inzwischen in Gang gekommenen Prozess ein. „Wir haben jetzt eine ganz klare Entscheidung getroffen. Wir wollen beide zusammenwohnen. Doch wir haben keine Idee, wie das gehen könnte. Jella will nach wie vor nicht in meinem Haus wohnen." Jella unterbricht ihn. „Es ist dein Haus, und du hast dort mit deiner Exfrau gelebt." Er nickt ergeben, hebt dann aber an: „Ich könnte das Haus nach deinen Vorstellungen renovieren."

Beide sehen ein, dass wir so nicht weiterkommen. Also bitte ich Pascal, seine Lösungsvorschläge für das gemeinsame Wohnen vorzulesen, und Jella schlage ich vor, sie solle ganz spontan mit der Resonanzskala einen Wert für jede Lösung angeben. Für die Renovierung des Hauses vergibt Jella eine Sieben und für Pascals Einzug bei ihr eine Fünf. „Das ist viel zu eng", kommentiert sie. Pascals Stimmung sinkt. „Und nun?"

„Jetzt meine Vorschläge. Wir schauen uns gemeinsam nach einem neuen Haus um." Pascals Antwort kommt rasch und klar: „Neun." Jella lächelt und fährt fort: „Du vermietest dein Haus." Er sinnt ein wenig nach. „Doch, das wäre eine Idee. Acht." „Ich habe noch eine Lösung: Wir suchen ein Haus, das uns beiden gefällt und das zwischen unseren jetzigen Wohnorten liegt." Pascal strahlt: „Das ist eine volle Zehn."

Nach dieser überraschenden Übereinkunft und dem Abschied am Ende dieser Einheit sehe ich das Paar nicht wieder. Eines Tages erreicht mich ein Brief von Jella. Darin teilt sie mir mit, sie hätten so lange nichts von sich hören lassen, da die Renovierung des neu erworbenen gemeinsamen Hauses doch recht lange gedauert habe. Sie hätten ihren Lebensmittelpunkt jetzt ungefähr auf halber Strecke zwischen die ehemaligen Wohnorte verlegt und geheiratet. „Wir sind uns beide einig, dass wir das nie allein geschafft hätten." Der Brief ist mit grünem Glitzer verziert, bunt bemalt und enthält ein Foto des glücklichen Hochzeitspaars.

Offensichtlich ist es diesem Paar gelungen, Rücksicht aufeinander zu nehmen, indem beide die verschiedenen Perspektiven bedacht und einen Kongruenzabgleich vorgenommen haben. Trotz unterschiedlicher Positionen konnten beide eine einvernehmliche Lösung mithilfe der Resonanzabstimmung finden.

5.4 Ethische Unbestechlichkeit

Als Voraussetzung für die dritte Integritätstugend der ethischen Unbestechlichkeit muss man sicherlich eine stabile Persönlichkeit nennen, und diese kann mithilfe der Methode des Kongruenzabgleichs zwischen Selbst- und Fremdbild überprüft werden. Für Arnd Pollmann ist Selbsttreue eine wesentliche Komponente der ethischen Unbestechlichkeit, das Gegenteil davon sei die depressive Resignation: „Wendet man sich z. B. depressiven Personen zu, denen nichts in ihrem Leben wirklich wichtig zu sein scheint, so wird man feststellen, dass diese sich schon deshalb nicht treu sein können, weil sie gar kein substanzielles Selbstbild besitzen. Sie erfahren sich als leer und dem persönlichen Zerfall ausgesetzt" (2005, S. 87). Ohne Bezug zu traumatisierenden Grenzverletzungserfahrungen klingt diese Passage ein wenig diffamierend. Vor dem Hintergrund nicht überwundener Ausgrenzungs- und Isolationserfahrung wegen missachteter Bedürftigkeit wird jedoch deutlich, wie schwer es einem depressiven Menschen fallen muss, sich selbst treu zu bleiben und sich nicht durch falsche oder halbherzige Anerkennung ködern zu lassen.

Mit dem Integritätsfaktor der ethischen Unbestechlichkeit, der im Integritätskompass auf die rücksichtsvolle Rechtschaffenheit folgt, wird explizit nach Ethik und Werten sowie nach der Beachtung personaler Grenzen gefragt. Hierzu Arnd Pollmann: „Mit identitätsstiftenden Hauptanliegen und Selbstverpflichtungen sowie mit den jeweiligen Werten, Prinzipien und Idealen, die diesen fundamentalen Lebensorientierungen zugrunde liegen, nimmt das substanzielle Selbstbild einer Person Gestalt an, mit dem zugleich auch die Grenzen markiert sind, die unter keinen Umständen verletzt werden dürfen, wenn die Person ihren individuellen Persönlichkeitskern nicht einbüßen soll. (…) Selbstverpflichtungen sind nicht bloß als wichtiger Bestandteil der Integrität zu deuten, sondern zugleich auch als Mahnung, dass ein Betrug dieser Ideale einer Verletzung der unhintergehbaren Grenzen der eigenen Persönlichkeit gleichkäme. Werden diese Grenzen überschritten, so hat dies unweigerlich zur Folge, dass eine Person sich und ihrem ethisch-existenziellen Selbstverständnis untreu wird" (2005, S. 85).

Gerade selbstverachtende Personen können nur schwer für sich selbst eintreten, und es wird deutlich, warum sie, mit dem Hinweis auf ihren Opferstatus, keine Verantwortung für eine notwendige Grenzsetzung übernehmen.

Arnd Pollmanns Ausführungen zur Integrität und der unmittelbare Bezug zu „entfremdenden Grenzverletzungserfahrungen" (2005, S. 88) entsprechen dem Ansinnen der Grenzpaartherapie. Die folgenden Fragen sind hier wichtig:

- Kann man die Integrität einer Person mithilfe absichtsvoll entwickelter Werte und anzustrebender Selbstverpflichtungen stärken, und zwar bevor ein substanzielle Selbstbild aufgebaut und gefestigt wurde?

- Was fördert menschliche Integrität? Nach dem Vorbild integrer Personen zu handeln? Oder erst das eigene Selbstbild zu festigen, um dann für Werte, Grenzen, Ethik und Ideale eintreten zu können?

Die ethische Unbestechlichkeit wird insbesondere dann einer harten Prüfung unterzogen, „wenn echte Hindernisse im Wege stehen, z. B. neurotischer Zwang, körperlicher Schmerz, soziale Hemmungen, äußerer Druck oder gar direkte Gewalt", wie es Arnd Pollmann (2005, S. 90) hervorhebt. Sicherlich sind die Dramen, die sich Paare mit Grenzverletzungserfahrungen gegenseitig unreflektiert zumuten, eine besondere Herausforderung. Doch gerade angesichts von Widerständen zeigt sich die Größe oder die Verzagtheit einer Person. Aus diesem Grund könnte eine erarbeitete und schriftlich formulierte Selbstverantwortungsvereinbarung dazu beitragen, Selbsttreue, Werteorientierung und ethische Unbestechlichkeit aufzubauen und als zentrale Beziehungsausrichtung einzuführen. „Diese doppelte Selbstverpflichtung, auch unter Druck und gegen Widerstände identitätsstiftende Selbstverpflichtungen einzugehen und zu realisieren, macht aus Selbsttreue ein standhaftes Wollen" (Pollmann 2005, S. 91).

Wer sich eine proaktive, prinzipienorientierte Lebenseinstellung zu eigen macht, wird eher planvoll an eine Partnerschaft und die Gestaltung einer gemeinsamen Zukunft herangehen und für sein Wohlbefinden sorgen. Bei proaktiven Menschen wirkt sich eine integre Partnerschaft sogar förderlich auf die Entwicklung ihrer ethischen Werte, Ziele und Absichten, ja, auf ihr ganzes Sein aus. Sie werden all das sorgfältig überdenken, absprechen und immer wieder gemeinsam mit dem / der Partner:in reflektieren. Proaktivität unterscheidet sich von unreflektierter Aktivität, Reaktivität oder Passivität durch das vorausschauende Denken und Handeln und verhilft zu einer eigenen Persönlichkeit, zur Ich-Identität und damit zur Integrität.

Diese Auffassung deckt sich zudem mit der Definition für psychische Gesundheit einer aus mehreren Fachleuten zusammengesetzten Arbeitsgruppe (OPD), die diese Definition seinerzeit für einen Gegenentwurf zur Störungsorientierung entwickelt hatte. Die Auffassung der OPD zur persönlichen Reife geht von einer lebenslangen Entwicklung, ständigem Wachstum und einem grundsätzlich dynamischen Veränderungspotenzial Erwachsener aus[19]. Die Integritätstugend der ethischen Unbestechlichkeit würde demnach, aufgrund der werte- und zielorientierten Planung einer Beziehungsphilosophie, aus einem Grenzpaar ein „Königspaar" machen, welches sein Reich absteckt, es verteidigt und zu einem Ort des Friedens macht. Der Weg führt von der Geisterbahn über das Traum(a)-Schloss und mündet in der erklärten Absicht zur Integrität.

19 OPD-3 (2022): Operationalisierte Psychodynamische Diagnostik

5.4.1 *Die absichtsvolle Beziehungsvereinbarung*

Eine Liebesbeziehung ist der ideale Ort, um sich selbst zu finden, Selbsttreue zu entwickeln, Werte zu vertreten und, ausgehend hiervon, ein Leben in Verantwortung des eigenen Seins aufzubauen. Schon Wilhelm von Humboldt erinnerte an die Bedeutung eines Gegenübers für den Prozess der Suche nach dem wahren Wesen: „All unsere Endlichkeit rührt daher, dass wir uns nicht unmittelbar durch und an uns selbst, sondern nur in einem Entgegengesetzten eines anderen erkennen können. Des Menschen Wesen ist es, sich zu erkennen in einem anderen; daraus entspringen sein Bedürfnis und seine Liebe.“[20]

In einer so verstandenen Lebenskunst, als Essenz eines gelingenden, glücklichen Lebens, geht es mitnichten um Lustgewinn, Vergnügen oder Genuss, sondern um Verantwortung, um eine ethische und gerechte Lebensführung. Eine an diesen Werten ausgerichtete Beziehungsphilosophie ebnet den Weg zu Erfolg, Erfüllung und Glück. Die Orientierung an gemeinsamen Werten und ethischen Richtlinien ist also wichtig, zentral ist aber die Selbsterkenntnis, die vor allem durch eine beständige Selbstprüfung und die Spiegelung durch ein echtes Gegenüber erreicht wird (siehe Humboldt-Zitat oben).

Eine Beziehungsvereinbarung aufstellen

Was heißt das nun für Grenzpaare? Sie grenzen sich bewusst von den Werten ihrer Eltern (die aus der Geisterbahn ihrer Kindheit stammen) ab und beginnen, das Traumaschloss ihrer Partnerschaft zu einem Traumschloss integrer Liebe umzuwandeln. Hierzu treffen sie Vereinbarungen über eine Beziehungsphilosophie, deren Eckpunkte vorher abgesprochen werden sollten. Das könnten z. B. folgende Punkte sein:

- Werte
- Interessen
- Beziehungsbedingungen
- Ziele
- Lebensvorstellungen
- Erwartungen aneinander

Im ersten Schritt schreiben beide getrennt voneinander Vorteile und Konsequenzen einer Beziehungsphilosophie auf und tauschen sich im nächsten Schritt hierüber aus. Danach gehen beide, wieder getrennt voneinander, die Aspekte durch, an denen sich

20 Zitiert nach *Metzler Philosophie-Lexikon* (1995).

ihre Partnerschaft ausrichten sollte, und entwickeln Vorschläge zu jedem Aspekt, die den folgenden Kriterien entsprechen sollten:

1. Beide Partner:innen sollten sich in der Beziehungsvereinbarung wiederfinden.
2. In festgelegten Abständen wird überprüft, ob sich die Beziehungsvereinbarung in der Praxis bewährt.
3. Die Vereinbarung sollte dazu beitragen, dass beide in der Beziehung wachsen und sich weiterentwickeln können.
4. Eigene Wünsche zugunsten des anderen vorübergehend zurückzustellen kann ein großes Wachstumspotenzial beinhalten und sollte deshalb bei allem, was vereinbart wird, abgewogen werden.
5. Es geht darum, eine Win-Win-Situation zu gestalten.

Für die Erstellung der Vereinbarung eignet sich die folgende Übersicht, die beide Partner:innen getrennt voneinander schriftlich ausfüllen:

Wenn Sie den Aspekt „____________________“ erarbeitet haben und sich gemeinsam an die Umsetzung halten, welches Ergebnis erwarten Sie sich für Ihre Partnerschaft?

____

____

____

Welche Konsequenzen ergeben sich für Ihre Partnerschaft, was genau soll passieren und was soll nicht passieren? Wer soll wie handeln? Wer soll was tun oder nicht tun?

____

____

____

Welche Aspekte aus dem Grenzverletzungszirkel möchten Sie hinter sich lassen, und welche Ziele und Vorhaben ergeben sich daraus für Sie? Was wünschen Sie sich hierzu von Ihrem / Ihrer Partner:in?

____

____

____

Danach trifft sich das Paar zu einem Gespräch und findet eine gemeinsame schriftliche Formulierung für den gerade bearbeiteten Aspekt. Das wird für alle anderen Aspekte wiederholt, bis im Wesentlichen feststeht, welche Richtung das Paar miteinander einschlagen möchte. In diesem Zusammenhang ist der Hinweis hilfreich, das Paar möge sich auf proaktive Vorhaben konzentrieren und sich auf wesentliche gemeinsame Werte einigen. Proaktivität bedeutet, mit geringem Einsatz eine große Wirkung zu erzielen (20 Prozent Einsatz, 80 Prozent Wirkung). Reaktiv hingegen wäre, mit großem Einsatz nur geringe Wirkung zu erzielen (80 Prozent Einsatz, 20 Prozent Wirkung), und das passiert, wenn man z. B. auf die Belange anderer *reagiert.* Reaktivität steht der Konzentration auf das Gemeinsame entgegen. Ich empfehle hier die Lektüre von Stephen R. Coveys Buch *Die sieben Wege zur Effektivität* (2018).

Die Beziehungsphilosophie sollte außerdem den Ausstieg aus den vier Grenzverletzungswunden beinhalten und helfen, die vier Faktoren der Integrität zu etablieren.

Ziele für die Auflösung der vier Grenzverletzungswunden

1. **Die paradoxen Gebote der Eltern transformieren:** Negativität, Kritik und Bewertung sind Anzeichen eines grenzverletzenden Beziehungsmusters. Das Ziel ist der konstruktive, wertschätzende und lösungsorientierte Umgang miteinander, um grenzverletzende Interaktionen zu beenden.
2. **Das Pseudo-Ich verabschieden:** Der Weg zur Integrität und zu einem vertrauensvollen Beziehungsaufbau geht über Authentizität. Dazu ist es wichtig, nichts vorzutäuschen, um Anerkennung oder Lob zu bekommen oder es sich leicht zu machen.
3. **Vermiedene Emotionen befreien:** Hierzu werden die inneren Verletzungen und Wunden der Kindheit versorgt und reguliert, damit diese das Leben und die Beziehungen im Hier und Jetzt nicht mehr behindern können.
4. **Dysfunktionale Reaktionen überwinden:** Es gilt, sich nicht von instabilen persönlichkeits- oder beziehungsschädigenden Reaktionen leiten zu lassen, die aus ungelösten Verletzungen oder inneren Konflikten stammen. Vielmehr sollte man hierfür Verantwortung übernehmen.

Ziele für die Etablierung der vier Integritätsfaktoren

1. **Kohärente Integriertheit:** Das Paar fokussiert sich auf Entwicklung und Wachstum, damit beide in der Beziehung an Größe gewinnen und zu unverwechselbaren Persönlichkeiten werden können.
2. **Rücksichtsvolle Rechtschaffenheit:** Das Paar orientiert sich an der Realität, überprüft diese, trifft stimmige Absprachen und hält diese ein, indem beide entsprechend handeln.
3. **Ethische Unbestechlichkeit:** Das Paar sieht die Partnerschaft in einem größeren Zusammenhang, der über die Befriedigung der eigenen Bedürfnisse oder das Erlangen persönlichen Glücks hinausgeht.
4. **Unversehrte Ganzheit:** Das Paar setzt sich erreichbare und ergebnisorientierte Ziele, folgt dabei einer gemeinsam zu entwickelnden Vision, die den Kompass der Integrität in die Lebensvollzüge integriert.

Hierdurch wird die Beziehung zu einem Ort wahrhafter Begegnung. Insbesondere Grenzpaare sehnen sich danach, haben jedoch nie eine Einigung zu den hier vorgestellten Komponenten in Angriff genommen oder auch nur in Betracht gezogen.

5.4.2 *Karola und Umberto erfinden einen Integritätskalender*

Dieses Paar, bei dem die Sexualität völlig zum Erliegen gekommen war, hatte die Hintergründe von Umbertos Pornografiesucht und von Karolas sexuellen Hemmungen aufgedeckt und schlimmste traumatische Verlust- und Gewalterfahrungen intensiv aufgearbeitet und so wieder zueinander gefunden. Nachdem Karola intimen Kontakt nicht mehr grundsätzlich ablehnte, war sie im weiteren Verlauf der Begleitung bemerkenswert ausgeglichen mit Umbertos ausgefallenen sexuellen Vorlieben umgegangen. Wie frisch Verliebte wirkten beide auf mich, nachdem sie unser letztes Treffen für ein bewegendes Abschiedsritual genutzt hatten.

Nun sitzen beide wieder vor mir. Speziell Umberto wirkt traurig und mutlos. „Was ist geschehen?“, frage ich ihn.

„Eben nichts! Das ist es ja. Karola will mir einen bestimmten sexuellen Wunsch nicht erfüllen. Seither ist es wie vor der Therapie bei Ihnen.“ Umberto breitet hilflos seine Arme aus, während Karola wie eine Statue an seiner Seite thront. Sie hatte ergänzend am Diana-Coaching teilgenommen. Die acht Disziplinen für taffe Frauen[21]

21 Video: Jetzt verändere ich meinen Mann. Wie Sie seine Göttin werden ↗ https://youtu.be/N5znv5X-guqA

orientieren sich am Vorbild der Göttin Diana, die verantwortlich gewesen sein soll für die Krönung von Königen. Womöglich hat Karola diese Anleitungen ein wenig überzogen und Umberto damit vor dem Kopf gestoßen?

Karola fasst ihre Sicht zusammen: „Ich habe Umberto in Aussicht gestellt, dass er sich diesen Wunsch gerne erfüllen kann. Wenn ihm so daran gelegen ist, möchte ich seinem Glück nicht im Weg stehen. Nur würde ich mich danach von ihm trennen. In so einer Beziehung werde ich nicht leben. Nun treten wir seit Wochen auf der Stelle, weil Umberto sich nicht trennen, seinen Wunsch aber auch nicht aufgeben will." Mit unglücklich flehendem Blick sieht Umberto erst Karola und dann mich an.

Ich habe aus der vorherigen Arbeit alles Material – den Grenzverletzungszirkel, die Trauma-Triaden und die vier Monsteranteile mit den Beziehungssätzen der beiden – gut aufgehoben. Das drucke ich nun aus, damit wir die Beziehungsdynamik erneut anschauen können. Betreten studieren Umberto und Karola ihre Paaranalyse, bis Karola das Wort ergreift. „Wir haben das wohl etwas aus dem Auge verloren." Umberto nickt, und ich bitte ihn, sein Beziehungsthema in eigene Worte zu fassen. „Es ging, wenn ich mich recht erinnere, damals darum, dass ich in der Sexsucht Ersatz dafür suche, dass ich in meiner Kindheit immer weggeschickt wurde, im Heim sexuellen Missbrauch erfahren habe und deswegen keine echte Nähe zu Karola herstellen konnte. Das habe ich wieder verdrängt. Damals war das wie ein Entwicklungsturbo für unsere Beziehung gewesen." Verlegen reibt er seinen dunklen Bart.

Karola ergänzt: „Ich bin viel zu zurückgezogen und mache alles mit mir selbst aus. Das ist mir jetzt wieder klar geworden. Die Jahre meiner Krankheit und die Ignoranz meiner Eltern für mein Leid haben mich zu einer Eigenbrötlerin gemacht. Wieso haben wir das nicht mehr parat? Der Alltag hat uns regelrecht vereinnahmt. Das gemeinsame Geschäft, die Sorge um unsere Finanzen, Sie wissen schon. Wir müssten eine Art Erinnerungstagebuch haben, mit konkreten Zielen, die wir nicht erneut vernachlässigen können."

Umberto nickt bekräftigend und sieht bereits sehr viel hoffnungsfroher aus. Ich schlage vor, dass sie ein solches Ziele-Journal entwickeln könnten, um darin ihre absichtsvolle Beziehungsvereinbarung festzuhalten und zeige ihnen hierzu ein Arbeitsblatt. Die Journalidee greifen beide auf, sammeln Vorschläge und finden dann für sich eine sehr originelle Lösung: eine Art Wochenkalender der Integrität. Dazu Karola: „Jede Woche widmen wir uns einem Gegensatzpaar des Integritätskompasses. In der ersten Woche befassen wir uns mit unseren Werten oder unserer Ethik und zugleich mit der Überwindung der Gebote aus unseren Kindheiten. In der nächsten Woche kommt dann das Pseudo-Ich auf den Prüfstand, und wir finden Ziele für rücksichtsvolle Absprachen.

UNSERE WOCHENZIELE
Karola und Umberto

ETHIK VERSUS GEBOTE

	GEBOTE UMBERTO	ETHIK UMBERTO	GEBOTE KAROLA	ETHIK KAROLA
MONTAG	Karola tagsüber anrufen	Gespräch über Nähe	Meine Bedürfnisse spüren	Traum-Tagebuch führen
DIENSTAG		Männer-Gruppe		
MITTWOCH				Diana Gruppe
DONNERSTAG	Kuschelabend mit Karola		Kuschelabend mit Umberto	
FREITAG		Planung der Woche mit Karola		Planung der Woche mit Umberto
SAMSTAG	Klärendes Gespräch mit meinem Vater			Tagebuch zu den Erfolgen der Woche

EINSCHRÄNKENDE GEBOTE ÜBERWINDEN UND ETHISCH HANDELN

Erfolge: Umberto

- ☐ ____
- ☐ ____
- ☐ ____
- ☐ ____

Erfolge: Karola

- ☐ ____
- ☐ ____
- ☐ ____
- ☐ ____

Abbildung 5.7: Wochenkalender der Integrität

In der dritten Woche kümmern wir uns um die Geborgenheit unserer einsamen inneren Kinder und hören uns Trancen zur Reflexion an. In der vierten Woche geht es um die konkrete Bewältigung des beruflichen und privaten Alltags, damit wir aus dem Modus reiner Reaktion herauskommen. Das sind dann insgesamt vier Wochen. Im nächsten Monat fangen wir wieder von vorne an.“ Beide zeichnen spontan eine sehr ansprechende Vorlage. Später lassen sie mir eine Kopie ihres Integritäts-Kalenders mit ihrer verschriftlichten Beziehungsphilosophie zukommen. In dieser Vereinbarung geht es um die Ziele des Paars, um gemeinsame Werte und um klare Verpflichtungen zum Erhalt ihrer Familie.

5.5 Unversehrte Ganzheit

Mit diesem letzten Aspekt der Integrität, der unversehrten Ganzheit, schließt sich der Kreis, der mit dem Rahmenvertrag zum Setzen von Grenzen für die gemeinsame Arbeit mit dem Paar seinen Anfang nahm. Um die Grenzpaartherapie gut abzuschließen, sollten beide verstanden haben, dass jeder verantwortlich für die eigene Grenzsetzung ist. Außerdem sollte der achtsame Umgang miteinander auch nach der Beratung fortbestehen, und beide sollten sich um intakte Lebenszusammenhänge bemühen. Und: Es sollten Einklang und Transparenz darüber herrschen, welche Wünsche und Bedürfnisse beide haben. Die Grenzpaartherapie war dann erfolgreich, wenn es einen existenziellen Schutz vor Übergriffen gibt, die achtsame Verteidigung von Territorien thematisiert wurde, und allem voran sollte der Grenzverletzungszirkel durch die Etablierung der vier Integritätsfaktoren überwunden sein. In der Gesamtheit führt dies zur Ausgeglichenheit und Stabilität des Paars. Die traumasensible Grenzpaartherapie wirkt also in umfassender Weise integritätsfördernd.

Laut Arnd Pollmann wirken die vier Faktoren erst in ihrer Kombination integritätsstiftend und dienen dem Schutz vor weiteren Grenzverletzungen oder ermächtigen eine Person, sich fortan um das eigene Wohlbefinden zu kümmern. „Da Angriffe auf die Ganzheit und Unversehrtheit einer Person auf deren Integrität insgesamt durchgreifen können, wird von personaler Integrität nur dann die Rede sein können, wenn die fragilen psychophysischen Grenzen der Person nicht fundamental angetastet werden“ (2005, S. 120).

Kommt es weiterhin zu Grenzverletzungen in der Partnerschaft, wäre das unmittelbar integritätszerstörend. Damit ist das wichtigste Kriterium, nämlich die Wahrnehmung, Setzung, Verteidigung und Einhaltung wirkungsvoller Grenzen, zugleich ein Prüfstein für den Erfolg der Grenzpaartherapie. Beharrt eine:r der Parner:innen darauf, weiterhin grenzverletzend zu agieren und keine Verantwortung übernehmen zu wollen, sollte sich die Fachperson in diesem Fall zugunsten der Integrität gegen das Gebot der Allparteilichkeit entscheiden. In gewisser Weise stehen die vier Tugendenden der Integrität über der Einhaltung von Werten. Integrität kommt vor Loyalität.

Schwierig wird es, wenn die Fachperson ihre eigenen Grenzen nicht erspüren, wahren und den vereinbarten Rahmenvertrag nicht einhalten kann. Oder wenn sie es nicht wagt, Grenzverletzungen – von einer Person gegen sich selbst oder von beiden gegeneinander – zu konfrontieren. Die Vision einer integren Partnerschaft, eine wirkungsvolle Grenzpaartherapie oder die Überprüfbarkeit der Güte der Begleitung von Paaren mit Grenzverletzungswunden steht und fällt mit der Person des/der Therapeut:in bzw. Berater:in. Diese Erkenntnis deckt sich mit den Forschungen rund um das kontextuelle Metamodell, wonach weniger die Methoden oder die Behandlungsart den Erfolg einer Behandlung bestimmen, sondern vielmehr die Person, die die Behandlung durchführt (vgl. Wampol et al. 2018, S. 118).

Bedeutsam sind außerdem die verschiedenen Ausprägungen unversehrter Ganzheit, die die Richtschnur bilden für die Grenzpaarbegleitung oder die Auswahl der passenden Fachperson, was für Arnd Pollmann auch mit einer geordneten Lebensführung verbunden ist: „Wenn von der Schutzbedürftigkeit der psychischen und physischen Integrität eines Menschen die Rede ist, dann wird dabei offenkundig auf die Existenz einer seelischen und leiblichen Minimalgrenze angespielt, von der behauptet werden soll, dass sie übertreten und verletzt werden kann“ (2005, S. 118).

Hier kann die Fachperson als Leitbild fungieren, indem sie durch ein stabiles Lebenskonzept Grenzpaaren Orientierung bietet. Um die eigene Vorbildfunktion zu überprüfen oder auch Grenzpaaren einen Eindruck von intakten Lebenszusammenhängen zu vermitteln, eignet sich der Selbstachtsamkeitstest.[22] Er enthält Fragen zur Lebensenergie, zum Umgang mit Zeit, zu Beziehungen und Finanzen; außerdem zum Wohnumfeld, zur Selbstfürsorge, zum Beruf, zur eigenen Attraktivität sowie zur Lebensfreude. Zugleich gibt es zu jedem dieser Punkte Vorschläge für die weniger erfüllenden Lebensbereiche, denn welche Bedeutung Grenzsetzungen haben, zeigt sich nicht nur daran, wie man auf eine Verletzung des eigenen Territoriums reagiert. Auch traumatisierte und grenzverletzte Menschen haben Anspruch auf ein Leben in gut gesetzten, nicht zu engen und nicht zu weiten Grenzen. Es liegt aber auch immer in der eigenen Verantwortung, Möglichkeiten und Grenzen zu erweitern sowie sich vor Überforderungen wirkungsvoll zu schützen.

Wie bei den drei anderen Integritätstugenden folgt auch hier eine Methode. In diesem Fall ist sie geeignet, um Grenzen wahrzunehmen, für ihre Einhaltung einzutreten und dem inneren und äußeren Loyalitätsdruck standzuhalten. Die Themen Selbstachtsamkeit und Grenzsetzung könnten auch am Anfang der Grenzpaartherapie stehen; hier nun bilden sie den Abschluss. Der Rahmenvertrag für die Grenzpaartherapie und die Methode der Selbstachtsamkeits-Etablierung sind quasi die beiden Teile eines Kettenverschlusses. Sie sind Anfang und Ende und halten zugleich die Perlen der gemeinsamen Arbeit zusammen.

---

22 ↗ https://www.aufwindinstitut.com/selbstachtsamkeit/

5.5.1 *Die Grenzsetzungsanalyse*

Die zentralen Parameter der Grenzsetzung umfassen die Fähigkeiten, Handlungen kreativ zu organisieren, eine Partnerschaft proaktiv zu gestalten, über das eigene Selbstkonzept und das der geliebten Person zu reflektieren und achtsam mit Krisen und Affekten umzugehen. Der Wachstums- und Entwicklungsprozess von grenzverletzten und grenzverletzenden Personen zeigt sich im Verlauf der Grenzpaartherapie daran, dass rechtzeitig, ruhig, stimmig und vor allem abgestimmt Grenzen gesetzt werden.

Der Prozess der Wahrnehmung einer Grenzverletzung kann als gestufter Entwicklungsvorgang verstanden werden. Bei einer sich anbahnenden Realisierung einer Grenzübertretung spürt die betroffene Person, dass irgendetwas nicht stimmt. Diese Ahnung eines körperlich spürbaren Missbehagens wird immer eindringlicher. Später kommen Fakten hinzu. Die Person wird fortwährend mit der Grenzübertretung, ihrer eigenen oder der von dem / der Partner:in begangenen, konfrontiert und kann diese nicht mehr ignorieren. Verschiedene Episoden fügen sich wie die Teile eines Puzzles zusammen. Die Grenzsetzung – im Sinne einer Entscheidung für mögliche Alternativen oder für einen ganz bestimmten Weg, auf dem beide Personen wieder handlungsfähig werden und zueinander finden können – führt zuerst ins Ungewisse und dann zu einer Neuorientierung. Letztere trägt zur Veränderung und zum Wachstum bei, also zur Entwicklung beider Persönlichkeiten.

Will man für die Einhaltung von Grenzen in einer engen Beziehung eintreten, dann muss man die Grenzen beider Personen beachten, wahrnehmen und akzeptieren. Hierbei sind offene Mitteilungen und die Festlegung möglicher Konsequenzen bei Grenzübertretung wichtig. Ein klares Commitment zur Wichtigkeit von Grenzsetzung und Grenzwahrung trägt zu einem friedlichen Miteinander bei. Im Kasten finden sich einige Beispiele dafür, in welchen Bereichen beide Partner:innen Grenzübertretungen in ihrem eigenen Beziehungsrahmen definieren könnten:

> Gewalt, Betrug, Lügen, Anschreien, Ignorieren, Unpünktlichkeit, Unzuverlässigkeit, Oberflächlichkeit, Rassismus, Zeitverschwendung, Bagatellisierung, fehlende Empathie, Rauchen, Umgang mit Besitz, Schulden, Fremdgehen, Geringschätzung, Gesprächsverweigerung, Schuldumkehr, Selbstverachtung, Einladungen, Kontakt zu alten Eltern, Süchte, schlechte Laune, Streit, Unmoralisches tun, Ausbeutung, Unordnung, fehlende Absprachen, alleinige Entscheidungen, Unterbrechungen, Drohungen, Unstimmigkeit, Verrat, Hinhalten, wiederholte Absagen, Zweifel, Pessimismus, Selbstausbeutung, Feigheit, gegeneinander ausgespielt werden, etc.

Sinnigerweise werden drei bis zehn dieser oder eigener Grenzfelder ausgewählt, Konsequenzen bei Nichtbeachtung hinzugefügt und diese Überlegungen in einem ruhigen Gespräch ausgetauscht. Mithilfe der Methode „Konfliktentscheidung für den Umgang mit Grenzen" wird die neue Regel in die absichtsvolle Beziehungsvereinbarung übernommen.

Die vier Schritte der Grenzsetzung nach Talane Miedaner (2017) werden in der traumasensiblen Paartherapie für den Streitausstieg genutzt. Diese vier Schritte eignen sich auch für das Setzen von Grenzen und die gemeinsame Festlegung von Konsequenzen bei Grenzüberschreitung.

> Mir fällt gerade auf, dass du die Grenze „____________________" nicht beachtest.
>
> Bitte beachte die Grenze „____________________" Falls nicht, würde unsere gemeinsam vereinbarte Konsequenz ____________________ folgen.
>
> Ich werde mich jetzt zurückziehen und dir Zeit zum Nachspüren geben. Danach kommen wir zusammen, und du teilst mir mit, wie wir weiterhin mit unserer ursprünglichen Vereinbarung umgehen wollen.
>
> Sollte mein Rückzug zwecks Reflexion zu keinem achtsamen Umgang mit unserer Grenzsetzungsregelung beigetragen haben, werde ich jetzt unsere vereinbarte Konsequenz „____________________" umsetzen.
>
> Lieber würde ich jedoch den gemeinsamen Weg mit dir weitergehen.

Anhand der Analyse von drei Grenzsetzungssituationen kann die Fachperson mit dem Paar evaluieren, ob beide Klient:innen im Verlauf der Grenzpaartherapie Kompetenzen zur konstruktiven Grenzwahrung entwickeln konnten, ob also Entwicklung und Wachstum stattgefunden haben. Es kommt immer wieder vor, dass eine Person im Selbstverachtungskonflikt Grenzen zu eng oder zu weit setzt und sich damit schwächt bzw. unter- oder überfordert. Auch eine Person, die Grenzen übergeht, missachtet, ignoriert oder im Affekt Alleingänge unternimmt, schadet sich damit, da die Stabilisierungsfunktion der Halt gebenden Beziehung in Gefahr gerät. Von daher ist es wichtig, mit dem Paar zu früh und zu spät gesetzte Grenzen sowie den hiermit verbundenen Energieverlust zu erforschen. Zur Analyse erhalten beide Partner:innen ein Arbeitsblatt, mit dem sie die drei zuvor festgelegten Grenzsetzungssituationen erforschen. Eine zu frühe Grenzsetzung entsteht im unüberlegten Affekt aus Angst, Ärger oder Verachtung; eine zu späte Grenzsetzung erfolgt durch die Aktivierung von Schuld, Scham und Loyalitätskonflikten.

Zu frühe Grenzsetzung	Zu späte Grenzsetzung	Passende Grenzsetzung
Vor der Grenzsetzung:	**Vor der Grenzsetzung:**	Vor der **Grenzsetzung:**
Kurze Beschreibung der Situation	Kurze Beschreibung der Situation	Kurze Beschreibung der Situation
Gedanken	Gedanken	Gedanken
Emotionen	Emotionen	Emotionen
Körperwahrnehmung	Körperwahrnehmung	Körperwahrnehmung
Resonanzwert	Resonanzwert	Resonanzwert
grausam 1 2 · nicht gut 3 4 5 · riskant 6 7 · gut 8 9 10	grausam 1 2 · nicht gut 3 4 5 · riskant 6 7 · gut 8 9 10	grausam 1 2 · nicht gut 3 4 5 · riskant 6 7 · gut 8 9 10
Im Moment der Grenzsetzung:	**Im Moment der Grenzsetzung:**	**Im Moment der Grenzsetzung:**
Kurze Beschreibung der Situation	Kurze Beschreibung der Situation	Kurze Beschreibung der Situation
Gedanken	Gedanken	Gedanken
Emotionen	Emotionen	Emotionen
Körperwahrnehmung	Körperwahrnehmung	Körperwahrnehmung
Resonanzwert	Resonanzwert	Resonanzwert
grausam 1 2 · nicht gut 3 4 5 · riskant 6 7 · gut 8 9 10	grausam 1 2 · nicht gut 3 4 5 · riskant 6 7 · gut 8 9 10	grausam 1 2 · nicht gut 3 4 5 · riskant 6 7 · gut 8 9 10
Nach der Grenzsetzung:	**Nach der Grenzsetzung:**	**Nach der Grenzsetzung:**
Kurze Beschreibung der Situation	Kurze Beschreibung der Situation	Kurze Beschreibung der Situation
Gedanken	Gedanken	Gedanken
Emotionen	Emotionen	Emotionen
Körperwahrnehmung	Körperwahrnehmung	Körperwahrnehmung
Resonanzwert	Resonanzwert	Resonanzwert
grausam 1 2 · nicht gut 3 4 5 · riskant 6 7 · gut 8 9 10	grausam 1 2 · nicht gut 3 4 5 · riskant 6 7 · gut 8 9 10	grausam 1 2 · nicht gut 3 4 5 · riskant 6 7 · gut 8 9 10

In der Grenzsetzungsanalyse werden für die drei ausgewählten vergleichbaren Grenzsituationen jeweils der Zeitpunkt vor, während und nach der Grenzsetzung betrachtet. Zuerst wird die Grenzsituation in ihrer Entstehung und Ausprägung beschrieben. Dann wird eine mögliche Grenze gewählt. Das geschieht zunächst subjektiv; andere Wege könnten womöglich zu viel besseren Resultaten führen / geführt haben. Im Weiteren geht es um die Bewältigung der Grenzverletzung und die Entwicklung der Persönlichkeit. Entscheidend ist, ob es nach der Grenzsetzung zu einem Energieanstieg oder zu einem Energieabfall kommt.

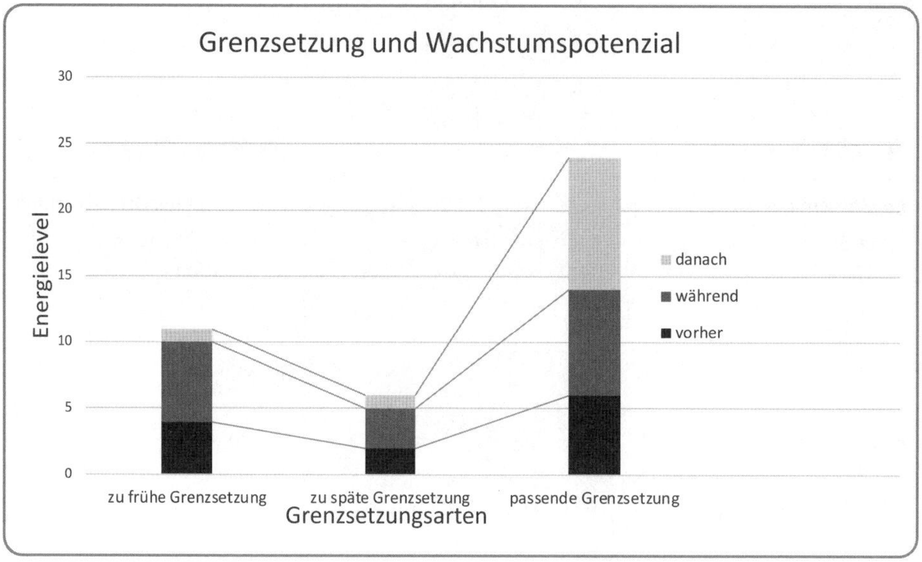

Abbildung 5.8: Entwicklung des Energielevels

Für jede der drei Arten der Grenzsetzung gibt es drei typische Abläufe.

Die zu späte Grenzsetzung

Bei der zu späten Grenzsetzung gibt es den geringsten Energieanstieg. Hier kann es sogar zu einem psychophysischen Zusammenbruch kommen. Das innere Unbehagen wird lange Zeit ignoriert, von vernunftgeleiteten Argumenten oder von Abhängigkeit, Schuld und Scham übertönt. Die Ursachen können in einer nicht überwundenen Sorge vor Ablehnung liegen. Auch die Scham, nicht genug geleistet zu haben, führt zur Missachtung der inneren Grenzen. Das schlechte Gewissen, möglicherweise Schuld auf sich geladen zu haben, trägt ebenfalls dazu bei, keine oder zu späte Grenzen zu setzen. Wird die Grenze dann doch gesetzt, geschieht dies eher als unreflektierte Affektreaktion. Die Energie sinkt danach für lange Zeit auf ein sehr niedriges Niveau und macht die Person klein, schwach und ziellos.

Die zu frühe Grenzsetzung

Eine zu frühe Grenzsetzung hält eine Person in einer dauerhaften Affektspannung, die langfristig überfordernd wirkt. Es wird zwar unmittelbar eine Grenzverletzung wahrgenommen, die Abgrenzung erfolgt jedoch nur wenig reflektiert und übereilt. Entweder fällt es den Betroffenen schwer, eine innere Ohnmacht auszuhalten, und sie unterbrechen sie mit einer ärgerlichen Reaktion. Oder man gibt aufgrund einer nicht eingestandenen Angstthematik mutlos und resigniert vorzeitig auf, statt sich um Kraft, Stärke und Entschlossenheit zu bemühen. Die Gründe für die zu früh gezogene Grenze liegen in beiden Fällen im Inneren der Person, die später nur unter enormer Anstrengung Versäumnisse oder entstandene Schäden ausgleichen kann. Besonders emotional instabile Menschen suchen meist einen schnellen Weg, um unangenehmen Erfahrungen zu entkommen. Sie nehmen sich kaum Zeit, ein Unbehagen auch mal auszuhalten und besonnen eine Situation aus verschiedenen Perspektiven zu betrachten.

Die passende Grenzsetzung

Bei der passenden Grenzsetzung kommt es zum höchsten Anstieg konstruktiver Energie. Auch hier wird das Risiko einer Grenzverletzung rasch wahrgenommen, die eher unangenehme Phase wird jedoch länger ausgehalten. Die betroffene Person berücksichtigt alle Aspekte einer integren Entscheidungsfindung. Sie bedenkt die Konsequenzen für alle Beteiligten und prüft mehrere alternative Lösungen. Im Augenblick der Grenzsetzung steigt zwar die Anspannung, doch die Resonanz der Stimmigkeit führt zu einer mutige Durchsetzungsfähigkeit. Nach der Grenzsetzung steigt das Energielevel an und bleibt langfristig auf einem hohen Niveau von Wohlbefinden, Stolz und Freude. Die Person lernt an dieser Grenzsetzung, zugleich wird die Beziehung gestärkt, und der gegenseitige Respekt füreinander wächst.

Der Zielzustand der passenden Grenzsetzung krönt die Mühen des in der Grenzpaarbegleitung zurückgelegten Wegs. Rolf Sellin (2021) findet hierfür diese ermutigenden Worte: „Wer seine Grenzen wahrnimmt, sie sichtbar für andere markiert und bereit ist, auf sie zu achten, und wer darüber hinaus auch noch den Mut und die Kraft aufbringt, sie zu verteidigen, der kann am ehesten damit rechnen, in Harmonie mit anderen zu leben. Wer klare und angemessene Grenzen setzen kann und selbst die Grenzen anderer wahrt, der hat die besten Aussichten auf ein friedliches Miteinander" (2021, S. 26).

5.5.2 *Jan und Jannika finden ihre Berufung*

Schnell wurde klar: Jan und Jannika hatten die Paartherapie zu einem Zeitpunkt aufgesucht, an dem sie mit den verheerenden Nachwirkungen einer zu späten Grenzsetzung kämpften. Das Paar stand kurz vor der Scheidung, Anwaltskosten und Verleumdungsklagen drohten, das gemeinsam Geschäft aufzufressen. Es war kaum möglich, Ordnung in das Chaos all dieser Verstrickungen zu bringen. Kurz vor Abschluss unserer gemeinsamen Reise durch sämtliche Methoden der Grenzpaartherapie blühte das Geschäft der beiden wieder auf. Jannika war überglücklich, dass Jan bei den neuen Projektideen voll und ganz dabei war. Vorher hatte das Paar gegeneinander gekämpft, jetzt zogen beide an einem Strang.

Aus aktuellem Anlass will das Paar die Grenzsetzungsanalyse angehen. Sie wählen drei Grenzsituationen aus, die ihr gemeinsames Geschäft betreffen, welches die beiden einerseits verbindet, andererseits in Krisenzeiten die Paarbeziehung enorm durchrüttelt.

Die zu frühe Grenzsetzung

Kurz nach der Geschäftsgründung fragt das damals noch sehr junge Paar mit einem gut durchdachten Businessplan bei der Bank wegen eines Kredits an. Sie treffen auf einen ausgesprochen unfreundlichen Bankberater, und so überredet Jannika Jan, den Businessplan in einer anderen Filiale derselben Bank einzureichen. „Von so einem Griesgram lassen wir uns nichts gefallen. So geht niemand mit uns um." Mit diesem wütenden Kommentar geht sie über Jans Zweifel hinweg, bis dieser schließlich nachgibt. Der neue Bankberater ist von den Plänen sehr angetan und lädt das Paar zur Unterzeichnung des Kreditvertrags in eben jene Filiale ein, in der Jannika und Jan zuvor die unangenehme Beratungserfahrung gemacht haben.

Nach dem abrupten Filialwechsel war Jan Jannika gegenüber sehr distanziert, denn er war überzeugt, nur in der bekannten Bankfiliale einen Kredit zu bekommen. Nun sitzen sie wieder da, wo das Unglück seinen Anfang genommen hat: vor dem unfreundlichen Berater – dem Chef des neuen Beraters. Es kommt, wie es kommen muss: Ohne weitere Diskussion wird der Kredit abgelehnt. Das anschließende Beziehungsdrama ist vorprogrammiert. Jannika erleidet einen Zusammenbruch, sie müssen ihr Geschäft aufgeben, und Jan kehrt in sein früheres Angestelltenverhältnis zurück. Hiervon erholte sich die Beziehung nur langsam. Die Begeisterung des gut meinenden Bankberaters gibt dem Paar nach der überstandenen Krise aber den Mut, eine zweite Geschäftsgründung zu wagen.

Die zu späte Grenzsetzung

Mittlerweile haben Jannika und Jan zwei Kinder im Teenageralter, und das gemeinsame Geschäft dümpelt mehr schlecht als recht vor sich hin. Über die Schule ihrer Kinder freunden die beiden sich mit einem anderen Elternpaar an, das großes Interesse an Jan und Jannikas Projekten zeigt. So entschließt sich das Vierergespann, eine Kooperation einzugehen, in der Hoffnung, dass die ergänzenden Kompetenzen zum Aufschwung des kleinen Unternehmens beitragen.

Eine ganze Weile geht das gut, doch dann beginnt die befreundete Frau, Zwietracht zwischen Jannika und Jan zu säen. Jannika verlagert ihr Vertrauen zunehmend in Richtung der Geschäftsfreundin und setzt mit ihr Entscheidungen um, die Jan so nach und nach ins Abseits drängen. Die Partnerschaft gerät in eine beträchtliche Schieflage, und Jannika und Jan streiten fast nur noch. Eines Tages weist der Steuerberater Jan auf Unregelmäßigkeiten auf dem Geschäftskonto hin. Jan stellt daraufhin Jannika zur Rede und beide gehen nach einem heftigen Streit sämtliche Geschäftsbücher durch. Entsetzt entdecken sie etliche Betrügereien ihrer „Geschäftsfreunde" und kündigen schließlich bei der nächsten Vorstandssitzung den Kooperationsvertrag auf. „Bis hierhin und nicht weiter." Sie sind entschlossen, sich auf keine weiteren Verhandlungen einzulassen.

Das Geschäft scheint ruiniert, die Kosten schießen durch die Decke, u. a., weil die entlassenen Geschäftspartner Jannika und Jan auf Schadensersatz verklagen. Nach diesem Desaster ist eine Paartherapie für beide der letzte Strohhalm, nach dem sie greifen. Zu allem Übel kommt nämlich hinzu, dass die Kinder Verhaltensauffälligkeiten zeigen und Jan mit Trennung droht. Während unserer Arbeit erforschen wir, wie es zu diesen Entgleisungen kommen konnte. Hierbei kommt Jans nicht unbeträchtlicher Beitrag zu der Misere ans Licht. Dies entlastet Jannika, bringt das Paar einander wieder näher, und das Geschäft erfährt einen neuen Aufschwung.

Die passende Grenzsetzung

Im Verlauf der Grenzpaartherapie blüht nicht nur das gemeinsame Geschäft wieder auf, auch Jan und Jannika wachsen zu einem echten Team zusammen. Innerhalb kürzester Zeit ist ihr Unternehmen so erfolgreich, dass ihr Berufsverband den beiden ein Angebot unterbreitet. Ganz aufgeregt teilen sie mir diese neue Wendung mit. Besonders Jannika ist regelrecht euphorisch. „Stellen Sie sich mal vor, welche Ehre das für uns ist. Man hält unser Geschäftsmodell für so überzeugend und aufgrund der vertretenen Werte für so vorbildlich, dass wir jetzt unseren Projektplan zur Entwicklung weiterer Unternehmen ausarbeiten sollen." Jan wirkt gefasster, als er mit leuchtenden Augen über die Anerkennung des zurückgelegten Wegs spricht. „Damit haben wir nie gerechnet. Erst unsere schwierigen Startbedingungen, dann waren wir kurz vor der Konkursanmeldung, und nun das."

Der Berufsverband beauftragt einen Herrn P., der mit dem Paar die Interessen aller Beteiligten bündeln soll. Allerdings bringt Herr P. mit einigen unintegren Handlungen die frisch erlangte Stabilität zwischen Jan und Jannika ins Wanken. Beide nehmen ein wachsendes Unbehagen wahr. Jannikas gesundheitliche Beschwerden melden sich wieder, Jans Rückzugstendenzen nehmen zu, und die Stimmung zwischen den beiden wird angespannter. Der passende Zeitpunkt für eine reflektierte Grenzsetzung ist gekommen. Jan und Jannika entscheiden sich für fünf wesentliche Punkte, an denen sie Grenzen ziehen wollen und treffen folgende Vereinbarung:

1. Wir lassen uns nicht gegeneinander ausspielen.
2. Wir lassen nicht zu, dass unsere Meinung übergangen wird.
3. Wir dulden keine unzuverlässigen Zusagen, die nicht eingehalten werden.
4. Wir lassen uns nicht ausnutzen oder ausbeuten.
5. Wir brauchen klare Kommunikationswege.

Sollte eine dieser Grenzen überschritten werden, wollen die beiden zeitnah zwecks einer Entscheidungsfindung zusammenkommen.

Gut gerüstet suchen beide das Gespräch mit Herrn P., der jedoch Termine immer wieder verschiebt, sich ohne Absprache mit dem Vorstand trifft und per E-Mail kaum nachvollziehbare Forderungen stellt. Auf den Klärungswunsch des Paars geht er gar nicht ein. Als Jan dazu tendiert, den Vorstand mit Herrn Ps unmöglichem Verhalten zu konfrontieren, wird es schwierig, denn er lässt sich von Jannikas ungutem Gefühl nicht umstimmen. Deswegen kommt sie auf die Grenzsetzungsvereinbarung zurück. „Mir fällt auf, dass du unsere Grenze ‚Wir lassen uns nicht gegeneinander ausspielen' überschreitest." Jan stimmt Jannika zwar zu, greift jedoch bereits zum Telefon. Jannika geht deshalb zum nächsten Schritt über: „Bitte, lass uns zuerst gemeinsam reflektieren. Wenn du das nicht mit mir angehen möchtest, würde ich die integre Entscheidungsfindung ohne dich durchführen. Doch mir wäre lieber, wir würden das gemeinsam machen." Jan besinnt sich. Nach langer Reflexion finden beide drei Lösungsmöglichkeiten.

1. Sie teilen Herrn P. ihre Bedingungen für eine Zusammenarbeit mit.
2. Sie gehen die Projektplanung ohne Mitwirkung von Herrn P. an.
3. Sie überlassen Herrn P. die Projektplanung und wirken selbst nicht weiter mit.

Jannika berichtet, wie es weitergegangen ist: „Nachdem wir auf die E-Mail von Herrn P. geantwortet und ihm unsere Bedingungen für eine weitere Zusammenarbeit schriftlich dargelegt hatten, hörten wir ewig nichts von ihm. Als dann Herr P. im Vorstand über unser gemeinsames Projekt ohne Rücksprache mit uns referiert hatte, mussten wir in den sauren Apfel beißen." Jan übernimmt: „Jannikas Lieblingslösung ging dahin, das Projekt ganz ohne Herrn P. umzusetzen. Doch das würde bedeuten, dass wir Herrn P. beim Vorstand hätten anschwärzen müssen. Hier bei Ihnen haben wir gelernt, was Integrität bedeutet. Das wäre höchst uninteger gewesen. So trafen wir schweren Herzens den Entschluss, auf die Anerkennung des Berufsverbands zu verzichten und Herrn P. die Projektplanung allein zu überlassen. Mit unseren Unterlagen kann Herr P. das Projekt auch ohne uns umsetzen."

Jannikas Enttäuschung ist mit Händen zu greifen, doch ein Resonanzwert von 8 bei beiden spricht für die Stimmigkeit dieser Abgrenzung. Jan formuliert die E-Mail, die klar und deutlich ihre weitere Mitwirkung ausschließt. Angestrengt, aber geeint und gestärkt haben beide ihr Revier abgesteckt und sind im Frieden damit, womöglich vom Berufsverband ausgeschlossen zu werden. „Wir haben uns. Das ist das Wichtigste. Wir gehen den gemeinsamen Weg weiter. Der Erfolg unseres Unternehmens gibt uns recht."

Ich höre danach lange nichts mehr von Jan und Jannika, doch dann bitten beide um ein Abschlussgespräch. Ich habe den Beratungsraum kaum betreten, da verkünden mir beide strahlend den überraschenden Ausgang der vollzogenen Grenzsetzung. „Sie werden es nicht glauben, aber Herr P. ist zurückgetreten, und wir setzen unseren Projektplan jetzt gemeinsam mit dem Vorstand um." Sie berichten in allen Einzelheiten begeistert von der neuen Entwicklung, und wir überlegen, welche der Stationen unserer gemeinsamen Reise zu diesem Erfolg beigetragen haben. Jans und Jannikas resümierendes Statement ist: „Wir sind nicht nur ein klasse Paar und ein tolles Team geworden. Wir haben auch noch unsere Berufung gefunden."

Jan und Jannika haben einen weiten Weg zurückgelegt, sich ein stimmiges Leben aufgebaut und die Bedeutsamkeit des Voranschreitens Hand in Hand erkannt. Ein gemeinsames Geschäft fordert ein Paar sicherlich in besonderer Weise heraus. Passend und rechtzeitig abgesprochene und reflektierte Grenzen zu setzen ist jedoch für jedes Grenzpaar ein wichtiger Lernfortschritt, der voraussetzt, dass jede:r die eigene Verantwortung wahrnimmt und Wünsche und Grenzen klar zum Ausdruck bringt. Beide müssen sich auf Konsequenzen einigen, die zum Zusammenhalt der Verbindung beitragen und jedem die optimale Handlungsfreiheit ermöglichen.

5.6 Die Integritätsevaluation: Was Fachpersonen wissen und beherrschen sollten

So, wie es für den Erkenntnisgewinn aus den vier Grenzverletzungsanteilen einen zusammenfassenden Satz der inneren Beziehungsdynamik einer Person gibt, kann auch aus den vier Integritätsfaktoren ein Satz zur Überwindung des dysfunktionalen Beziehungsmusters gebildet werden. Hierzu werden zuerst wieder selbstevaluierende Fragen gestellt, die nach der Zusammenstellung des Integritätssatzes Aufschluss darüber geben, ob das Paar das Ziel der Grenzpaartherapie erreicht hat. Zugleich kann die Fachperson für sich selbst prüfen, ob sie die notwendige Qualifikation mitbringt, um Grenzpaare bei diesem komplexen Prozess zu begleiten. Jede Person ist zudem in der Lage, für sich zu prüfen, ob die Integritätsfaktoren als Richtschnur für die eigene Gesundung angesehen werden, auch dann, wenn der / die Partner:in nicht mitwirkt.

Die Fragen zu den vier Integritätstugenden

1. Welche Art von Rückbesinnung auf die Vergangenheit ordnet Ihren Lebensweg und integriert auch Brüche und Widersprüche? Zu welchem Erkenntnisgewinn trug diese Rückbesinnung bei, nachdem Sie die damit einhergehenden Erschütterung ausgehalten haben?
2. Mit welcher Art von Entscheidungsfindung überwinden Sie die vier Grenzverletzungswunden, reflektieren über Ihre Motivation, überprüfen Ihre Mentalisierungskompetenzen, schaffen einen Kongruenzabgleich und kommen mittels der Resonanzabstimmung zu einem Beschluss?
3. Wie treffen Sie selbstverantwortliche Beziehungsvereinbarungen, mit welchen Selbsttreue, Werteorientierung und Zielplanung vereinbar sind?
4. Wie übernehmen Sie Verantwortung für Ihre Lebenszusammenhänge und die Transparenz Ihrer Wünsche? Wie schützen Sie Ihre Grenzen, und inwiefern sind Sie in der Lage, für die Konsequenzen bei Grenzverletzung einzutreten?

Nach diesem Muster wird der Integritätssatz zusammengesetzt:

Mit dieser Art der Rückbesinnung kam ich zu der folgenden Erkenntnis über den Sinn meines bisherigen Lebenswegs,

____

____

der zu diesen Beziehungsvereinbarungen von Rücksicht und Selbsttreue führt,

____

____,

damit ich in dieser Art integre Entscheidungen finde, reflektiere, überprüfe und abstimme,

____

____,

wodurch ich Verantwortung für mein Leben, meine Wünsche und meine Grenzen übernehme.

____

____

Nutzt man hierfür die Methoden der vier Integritätsfaktoren, dann ergibt sich daraus der folgende Integritätssatz:

Mit der Methode der Seelenreise-Timeline gelangte ich zu der Erkenntnis, dass mein Lebensweg, trotz der Brüche und Widersprüche, dazu beigetragen hat, mich mit besonderen Fähigkeiten auszustatten, die dazu führten, dass ich heute absichtsvolle Beziehungsvereinbarungen gefunden habe, die meine Grenzverletzungswunden auflösen und mich zur Integrität befähigen, damit ich eine kongruente Person werde, die ihre Mentalisierungskompetenz als Grundlage nimmt, um integre Entscheidungen zu treffen, die nur bei einem hohen Resonanzwert umgesetzt werden, wodurch ich in der Lage bin, meine Wünsche transparent zu machen, meine Grenzen zu benennen und für deren Einhaltung konsequent einzutreten, damit ich mich, meine Partnerschaft und meine Berufung vor Angriffen und Grenzverletzungen in passender und reflektierter Weise schützen kann.

Eine Fachperson, die Grenzpaare zu dieser Art von Integrität führen will, sollte die Methoden zur Erlangung, Umsetzung und Einübung der vier Integritätsfaktoren für sich selbst durchgeführt haben. Nur dann kann sie Menschen mit Grenzverletzungswunden dabei begleiten, dieses anspruchsvolle Vorhaben mit Leben zu füllen und sie darin unterstützen, eine integre Partnerschaft aufzubauen. Wenn ein Paar für sich den Satz zur Gestaltung einer integren Beziehung gefunden hat, bedarf es womöglich weiterer Begleitung, um die vier Integritätsfaktoren in den Beziehungsalltag zu integrieren. Zugleich wirkt dieser Satz, zusammen mit dem Wissen über die Wirkung des Grenzverletzungszirkels, wie ein Kompass, der jede Abweichung vom erklärten Ziel anzeigen wird.

Wenn es keine Identifikation mit den Grenzverletzungswunden mehr gibt, bedarf es der Konzentration auf die vier Integritätsfaktoren, denn im Raum integrer Liebe ist es nicht mehr wichtig, sich fortwährend mit den Wunden der Grenzverletzung zu beschäftigen. Der Fokus auf das Gelingen einer integren Partnerschaft entspricht der humanistisch-existenziellen Psychologie, die, anstatt Störungen zu beklagen oder Probleme mit Aufmerksamkeit zu nähren, mehr auf die Erfolge schaut.

Die Checkliste der vier Integritätstugenden mit den vorgeschlagenen Methoden hilft während der letzten Phase der Grenzpaartherapie dabei, den Überblick zu behalten, den Fortschritt des Paars zu überprüfen und den Erfolg der Grenzpaartherapie zu beurteilen. Mit der Fallevaluation als wesentlichem Bestandteil der Qualitätssicherung beschäftigen wir uns in Kapitel 6, wenn wir uns die Metapher des Traum(a)-Schlosses näher anschauen. Dieses Traum(a)-Schloss knüpft an das Traum(a)-Haus der traumasensiblen Paartherapie an, passt jedoch viel besser zur Metapher der Geisterbahn, die erst zum Traumaschloss der Partnerschaft wird und sich dann zum Traumschloss umgestalten lässt. Der Behandlungsplan gibt uns hier Orientierung und Struktur.

Die vier Integritätstugenden	Methodenzuordnung
Kohärente Integriertheit ☐ Rückbesinnung auf die Vergangenheit ☐ Brüche integrieren ☐ Erschütterung aushalten ☐ Lebensweg ordnen ☐ Erkenntnisgewinn	Timeline der Seelenreise (S. 342 ff. / Abbildung 5.2) Integration d. Seelenreise in Integritätskompass (S. 345 ff. / Abbildungen 5.3, 5.5)
Rücksichtsvolle Rechtschaffenheit ☐ Überwindung der Opfer-Identifikation ☐ Reflexion der Motivation ☐ Kompetenz / Bereitschaft zum Perspektiv- / Kurswechsel ☐ Kongruenzabgleich ☐ Mentalisierungsüberprüfung ☐ Integre Entscheidungsfindung ☐ Resonanzabstimmung	Kongruenzabgleich (S. 354 f. / Abbildung 5.6) Mentalisierungsüberprüfung (S. 355 f.) Konfliktentscheidung (S. 357 ff.)
Ethische Unbestechlichkeit ☐ Selbsttreue ☐ Sinnstiftende Selbstverpflichtung ☐ Werteorientierung ☐ Verantwortungsvereinbarung ☐ Beziehungsphilosophie ☐ Zielplanung	Beziehungsvereinbarung (S. 367 f.) Ziele für Auflösung der Grenzverletzungswunden (S. 369) Ziele für Etablierung der Integritätsfaktoren (S. 370)
Unversehrte Ganzheit ☐ Akzeptanz der Eigenverantwortung ☐ Intakte Lebenszusammenhänge ☐ Transparente Wünsche ☐ Integrität vor Loyalität ☐ Passende Grenzsetzung ☐ Eintreten für Konsequenzen	Grenzsetzungsanalyse (S. 375 ff.)

6. Von der Geisterbahn zum Traum(a)-Schloss: Der Fünf-Stationen-Behandlungsplan

Die Metapher des Traum(a)-Schlosses markiert den Ausgangs- und den Endpunkt der traumasensiblen Grenzpaartherapie. Das Traum(a)-Schloss steht für das dysfunktionale Beziehungsmodell, unter dem das Klientenpaar leidet, über das aber zu Beginn der Konsultation keine Reflexion möglich ist. Die Reise des Paars erinnert an das Märchen von Hänsel und Gretel, die von den Eltern verstoßen werden und Zuflucht im Haus der Hexe finden, um dort Gefangenschaft und Versklavung zu erleben. Ganz ähnlich ergeht es Menschen, die ihre Geisterbahnkindheit hinter sich lassen wollen, um in der Partnerschaft wieder nur Aus- oder Eingrenzung zu erfahren. In der Grenzpaartherapie ringen die Hilfe suchenden Paare dann mit der bitteren Erkenntnis, dass die Geister der Vergangenheit ihnen wie Schatten gefolgt sind.

Das Traum(a)-Schloss entstammt der Welt der Märchen und Mythen und zielt auf ein naiv-kindliches Verständnis, welches dem limbischen System des Gehirns entspricht. Dort werden Grenzverletzungserfahrungen gespeichert und beeinflussen die emotionale Reaktion auf erneute Grenzverletzungen.

Ein Schloss ermöglicht noch andere Assoziationen: königliche Abstammung, Diamanten, Wohlstand und Verantwortung für ein Königreich. Sie tragen der Besonderheit dieser Paare Rechnung, denn so werden ihr Potenzial und ihre Kreativität geachtet. Sie sind Grenzgänger, Visionäre, Pioniere und Integritätsseismografen.

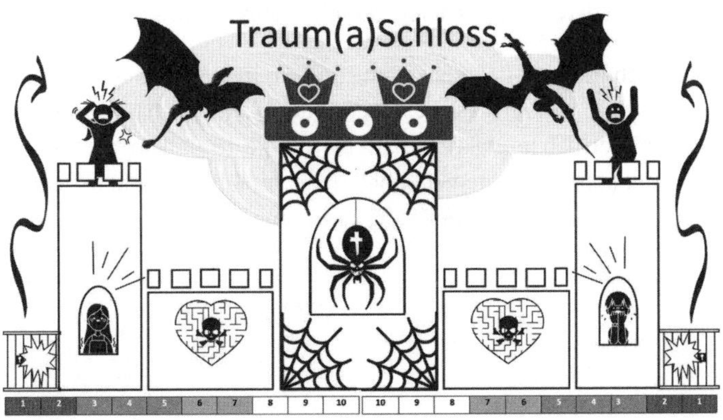

Abbildung 6.1: Das Traum(a)-Schloss

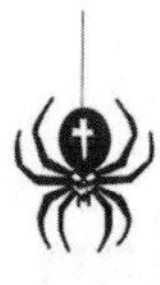	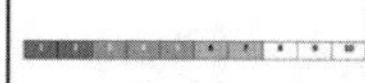	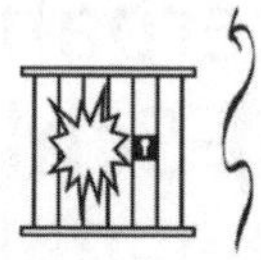	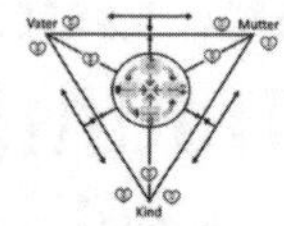	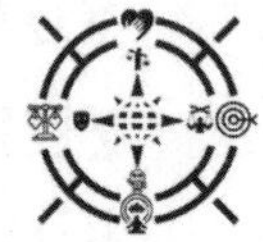
Affekt-Resonanz	Resonanz-Skala	emotionale Instabilität	Beziehungs-Muster	Integriäts-Kompass
		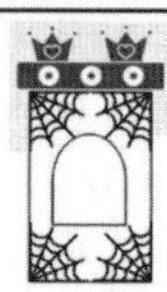	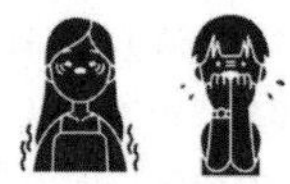	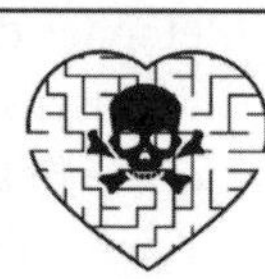
Symbol der Integrität	Trauma-Energie-Drache	Beziehungs-Raum	eingesperrte innere Kinder	Bindungs-Labyrinth

Abbildung 6.2: Legende zum Traum(a)-Schloss

In der traumasensiblen Grenzpaartherapie führt der Weg zum Traum(a)-Schloss über fünf Stationen, die zugleich Behandlungsplan, Reiseroute, Evaluationsinstrument und Qualitätskriterien sind.

Station 1:	Die Reise startet mit dem Vertrag, den Tests, der Auftragsklärung, der Hypothesenbildung und dem Integritätskompass als Wegweiser, der einer dysfunktionalen eine integre Partnerschaft gegenüberstellt.
Station 2:	Der Grenzverletzungszirkel verbindet die krisenhafte Interaktion des Paars mit der krisenhaften Interaktion der Eltern während der Kindheit. Hierzu arbeitet das Paar mit einer Krise in der Beziehung heute und einer vergangenen Krise mit den Eltern, um daraus Rückschlüsse auf die Paardynamik zu ziehen.
Station 3:	Die inkongruente Affektspiegelung und die Triangulierungsstörung der Eltern führen, so die Hauptthese der traumasensiblen Grenzpaartherapie, zu einer dysfunktionalen Interaktionsstruktur infolge der (in)kongruenten Überschreitung der (in)kongruenten Wahrnehmung des Kindes. Mithilfe der Methode der Trauma-Triade erfahren die Paare, zu welcher Art von Grenzverletzungstypologie dies beiträgt.

Station 4:	Das dysfunktionale Beziehungsmodell trägt zu einem inkongruenten Selbstbild bei und führt zu vier Grenzverletzungswunden, die wiederum die Entwicklung eines spezifischen Selbstkonzepts bewirken. Dieses Selbstkonzept umfasst vier Aspekte: die Selbstrepräsentanz, die Objektrepräsentanz, den zugehörigen Affekt und die Abwehr der paradoxen Botschaften. Ausgehend von den sechs Basisemotionen wird dieses Beziehungsmodell sechs verschiedenen Ausprägungen zugeordnet und dem Paar mithilfe der Metapher der vier Monsteranteile verdeutlicht.
Station 5:	Den vier Grenzverletzungswunden werden vier entsprechende Integritätsfaktoren zugeordnet, die das Beziehungsmodell der integren Partnerschaft verdeutlichen. Für den Aufbau jeder der vier Integritätstugenden werden Methoden angewandt, um die entsprechenden Beziehungskompetenzen zu etablieren und das Traumaschloss in ein Traumschloss zu verwandeln.

Die Methoden der TSGPT und der Behandlungsplan mit den fünf Stationen gehen von einem umfassenden Konzept aus, um die Qualität der Begleitung von Grenzpaaren stetig zu überprüfen und zu verbessern sowie Fachpersonen im Kontext von Beratung, Jugendhilfe und freien Praxen diesen Ansatz nahezubringen. Hierzu sind Bedingungen zu erfüllen, damit Menschen mit Grenzverletzungserfahrungen optimale Hilfe erhalten, der Zusammenhalt der Familien gewahrt wird und Kinder vor drohenden Gefährdungen geschützt werden. Paare mit Grenzverletzungserfahrungen sind oft in Sorgerechtstreitigkeiten verwickelt, fallen wegen Kindeswohlgefährdung auf oder werden in Beratungsstellen begleitet. Von daher braucht die Arbeit mit diesen traumatisierten Menschen einen wissenschaftlich abgesicherten Hintergrund, die Begleitung durch Evaluation und Supervision sowie den Schutz der Klientenpaare vor weniger qualifizierten Fachpersonen. In der über viele Jahre aufgebauten *Akademie für traumasensible Paar- und Sexualtherapie* werden diese Grenzpaare begleitet.

Weiterbildung:	Die Ausbildung in TSGPT ist durch ein zwölf Module umfassendes Curriculum abgesichert, welches die Richtlinien der deutschsprachigen Gesellschaft für Psychotraumatologie (DeGPT) berücksichtigt; von Letzterer wurde das *Aufwind-Institut*[23] zertifiziert.
Supervision:	Bevor Teilnehmer:innen sich zertifizieren lassen können, werden sie dazu angehalten, an einer regelmäßig stattfindenden digitalen Supervisionsgruppe teilzunehmen, dort über die Klientenpaare zu sprechen und einen Abschlussbericht zu drei Fallanalysen einzureichen.
Mentoring:	Den Ausbildungskandidat:innen werden aus einem speziell entwickelten Mentoring-Programm Paare zur Behandlung übermittelt. Diese Paare werden während der Paartherapie eng begleitet und – sollte die Behandlung nicht hilfreich sein – unterstützt.
Evaluation:	Den Ausbildungskanditat:innen wird vermittelt, wie eine Fall- oder Selbstevaluation der eigenen Arbeit vonstattengeht. Damit ein Zertifikat vergeben wird oder erhalten bleibt, müssen regelmäßig evaluierte Fallanalysen eingereicht werden.
Lehrtherapie:	Während der Ausbildung gehen die Ausbildungskandidat:innen ihre eigene Beziehungsgeschichte durch und widmen sich in den Selbsterfahrungseinheiten ihren Grenzverletzungserfahrungen.
Kooperation:	Die Teilnehmer:innen unterzeichnen einen Kooperationsvertrag zu den ethischen Richtlinien, dem Leitbild und dem Rahmenvertrag für die Arbeit mit Paaren und dem Umgang mit Beschwerden oder Bedenken.
Selbstverständnis:	Auf Grundlage der Prämissenreflexion geht die traumasensible Grenzpaartherapie von einem stets zu aktualisierenden Verständnis zur optimalen Begleitung von Paaren mit Grenzverletzungserfahrungen aus.

Der Anspruch einer Paartherapie ist der, einem Paar eine bessere Bewältigung von Krisen zu ermöglichen und wichtige Entscheidungssituationen optimaler anzugehen. Wie wir den Reflexionszusammenhang definieren, ist maßgeblich dafür, wie wir die Gründe für das Entstehen von Krisen deuten und worin wir die Ursachen für falsche Entscheidungen sehen. Von unserem Nachdenken über Probleme, Prozesse oder Prämissen hängen die Wahl der Methoden, die anvisierten Lösungen oder die Interventionsstrategien ab. Hierfür eignet sich in besonderer Weise die wissenschaftsorientierte Prämissenreflexion.

23 Jetzt umbenannt und markenrechtlich geschützte als *Dr. Katharina Klees Akademie.*

Die Problemreflexion: Stehen Probleme im Mittelpunkt der Reflexion, wird in der Regel von einer Störung bei einer oder bei beiden Personen ausgegangen. Wenn man etwas gegen das Problem oder die Störung unternimmt, wird dies sich als Nebeneffekt auch positiv auf die Partnerschaft auswirken. Eine Einzeltherapie wird hier als geeigneter angesehen als eine Paartherapie.

Die Prozessreflexion: Machen wir den Prozess zwischen zwei Personen zum Gegenstand genauerer Reflexion, gehen wir damit auf die Interaktion, die Kommunikation, die unerfüllten Bedürfnisse oder auf missverstandene Emotionen ein. Sobald das Miteinander des Paars wieder reibungslos funktioniert, war die Paartherapie erfolgreich.

Die Prämissenreflexion: Betrachten wir hingehen, worauf der übergeordnete Ansatz in der TSPGT zurückgeht, die jeweiligen Prämissen, dann analysieren wir, warum voreilig bewertet wird; warum es zu unzulänglichen Konzeptionen über Beziehungsdynamiken kommen konnte; wie Irrtümer während des Bewertungsprozesses von Krisen, Störungen, Interaktionen oder Entscheidungssituationen entstehen. Die Prämissenreflexion geht damit über die Betrachtung von Einzelpersonen, Systemen, Ansätzen, Methoden oder bestimmte Theorien, ja sogar über wissenschaftliches Verstehen, hinaus. Aus diesem Grund macht es Sinn, die Prämissen, von denen die Grenzpaartherapie ausgeht, offenzulegen.

Prämissen, von denen die Grenzpaartherapie ausgeht

Der Ansatz der traumasensiblen Grenzpaartherapie (TSGPT) ist mehrperspektivisch und vereint verschiedene wissenschaftliche Zugänge mit eigenen Forschungen und der Entwicklung spezifischer Methoden. Im Mittelpunkt der fünf Stationen umfassenden Reise zur Begleitung von Paaren mit traumatisierenden Grenzverletzungserfahrungen stehen die allgemeine Erhöhung der Beziehungsintelligenz sowie die Auflösung der Grenzverletzungsdynamik. Auf der Basis aktueller Erkenntnisse aus der Hirn- und Traumaforschung geht die TSGPT davon aus, dass diverse Umstände das hyperaktivierte Stressverarbeitungssystem traumatisierter grenzverletzter Menschen überfordern. Dazu zählen Streit, Kommunikationstechniken, die Erwartung der Erfüllung von Bedürfnissen sowie das Austragen von Konflikten. Erfahrungen wie Kriegstraumata, die schwarze Pädagogik der Nazizeit sowie komplexe traumabedingte Bindungs- und Grenzverletzungsstörungen der (Groß-)Elterngeneration wirken sich verheerend auf die Beziehungsfähigkeit der nachfolgenden Generationen aus. Streit, Verachtungs- und „Minenfeld-Beziehungen" sind die Folge. Sie führen zu schlimmen Krisen in der Partnerschaft und schaden den Kindern.

Mittels der Metapher des Traum(a)-Schlosses arbeiten Paare mit den Methoden der TSGPT, um die im limbischen System gespeicherten mehrgenerationalen Traumata zu erreichen und ebendort aufzulösen. Die TSGPT erklärt, wie und warum Krisen entstehen, welche Beziehungsmuster und Triangulierungsstörungen den vier Grenzverletzungswunden aus der Kindheit zugrunde liegen und wie sich problematische Themen, krisenhafte und Entscheidungssituationen ohne Dispute lösen lassen. Mittels einer umfassenden Diagnostik der verschiedenen Grenzverletzungstypisierungen auf Grundlage der Emotionstheorie werden Therapeut:innen dazu angeleitet, jedes Paar, evaluiert und mit wissenschaftlichen Testverfahren gestützt, aus dem Labyrinth der Beziehungsdramen hinauszubegleiten.

Das Traum(a)-Schloss dient der Erklärung der Grenzverletzungsdynamik der Kindheit und welche Auswirkungen diese auf die Partnerschaft hat. Zugleich wird es für die Fallanalyse genutzt, wenn durch das Zusammenfügen aller Methoden eine Art Collage entsteht. Der Integritätskompass bietet Orientierung, bildet die vier Grenzverletzungswunden der Grenzpaardynamik ab und stellt diesen vier Integritätsfaktoren gegenüber. Das Ziel der TSGPT ist die Etablierung einer integren Partnerschaft.

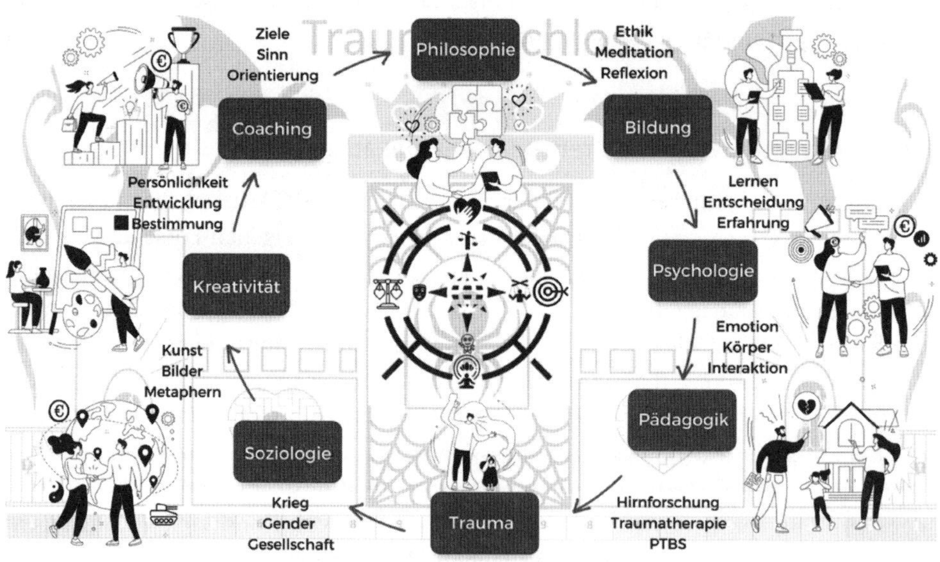

Abbildung 6.3

6.1 Bevor das Abenteuer beginnen kann – Bestandsaufnahme

Wenig erfahrene Fachpersonen greifen nach einem kurzen Eingangsgespräch vielleicht zu Interventionen, geben Tipps und Ratschläge, folgen einer wenig reflektieren Hypothese über die möglichen Ursachen der Interaktionsstörung des Paars und setzen rasch Methoden eines nicht klar umrissenen Konzepts ein. Speziell bei Grenzpaaren stößt diese Vorgehensweise an scheinbar unüberwindbare Hürden, was ein Hinweis ist, dass hier Rahmenbedingungen vernachlässigt wurden. Versucht man dann im „Nachgang", doch noch Regeln aufzustellen, wird es schwierig sein, darüber zu diskutieren bzw. auf Einhaltung dieser Regeln zu pochen. Und auch optimalere Kommunikationstechniken werden hier kaum weiterhelfen. Um es in ein Bild zu fassen: Wenn wir uns ohne Gepäck, Proviant, Fahrschein, genaue Abstimmung über Anfang und Ende der Reise im falschen Zug wiederfinden oder feststellen, dass wir eine Person auf dem Bahnsteig zurückgelassen haben, wird es kaum noch machbar sein, die notwendigen Klärungen der Voraussetzungen einer gemeinsamen Reise nachzuholen. Der Zug ist wahrsten Sinne des Wortes bereits abgefahren. Noch bevor die Weichen richtig gestellt sind, ist das Vertrauen in die Handlungs-, Reflexions- und Grenzsetzungsfähigkeiten der Fachperson verwirkt. Weil ihr Leiden so groß ist und sie so sehr auf Heilung hoffen, reisen Grenzpaare – mal bereitwillig, mal widerspenstig – trotzdem weiter mit.

Verständlicherweise ist die Planung der traumasensiblen Grenzpaartherapie nicht einfach. Die Paare neigen zu durcheinandergewürfelten Geschichten, und wegen der daraus resultierenden Themenüberflutung ist eine Auftragsklärung kaum möglich. Auch kann eine erste Hypothesenbildung mit dem Klientenpaar aufgrund dysfunktionaler Beziehungsvorstellungen kaum angegangen oder überprüft werden. Die Ungeduld und Reizbarkeit bei gleichzeitig niedriger Mitwirkungsbereitschaft oder Verantwortungsübernahme stehen in keinem Verhältnis zu den unrealistischen Erwartungen. Die Planungsbemühungen der Fachperson werden zudem boykottiert durch Klagen, Grenzüberschreitungen und Resignation oder werden durch Kommentare über andere „bessere" Therapieansätze diffamiert.

Dennoch ist es wichtig, sich an einen Ablaufplan zu halten, der trotz Murren, Reaktanz oder Herablassung einen gesunden Kern erreichen wird. Ist dies nicht der Fall, ist es professioneller, die Therapie abzusagen. Ein Geisterschloss, in dem Monster ihr Unwesen treiben, Drachen ungehindert angreifen können und unvorhersehbare Fallgruben lauern, betritt die Fachperson sinnigerweise mit einem klaren Plan, der die Grundlage des gemeinsamen Vertrags ist. Zu einem solchen Plan zählen für die erste Station der Grenzpaartherapie:

- Diagnostik des Erstgesprächs
- Rahmenvertrag
- Ergebnisse: Grenzpaartest / Strukturiertes Grenzpaarinterview
- Eine erste Hypothesenbildung
- Die genaue Kenntnis des Beziehungsmodells der Grenzverletzung
- Die genaue Kenntnis des Beziehungsmodells integrer Partnerschaft
- Der Integritätskompass
- Die Nachvollziehbarkeit des Reiseplans

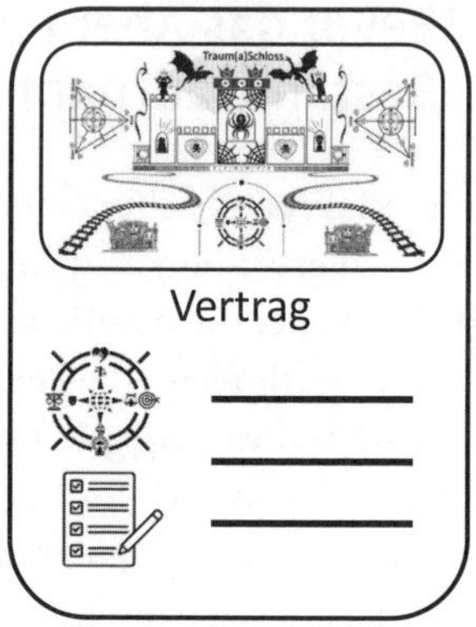

6.2 Die Wiederholungsschleife erkennen – der Zirkel der Grenzverletzung

Personen mit Grenzverletzungserfahrungen empfinden ihre Beziehungseinstellung in der Regel als ich-synton und schieben deshalb die Schuld für die dysfunktionale Paardynamik häufig dem / der Partner:in zu. Selbst eine Tendenz zur Selbstanklage deutet in diesem Fall nicht auf eine konstruktive Verantwortungsübernahme hin. Veränderungen werden auch nicht durch Hinweise, Ratschläge, Tipps oder Richtigstellungen der Fachperson bewirkt. Im Gegenteil. Es ist sogar wichtig, dass die Fachperson sich größtenteils zurückzuhält, um die grenzverletzten Personen zu schützen. Die Grenzpaartherapie nutzt Methoden, die schrittweise, langsam und schonend die Einsichtsfähigkeit erhöhen, und der Fachperson kommt eher die Rolle einer Reisebegleitung zu. Hinter dem Paar zu bleiben ist die wesentlichste und hilfreichste Intervention, selbst wenn das Paar hierzu andere Vorstellungen hat.

Grenzverletzte Menschen durften in der Kindheit keine Entscheidungen treffen oder eigene Wege beschreiten. Wenn die Fachperson zu früh und ohne stimmige Hypothese handelt, vertiefen sich die Grenzverletzungswunden womöglich noch. Die Methoden des Krisen- und Emotions-Skripts, mit den vier Fragen zu den vier Grenzverletzungswunden, und die daraus zu bildenden Beziehungssätze hingegen sind dazu geeignet, dass die Reinszenierungen kindlicher Verletzungen in der Paarbeziehung in den bewusstseinsfähigen präfrontalen Cortex gelangen, um dort einer bewussten Steuerung zugeführt zu werden. Die Beziehungssätze decodieren die frühen Überlebensmuster des grenzverletzten Kindes und beruhigen damit die Affekte. Die Einhaltung der Struktur gibt dem Paar Halt und Orientierung. Die Fachkraft widersteht damit der Versuchung, von den dysfunktionalen Überzeugungen der grenzverletzten Personen oder ihrer Kompromissbildung in die Irre geführt zu werden. Der Ablauf zur Erstellung des Grenzverletzungszirkels bahnt die Richtung, so, wie Schienen einem am Abgrund dahinrasenden Zug Halt geben.

Erstellung des Grenzverletzungszirkels – Ablauf

<table>
<tr><th></th><th>Person 1</th><th>Person 2</th></tr>
<tr><td>Krisen-Skript</td><td>
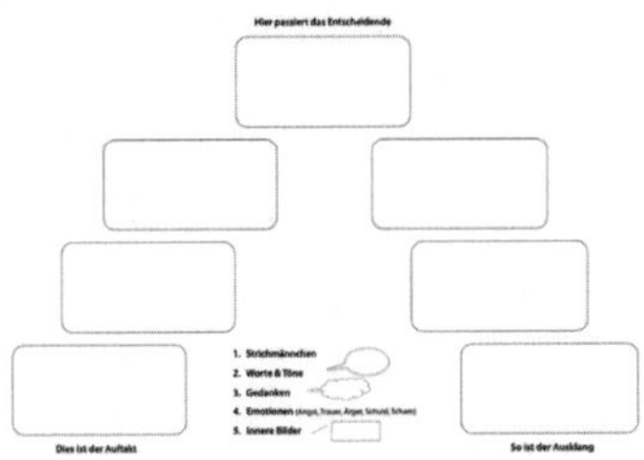

</td><td>
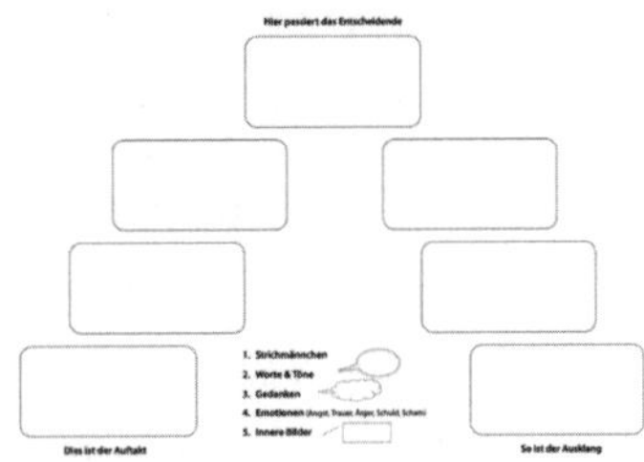

</td></tr>
<tr><td>Vier Bilder zu vier Anteilen</td><td>
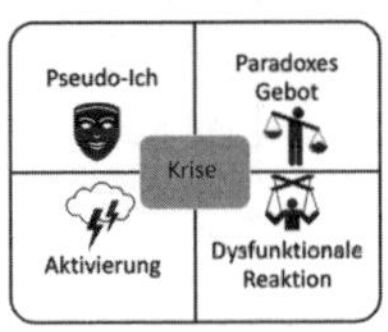

</td><td>
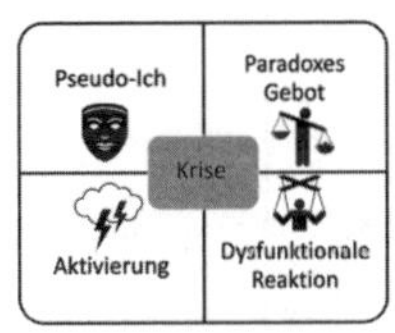

</td></tr>
<tr><td>Vier Fragen zu jedem Anteil</td><td>1. Widersprüchliche Bewertung: Welche widersprüchliche Bewertung machte am meisten zu schaffen?
2. Pseudo-Ich: Was wurde gezeigt, um optimal auf den Widerspruch zu reagieren?
3. Aktivierung: Welche unvereinbaren Emotionen mussten in den Griff bekommen werden?
4. Instabile Reaktion: Was geriet trotz größter Anstrengung ins Wanken?</td><td>1. Widersprüchliche Bewertung: Welche widersprüchliche Bewertung machte am meisten zu schaffen?
2. Pseudo-Ich: Was wurde gezeigt, um optimal auf den Widerspruch zu reagieren?
3. Aktivierung: Welche unvereinbaren Emotionen mussten in den Griff bekommen werden?
4. Instabile Reaktion: Was geriet trotz größter Anstrengung ins Wanken?</td></tr>
</table>

	Person 1	**Person 2**
Beziehungssatz	Ich verberge mich hinter (Pseudo-Ich) ………………………… ………………………… , da ich den Widerspruch auflösen will (widersprüchliche Bewertung) ………………………… ………………………… Ich meine, dafür herhalten zu müssen (Aktivierung) ………………………… ………………………… und trete nicht für mich ein, da ich diese instabile Reaktion zeige ………………………… …………………………	Ich verberge mich hinter (Pseudo-Ich) ………………………… ………………………… , da ich den Widerspruch auflösen will (widersprüchliche Bewertung) ………………………… ………………………… Ich meide dafür herhalten zu müssen (Aktivierung) ………………………… ………………………… und trete nicht für mich ein, da ich diese instabile Reaktion zeige ………………………… …………………………
Emotions-Skript	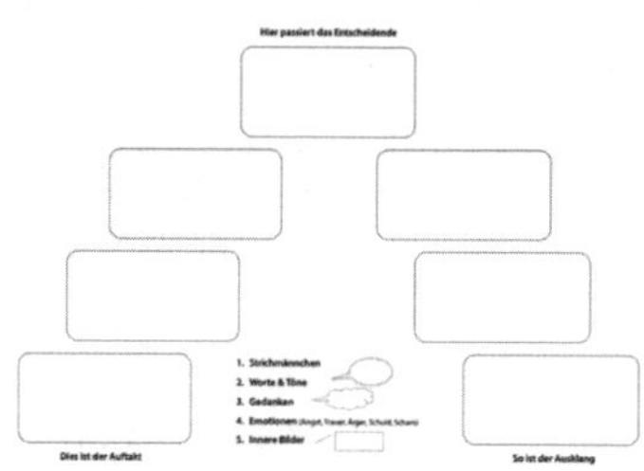	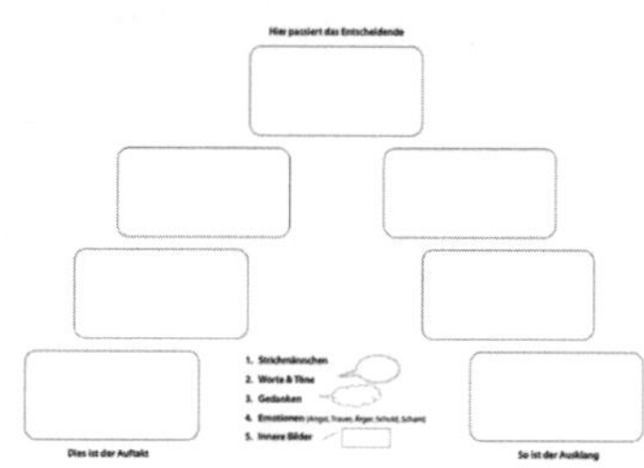
Vier Bilder zu vier Anteilen	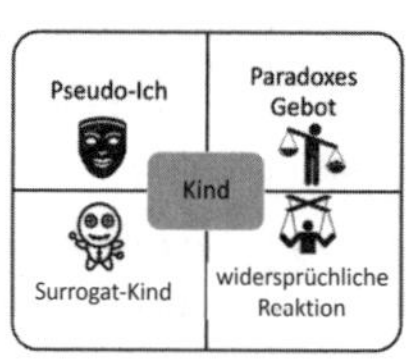	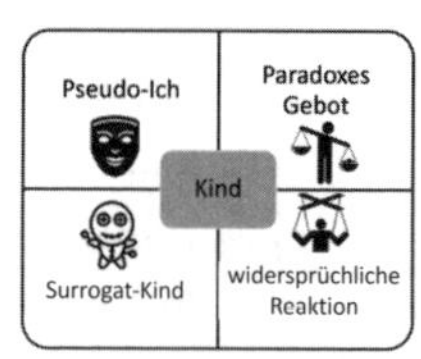

	Person 1	Person 2
Vier Fragen zu jedem Anteil	1. **Paradoxe Gebote:** Welche widersprüchliche Bewertung machte dem Kind am meisten zu schaffen? 2. **Pseudo-Ich:** Was hat das Kind gezeigt, um mit der Situation zurechtzukommen? 3. **Surrogat-Kind:** Welche unvereinbaren Emotionen musste es in den Griff bekommen? Musste es für irgendetwas herhalten? 4. **Widersprüchliche Reaktion:** Was geriet bei ihm ins Wanken, so sehr es sich auch bemühte, angemessen zu reagieren?	1. **Paradoxe Gebote:** Welche widersprüchliche Bewertung machte dem Kind am meisten zu schaffen? 2. **Pseudo-Ich:** Was hat das Kind gezeigt, um mit der Situation zurechtzukommen? 3. **Surrogat-Kind:** Welche unvereinbaren Emotionen musste es in den Griff bekommen? Musste es für irgendetwas herhalten? 4. **Widersprüchliche Reaktion:** Was geriet bei ihm ins Wanken, so sehr es sich auch bemühte, angemessen zu reagieren?
Beziehungssatz	Ich musste mich als Kind hinter dieser Überzeugung verbergen (Pseudo-Ich), ... da ich den Widerspruch auflösen musste (widersprüchliche Bewertung) .... Ich meinte, dafür herhalten zu müssen (Aktivierung) .... und das geriet bei mir ins Wanken, so sehr ich mich auch bemühte, anders zu reagieren (widersprüchliche Reaktion)	Ich musste mich als Kind hinter dieser Überzeugung verbergen (Pseudo-Ich), ... da ich den Widerspruch auflösen musste (widersprüchliche Bewertung) .... Ich meinte, dafür herhalten zu müssen (Aktivierung) .... und das geriet bei mir ins Wanken, so sehr ich mich auch bemühte, anders zu reagieren (widersprüchliche Reaktion) ....

Die Zusammenstellung des Grenzverletzungszirkels

Die Übersichtstabelle wird mit den vier Bildern zu den vier Fragen jeweils aus dem Krisen- und Emotions-Skript gefüllt, um aus den insgesamt vier gebildeten Beziehungssätzen einen Grenzverletzungszirkel zu erstellen, der die aktuelle Krise mit der Krise aus der Kindheit verknüpft. Diese Übersicht dient der Fallorientierung und der Planung von Interventionen zur Überwindung der Grenzpaardynamik.

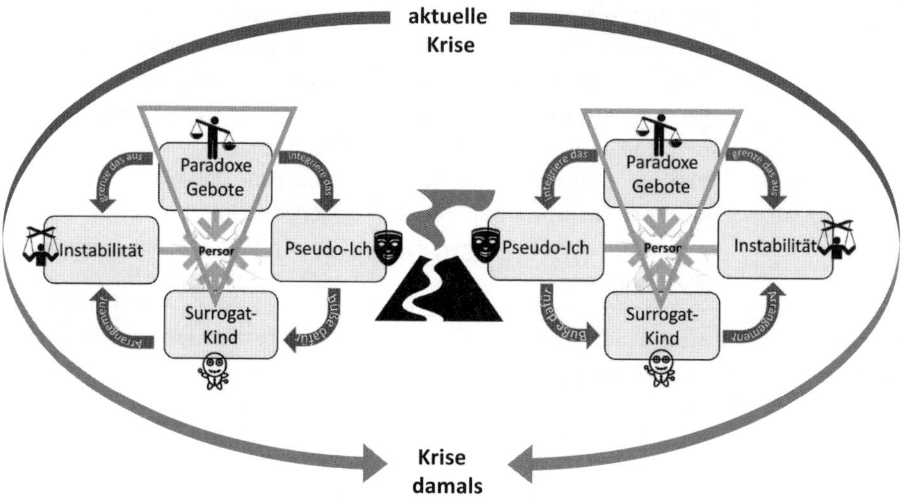

Abbildung 6.4: Der Grenzverletzungszirkel

Die Erarbeitung der Trauma-Triade wird in der dritten Station der Reise näher erläutert; sie ist fester Bestandteil des Grenzverletzungszirkels. Die diagnostischen Informationen aus den Grenzverletzungserfahrungen fließen in die Fallbearbeitung ein.

Das Beziehungsmodell der Grenzverletzung ist geprägt von vier Grenzverletzungswunden und entsteht im Spannungsfeld der Eltern- / Eheleute-Kind-Interaktion.

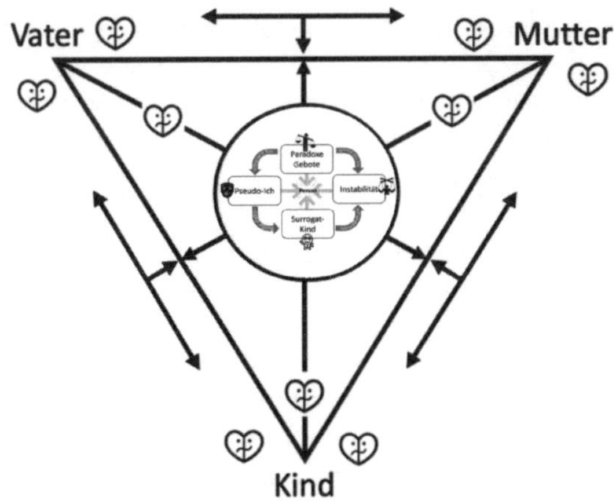

Abbildung 6.5: Trauma-Triade

Vier typische Grenzpaarkonstellationen

Jeder der vier Anteile im Beziehungsmodell steht für eine spezielle Ausprägung der Grenzverletzung. Daraus können vier typische Arten von Partnerschaft entstehen.

Vier Anteile, vier Wunden	Vier Paarkonstellationen	Interventionen
Schuldumkehr wegen paradoxer Gebote *Ilse und Bill* (Kapitel 2.2.2)	**Projektive Verzerrungen** Abspaltung der reaktiven Wut auf enttäuschte Erwartungen (Kindheit, Partnerschaft), Trennungsambivalenz	Gegenüberstellung der Spaltung in allen vier Anteilen, Methode der vier Akteure der Grenzverletzung aus der Sicht der Fachperson
Pseudo-Ich aufgrund eines Loyalitätszwangs *Anton und Vicky* (Kapitel 2.2.1)	**Fesselnde Abhängigkeit** Fehlende Ablösung vom Urteil der Eltern, Ablehnung von Verantwortungsübernahme, Opferidentifikation, Rettungssehnsüchte	Liste der Grenzverletzungsarten, mentaler Konfrontationsdialog zur Auflösung der Abhängigkeit von den Eltern

Vier Anteile, vier Wunden	Vier Paarkonstellationen	Interventionen
Emotionale Aktivierung aufgrund von Rollenkonfusion *Gitta und Daniel* (Kapitel 2.2.4)	**Traumabedingte Sexualstörung** Kompromissbildung, bedrängende Erfahrung mehrgenerationaler Traumata, Äußerung in quälender sexueller Fantasie	Sexuelles Krisen-Skript, sexuell bedeutsames Kindheits-Skript, Skript der sexuellen Fantasie, Botschaft herausarbeiten: Trauma der (Groß-)Eltern?
Dysfunktionale Reaktion aufgrund eines Eigenständigkeitstabus *Hanno und Marlis* (Kapitel 2.2.3)	**Dysfunktionale Triaden** Ausgrenzung, Distanzierung, Gefühlsvermeidung, fehlende Authentizität, Fremdsehnen	Vier Punkte der Balance, Integritätsprobe, Überwindung der Sackgasse, Machtverhältnisse konfrontieren, themenbezogene Skripte

Kurzbeschreibung der vier typischen Fallkonstellationen

Projektive Verzerrungen: In dieser Beziehung besteht eine intensive, jedoch nicht offen eingestandene gegenseitige Ablehnung bei gleichzeitig intensiven Verpflichtungsempfindungen. Die hohen Erwartungen aneinander führten irgendwann zu großer Enttäuschung. Dies trägt jedoch nicht zu erwachsenen Aushandlungen bei, sondern mündet in Kampf und Distanzierung. Die Angst vor dem Verlassenwerden oder der Vereinnahmung aus der Kindheit wird einerseits aktiviert, zugleich aber abgewehrt und findet ihren Ausdruck in bedrohenden Trennungsabsichten. Jeder der vier Grenzverletzungsanteile zerfällt in widersprechende Gegensatzpaare, die durch die Arbeit mit den vier Akteuren, die für jeden Grenzverletzungsanteil stehen, bewusst gemacht werden können.

Fesselnde Abhängigkeit: Die nicht vollzogene Abhängigkeit von den grenzverletzenden (Schwieger-)Eltern wird in dieser Beziehungsart tabuisiert. Beide fühlen sich als Opfer, sind in negativer Weise voneinander abhängig, erhoffen sich Rettung und Erlösung, ohne hierfür jedoch selbst Verantwortung übernehmen zu wollen. Der Unterschied zwischen Grenzverletzung und einer erwachsenen, gesunden Paarbeziehung ist dem Paar nicht bekannt und wird eher negiert als angestrebt. Um dieses Paar aus der Komfortzone zu locken, bedarf es eines höheren Werts, um die Abhängigkeitsakzeptanz auf den Prüfstein zu stellen. Die Ablösung von den grenzverletzenden Eltern durch den Konfrontationsdialog wird das Paar gemeinsam wachsen lassen.

Traumabedingte Sexualstörung: Grenzverletzungserfahrungen in der Kindheit greifen auch auf die Sexualität eines Paars über und führen hier zu Sexualstörungen. Diese dienen der Kompromissbildung, da die traumatischen Erfahrungen nicht gefühlt oder zugeordnet werden können. Häufig löst sich die Sexualstörung auf, wenn das Paar jeweils nach bedrängenden sexuellen Fantasien forscht und den Bezug zu den möglicherweise realen Erfahrungen der (Groß-)Eltern herstellt. Die sexuell aufgeladenen Grenzverletzungen der Eltern werden dem Kind oft durch die darin enthaltenen Affekte aufgedrängt und fügen sich später zu befremdlichen Bildern oder Fantasien zusammen. Die Scham ist kaum erträglich, wenn diese Fantasien den Charakter einer Fixierung annehmen und den sexuellen Kontakt zueinander dominieren. Die Bewusstmachung durch das Skript der sexuellen Fantasie und der darin enthaltenen Botschaft führt zur sexuellen Befreiung.

Dysfunktionale Triaden: Die dem Kind untersagte Nähe-Distanz-Regulation, bei einer gleichzeitigen Ausgrenzungserfahrung aufgrund einer Verbündung der Eltern gegen das Kind, führt in der späteren Partnerschaft zur Reinszenierung dieser Trauma-Triade. Nicht selten gehen Paare eine unheilvolle Dreiecksbeziehung ein, die Distanz ermöglicht, zugleich das Selbstbild der abgewiesenen Person aufbessert und zusätzlich die abweisende Person unter Veränderungsdruck setzt. Hiermit sollen tiefe Gefühl auf Abstand gehalten werden, zum Preis des Betrugs, Verrats und der Geheimhaltung. Der konfrontierende Differenzierungsansatz zur Erlangung authentischen Austauschs eignet sich für diese Paare in besonderer Weise.

Die Struktur zur Erstellung des Grenzverletzungszirkels wird unter Berücksichtigung der vier charakteristischen Grenzverletzungsdynamiken angegangen. Das bedeutet nicht, dass weitere, anders geartete Paarkonstellationen nicht ebenso plastisch das Dilemma dieser Paare beschreiben würden.

Die nächste Station geht umfassender auf die unterschiedlichen Grenzverletzungstypen und das Zusammenwirken dieser Ausprägungen in der Partnerschaft ein. Diese eher wieder allgemeine Diagnostik ergänzt die individuelle Diagnostik des Grenzverletzungszirkels. Die Erstellung der Trauma-Triade, als bedeutsame Methode in der TSGPT, ergibt sich aus den Grenzverletzungsarten und der Eltern-/Eheleute-Kind-Interaktion. Die individuelle Trauma-Triade für jede Person gehört zur Übersicht des Grenzverletzungszirkels.

6.3 Kongruente BAHNung – Entgleisungsdynamiken entschlüsseln

Auf Grundlage ihrer Kenntnis über inkongruente Affektspiegelungen und Triangulierungsstörungen vermittelt die Fachperson dem Paar, wie der Abstand zwischen Wunsch, Nähe, Angst und Veränderungsdruck auszubalancieren ist. Dabei muss die Fachperson hinter dem Paar bleiben, um die Kongruenzentwicklung beider Partner:innen im Auge zu behalten. Das Wissen über verschiedene Grenzverletzungskonstellationen und deren Auswirkungen auf die Partnerschaft ist dabei unabdingbar. Die sechs Dynamiken der primären inkongruenten Affektspiegelung bieten hier Orientierung.

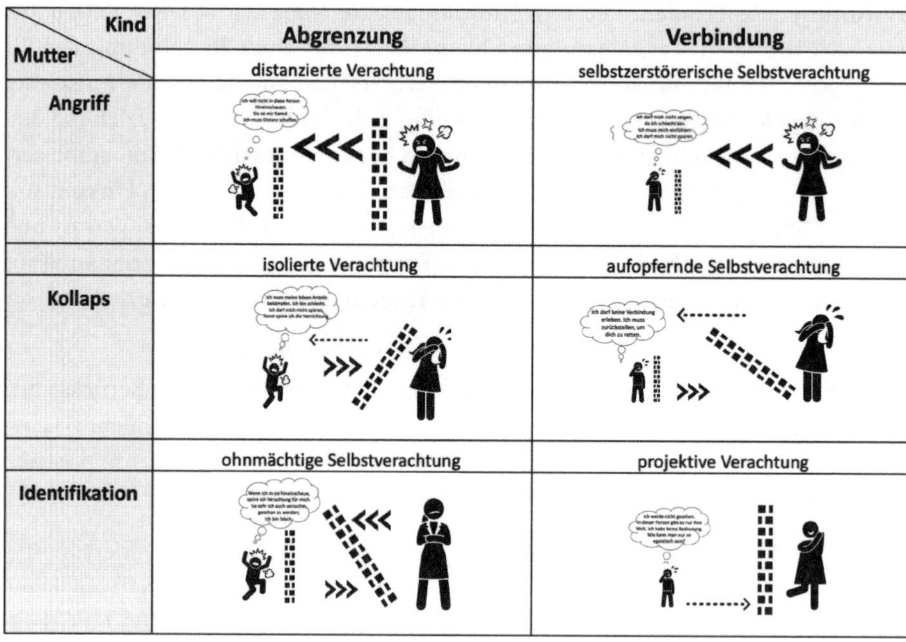

Abbildung 6.6: Sechs inkongruente Affektdynamiken (siehe Abb. 3.2–3.7, S. 238–245)

Die verzerrte Affektspiegelung eines Kindes kann durch die Triangulierungsfähigkeiten der Eltern ausgeglichen werden. Triangulierungsstörungen im Kontext der Eheleute- / Eltern-Kind-Triade verzerren zugleich die Dyade zwischen der primären Bezugsperson und dem Kind. Die wohl wichtigste Aufgabe in der Grenzpaartherapie besteht darin, diese Zerrbilder zu analysieren und den grenzverletzten Menschen die Auswirkungen auf die eigene Entwicklung und ihre Beziehungsfähigkeit bewusst zu machen. Keine leichte Aufgabe, zumal dann nicht, wenn die Fachperson häufig eigene inkongruente Affektdynamiken erleben musste. Ungeachtet dessen werden ihre Triangulierungskompetenzen den Erfolg oder Misserfolg der Grenzpaartherapie maßgeblich beeinflussen.

Die Triangulierungsstörung einer grenzverletzten Person kann ausbalanciert werden, sobald die Entwicklungsschädigung durch die verschobene Trauma-Triade erkannt wurde. Die Methode der Trauma-Triaden-Nachbildung, speziell der Eheleute- / Eltern-Kind-Triade, ist hierzu hilfreich, um die Verschiebungen zu entlarven und mögliche Parallelen in der aktuellen Paarbeziehung aufzudecken.

Eine Triangulierungsstörung führt fatalerweise zur Störung der Mentalisierungskompetenz, über deren wesentliche Faktoren (s.u.) grenzverletzte Menschen eher nicht verfügen:

Die vier Punkte korrekter Beziehungsbalance

eigene Motive kennen	➧	Reflexion über eigene Wünsche
Empathie zeigen	➧	die Nähe zur geliebten Person halten
Erwartungen abgleichen	➧	sich nicht von der Angst des anderen anstecken lassen
die Auswirkungen überprüfen	➧	den Veränderungsdruck ertragen

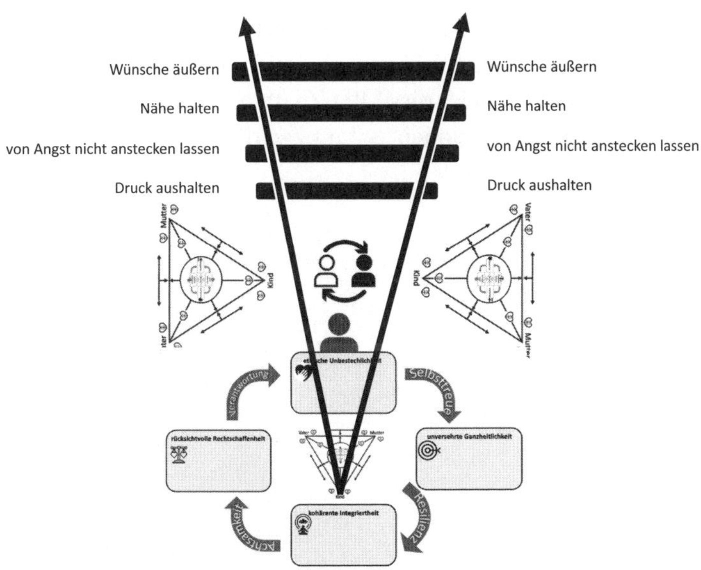

Aus diesem Grund ist die Beschäftigung mit der frühen Triade der Kindheit wichtig, da in diesem Spannungsfeld das innere Beziehungsmodell und das Selbstkonzept gebildet werden. Die Fachperson sollte deshalb die Theorie zur Affektspiegelung und zur kongruenten Triangulierung kennen, um eine Mentor:innenfunktion zu übernehmen und die Mentalierungsfähigkeiten der beiden Liebenden aufzubauen.

Wie zwei Schienenstränge sorgen die vier Bezugspunkte der Mentalisierung durch den einzuhaltenden korrekten Abstand zwischen dem Paar dafür, ob der BeZUG des Paars zwei Menschen voranbringen kann oder entgleisen lässt.

6.4 Vom Grenzpaar zum Königspaar – Inventur des Traum(a)-Schlosses

Wenn das Paar die vier Punkte der Beziehungsbalance einhalten kann und so Mentalisierungskompetenz entwickelt, und wenn beiden klar wird, wie wichtig das ist, können sie die Dysfunktionalität der eigenen Beziehungsdynamik analysieren. Um im Bild der Reise zu bleiben: Nur wenn der genaue Abstand der Schienenstränge beibehalten wird, ist es möglich, von der Geisterbahn zum Traum(a)-Schloss aufzubrechen – End- und zugleich Ausgangspunkt der Grenzpaartherapie. Dieses Bild des Traum(a)-Schlosses ist zum einen für Grenzpaare sehr eingängig, mit den zwei Flügeln für die Kindheitsmuster, den beiden Gefängnistürmen der Grenzverletzung und dem von der Spinne der inkongruenten Affektspiegelung besetzten Beziehungstrakts. Zum anderen gelingt der Blick auf die Vertracktheit der eigenen Beziehung nur in besonnenem Zustand und aus einer gewissen ruhigen Distanz heraus. Außerdem können märchenhafte Gleichnisse Botschaften am logischen Verstand vorbei direkt in die limbischen Hirnregionen „schmuggeln". Deshalb ist die bildhafte Sprache der Mythen traumagerechter.

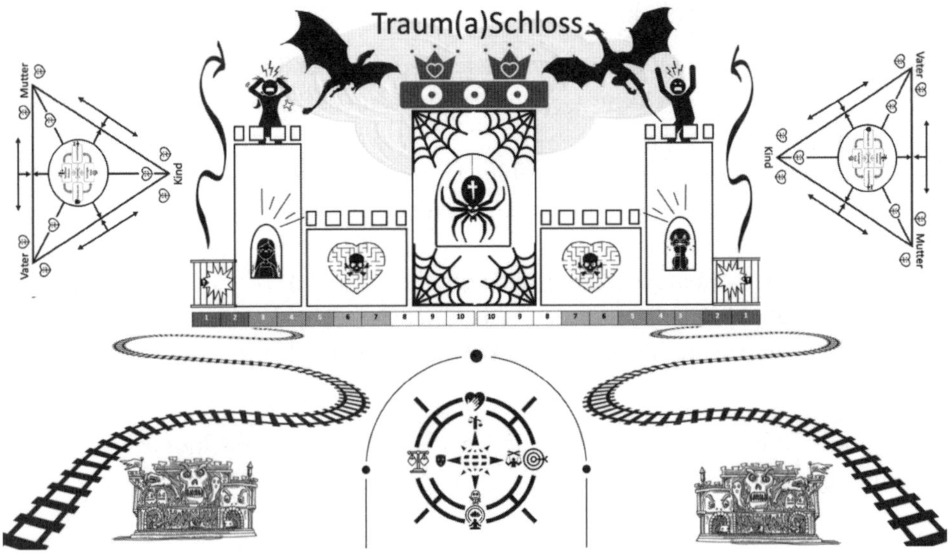

Abbildung 6.7: Das Traum(a)-Schloss

Solange beide Liebende in den Gefängnistürmen der Grenzverletzungserfahrungen festsitzen, wird die Geisterbahn der Kindheit in die Partnerschaft verlagert. Für die Grenzpaartherapie gibt der Integritätskompass die Richtung vor. Zuerst wird bestimmt, welche inneren vier Komponenten die Beziehungsstruktur bilden. Das Beziehungsmuster / Selbstkonzept entsteht durch die primäre Affektspiegelung und die Eheleute- / Eltern-Kind-Triade, die durch den Aspekt der Kongruenz ins rechte Lot gebracht werden muss. Erst wenn die Passung des magischen Schlosses am Eingangstor stimmt, wird sich das Tor öffnen und der Nebel um das Schloss lichten. Der Blick wird frei für Veränderungen, und die Bereitschaft steigt, sich den Monstern der Vergangenheit zu stellen.

An dieser vierten Station werden wir die verschiedenen Grenzverletzungsstrukturen herleiten, indem wir Basisemotionen mit den vier Grenzverletzungswunden kombinieren. Je nach Art der Grenzverletzung bestimmt sich hieraus das Beziehungsmodell / Selbstkonzept im Inneren der Trauma-Triade.

Bei der Begleitung von Grenzpaaren bleiben wir „hinter dem Paar“, damit dieses den Weg zur Entdeckung der Zusammenhänge im eigenen Tempo beschreiten kann. Um die Feinbildintrojekte und Projektionen zu entlarven, eignet sich die Methode der vier „Monsterakteure“. Der Ablauf sieht vor, zu den vier Grenzverletzungsanteilen aus der Kindheit und denen, die sich in der aktuellen Partnerschaft zeigen, Monstermetapher-Fragen zu stellen.

Die Schritte im Überblick:

1. Einführung in die Metaphern der Geisterbahn und des Traum(a)-Schlosses.
2. Jede:r definiert vier eigene Grenzverletzungsanteile in der aktuellen Partnerschaft.
3. Daraus werden Beziehungssätze gebildet.
4. Danach definiert jede Person vier Grenzverletzungsanteile für die Kindheitserfahrungen.
5. Auch hieraus werden Beziehungssätze gebildet.
6. Danach widmet sich das Paar den sechs Interaktionsstrukturen
7. Die erarbeiteten Methoden werden der Struktur des Traum(a)-Schlosses zugeordnet.

Sobald alle Informationen und Methoden zu einer Traum(a)-Schloss-Collage zusammengefügt wurden, eignet sich diese Übersicht zur Fallevaluation.

	Partnerschaft	Kindheit	Diagnostik
Gefängnisturm	vier Monsterakteure Beziehungssätze	Trauma-Triade	Grenzverletzungsart
Mitteltrakt		vier Monsterakteure Beziehungssätze	Grenzverletzungs- struktur

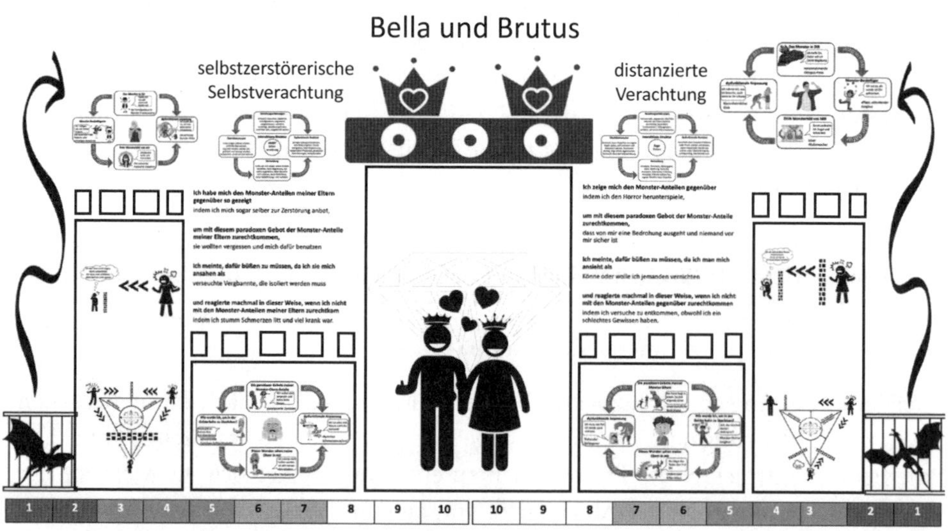

Abbildung 6.8: Die Traum(a)-Schloss-Collage von Bella und Brutus (Kapitel 4)

Danach widmet sich die Fachperson der Fallevaluation:

- Die Grenzverletzungsart der primären Affektspiegelung wird ermittelt (Kapitel 3.3)
- Die beiden Trauma-Triaden werden zugeordnet (Kapitel 3.4)
- Beide Interaktionsstrukturen werden miteinander verglichen (Kapitel 4.3)
- Mittels Evaluation der Beziehungssätze wird die Beziehungsdynamik mit dem Paar überprüft

Diese Punkte helfen der Fachperson, ihre eigene und die Eingangshypothese des Paars zu Beginn der Grenzpaartherapie mit dem erreichten Stand zu vergleichen und die Veränderung während des Begleitungsprozesses einzuschätzen.

6.5 Aufbau der vier Integritätstugenden – Abgleich der gemeinsamen Route

Die gemeinsame Reise mit dem Ziel, aus dem Traumaschloss ein Traumschloss und damit aus dem Grenzpaar ein Königspaar zu machen, transportiert die vier Integritätstugenden wie einen kostbaren Schatz hinein in das neue Domizil des Paars. Die Fachperson hat die Aufgabe, darüber zu wachen, dass die Regeln der Paartherapie zu verinnerlichten Regeln des Paares werden.

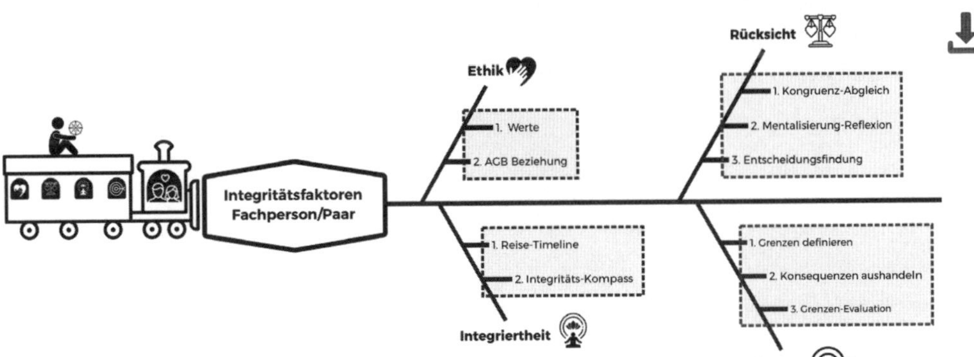

Abbildung 6.9: Das Paar reist voran – die Fachperson bleibt dahinter

Wie dem Schaubild zu entnehmen ist, finden sich alle vier Integritätstugenden, die dem Paar nahegebracht werden, auch im Behandlungsplan der Grenzpaartherapie wieder.

Ethik: Die Fachperson handelt nach klaren Werten und einer Rahmenvereinbarung. Dies ist auch die Grundlage einer integren Partnerschaft.

Rücksicht: In der Therapie wird jede das Paar betreffende Entscheidung reflektiert, ausgehandelt und abgestimmt. Ebendies ist das Lernziel für eine Beziehung voller Respekt und Rücksichtnahme.

Integriertheit: Die Fachperson verfügt über eine klare Reiseroute und einen Behandlungsplan, untermauert von wissenschaftlichen Methoden, einer qualifizierten Ausbildung und der Integration der eigenen Verletzungserfahrungen. Auch die Paare werden dazu angehalten zu entscheiden: Wohin soll die Beziehung gehen? Was ist ab welchem Punkt nicht mehr akzeptabel? Daraus ergibt sich eine zukünftige klarere Ausrichtung für beide.

Grenzen: Weil Grenzpaare etlichen Grenzverletzungen ausgesetzt waren, achtet die Fachperson auf die Einhaltung von Grenzen. Sie ist Vorbild bei der Umsetzung von Konsequenzen und überprüft die Wirksamkeit der Grenzpaartherapie an der wachsenden Grenzsetzungskompetenz des Paares.

Wenn die Fachperson bereits zu Beginn der Begleitung dem Paar all das verdeutlichen kann, wenn sie im weiteren Verlauf immer wieder darauf Bezug nimmt, integer diesem Kurs folgt und in der Lage ist, das Konzept mit Leben zu füllen, dann wird die Reise gelingen – ungeachtet aller Risiken, Hürden und Rückschläge.

Der Behandlungsplan zur Überwindung des Grenzverletzungszirkels und der Aufbau von Integritätsfaktoren mittels der vorgestellten Methoden geben der Fachperson und dem Paar durch den Integritätskompass Halt und Orientierung.

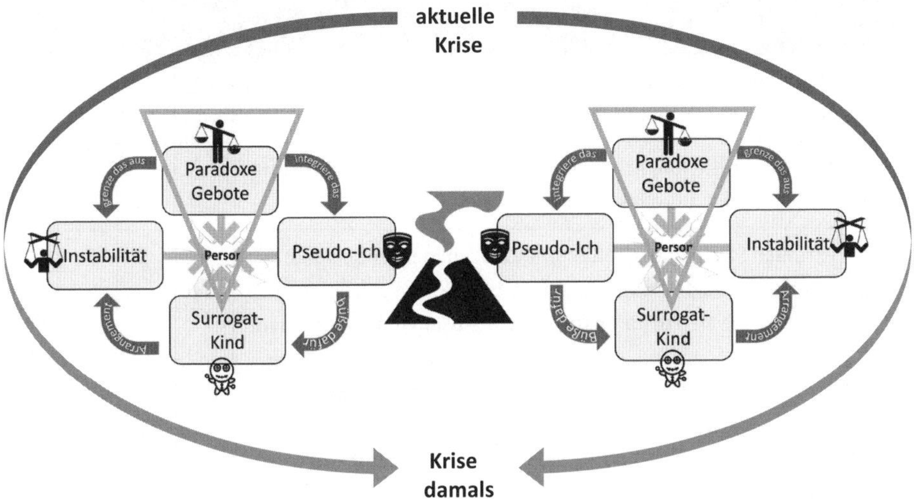

	Fachperson	Paar
Ethik	Werte, Behandlungsvereinbarung	Werte, Beziehungsvereinbarung
Rücksicht	Auftragsklärung, mentalisierende Reflexion, Entscheidungsfindung	Kongruenzabgleich, mentalisierende Reflexion, Entscheidungsfindung
Integriertheit	Reiseroute, Integritätskompass	Seelen-Timeline, Integritätskompass
Grenzen	Grenzen und Konsequenzen definieren, Grenzsetzungsevaluation	Grenzen und Konsequenzen definieren, Grenzsetzungsevaluation

Hypothese der Grenzpaartherapie: Menschen mit Grenzverletzungserfahrungen verfügen eher nicht über die folgenden Kompetenzen:

- Beziehungsbedingungen aushandeln
- Mentalisierungskompetenz anwenden
- Orientierung und emotionale Ausgeglichenheit
- Grenzen setzen und Konsequenzen angehen

Demnach ist der Fortschritt des Paars daran zu messen, ob diese Fähigkeiten entwickelt wurden. Um hier Feedback zu erhalten, sollte die Fachperson den folgenden Beziehungskompetenz-Test zu Beginn und zum Ende der Grenzpaartherapie einsetzen und die Werte vom Anfang mit denen zum Abschluss der Begleitung vergleichen.

	Frage	Ich	Du	Ich	Du
1	Wie gut können Sie zuhören, auch dann, wenn Sie etwas hören, das Ihnen nicht gefällt?				
2	Wie schätzen Sie Ihre Fähigkeit ein, in sich hineinzuspüren und über sich selbst zu reflektieren?				
3	Wie fühlen Sie sich im Großen und Ganzen in Ihrer Beziehung?				
4	Wie fühlen Sie sich beim Austragen von Auseinandersetzungen?				
5	Wie fühlen Sie sich, wenn Sie sich miteinander unterhalten?				
6	Wie fühlen Sie sich in Ihrer Beziehung in Bezug auf die Alltagsbewältigung?				
7	Wie fühlen Sie sich, wenn Sie Sex miteinander haben? Oder fehlt Ihnen da etwas?				
8	Wie fühlen Sie sich, wenn Sie miteinander kuscheln, körperliche Nähe teilen? Oder fehlt Ihnen da etwas?				
9	Wenn Sie miteinander Freizeit teilen, wie fühlen Sie sich in dieser gemeinsamen Zeit?				
10	Wenn Sie gemeinsam mit Freunden, Bekannten, den Eltern zusammen sind, wie fühlen Sie sich dann?				
11	Wie empfinden Sie Ihre Fähigkeit, sich selbst etwas Gutes zu tun, liebevoll für sich selbst zu sorgen und achtsam mit sich zu sein?				
12	Wie akzeptierend und liebevoll gehen Sie mit Ihrem / Ihrer Partner:in um?				
13	Wie schätzen Sie sich ein in der Fähigkeit, „Danke“ zu sagen und den Dank durch eine Geste zum Ausdruck zu bringen?				
14	Wie ausgeprägt ist Ihre Fähigkeit, würdigend und achtsam mit Ihrem / Ihrer Partner:in umzugehen?				
15	Wie zuverlässig erleben Sie sich in Ihrer Beziehung? Sagen Sie, was Sie tun? Tun Sie, was Sie sagen?				

16	Wie ist Ihr Umgang mit Negativität und Impulsivität gegenüber Ihrem / Ihrer Partner:in?				
17	Wie erleben Sie sich mit der Fähigkeit, Ihre Wünsche herauszufinden, Sie auszusprechen und sich für die Erfüllung einzusetzen?				
18	Wie ausdauernd bringen Sie Ihre Anliegen vor und Ihre Wünsche ein, auch dann, wenn Sie damit nicht auf Gegenliebe stoßen?				
19	Wie schätzen Sie sich ein, was das Ansprechen von Konflikten betrifft und den Einsatz für eine Lösung, die Ihnen beiden guttut?				
20	Welchen Stellenwert räumen Sie der vorsorgenden Absprache ein, damit Pläne gut gelingen und Ziele gut erreicht werden?				
21	Wie ausgeprägt ist Ihre Fähigkeit, Gefühle zu spüren, sie achtsam zu zeigen und sie auch dann ohne Angriff auszudrücken, wenn dies nicht auf Gegenliebe stößt?				
22	Wie gut können Sie auf die Gefühle Ihres Partners / Ihrer Partnerin eingehen, auch dann, wenn Sie seine / ihre Empfindungen nicht nachvollziehen können?				
23	Wie gut können Sie im Kontakt mit Ihrem / Ihrer Partner:in bleiben, wenn diese:r etwas vertritt, was Unbehagen in Ihnen auslöst?				
	Anzahl aller Punkte				
	geteilt durch 23				

Beide Personen füllen den Test für sich und für den / die Partner:in aus. Mithilfe der Resonanzskala (s. u.) geben sie eine Einschätzung für sich selbst und für die andere Person. Am Ende werden die so ermittelten Werte durch 23 (= Anzahl der Fragen) dividiert.

grausam		nicht gut			riskant		gut		
1	2	3	4	5	6	7	8	9	10

Die Strategie des Kontextuellen Metamodells sieht vor, dass „der am besten erforschte Weg, praxisbasierte Evidenz anzuwenden" darin besteht, den „Therapeuten Feedback über den Patientenfortschritt zu geben. Metaanalysen von klinischen Studien, die Untersuchungen mit und ohne Feedback verglichen haben, zeigen, dass eine solche Rückmeldung die Ergebnisse verbessert" (Wampol et al. 2018, S. 340). Somit gehört der Beziehungskompetenz-Test unmittelbar zum Fünf-Stationen-Behandlungsplan der traumasensiblen Grenzpaartherapie dazu.

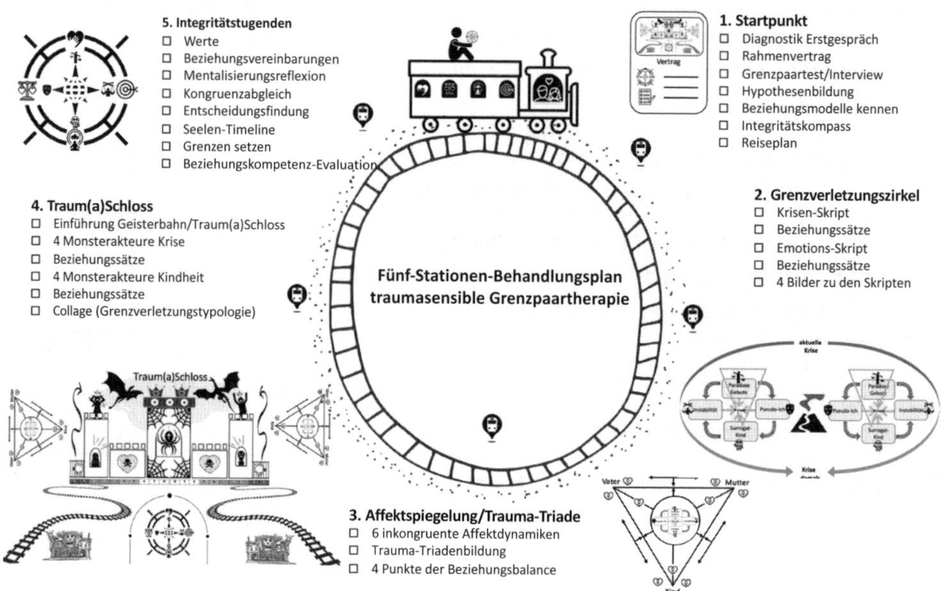

Zum Abschluss

Die traumasensible Grenzpaartherapie lebt von der Qualifikation der Fachpersonen, und sie lebt auch von dem Willen der Klientenpaare zur Heilung. Bei allem hier aufgezeigten Konfliktpotenzial sind diese Paare zugleich unkonventionelle, kreative und außergewöhnliche Grenzgänger. Oft bringen die Fachpersonen ähnliche Grenzverletzungserfahrungen mit, was eine Chance ist und gleichzeitig eine Schwäche. So sind sie einerseits hochengagiert, lassen sich nicht so leicht verschrecken und halten schlimmste Eskalationen aus. Andererseits wissen sie – aus eigener Erfahrung – manchmal nur wenig über gesunde, integre Beziehungen. Deshalb wird der hier vorgestellte Fünf-Stationen-Behandlungsplan abgesichert – über eine fundierte Ausbildung und Begleitung der Fachpersonen.

Die Methoden und die Theorie der Grenzpaartherapie werden im geschützten Rahmen einer grundständigen Weiterbildung in einem klar umrissenes Curriculum vermittelt[24]. Die Ausbildungskanditat:innen erhalten über wöchentlich stattfindende digitale Supervisionen Hilfe und Unterstützung, die betreuten Paare werden in einem Mentoring-Programm begleitet. Ausbildungskanditat:innen und ebenso bereits zertifizierte Therapeut:innen[25] unterziehen sich einer regelmäßigen wissenschaftliche Evaluation. Mithilfe eines umfangreichen Fragebogens wird die Wirksamkeit der Grenzpaarbehandlung überprüft.

Im Kontext der Trennungs- und Scheidungsberatung nach dem SGB VIII kommt der Grenzpaartherapie familienpolitische Bedeutung zu, indem sie danach strebt, Kinder vor dem Verlust ihrer Familie zu bewahren oder / und sie vor Kindeswohlgefährdung zu schützen.

Nicht nur für die auszubildenden Therapeut:innen oder Berater:innen gleichen die Ausbildung und die Arbeit mit den Paaren einer abenteuerlichen Reise, auch mir ging es beim Schreiben dieses Buchs ganz ähnlich. Am Ziel angekommen, blicke ich auf die Stationen und die Reisebegleitung zurück. Der Beschluss, über Grenzpaare zu schreiben, hängt mit einer eigenen Erkenntnis zusammen. Mir wurde klar, dass ich die Basisemotion der Verachtung nicht wirklich verstanden hatte. Selbst der Emotionsexperte Paul Ekman (2017) hoffte, dass diese wichtige Beziehungsemotion besser erforscht würde. Die Lektüre von John Gottman (2014) hätte mich dar-

24 ↗ https://www.aufwindinstitut.com/wp-content/uploads/Zertifizierte-Weiterbildung-TSGPT-VERTRAG-1.pdf

25 Das Curriculum der Grenzpaartherapie leitet sich vom DeGPT-zertifizierten Curriculum des Aufwind-Instituts ab.

auf bringen können, dass mit dem apokalyptischen Reiter der Geringschätzung die Verachtung gemeint war. Aber erst nachdem ich das Buch *Brain Talk* von David Schnarch (2020) gelesen hatte, fiel es mir wie Schuppen von den Augen, und ich konnte meine Erfahrungen mit der Behandlung von Persönlichkeitsstörungen endlich auf die traumasensible Grenzpaartherapie übertragen.

Die traumasensible Grenzpaartherapie hat inzwischen bereits vielen Paaren geholfen, und etliche Therapeut:innen haben Weiterbildungen hierzu absolviert und sind in der Lage, den Ansatz Erfolg versprechend umzusetzen. Es ist ein umfassendes Konzept zur Begleitung von Therapeut:innen entstanden, und mich begleitet und bereichert seither der fachliche Austausch mit diesen engagierten Fachpersonen. Sie haben u.a. auch vor dem Schreiben dieses Buchs die vorgesehenen Methoden getestet und mir die Rückmeldung gegeben, die Arbeit mit den Paaren sei für sie nun tiefer, wirkungsvoller und heilsamer geworden.

Einige Therapeut:innen haben das Manuskript des Buchs gegengelesen und Korrekturen vorgeschlagen. Für diese Unterstützung danke ich Heike Gutknecht-Stöhr, Petra Köpcke, Sabina Thiemeyer und Erika Nester. Kornelia Pfeifer, meine Kollegin und Mitstreiterin, war immer für mich da, wenn ich die Struktur des Buchs besprechen wollte. Ihr verdanke ich die Metapher des Traum(a)-Schlosses, was gut zum Traum(a)-Haus-Konzept passt.

Ich bin meinem Mann, Lebensgefährten und Seelenverwandtem Jörg Klees, Vater unserer gemeinsamen erwachsenen drei Kinder, unendlich dankbar für den gemeinsamen Weg. Ja, auch wir waren ein Grenzpaar. Doch jetzt sind wir ein Pionierpaar und gehen gemeinsam in der hier beschriebenen Weise unsere Themen an.

Ich danke allen Menschen, die mir, uns, den Paaren, den betroffenen Kindern mit ihrem Sein, ihrer Begleitung und ihrer Liebe geholfen haben.

Ein besonderer Dank geht an meine Lektorin Heike Carstensen. Ich habe schon einige Bücher geschrieben. Nie wurde ich so gut betreut und das Buch so umfassend in den Blick genommen wie von ihr.

Der Online-Kurs: Begleitmaterialien zum Buch *Grenzpaare in der traumasensiblen Paartherapie*

Begleitend zum Buch gibt es auf dem Onlinekurs-Portal *Elopage* Materialien, die Ihnen dabei helfen, die Methoden zu vertiefen und die Inhalte besser zu verstehen. Nutzen Sie dafür entweder den QR-Code oder diesen Link:

↗ https://elopage.com/s/Aufwind-Institut/begleitmaterialien-zum-buch-grenzpaare-in-der-traumsensiblen-paartherapie

Die fünf Stationen der Reise zur Begleitung von Grenzpaaren beinhalten Tests, Arbeitsmaterialien, PDF-Dateien und spezielle Methoden. Diese Materialien können Sie kostenlos downloaden.

Die Arbeitsanleitungen können Sie den Grenzpaaren während der Beratung aushändigen. Zahlreiche Videos erklären zudem die Zusammenhänge zwischen Grenzverletzung und Paardynamik.

- Probleme von Geisterbahnpaaren
- Verachtungsdynamik erkennen
- Wenn Beziehung zur Qual wird
- Verachtung grenzt aus – die Trauma-Triade
- Missachtung und Ignoranz? Integrität hilft
- Liebe im Dreieck – Untreue und Verrat
- Das Drama der Projektion – Trennung ist auch keine Lösung
- Geisterbahnüberlebende lieben anders
- Du bist ein Diamant – die Seelenreise-Timeline
- Richtig Grenzen setzen

Einige der Grafiken im Buch sind sehr komplex und in der gedruckten Form z. T. recht klein. Deshalb werden auch die wichtigen und wesentlichen Grafiken in diesem Online-Kurs in größeren Versionen zur Verfügung gestellt. Außerdem können Sie über den Kurs Kontakt zur Autorin aufnehmen oder sich über Weiterbildungsangebote informieren.

Literatur

Bauriedl, Thea (1996): *Leben in Beziehungen.* Freiburg: Herder.

Bays, Brandon (2020): *The Journey. Der Highway zur Seele.* Kassel: WunderBarMedia.

Biermann-Ratjen, Eva-Maria; Eckert, Jochen & Schwartz, Hans-Joachim (1989): *Verändern durch Verstehen.* Stuttgart: Kohlhammer, 4. Aufl.

Campbell, Joseph (2011): *Der Heros in tausend Gestalten.* Berlin: Insel.

Clarkin, John F.; Yeomans, Frank E. & Kernberg, Otto F. (2018): *Psychotherapie der Boderline-Persönlichkeit.* Stuttgart: Schattauer, 2., aktual. Aufl.

Clarkin, John F.; Caligor, Eve; Stern, Barry & Kernberg, Otto F. (2004): Structured Interview for Personality Organization (STIPO). Personality Disorders Institute, Weill Medical College of Cornell University, New York. Deutsche Version: STIPO-D, Strukturiertes Interview zur Persönlichkeitsorganisation, Übersetzung von Stephan Doering. ↗ https://www.meduniwien.ac.at/hp/fileadmin/psychoanalyse/pdf/STIPO-D.pdf (abgerufen am 10.11.2021).

Covey, Stephen R. (2018): *Die 7 Wege zur Effektivität. Prinzipien für persönlichen und beruflichen Erfolg.* Offenbach: GABAL.

Dietrich, Reinhold (2001): *Analytische Bioenergetik. Das bioenergetische Orientierungs-, Entwicklungs- und Persönlichkeitsmodell.* Elixhausen: Dietrich.

Ekman, Paul (2017): *Gefühle lesen. Wie Sie Emotionen erkennen und richtig interpretieren.* Berlin: Springer, 2. Aufl.

Falkai, Peter & Wittchen, Hans-Ulrich (2020): *Diagnostische Kriterien DSM-5: Deutsche Ausgabe.* Göttingen: Hogrefe.

Fisher, Roger & Ury, William (2015): *Das Harvard-Konzept. Die unschlagbare Methode für beste Verhandlungsergebnisse.* Frankfurt a.M.: Campus, 25. Aufl.

Glöggler, Anne & Hügelmeyer, Peter (2020): *Integrität in der Führung.* Berlin: Springer.

Gottman, John M. (2014): *Die 7 Geheimnisse der glücklichen Ehe.* Berlin: Ullstein, Neuausgabe.

Fonagy, Peter; Gergely, Gyorgy; Jurist, Ellion L. & Target, Mary (2018): *Affektregulierung. Mentalisierung und die Entwicklung des Selbst.* Stuttgart: Klett-Cotta, 6. Aufl.

Graf, Richard (2018): *Eine neue Entscheidungskultur. Mit gemeinsam getragenen Entscheidungen zum Erfolg.* München: Hanser.

Grieser, Jürgen (2011): *Architektur des psychischen Raumes. Die Funktion des Dritten.* Gießen: Psychsozial.

Grieser, Jürgen (2015): *Triangulierung. Analyse der Psyche und Psychotherapie.* Gießen: Psychosozial.

Höger, D. (1993): *Organismus, Aktualisierungstendenz, Beziehung.* In: Eckert, J., Höger, D., Linster, H. (Hrsg.), *Die Entwicklung der Person und ihre Störung. Bd. 1: Entwurf einer ätiologisch orientierten Krankheitslehre im Rahmen des klientenzentrierten Konzepts.* Köln: GwG, S. 17–41.

Juul, Jesper (2012): *4 Werte, die Kinder ein Leben lang tragen.* München: Gräfe und Unzer.

Kahr, Brett (2007): *Sex im Kopf. Alles über unsere geheimsten Fantasien.* Berlin: Ullstein.

Kernberg, Otto F. (2014): *Liebe und Aggression.* Stuttgart: Schattauer.

Klees, Katharina (1992): *Partnerschaftliche Familien. Arbeitsteilung, Macht und Sexualität in Paarbeziehungen.* Weinheim: Juventa.

Klees, Katharina (2001): *Beratung für Kinder in Not. Kindzentrierte Hilfeplanung der Kinderschutzdienste.* Gießen: Psychosozial.

Klees, Katharina (2018): *Traumasensible Paartherapie – mit dem Traum(a)-Haus aus der Beziehungskrise.* Paderborn: Junfermann.

Klees, Katharina (2020a): *Arbeitsbuch zur Traumasensiblen Paartherapie.* Paderborn: Junfermann.

Klees, Katharina (2020b): *Stern unterm Horizont.* Das Heron-Konzept. ↗ https://elopage.com/s/Aufwind-Institut/ebook-stern-unterm-horizont.

Lohl, Jan & Moré, Angela (2014): *Unbewusste Erbschaften des Nationalsozialismus.* Gießen: Psychosozial.

Lohmer, Matthias (2013): *Borderline-Therapie, Psychodynamik, Behandlungstechnik und therapeutische Settings.* Stuttgart: Schattauer, 3., überarb. Aufl.

Dornes, Martin (2005): Rezension zu Fonagy et al. *Psyche, 1.*

Miedaner, Talane (2017): *Coach dich selbst, sonst liebt dich keiner.* München: mvg.

Moré, Angela (2013): Die unbewusste Weitergabe von Traumata und Schuldverstrickungen an nachfolgende Generationen. *Journal für Psychologie* 2. ↗ https://journal-fuer-psychologie.de/article/view/268 (abgerufen am 10.11.2022).

Morel, Emilia (2021): *Die sieben Säulen der Resilienz.* Hörbuch. Büromüsli.

Pollmann, Arnd (2005): *Integrität: Aufnahme einer sozialphilosophischen Personalie.* Bielefeld: Transcript.

Renneberg, Babette & Herpertz, Sabine C. (2021): *Persönlichkeitsstörungen.* Göttingen: Hogrefe.

Rogers, Carl R. (1991): *Eine Theorie der Psychotherapie, der Persönlichkeit und der zwischenmenschlichen Beziehungen.* Köln: GwG.

Rottländer, Peter (2020): *Mentalisieren mit Paaren.* Stuttgart: Klett-Cotta.

Sachse, Rainer (2019): *Persönlichkeitsstörungen. Leitfaden für die Psychologische Psychotherapie.* Göttingen: Hogrefe, 3., aktual. Aufl.

Sachsse, Ulrich (2004): *Traumazentrierte Psychotherapie. Theorie, Klinik und Praxis.* Stuttgart: Schattauer.

Schnarch, David (2016): *Die Psychologie sexueller Leidenschaft.* Stuttgart: Klett-Cotta.

Schnarch, David (2020): *Brain Talk. Wie wir das Hirn nutzen, um uns selbst und andere besser zu verstehen.* München: Kösel.

Sellin, Rolf (2021): *Bis hierher und nicht weiter. Wie Sie sich zentrieren, Grenzen setzen und gut für sich sorgen.* München: Kösel., erw. Neuaufl.

Seyffer, Walter (2019): *Helden für ein Leben. Die heldenhafte Lebensreise des Menschen nach und ihr Einfluss auf den individuellen Lebenslauf.* Frankfurt a.M.: Info3-Verlag, 2., durchges. Aufl.

Wagner, Angelika C.; Kosuch, Renate & Iwers-Stelljes, Telse (2021): *Gelassenheit durch Auflösung innerer Konflikte: Mentale Selbstregulation und Introvision.* Stuttgart: Kohlhammer, 3. Aufl.

Walsch, Neale D. (1999): *Ich bin das Licht.* Roßdorf: Hans-Nietzsch-Verlag.

Wampold, Bruce; Imel, Zac E. & Flückinger, Christoph (2018): *Die Psychotherapie-Debatte.* Bern: Verlag Hans Huber.

Wöller, Wolfgang (2014): *Bindungstrauma und Borderline-Störung.* Stuttgart: Schattauer.

Wöller, Wolfgang (2006): *Trauma und Persönlichkeitsstörungen. Psychodynamisch-integrative Therapie.* Stuttgart: Schattauer.

Wölpert, Frieder (1983): *Sexualität, Sexualtherapie, Beziehungsanalyse.* München: Urban und Schwarzenberg.

Yeomans, Frank E.; Clarkin, John F. & Kernberg, Otto F. (2017): *Übertragungsfokussierte Psychotherapie für Borderline-Patienten.* Stuttgart: Schattauer.

Yeomans, Frank E.; Clarkin, John F. & Kernberg, Otto F. (2008): *Psychotherapie der Borderline-Persönlichkeit. Manual zur psychodynamischen Therapie.* Stuttgart: Schattauer, 2., aktual. Aufl.

Index